全国中医药行业中等职业教育"十三五"规划教材

中医学基础

（第二版）

（供中医、中药、中药制药、中医康复保健、农村医学等专业用）

主 编 ◎ 利顺欣

中国中医药出版社

·北 京·

图书在版编目（CIP）数据

中医学基础 / 利顺欣主编 . — 2 版 . —北京：中国中医药
出版社，2018.7（2024.6 重印）
全国中医药行业中等职业教育"十三五"规划教材

ISBN 978 – 7 – 5132 – 4851 – 8

Ⅰ.①中… Ⅱ.①利… Ⅲ.①中医学—中等专业学校
—教材 Ⅳ.① R2

中国版本图书馆 CIP 数据核字（2018）第 062800 号

中国中医药出版社出版

北京经济技术开发区科创十三街 31 号院二区 8 号楼
邮政编码 100176
传真 010-64405721
三河市同力彩印有限公司印刷
各地新华书店经销

开本 787×1092 1/16 印张 27.25 字数 561 千字
2018 年 7 月第 2 版 2024 年 6 月第 7 次印刷
书号 ISBN 978 – 7 – 5132 – 4851 – 8

定价 95.00 元
网址 www.cptcm.com

服 务 热 线 010-64405510
购 书 热 线 010-89535836
维 权 打 假 010-64405753

微信服务号 zgzyycbs
微商城网址 https：//kdt.im/LIdUGr
官 方 微 博 http：//e.weibo.com/cptcm
天猫旗舰店网址 https：//zgzyycbs.tmall.com

李伏君（千金药业有限公司技术副总经理）

李灿东（福建中医药大学校长）

李建民（黑龙江中医药大学佳木斯学院教授）

李景儒（黑龙江省计划生育科学研究院院长）

杨佳琦（杭州市拱墅区米市巷街道社区卫生服务中心主任）

吾布力·吐尔地（新疆维吾尔医学专科学校药学系主任）

吴　彬（广西中医药大学护理学院院长）

宋利华（连云港中医药高等职业技术学院教授）

迟江波（烟台渤海制药集团有限公司总裁）

张美林（成都中医药大学附属针灸学校党委书记）

张登山（邢台医学高等专科学校教授）

张震云（山西药科职业学院党委副书记、院长）

陈　燕（湖南中医药大学附属中西医结合医院院长）

陈玉奇（沈阳市中医药学校校长）

陈令轩（国家中医药管理局人事教育司综合协调处副主任科员）

周忠民（渭南职业技术学院教授）

胡志方（江西中医药高等专科学校校长）

徐家正（海口市中医药学校校长）

凌　娅（江苏康缘药业股份有限公司副董事长）

郭争鸣（湖南中医药高等专科学校校长）

郭桂明（北京中医医院药学部主任）

唐家奇（广东湛江中医学校教授）

曹世奎（长春中医药大学招生与就业处处长）

龚晋文（山西职工医学院／山西省中医学校党委副书记）

董维春（北京卫生职业学院党委书记）

谭　工（重庆三峡医药高等专科学校副校长）

潘年松（遵义医药高等专科学校副校长）

赵　剑（芜湖绿叶制药有限公司总经理）

梁小明（江西博雅生物制药股份有限公司常务副总经理）

龙　岩（德生堂医药集团董事长）

中医药职业教育是我国现代职业教育体系的重要组成部分，肩负着培养新时代中医药行业多样化人才、传承中医药技术技能、促进中医药服务健康中国建设的重要职责。为贯彻落实《国务院关于加快发展现代职业教育的决定》（国发〔2014〕19号）、《中医药健康服务发展规划（2015—2020年）》（国办发〔2015〕32号）和《中医药发展战略规划纲要（2016—2030年）》（国发〔2016〕15号）（简称《纲要》）等文件精神，尤其是实现《纲要》中"到2030年，基本形成一支由百名国医大师、万名中医名师、百万中医师、千万职业技能人员组成的中医药人才队伍"的发展目标，提升中医药职业教育对全民健康和地方经济的贡献度，提高职业技术院校学生的实际操作能力，实现职业教育与产业需求、岗位胜任能力严密对接，突出新时代中医药职业教育的特色，国家中医药管理局教材建设工作委员会办公室（以下简称"教材办"）、中国中医药出版社在国家中医药管理局领导下，在全国中医药职业教育教学指导委员会指导下，总结"全国中医药行业中等职业教育'十二五'规划教材"建设的经验，组织完成了"全国中医药行业中等职业教育'十三五'规划教材"建设工作。

中国中医药出版社是全国中医药行业规划教材唯一出版基地，为国家中医中西医结合执业（助理）医师资格考试大纲和细则、实践技能指导用书、全国中医药专业技术资格考试大纲和细则唯一授权出版单位，与国家中医药管理局中医师资格认证中心建立了良好的战略伙伴关系。

本套教材规划过程中，教材办认真听取了全国中医药职业教育教学指导委员会相关专家的意见，结合职业教育教学一线教师的反馈意见，加强顶层设计和组织管理，是全国唯一的中医药行业中等职业教育规划教材，于2016年启动了教材建设工作。通过广泛调研、全国范围遴选主编，又先后经过主编会议、编写会议、定稿会议等环节的质量管理和控制，在千余位编者的共同努力下，历时1年多时间，完成了50种规划教材的编写工作。

本套教材由50余所开展中医药中等职业教育院校的专家及相关医院、医药企业等单位联合编写，中国中医药出版社出版，供中等职业教育院校中医（针灸推拿）、中药、护理、农村医学、康复技术、中医康复保健6个专业使用。

本套教材具有以下特点：

1. 以教学指导意见为纲领，贴近新时代实际

注重体现新时代中医药中等职业教育的特点，以教育部新的教学指导意

见为纲领，注重针对性、适用性以及实用性，贴近学生、贴近岗位、贴近社会，符合中医药中等职业教育教学实际。

2. 突出质量意识、精品意识，满足中医药人才培养的需求

注重强化质量意识、精品意识，从教材内容结构设计、知识点、规范化、标准化、编写技巧、语言文字等方面加以改革，具备"精品教材"特质，满足中医药事业发展对于技术技能型、应用型中医药人才的需求。

3. 以学生为中心，以促进就业为导向

坚持以学生为中心，强调以就业为导向、以能力为本位、以岗位需求为标准的原则，按照技术技能型、应用型中医药人才的培养目标进行编写，教材内容涵盖资格考试全部内容及所有考试要求的知识点，满足学生获得"双证书"及相关工作岗位需求，有利于促进学生就业。

4. 注重数字化融合创新，力求呈现形式多样化

努力按照融合教材编写的思路和要求，创新教材呈现形式，版式设计突出结构模块化、新颖、活泼，图文并茂，并注重配套多种数字化素材，以期在全国中医药行业院校教育平台"医开讲－医教在线"数字化平台上获取多种数字化教学资源，符合职业院校学生认知规律及特点，以利于增强学生的学习兴趣。

本套教材的建设，得到国家中医药管理局领导的指导与大力支持，凝聚了全国中医药行业职业教育工作者的集体智慧，体现了全国中医药行业齐心协力、求真务实的工作作风，代表了全国中医药行业为"十三五"期间中医药事业发展和人才培养所做的共同努力，谨此向有关单位和个人致以衷心的感谢！希望本套教材的出版，能够对全国中医药行业职业教育教学的发展和中医药人才的培养产生积极的推动作用。需要说明的是，尽管所有组织者与编写者竭尽心智，精益求精，本套教材仍有一定的提升空间，敬请各教学单位、教学人员及广大学生多提宝贵意见和建议，以便今后修订和提高。

国家中医药管理局教材建设工作委员会办公室

全国中医药职业教育教学指导委员会

2018 年 1 月

《中医学基础》
编 委 会

主 编

利顺欣（南阳医学高等专科学校）

副主编

张晓慧（黑龙江省中医药学校）

丁大鹏（邢台医学高等专科学校）

田发娟（西宁卫生职业技术学校）

编 委（以姓氏笔画为序）

闫方杰（山东中医药高等专科学校）

何 杨（南阳医学高等专科学校）

林 坚（广西玉林市卫生学校）

贾艳辉（河南理工大学医学中专部 / 焦作卫生医药学校）

董明会（保山中医药高等专科学校）

"全国中医药行业中等职业教育'十三五'规划教材"《中医学基础》是为适应中等职业教育改革发展的需要，供中医、中药、中药制药、中医康复保健、农村医学等专业使用的规划教材。

中医学基础课程是全国中医药行业中等职业教育中医药类专业的一门专业基础课，本课程系统阐述中医学理论体系的形成和发展、中医学的基本特点、阴阳五行学说、藏象学说、精气血津液学说、经络学说、病因病机等基础理论，以及对病情的中医学诊察和判断、辨别证候的基本知识和基本技能、疾病的防治原则与中医养生和康复方法等。通过本课程的学习，为其他中医基础课程和临床课程奠定坚实的基础。

本教材编写紧扣中医药健康服务发展对中医药职业技术技能人才需求，以提高学生的实际操作能力为重心，力求实现职业教育与产业需求、岗位胜任能力严密对接，针对培养面向农村、社区医疗"实用型、技能型"人才的办学定位和实际情况，确定了"以学生为中心、以巩固专业思想为导向、内容科学规范、突出技能培养、注重实用、与中医执业助理医师资格考试大纲一致、适合教学需求"的基本原则，以培养目标为依据，以专业教学标准和课程标准为纲领，结合国家中医执业助理医师资格考试大纲的"考点"和行业标准，根据新时期医药卫生岗位的实际需求，体现"实用为本，够用为度，增强实效"的特点，注重思想性、科学性、启发性和适用性相结合，是"教－学－练"一体化的全国中医药行业中等职业教育规划教材。本教材在编写过程中将每章的知识点、技能点进行整合，并结合教学计划和教学大纲的要求，提炼出知识目标、能力目标、素质目标。本教材根据中医药岗位的实际需求，文字叙述力求精练准确、通俗易懂，并在正文中穿插"案例分析""知识链接"模块，既对课堂知识进行了补充和拓展，又能增强趣味性，在相关章节之后增设"考纲摘要"模块，并依据国家中医执业助理医师资格考试大纲的"考点"设计"复习思考"模块，以强化重难点知识，使学生全面、系统掌握知识要点，引导、启发学生思考。

本教材的模块一绪论、模块三藏象学说由利顺欣编写，模块二阴阳五行学说由闫方杰编写，模块四精气血津液学说由林坚编写，模块五经络和模块六体质由田发娟编写，模块七病因由董明会编写，模块八病机由贾艳辉编写，模块九诊法由何杨编写，模块十辨证由张晓慧编写，模块十一养生防治与康复由丁大鹏编写。

　　本教材结合全国中医药行业中等职业教育的特点，在形式上做了改进和尝试，但疏漏之处仍在所难免，敬请各位专家和读者提出宝贵意见，以便今后日臻完善。

《中医学基础》编委会

2018 年 3 月

模块一 绪论 ………………………………………………… 1

项目一 中医学理论体系的形成与发展 ……… 2

一、春秋战国、秦、汉时期 ……… 2

二、晋、隋、唐时期 ……… 4

三、宋、金、元时期 ……… 5

四、明、清时期 ……… 6

五、近代和现代 ……… 7

项目二 中医学理论体系的主要特点 ……… 7

一、整体观念 ……… 8

二、辨证论治 ……… 10

项目三 《中医学基础》的主要内容及学习方法 ……… 12

一、主要内容 ……… 12

二、学习方法 ……… 13

模块二 阴阳五行学说 ………………………………… 17

项目一 阴阳学说 ……… 17

一、阴阳的基本概念和属性 ……… 18

二、阴阳学说的主要内容 ……… 20

三、阴阳学说在中医学中的应用 ……… 24

项目二 五行学说 ……… 30

一、五行的基本概念、特性及归类 ……… 30

二、五行学说的基本内容 ……… 33

三、五行学说在中医学中的应用 ……… 36

模块三 藏象学说 ………………………………………… 47

项目一 藏象学说概述 ……… 47

项目二 五脏 ……… 49

一、心 ……… 49

二、肺 ……… 53

三、脾 ………………………………………………… 57

四、肝 ………………………………………………… 60

五、肾 ………………………………………………… 64

项目三 六腑 ………………………………………… 70

一、胆 ………………………………………………… 70

二、胃 ………………………………………………… 71

三、小肠 ……………………………………………… 72

四、大肠 ……………………………………………… 73

五、膀胱 ……………………………………………… 74

六、三焦 ……………………………………………… 75

项目四 奇恒之腑 …………………………………… 76

一、脑 ………………………………………………… 76

二、女子胞 …………………………………………… 77

项目五 脏腑之间的关系 …………………………… 79

一、脏与脏之间的关系 ……………………………… 79

二、腑与腑之间的关系 ……………………………… 83

三、脏与腑之间的关系 ……………………………… 84

模块四 精气血津液学说 ………………………………… **95**

项目一 精 …………………………………………… 96

一、精的概念 ………………………………………… 96

二、精的生成 ………………………………………… 96

三、精的生理功能 …………………………………… 97

项目二 气 …………………………………………… 98

一、气的概念 ………………………………………… 98

二、气的生成 ………………………………………… 98

三、气的运动 ………………………………………… 99

四、气的生理功能 …………………………………… 100

五、气的分类 ………………………………………… 102

项目三 血 …………………………………………… 104

一、血的基本概念 …………………………………… 104

二、血的生成 ·· 104

三、血的生理功能 ·· 105

四、血的循行 ·· 105

项目四　津液 ··· 106

一、津液的概念 ·· 106

二、津液的代谢 ·· 107

三、津液的生理功能 ···································· 108

项目五　精、气、血、津液之间的关系 ········· 109

一、气与血的关系 ·· 109

二、气与津液的关系 ···································· 110

三、气与精的关系 ·· 111

四、血与精的关系 ·· 111

五、血与津液的关系 ···································· 112

六、精与津液的关系 ···································· 112

模块五　经络 ·· **118**

项目一　经络的概念和经络系统的组成 ········· 118

一、经络的概念 ·· 118

二、经络系统的组成 ···································· 119

项目二　十二经脉 ·· 119

一、十二经脉的命名 ···································· 119

二、十二经脉的走向与交接规律 ················ 120

三、十二经脉的分布规律 ··························· 121

四、十二经脉的表里关系 ··························· 122

五、十二经脉流注次序 ······························ 122

六、十二经脉的循行路线 ··························· 122

项目三　奇经八脉 ·· 131

一、奇经八脉的循行部位与功能 ················ 131

二、奇经八脉的作用 ···································· 134

项目四　经络的生理功能及在中医学中的应用 ··· 135

一、经络的生理功能 ···································· 135

二、经络学说的应用 ·································· 136

模块六 体质 ·································· **141**

项目一 体质的概念 ·································· 141

一、体质的概念 ·································· 141

二、体质的构成要素 ·································· 142

三、体质的基本特点 ·································· 143

四、体质的评价标志 ·································· 144

项目二 体质的形成 ·································· 145

一、先天因素 ·································· 145

二、后天因素 ·································· 145

项目三 体质的生理变化 ·································· 148

一、体质与年龄 ·································· 148

二、体质与性别 ·································· 148

项目四 体质的分类 ·································· 148

一、体质的分类方法 ·································· 148

二、常用体质的分类及其特征 ·································· 149

项目五 体质学说的应用 ·································· 150

一、体质与病因 ·································· 150

二、体质与发病 ·································· 150

三、体质与病机 ·································· 151

四、体质与辨证 ·································· 151

五、体质与治疗 ·································· 151

六、指导养生 ·································· 152

模块七 病因 ·································· **155**

项目一 外感病因 ·································· 156

一、六淫 ·································· 156

二、疠气 ·································· 163

项目二 内伤病因 ·································· 164

一、七情内伤 ·································· 165

　　二、饮食失宜 ·· 167

　　三、劳逸过度 ·· 169

项目三　病理产物性病因 ······························ 170

　　一、痰饮 ·· 170

　　二、瘀血 ·· 172

　　三、结石 ·· 174

项目四　其他病因 ···································· 175

　　一、外伤 ·· 175

　　二、寄生虫 ·· 177

　　三、药邪 ·· 178

　　四、医过 ·· 179

　　五、先天因素 ·· 180

模块八　病机 ··· **185**

项目一　发病原理 ···································· 185

　　一、正邪与发病 ·· 186

　　二、影响发病的因素 ···································· 187

项目二　基本病机 ···································· 188

　　一、邪正盛衰 ·· 189

　　二、阴阳失调 ·· 191

项目三　疾病传变 ···································· 201

　　一、病位传变 ·· 201

　　二、病性转化 ·· 203

　　三、疾病转归 ·· 205

模块九　诊法 ··· **211**

项目一　望诊 ·· 212

　　一、全身望诊 ·· 212

　　二、局部望诊 ·· 217

　　三、望排出物 ·· 228

　　四、望舌 ·· 230

五、望小儿指纹 ·· 238

项目二 闻诊 ·· 239

一、听声音 ·· 239

二、嗅气味 ·· 243

项目三 问诊 ·· 244

一、问诊的意义及方法 ································· 244

二、问诊的内容 ·· 245

三、问现在症状 ·· 248

项目四 切诊 ·· 267

一、脉诊 ··· 267

二、按诊 ··· 284

模块十 辨证 ··· **301**

项目一 八纲辨证 ··· 302

一、表里 ··· 303

附：半表半里证 ·· 304

二、寒热 ··· 305

三、虚实 ··· 306

四、阴阳 ··· 308

五、八纲证候间的关系 ································· 312

项目二 气血津液辨证 ···································· 315

一、气病辨证 ·· 315

二、血病辨证 ·· 318

三、气血同病辨证 ·· 320

四、津液病辨证 ·· 322

项目二 脏腑辨证 ··· 325

一、心与小肠病辨证 ···································· 326

二、肺与大肠病辨证 ···································· 331

三、脾与胃病辨证 ·· 335

四、肝与胆病辨证 ·· 340

五、肾与膀胱病辨证 ···································· 346

　　六、脏腑兼病辨证 ································· 350

　项目四　其他辨证方法 ·························· 357

　　一、六经辨证 ································· 357

　　二、卫气营血辨证 ···························· 362

　　三、三焦辨证 ································· 366

模块十一　养生防治与康复　**379**

　项目一　养生 ································· 380

　　一、养生的意义 ······························ 380

　　二、养生的基本原则 ··························· 381

　　三、养生的方法 ······························ 382

　项目二　预防 ································· 386

　　一、未病先防 ································· 386

　　二、既病防变 ································· 388

　项目三　治则 ································· 388

　　一、治标与治本 ······························ 389

　　二、正治与反治 ······························ 389

　　三、扶正祛邪 ································· 391

　　四、调整阴阳 ································· 392

　　五、调理气血 ································· 392

　　六、调治脏腑 ································· 394

　　七、三因制宜 ································· 395

　项目四　康复 ································· 396

　　一、康复的基本原则 ··························· 396

　　二、常用的康复方法 ··························· 398

附录　实验实训指导　**404**

　实训一　十二经脉的循行路线 ···················· 404

　实训二　望诊实训 ···························· 405

　实训三　舌诊实训 ···························· 406

　实训四　闻诊实训 ···························· 407

实训五　问诊实训 ··· 407

实训六　脉诊实训 ··· 408

实训七　按诊实训 ··· 409

实训八　八纲辨证病案分析 ································· 410

实训九　气血津液辨证病案分析 ····························· 411

实训十　脏腑辨证病案分析 ································· 413

主要参考书目 ··· 416

扫一扫，看课件

模块一
绪　论

【学习目标】

知识目标：能准确叙述中医学理论体系的主要特点；能叙述中医学理论体系的形成与发展 5 个时期的特点；能概述《中医学基础》的主要内容及学习方法。

能力目标：通过学习，初步建立"天人一体"观，养成从整体角度认识分析人体生理病理的思维模式，培养从"证"的角度认识处理疾病的思维习惯。

素质目标：通过学习中医学理论体系的形成和发展概况，了解中医学的巨大成就，增强对中医的自豪感，激发学习中医学的兴趣和热情。

　　中国医药学是我国劳动人民几千年来同疾病作斗争的极为丰富的经验总结，是我国优秀的民族文化遗产的一个重要组成部分。在我国古代的唯物论和辩证法思想的影响和指导下，通过长期的医疗实践，它逐步形成并发展成为独特的医学理论体系，为中国人民的保健事业和中华民族的繁衍昌盛做出了巨大的贡献，直到现在我们的生活（健康）还离不开中医学，尤其是在治疗疑难杂证和预防保健及治疗亚健康、美容美体等方面，中医学有着不可替代的地位和作用。对世界医学的发展也产生了一定的影响，不愧是我国和世界医学科学史上一颗璀璨的明珠。

　　近些年来，在世界范围内掀起一阵又一阵的中医热，尤其是 2003 年发生"非典"以来，人们对中医药有了更深的认识，有愈来愈多的国家和地区接受中医学，通过立法认可中医药的地位和作用，相信中医药学在不远的将来会为世界人民的卫生保健事业做出更新、更大的贡献。

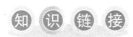

中国本土科学家屠呦呦获诺贝尔医学奖

2015 年 10 月 5 日 17 时 30 分，诺贝尔奖官网公布，中国女药学家、中国中医科学院中药研究所首席研究员屠呦呦因发现治疗疟疾的新药物疗法与另外两位医学家同时获得 2015 年诺贝尔生理学或医学奖，屠呦呦获得总奖金 800 万瑞典克朗（约合 92 万美元）的一半，另外两人共享奖金的另一半。由她发现的治疗疟疾的药物——青蒿素，挽救了全球特别是发展中国家的数百万疟疾患者的生命。

项目一　中医学理论体系的形成与发展

中医学，是发祥于中国古代的研究人体生命、健康、疾病的科学。它具有独特的理论体系、丰富的临床经验和科学的思维方法。中医学属于自然科学范畴，具有社会科学属性，并受古代哲学的深刻影响，是多学科相交融的医学科学。中医学理论体系是包括理、法、方、药在内的整体，是关于中医学的基本概念、基本原理和基本方法的科学知识体系。它是以整体观念为指导思想，以精气、阴阳、五行学说为哲学基础和思维方法，以脏腑经络及精气血津液为生理、病理学基础，以辨证论治为诊疗特点的独特的理论体系。

中医学理论体系的形成与发展，可以分为以下 5 个时期。

一、春秋战国、秦、汉时期

春秋战国至秦汉时期，是中医学理论体系的形成时期。春秋以前的医学发展只是处于初期的萌芽阶段，没有形成系统的理论体系。从春秋战国开始到两汉时期，物质文化和科学技术有了较快的发展，而医学更是发生了质的飞越，中医学理论体系在春秋战国至秦汉时期便已初步形成。在这一时期，社会急剧变化，学术思想比较活跃，特别是古代唯物辩证法思想之一的阴阳五行学说，对医学的发展更是影响深远。在这种有利的条件下，中医学的发展从以往的实践经验积累阶段进入了理论总结阶段，为中医学理论体系的形成奠定了基础，形成了较系统、较完整的医学理论体系。尤其是具有代表性的四部经典著作的问世，标志着中医学理论体系的初步形成。

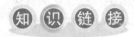

知 识 链 接

中医别称之一——岐黄

《黄帝内经》采用黄帝问、岐伯答的形式记述医学知识，它的问世标志着中医学理论体系的形成，故后世多称医学为岐黄家言、医术为岐黄之术，进而将岐黄作为中医的代称。

1.《黄帝内经》 简称《内经》，成书于战国至秦汉时期，非一人一时之作，是由众多医家搜集、整理、综合而成。它是一部以医学为主涉及多学科知识的中国古代百科全书，是我国现存最早的一部医学文献。全书分为上、下两卷，上卷《素问》81 篇，下卷《灵枢》81 篇，共 162 篇。全面论述了人与自然的关系，人体的生理、病理，疾病的诊断、治疗及预防等问题。《素问》主要论述了脏腑、经络、病因、病机、诊法及治则等内容，《灵枢》则着重介绍经络腧穴、针刺法及治疗原则等。《黄帝内经》的问世标志着中医学理论体系的初步形成。其基本特点包括：

（1）注重整体观念 《黄帝内经》提出，人体结构的各个部分都不是孤立的，而是彼此相属、互相联系的，这种联系表现在生理、病理、脏腑和经络等各个方面。

（2）运用阴阳五行学说 阴阳五行学说是古代的哲学思想。《黄帝内经》真正系统地将阴阳五行学说引入医学领域，用阴阳五行来分析人体的生理、病理，对疾病进行辨证治疗。因此，阴阳五行学说也就成了中医学理论的重要组成部分。

（3）重视脏腑经络 《黄帝内经》十分重视脏腑经络学说，研究人体五脏六腑、十二经脉、奇经八脉等的生理功能、病理变化及相互关系。其中关于人体骨骼、血脉的长度、内脏器官的大小和容量等的记载，许多内容已超过了当时的世界水平。例如，在生理学方面，它提出"心主身之血脉"，认识到血液在脉管内是"流行不止，环周不休"的，这些关于血液循环的认识比英国哈维于 1628 年（明·崇祯元年）所发现的血液循环要早 1000多年。

（4）强调精神与社会因素 《黄帝内经》中强调，社会地位的变化势必引起情志的变化，最终影响人的健康，要保持"恬淡虚无"。

（5）注重疾病预防 《黄帝内经》十分重视疾病的预防，认为好的医生应当做到见微知著，防患于未然。《素问·四气调神大论》中提出："是故圣人不治已病治未病，不治已乱治未乱，此之谓也。夫病已成而后药之，乱已成而后治之，譬犹渴而穿井，斗而铸锥，不亦晚乎！"这是关于"治未病"最早的记载。

《黄帝内经》以医学内容为中心，将自然科学与哲学理论有意识地结合起来，其中许多理论观点已经具有较高的水平，为当时的世界医学做出了重要贡献。它标志着中医学由单纯的经验积累阶段，发展到了系统的理论总结阶段，直至今天仍有其重要的研究价值。

2.《难经》 原名《黄帝八十一难经》，相传为战国时秦越人所著，成书于汉以前。本书以问答、解释疑难的方式编撰而成，阐述了人体的生理、病理、疾病的诊断及治疗等各方面的内容，补充了《黄帝内经》的不足，在三焦学说、命门学说、奇经八脉理论、脉诊等方面均有所创见，成为后世指导临床实践的理论基础。

3.《伤寒杂病论》 成书于东汉末年，是著名医家张机（张仲景）在《黄帝内经》《难经》的基础上，进一步总结前人的医学成就，并结合同代医家和自己的临证经验编写而成，为我国第一部临床医学专著。

该书以六经辨伤寒，以脏腑辨杂病，提出了包括理、法、方、药在内的辨证论治原则，是中医学中成功运用辨证论治的第一部专书，为辨证论治奠定了基础。后经晋代医家王叔和编纂整理及宋代林亿等校订，分为《伤寒论》和《金匮要略》两书。

《伤寒论》载方113首，《金匮要略》载方262首，除去重复，两书实载方剂269首，使用药物214种。这些方剂一直被后世医家沿用，故《伤寒杂病论》为方剂学的发展做出了重要贡献，被誉为"方书之祖"。

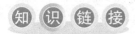

医圣——张仲景

张机，字仲景，东汉南阳涅阳县（现河南南阳邓州市）人，东汉时期著名医学家，曾任长沙太守，他所著的《伤寒杂病论》对于推动后世医学的发展起了巨大的作用，被后世奉为"医圣"。

4.《神农本草经》 简称《本草经》或《本经》，成书于汉代，托名神农所著，是我国现存最早的一部药物学专著。该书全面系统地总结了汉以前的药物学知识，共载药365种（植物药252种，动物药67种，矿物药46种），根据药物功效和有毒无毒，分上、中、下三品，这是我国药物学最早的分类方法。并论述了君臣佐使、七情合和、四气五味等药物学理论，奠定了中药学理论体系发展的基础。

书中黄连治痢、常山截疟、麻黄治喘、海藻治瘿瘤、水银治疥疮等内容，是世界药物学史上的最早记载，并已被当今临床疗效和科学实验所证明。

二、晋、隋、唐时期

晋、隋、唐时期，丰富的医疗实践使中医学理论体系的内容得以充实和系统化，医学得到了全面发展，中医学理论和医疗实践均有显著进步。

这一时期的成就，一方面是继承整理和阐发经典，最有代表性的是王冰、杨上善对《黄帝内经》的注释，王叔和、孙思邈对《伤寒杂病论》的整理。对《黄帝内经》整理并注释最有影响的是唐代王冰的《黄帝内经素问注》。晋代王叔和将当时零散不全的《伤寒杂病论》整理并重新编次为《伤寒论》，使其能流传下来。

另一方面是总结经验，升华理论。众多医家重视总结临床经验，所写医著对后世影响深远。如晋代王叔和所著的《脉经》，集汉以前脉学成就，全面、系统地论述了诊脉的理论方法，确立了寸口诊脉法，首创"三部九候"及脏腑分配原则，是我国第一部脉学专著。晋代皇甫谧所著的《针灸甲乙经》，是我国现存最早的一部针灸学专著。它结合秦、汉、三国时期的针灸学成就，对经络学说进行了深入的探讨，系统地论述了十二经脉和奇经八脉的循行、骨度分寸及主病，从而为后世针灸学的发展奠定了良好基础。隋代巢元方所著的《诸病源候论》，是中医学第一部病因、病机及证候学专著。该书详尽论述了各科疾病的病源与症状，继承和发展了病因病机学理论。唐代孙思邈所著的《备急千金要方》（简称《千金要方》）和《千金翼方》，是两本以记载处方和其他各种治疗手段为主的方书，是唐初最有代表性、对后世影响较大的医学巨著，可称为我国第一部医学百科全书。公元659年，由唐政府组织编写、苏敬主持编撰的《新修本草》（又称《唐本草》）是世界上最早的一部由国家权力机关颁布、具有法律效力的药学专著，被认为是世界上最早出现的国家药典。

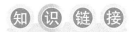

孙思邈的《备急千金要方》）和《千金翼方》

孙思邈认为，"人命至重，有贵千金"，故其所著医书以"千金"命名。《备急千金要方》成书较早，而《千金翼方》成书较迟，两书互为"羽翼"，故将后者取名为《千金翼方》。

三、宋、金、元时期

宋、金、元时期，是中医学理论体系的突破性进展时期。这一时期的医家们在前代的理论和实践的基础上，结合自己的阅历和经验体会，提出了许多独到的见解，在各抒己见、百家争鸣的气氛中，使中医学理论体系产生了突破性进展。

宋代陈无择在其所著的《三因极一病证方论》中提出了著名的"三因学说"，发展了张仲景的病因学说，对发病原因进行了较为具体的分类概括，对中医病因学的发展影响深远。宋代钱乙所著的《小儿药证直诀》，是最早的一部儿科专著，它对小儿的生理、病理特点进行了系统的论述，提出了以五脏为纲的儿科辨证方法，开创了脏腑证治的先河。

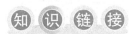

陈无择的"三因致病说"

陈无择的"三因学说"，也称"三因致病说"，即六淫侵袭为外所因，七情内伤为内所因，饮食劳倦、跌仆、金刃及虫兽所伤为不内外因。

金元时期，学术气氛异常活跃，涌现出许多学术观点各具特色，临床成就各有千秋的医学流派。最具代表性的是刘完素、张从正、李杲、朱丹溪，被后世称为"金元四大家"。刘完素倡导"火热论"，认为外感"六气皆从火化""五志过极，皆为热甚"，治病主张多用寒凉药物，被后世称为"寒凉派"，代表作有《素问玄机原病式》《素问病机气宜保命集》等；张从正倡导"攻邪论"，他认为邪非人身所有，"邪去则正安"，主张治病当以驱邪为要务，善用汗、吐、下三法，被后世称为"攻邪派"，代表作有《儒门事亲》等；李杲创立了"内伤脾胃学说"，认为"内伤脾胃，百病由生"，治病善用温补脾胃之法，被后世称为"补土派"，代表作有《脾胃论》《内外伤辨惑论》等；朱丹溪创立了"相火论"，认为"阳常有余，阴常不足"，治病善用养阴之法，被后世称为"滋阴派"，代表作有《格致余论》《丹溪心法》等。

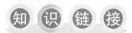

"补土派"之"土"的由来

"补土派"的"土"指脾胃，因在五行学说中土具有生化、承载、受纳的特性，五脏依据功能特点与五行相应，脾胃具有运化水谷、促进食物消化吸收的功能，故脾胃的五行属性为土。

四、明、清时期

明、清时期，是中医学理论体系的进一步发展时期，医药学的发展出现了新的趋势，产生了《本草纲目》等影响深远的重要著作，并形成了温病学派。

在中国医学史上，《本草纲目》是一部内容丰富、影响深远的医药学巨著，由明代医药学家李时珍历时27年编著完成，其中收载药物1892种，附方1万多个，对我国药物学进行了相当全面的总结，并纠正了以往本草书中的某些错误，提出了当时最先进的药物分类法，为中国和世界药物学的发展做出了杰出的贡献。此外，李时珍还著有《濒湖脉学》和《奇经八脉考》，丰富了脉学与经络学说的内容。

这一时期突出的成就还在于对温热病学的深入研究和温病学派的形成。温热病学是研究四时温热疾病的发生、发展规律及其诊治方法的学科，以明代医家吴有性的贡献最为突出。

吴有性在其所著《温疫论》一书中，首次提出了"戾气"学说，认为"夫温疫之为病，非风、非寒、非暑、非湿，乃天地间别有一种异气所感"。其传染途径是从口鼻侵犯人体，而不是从肌表侵袭。吴有性在温病学中提出的理论及诊治经验，为后世温病学说的形成和发展奠定了基础。

中医学发展至清代，出现了一批专门研究温病的医家和学者，各以自己的主张和经验著书立说，温病学说逐渐形成，贡献较大的有叶桂、吴瑭、薛雪、王士雄等。叶桂著《温热论》，在总结前人成就及临床实践的基础上，提出了温病发展的 4 个阶段，创立了"卫气营血辨证"。吴瑭著《温病条辨》，以三焦为纲、病名为目，创立了"三焦辨证"，创制了清营汤、增液汤等有效方剂。薛雪所著《湿热条辨》和王士雄所著《温热经纬》，对温病学说发展均有所发挥和发明。温病学说的形成，标志着中医学在热性病（包括急性传染病）的认识和治法上的创新，丰富了中医学的内容。

此外，清代医家王清任重视解剖，著有《医林改错》一书，发现了过去医书中没有提到的组织结构，如会厌、幽门括约肌等，改正了古医书在人体解剖方面的错误，并发展了瘀血致病的理论及瘀血病证的治疗方法，至今仍有很大的临床及研究价值。

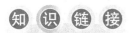

王清任发展了瘀血致病理论

清代医家王清任著《医林改错》，发展了瘀血致病理论，确立了补气逐瘀的治则，创立了活血化瘀的有效方剂，如血府逐瘀汤、补阳还五汤等。

五、 近代和现代

鸦片战争之后，中国进入半殖民地半封建社会，西方医学传入中国，由于旧政府实行歧视、限制、消灭中医的政策，中医学的发展受到了阻碍。在这种形势下，当时的医家将中医学与西医学加以汇通，形成了中西汇通学派，张锡纯的《医学衷中参西录》是临床医学上中西汇通的代表。

中华人民共和国成立后，中医基础理论的整理和继承及中医药学的研究取得了很大的成绩，特别是近些年来，中医基础理论已经发展成为一门独立的基础学科，无论在文献的系统整理还是理论的实验研究方面，都取得了一定成果，在阴阳、脏腑、经络、气血及临床医学等方面也取得了许多新进展，使中医学的发展进入了新的历史阶段。

项目二　中医学理论体系的主要特点

中医学在认识人体生理、病理，疾病病因和诊治疾病等方面各具特点，但最基本的特点是整体观念和辨证论治。整体观念为古代唯物论和自然辩证法思想在中医学中的体现，是中医学理论体系的指导思想；辨证论治是中医学诊治疾病的基本原则。

一、整体观念

整体，就是完整性和统一性。中医学认为人体是一个有机的整体，构成人体的各个组成部分之间，在结构上互相联系、不可分割，在功能上相互协调、相互为用，在病理上亦相互影响，而且认为人体与自然环境、社会环境密切联系。这种关于人体自身完整性和人与自然、社会环境统一性的思想，称为整体观念。整体观念贯穿于中医学对人体生理、病理的认识，对疾病的诊断和防治等各个方面，因而具有重要的指导意义。

1. 人体是一个有机的整体　中医学认为，人体是一个以五脏为中心、以心为主宰的有机整体，这种整体性体现在生理、病理、诊断、治疗等各个方面。

（1）生理上的整体性　中医学认为，人体是由五脏（心、肝、脾、肺、肾）、六腑（胆、胃、小肠、大肠、膀胱、三焦）、形体（脉、筋、肉、皮、骨）、官窍（眼、耳、口、鼻、舌、前阴和后阴）、经络等所构成的有机整体。每一个组成部分都有其独特的结构和功能，所有的组成部分在结构上通过全身经络相互联系，在功能上通过精、气、血、津液的作用完成统一的功能活动，从而构成一个有机整体。并且这种联系具有相应的规律，即一脏、一腑、一体、一窍构成一个系统。如"心、小肠、脉、舌"构成心系统，"肝、胆、筋、目"构成肝系统，"脾、胃、肉、口"构成脾系统，"肺、大肠、皮、鼻"构成肺系统，"肾、膀胱、骨、耳和二阴"构成肾系统等。每一个系统均以脏为首，形成了以五脏为中心的有机整体，而五脏之中又以心为主宰。人体正常的生理活动一方面依赖各脏腑组织发挥自己的功能，另一方面又要依赖脏腑组织之间相辅相成的协同作用，才能维持其生理上的协调平衡，每个脏腑都有其各自不同的功能，但又是在整体活动下的分工合作、有机配合，这就是人体局部与整体的统一性。

（2）病理上的整体性　中医学在认识疾病的过程中，首先着眼于整体，重视人体某一部分的病变对其他部分的影响。

脏腑发生病变时，可通过经络反映在体表、组织或官窍，而体表、组织、官窍有病理改变也可通过经络影响相应脏腑，脏腑之间也可相互影响。如"肾虚"可出现听力减退、耳鸣、耳聋等，固摄无力影响到膀胱可出现遗尿、小便失禁等，小儿可见生长发育迟缓、骨软无力变形等，老人可见骨质脆弱易于骨折等。如发生"肝火"可影响心，心肝火旺，可见烦躁易怒；如果肝火犯胃，可见脘痛泛酸，甚至呕血等。

（3）诊断上的整体性　由于脏腑、组织和器官在生理、病理上的相互联系和相互影响，因而决定了在诊断疾病时，可以通过面色、形体、舌象、脉象等外在的变化，来了解和判断其内在的病变，以做出正确的诊断，从而进行适当治疗。中医察舌切脉，就是通过外部诊察来测知内脏病变的诊断方法。

（4）治疗上的整体性　在治疗疾病时，中医学更加强调整体观念的运用，注意五脏之间的影响，也重视脏腑、形体、官窍之间的联系。如见到口舌糜烂，因心开窍于舌，心与小肠相表里，口舌糜烂多由心与小肠火盛所致，故可用清心热、泻小肠火的方法治疗。又如"从阴引阳，从阳引阴，以右治左，以左治右"（《素问·阴阳应象大论》），"病在上者下取之，病在下者高取之"（《灵枢·终始》）等，都是在整体观念指导下确定的治疗方法。

2．人与外界环境的统一性　人生活在天地之间、自然环境之中，是整个物质世界的一部分，当自然环境发生变化，人体也会发生相应变化；同时，人又是社会整体中的一部分，所以社会环境的改变，也必然会对人体产生影响，人与外界环境紧密联系，相互影响，是不可分割的整体。

（1）人与自然环境的统一性　自然界存在着人类赖以生存的必要条件，人类必须依赖自然界中的物质才能维持生命。同时，自然环境的变化又可以直接或间接地影响人体，使机体产生相应的反应，属于生理范围内的即是生理的适应性，超越了这个范围即是病理性反应，故曰："人与天地相应也。"（《灵枢·邪客》）这种人与自然相统一的特点被中国古代学者称为"天人合一"，这种观念称为"天人一体观"。

①季节气候对人体的影响：春温、夏热、秋凉、冬寒是一年四季气候变化的一般规律。在这种气候变化的影响下，自然界生物就会发生春生、夏长、秋收、冬藏等相应的适应性变化。人体也随季节气候的规律性变化而出现相应的适应性调节，如天热衣厚，人体就通过出汗散热来适应；而天气寒冷时，人体就减少出汗，必须排出的水分则以尿的形式排出。人体四时的脉象也随季节气候变化而有春弦、夏洪、秋浮、冬沉的不同。不同季节有不同的多发病，如春季多温病，夏季多痢疾、腹泻，秋季多疟疾，冬季多伤寒等。某些疾病的病变过程，与季节气候变化有关，如某些哮喘往往在春夏季缓解，在秋冬季发作；痹证则在气候突变时病情加重。

②昼夜晨昏对人体的影响：白昼为阳，夜晚为阴，昼夜晨昏阴阳消长，人体也与其相应。《素问·生气通天论》说："故阳气者，一日而主外，平旦人气生，日中而阳气隆，日西而阳气已虚，气门乃闭。"人体的阳气白天趋于体表，早晨阳气开始增长旺盛，中午阳气隆盛，夜晚阳气则潜于体内。昼夜的变化也影响疾病的变化，一般病证多为白天病情较轻、傍晚加重、夜间最重，如《灵枢·顺气一日分为四时》说："夫百病者，多以旦慧昼安，夕加夜甚……"因人体阳气在一天当中有生、长、衰、入的变化，影响邪正斗争，病情也就呈现起伏变化。

③地域环境对人体的影响：不同地区的气候、水土不同，会对人体产生不同的影响。如东南地势低下，气候湿热，人体腠理多疏松；西北地处高原，气候寒冷干燥，人体腠理多致密。人们在习惯的环境中生活，一旦易地而居，就会感到不适，习惯上称之为"水土

不服"。由于地域不同，部分地区也各有其特殊的地方病。

由于人与自然界之间存在着既对立又统一的关系，人体的生理、病理受到自然环境的制约和影响，因此，在对患者进行诊断和确定治疗方案时，就必须注意分析和考虑外在环境与人体的有机联系，因时、因地制宜也就成了中医治疗学上的重要原则。

（2）人与社会环境的统一性　社会的安定与动乱，直接影响着人们的身心健康。社会安定，人们生活稳定有规律，抗病力强，患病较少，有利于身心健康，寿命也长；而社会动乱，发生战争，人们生活困苦，民不聊生，抗病能力下降，容易发生各种疾病并易导致疫病流行，危害身心健康，寿命缩短。

随着社会的进步，经济的发展，人们物质生活水平的提高及养生保健知识的普及推广，人类的寿命愈来愈长；但同时，环境污染、工作压力等负面因素也影响着人类健康，导致疾病的发生。

因此，在预防和治疗疾病时，应尽量避免不利的社会因素对机体的影响，以维持身心健康，预防疾病的发生，促进疾病的好转。

【考纲摘要】

1. 整体观念的概念。
2. 整体观念的内容。

二、辨证论治

辨证论治是中医诊断和治疗疾病的基本原则，是中医学对疾病进行研究和处理的一种特殊方法，也是中医学的基本特点之一。

1. 病、症、证的基本概念　病，即疾病，是指有特定病因、发病形式、病机、发展规律和转归的一种完整的病理过程，如感冒、痢疾、哮喘等。

症，是疾病的临床表现，包括症状和体征。症状是患者主观的异常感觉或某些病态变化，如恶寒、发热、头痛、咳嗽、呕吐等。体征是指能被觉察到的客观表现（病人身体上表现出的异常征象），如面红、苔黄、舌紫、脉数等。

证，即证候，是指疾病发展过程中，某一阶段或某一类型的病理概括。它包括了病变的部位、原因、性质及邪正关系，反映出疾病发展过程中某一阶段或某一类型的病理变化的本质，因而它比症状更全面、更深刻、更准确地揭示了疾病的本质。

2. 病、症、证的联系与区别　病与证，虽然都是对疾病本质的认识，但病的重点是全过程，证的重点在现阶段；症（症状和体征）是病和证的基本组成要素，疾病和证候都由症状和体征构成；有内在联系的症状和体征经总结、概括即形成证候，反映疾病某一阶段或某一类型的病变本质；各个阶段或类型的证候贯穿并叠合起来，可成为疾病的全过程；某种疾病在发展的不同阶段，或由于感邪的不同，可以表现为不同的证候，而相同证候又可见于不同疾病过程中。

3.辨证论治　辨证论治分为辨证和论治两个阶段。辨证就是把四诊（望、闻、问、切）所收集的资料，包括症状和体征，运用中医学理论进行分析、综合，辨清疾病的病因、性质、部位及邪正关系，然后概括、判断为某种性质的证的过程。论治即根据辨证的结果，确定相应的治疗方法。

辨证和论治是诊治疾病过程中前后衔接、不可分割的两个环节。辨证是论治的前提和依据，论治是辨证的目的。通过论治的效果可以检验辨证的正确与否。辨证论治的过程，就是认识疾病和解决疾病的过程。

4.辨证与辨病相结合　中医诊治疾病，既辨病又辨证，辨病为纲，辨证为主。辨证是重点，通过辨证进一步认识疾病。只有从辨证入手，才能正确地进行论治。例如，病人临床表现为恶寒、发热、头身疼痛、鼻塞、流涕等症状，初步诊断为感冒（病），其病位在表，治当解表，但因其病因和机体反应性的不同，则可表现出不同的证候，故治疗前还需根据患者寒热的轻重、痰和涕的色质、口渴与否、舌象、脉象等情况进行辨证，分清风寒、风热等证型，才能确定选用辛温解表，还是辛凉解表等治法，从而避免治疗用药的盲目性，减少失误，提高临床疗效。可见，辨证论治既区别于不分主次、不分阶段、一方一药治一病的辨病论治；又不同于见痰治痰、头痛医头、脚痛医脚的对症治疗。

5.同病异治和异病同治　同一疾病在其不同的发展阶段，可表现出不同的证；而不同的疾病在其发展过程中又可表现出相同的证，而中医认识和治疗疾病主要是从证候入手的，因此，在治疗疾病时，就出现了同病异治和异病同治的现象。

同病异治，是指同一种疾病，由于发病的时间、地区及患者机体反应性不同，或者疾病处于不同的发展阶段，所表现的证不同，因此治法也不一样。例如麻疹在其不同的阶段，表现出不同的证候，初期疹未透发，治当发表透疹；中期肺热明显，治当清解肺热；后期余热未尽，肺胃阴伤，治当养阴清热。

异病同治，是指不同的疾病在其发展过程中出现了相同的病理机制，表现出相同的证时，可采用相同的方法进行治疗。如久泻脱肛、子宫下垂、胃下垂等是不同的病，但都属于中气下陷证，都可以采用升提中气的方法进行治疗。

总之，中医治病特别注重"证"的性质。相同的证，代表着主要矛盾的本质相同，可用相同的治疗方法；不同的证，揭示其本质特点不同，须用不同的治疗方法，故有"证同治亦同，证异治亦异"的说法。这种针对疾病发展过程中不同本质的矛盾采用不同的治法进行治疗的做法，就是辨证论治的精神实质。

【考纲摘要】

1. 病、证、症的概念和关系。
2. 辨证论治的概念。
3. 同病异治和异病同治。

项目三 《中医学基础》的主要内容及学习方法

一、主要内容

《中医学基础》主要是阐述人体的生理、病理、病因、病机，以及对疾病的诊断、防治等基本理论、基本知识和基本技能的一门综合性学科。内容包括阴阳五行、藏象、精气血津液、经络、体质、病因、病机、诊法、辨证、养生防治与康复等。

阴阳五行，属于我国古代哲学范畴，具有唯物论和辩证法思想。中医学运用阴阳五行来阐明人体的结构、生理、病理，并指导临床的诊断和治疗。本部分着重介绍阴阳五行的基本概念、相互关系及其在中医学中的应用。

藏象学说，是研究人体各脏腑、组织器官的生理功能、病理变化及其相互关系的学说，是中医学理论体系的重要组成部分，是指导临床各科辨证论治的基础。本部分主要介绍五脏、六腑、奇恒之腑的生理功能和相互关系。

精、气、血、津液，四者既是脏腑功能活动的物质基础，又是脏腑功能活动的产物。本部分主要介绍精、气、血、津液的概念、生成、分布、功能、代谢及其相互关系。

经络学说，是研究人体经络系统的生理功能、病理变化及其与脏腑相互关系的学说，它也是中医学理论体系的重要组成部分。本部分重点介绍经络的概念、经络系统的组成、经络的生理功能和应用、十二经脉及奇经八脉的循行与功能等。

体质学说，是研究人体体质的概念、特点、标志、形成、分类及其与疾病发生、发展和演变关系的学说。本部分重点介绍体质的概念、特点、标志、形成、分类及其运用。

病因与病机，主要阐述各种致病因素的特性及其所致病证的临床表现，同时阐明病理变化的一般规律，主要有邪正盛衰、阴阳失调、气血失常。

诊法，是收集病情资料、诊察疾病的基本方法。本部分主要介绍望、闻、问、切四诊的基本方法、内容及其临床意义。其中望舌、切脉，更有独特之处。

辨证，是根据四诊所提供的病情资料，进行综合分析以判断疾病证候的过程，也是认识疾病的基本方法。通过辨证，确认疾病证候的原因、部位、性质和邪正关系，从而为治疗提供依据。本部分重点介绍八纲辨证、气血津液辨证、脏腑辨证，概要介绍六经辨证、卫气营血及三焦辨证。诸种辨证方法既各有其特点和适应范围，又都是在中医学基本理论指导下互相联系、互相补充的。

养生、防治与康复，是研究养生、防病、治病和康复的基本原则及方法的学说。重点介绍顺应自然、形神共养、调养脾胃、保精护肾的养生原则，治未病的预防思想，扶正祛邪、治标治本、正治反治、调整阴阳、调治脏腑、调理气血、三因制宜的治疗原则和养形养神结合、药物饮食结合、内外结合的康复原则等。

二、学习方法

中医学基础是中医药学专业的一门主干课程，也是一门专业基础课程，是学好中医药学各门学科的基础。因此，要充分认识学好中医学基础的重要性，要有明确的学习目的，讲究学习方法，善于思考，在理解基础上加强记忆。中医学基础知识来源于中医医疗实践，又反过来指导着中医医疗实践，与每个人的生活实际密切相关，因此，在学习过程中，要养成理论联系实际的思维习惯，同时，多参加临床见习及病案分析等教学活动，通过实践加深对理论知识的理解和掌握。由于中医学和西医学是两个不同的理论体系，各有所长，在学习过程中，还应坚持以辩证唯物主义和历史唯物主义为指导思想，充分认识中医学的学术特点与优势领域，切实掌握中医学的特点。正确处理两个医学体系的关系，既要联系现代医学科学知识，又不能生搬硬套；既要分清两个医学理论体系，又不能把它们对立起来，要取长补短，互相补充，这是我们学习中医学应该采取的科学态度。

复习思考

一、A 型题

1. 我国现存医学文献中最早的一部典籍是（　　　）

A.《伤寒论》　　　　　B.《神农本草经》　　　　C.《难经》

D.《黄帝内经》　　　　E.《本草纲目》

2. 确立中医学辨证论治理论体系的医家是（　　　）

A. 华佗　　　　　　　B. 张介宾　　　　　　　C. 孙思邈

D. 张机　　　　　　　E. 张从正

3. 我国现存最早的针灸学专著是（　　　）

A.《黄帝内经》　　　　B.《伤寒杂病论》　　　　C.《神农本草经》

D.《难经》　　　　　　E.《针灸甲乙经》

4. 我国第一部脉学专著是（　　　　）

    A.《黄帝内经》   B.《伤寒杂病论》   C.《脉经》

    D.《难经》   E.《针灸甲乙经》

5. 中医学第一部病因、病机、证候学专著是（　　　　）

    A.《黄帝内经》   B.《伤寒杂病论》   C.《脉经》

    D.《诸病源候论》   E.《针灸甲乙经》

6. 提出"三因学说"的医家是（　　　　）

    A. 张仲景   B. 王叔和   C. 皇甫谧

    D. 陈无择   E. 钱乙

7. 开创脏腑证治先河的医家是（　　　　）

    A. 张仲景   B. 王叔和   C. 皇甫谧

    D. 陈无择   E. 钱乙

8. 金元四大家中，倡导"火热论"的医家是（　　　　）

    A. 刘完素   B. 张元素   C. 李杲

    D. 朱震亨   E. 张从正

9. 金元四大家中，被称为"攻邪派"的医家是（　　　　）

    A. 刘完素   B. 张元素   C. 李杲

    D. 朱震亨   E. 张从正

10. 金元四大家中，提出"内伤脾胃，百病由生"的医家是（　　　　）

    A. 刘完素   B. 张元素   C. 李杲

    D. 朱震亨   E. 张从正

11. 金元四大家中，被称为"养阴派"的医家是（　　　　）

    A. 刘完素   B. 张元素   C. 李杲

    D. 朱震亨   E. 张从正

12. 我国第一部药物学专著是（　　　　）

    A.《本草纲目》   B.《新修本草》   C.《黄帝内经》

    D.《备急千金要方》   E.《神农本草经》

13. 中医学第一部成功运用辨证论治的专书是（　　　　）

    A.《难经》   B.《千金翼方》   C.《黄帝内经》

    D.《备急千金要方》   E.《伤寒杂病论》

14. 明清时期温病学家中创立"卫气营血"辨证体系的是（　　　　）

    A. 叶桂   B. 王士雄   C. 吴瑭

    D. 薛雪   E. 吴有性

15. 明清时期温病学家中创立"三焦"辨证体系的是（　　）

　　A. 叶桂　　　　　　　　B. 王士雄　　　　　　　C. 吴瑭

　　D. 薛雪　　　　　　　　E. 吴有性

16. 改正了古代医书中人体解剖方面的某些错误并发展了瘀血致病理论的医家是（　　）

　　A. 叶桂　　　　　　　　B. 王士雄　　　　　　　C. 吴瑭

　　D. 薛雪　　　　　　　　E. 王清任

17. 构成疾病和证候临床表现的基本要素是（　　）

　　A. 症状　　　　　　　　B. 舌象　　　　　　　　C. 脉象

　　D. 面色　　　　　　　　E. 舌象与脉象

18. 证候的病理本质的内涵包括（　　）

　　A. 病因　　　　　　　　B. 病位　　　　　　　　C. 病性

　　D. 邪正关系　　　　　　E. 以上都是

19. 不同的疾病在其发展过程中，发生了相同的病理变化，出现了相同性质的证，确定了相同的治法，这叫作（　　）

　　A. 治病求本　　　　　　B. 对症治疗　　　　　　C. 同病异治

　　D. 异病同治　　　　　　E. 辨证论治

20. 以下属于"证"的是（　　）

　　A. 感冒　　　　　　　　B. 舌红苔黄　　　　　　C. 中气下陷

　　D. 恶寒发热　　　　　　E. 脉沉迟

21. 能反映疾病在某一阶段的病理变化本质的是（　　）

　　A. 病　　　　　　　　　B. 证　　　　　　　　　C. 症

　　D. 体征　　　　　　　　E. 以上都不是

22. 中医理论体系的主要特点是（　　）

　　A. 急则治标、缓则治本　　B. 辨病与辨证相结合

　　C. 整体观念和辨证论治　　D. 异病同治和同病异治

　　E. 以上都不是

23. 中医学整体观念的含义是（　　）

　　A. 人体是一个有机整体

　　B. 人体自身的完整性及人与自然环境的统一性

　　C. 人体自身的完整性及人与社会环境的统一性

　　D. 人体自身的完整性及人与外界环境的统一性

　　E. 以上都不对

24. 同病异治之"异"取决于（　　　）

    A. 证候之异   B. 病因之异   C. 病位之异

    D. 病性之异   E. 邪正关系之异

25. 异病同治之"同"取决于（　　　）

    A. 证候之同   B. 病因之同   C. 病位之同

    D. 病性之同   E. 邪正关系之同

二、B 型题

    A. 天暑衣厚则腠理开，故汗出

    B. 平旦人气生，日中阳气隆

    C. 旦慧、昼安、夕加、夜甚

    D. 日西而阳气已虚，气门乃闭

    E. 太平之世多长寿人

26. 社会治安对人体健康的影响可反映为（　　　）

27. 季节气候对人体生理的影响可反映为（　　　）

28. 昼夜晨昏对人体疾病的影响可反映为（　　　）

    A. 整体观念   B. 辨证论治   C. 天人合一

    D. 形神合一   E. 阴平阳秘

29. 中医学理论体系的指导思想是（　　　）

30. 中医学的诊疗特点是（　　　）

三、问答题

1. 中医理论体系形成的标志是什么？

2. 中医理论体系的基本特点是什么？

3. 中医学整体观念的概念和内涵分别是什么？

4. 什么是症、证、病？三者的区别和联系分别是什么？

5. 什么是辨证论治、同病异治、异病同治？

四、案例分析

    某些哮喘往往在春夏季缓解，在秋冬季发作；痹证常在气候突变时病情加重。请用整体观念理论分析为什么会有这种现象的发生。

扫一扫，看课件

模 块 二

阴阳五行学说

　　阴阳五行学说是阴阳学说与五行学说的合称，是中国古代用以认识自然和解释自然界运动变化的方法论，属于中国古代哲学中唯物论和辩证法的范畴。

　　中医学理论体系约形成于战国至秦汉时期，是中国历史上"诸子峰起，百家争鸣"的时期。这一时期，中国古代哲学思想得到了长足的发展，代表文化进步和科学发展的阴阳学说、五行学说等，不仅盛行于天文、地理、政治、兵法、农业、历法等领域，而且也渗透到医学领域，对中医学理论体系的形成和发展产生了深刻的影响。中国古代医学的发展在积累了丰富的医学知识和经验的基础上，将阴阳五行学说引入中医学，形成了中医学的阴阳五行学说，用来阐释人体的生理功能和病理变化，并贯穿于临床诊断、治疗等各个环节，成为中医学理论体系的重要组成部分。

项目一　阴阳学说

　　阴阳，是中国古代哲学中的一对重要范畴。阴阳学说，是研究阴阳的内涵及其运动变化规律，并用以阐释宇宙万物的发生、发展和变化的一种古代哲学思想。它是古人探索宇宙本原和解释宇宙的一种世界观和方法论，属于中国古代唯物论和辩证法的范畴。

阴阳学说认为，世界是物质的，世界万物是阴阳二气对立统一的结果，阴阳二气的相互作用促成了事物的发生、发展和变化。正如《素问·阴阳应象大论》所说："阴阳者，天地之道也，万物之纲纪，变化之父母，生杀之本始，神明之府也。"

一、阴阳的基本概念和属性

（一）阴阳的基本概念

阴阳，是宇宙中相互关联的事物或现象对立双方属性的概括。阴和阳既可代表相互对立的两种事物，如水和火、天和地等，也可代表同一事物内部相互对立的两个方面，如人体中的脏与腑、气和血等。故《类经·阴阳类》说："阴阳者，一分为二也。"

阴阳概念大约形成于西周。西周时期的诗歌中有"阴阳"一词的多处记载。在《周易》中，易卦由阴爻（－－）和阳爻（—）组成，阴爻和阳爻分别以符号的形式标示了阴阳的概念。至西周晚期，人们已经用阴阳来解释地震等自然现象，如"阳伏而不能出，阴迫而不能蒸，于是有震"（《国语·周语》）。

阴阳的最初涵义是很朴素的，仅指日光的向背，向日为阳，背日为阴。随着观察面的逐渐扩大，阴阳的涵义逐渐被引申扩大，如向日光的地方温暖、光明，背日光的地方寒冷、黑暗，于是古人就将温暖与寒冷、光明与黑暗分属阴阳。通过不断的引申，将自然界中的天地、日月、寒暑、上下、昼夜、升降、动静等都划分为阴和阳两个方面，阴阳也因此成为了一个概括自然界具有对立属性的事物或现象双方属性的抽象概念。

知 识 链 接

《灵枢·阴阳系日月》说："阴阳者，有名而无形。"形象地说明了阴阳是抽象的概念。

（二）事物的阴阳属性

阴阳代表着宇宙中相互关联的事物或现象对立双方的属性，一切事物或现象对立双方所具有的阴阳属性，必须遵循一定的原则来划分。从事物属性来看，"天为阳，地为阴"，天上而清故属阳，地下而浊故属阴；水性寒而下走故属阴，火性热而上炎故属阳。再从事物的运动变化来看，静属阴而动属阳，当事物处于沉静状态便属阴，处于躁动状态便属阳。

古人通过长期的观察发现，水与火这一对事物的矛盾最为突出。水具有寒凉、幽暗、向下的特性，可作为阴性事物的代表；火具有温暖、光明、向上的特性，可作为阳性事物的代表。故《素问·阴阳应象大论》说："水火者，阴阳之征兆也。"由此人们进行引申，把凡是具有温热的、运动的、兴奋的、明亮的、轻扬的、上升的、向外的、无形的等特性的物质均归属于阳；反之，与此相对而具有寒冷的、静止的、抑制的、昏暗的、沉重的、下降的、向内的、有形的等特性的物质均归属于阴。（表2-1）

表2-1 事物和现象阴阳属性归类表

属性	空间方位	时间	季节	温度	湿度	亮度	功能	运动状态	
阳	天	上	昼	春夏	温暖	干燥	明亮	兴奋	运动	上升
阴	地	下	夜	秋冬	寒冷	湿润	黑暗	抑制	静止	下降

（三）阴阳的特性

1.普遍性　阴阳学说认为，世界是物质性的整体，是阴阳二气对立统一的结果。宇宙间的任何事物，都包含着阴和阳相互对立的两个方面。阴阳是天地万物运动变化的总规律。宇宙间的任何事物都可以用阴阳来概括。阴阳是自然界的根本规律，是一切事物发生、发展、变化的根源。凡属相互对立的事物或现象，或同一事物的内部相互对立的两个方面，都可以用阴阳来概括，分析其各自的属性。

2.相关性　任何事物均可用阴阳来区分，但是阴阳所分析的事物或现象，应是在同一范畴、同一层次、相互关联的一对事物，或是一个事物的两个方面，才具有实际意义。如水与火、白天与黑夜、明亮与黑暗等。如果事物不具有这种相互关联性，不是统一体的对立双方，就不能用阴阳来说明。如把男与上、温暖与光亮划分阴阳就毫无意义。

3.相对性　事物的阴阳属性，并不是绝对的、不可变的，而是相对的、可变的。也就是说，随着条件的改变，事物的性质或对立面就会发生改变，那么其阴阳属性也就随之而改变。如春天与夏天相比，温度较低，属阴；但与冬天相比，温度又较高，则属阳。

4.可分性　阴阳的可分性即阴阳之中复有阴阳，阴阳无限可分，阴阳可以不断地一分为二，直至无穷。如以昼夜分阴阳，则白昼为阳，夜晚为阴。白昼又可分上午与下午，上午阳益趋旺而为阳中之阳，下午阳渐趋衰而为阳中之阴。夜晚又分为前半夜与后半夜，前半夜阴渐趋盛而为阴中之阴，后半夜阴渐趋衰而阳渐趋复而为阴中之阳。以脏腑而言，六腑属阳，五脏为阴。就五脏而言心肺在上属阳，肝脾肾在下属阴。这就是中医学所说的阴阳之中复有阴阳。

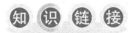

知识链接

《素问·阴阳离合论》："阴阳者，数之可十，推之可百，数之可千，推之可万，万之大不可胜数，然其要一也。"说明事物这种既相互对立又相互联系的现象，在自然界中是无穷无尽的。

【考纲摘要】

1. 阴阳的概念。
2. 事物阴阳属性的绝对性和相对性。

二、阴阳学说的主要内容

阴阳学说的主要内容包括阴阳的对立制约、互根互用、交感互藏、消长平衡和相互转化五个方面。

（一）对立制约

阴阳对立制约，是指属性相反的阴阳双方彼此相互斗争、制约。阴阳的对立，古代思想家称为阴阳相反，是说自然界中的一切事物，客观上都存在着相互对立的阴阳两个方面，这两个方面的属性是相对的、矛盾的，如动与静，升与降等；阴阳的制约，是指相互对立的阴阳双方存在着相互制约的特性，即阴阳双方相互抑制、相互约束，如温暖可以驱散寒冷，光明可以照亮黑暗等。

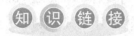

知 识 链 接

《管子·心术》："阴则能制阳矣，静则能制动矣。"这表明阴与阳、动与静彼此之间存在着相互制约的关系。

阴阳对立的两个方面，并非平静地各不相关地共处，而是处于相互制约、相互斗争的运动变化之中。正是由于阴阳的这种不断对立和制约，才推动了事物的发展和变化，并维持着事物发展的动态平衡。如寒凉与温热、水与火相互对立，温热可以驱散寒冷，冰凉可以降低高温，水可以灭火，火可以蒸化水液，这就是阴阳之间的相互制约。人体正常的生命活动，也是阴阳双方相互制约、相互斗争，取得动态平衡的结果。就人体的正常生理功能而言，兴奋为阳，抑制为阴，兴奋与抑制相互制约，从而维持人体功能的动态平衡，这就是人体的正常生理状态。就机体的物质结构和功能活动而言，生命物质为阴（精），生命功能则为阳（气），其矛盾运动的过程是阳化气、阴成形，即机体的气化运动过程。气化的本质，就是阴精和阳气、化气与成形的矛盾运动，也就是阴阳的对立、制约，进而达到统一的过程。故《素问·生气通天论》指出："阴平阳秘，精神乃治。"

应当指出，阴阳对立的双方，在其相互制约的过程中，还可以表现为阴阳的任何一方过于强盛，可抑制对方，使之衰弱，或任何一方由于过分不足，可导致对立面的相对亢盛，而这种动态平衡一旦被破坏，疾病就会发生。故《素问·阴阳应象大论》："阴胜则阳病，阳胜则阴病。"

（二）互根互用

阴阳互根互用，指相互对立的阴阳双方相互依存，互为根本，相互促进。阴阳互根是指一切事物或现象中相互对立着的阴阳两个方面，具有相互依存、互为根本的关系，阴或阳任何一方都不能脱离另一方而单独存在，每一方都以相对的另一方的存在作为自己存在的前提和条件，即"无阳则阴无以生，无阴则阳无以化"（《医贯砭·阴阳论》）。如以方位论，上为阳，下为阴，上与下互为前提而存在；以功能而言，兴奋属阳，抑制属阴，无兴奋就无所谓抑制，无抑制也就无所谓兴奋。所以说，阳依存于阴，阴依存于阳，中医学把阴阳这种相互依存的关系称为"互根"。

阴阳互用是指阴阳之间具有相互资生、促进和助长的关系。如人体中气主动属阳，血主静属阴，气能生血、行血、摄血，血能载气、养气，故有"气为血之帅，血为气之母"之说。《素问·阴阳应象大论》："阴在内，阳之守也；阳在外，阴之使也。"这是对阴阳互根互用关系的高度概括，说明了机体的功能活动与脏器组织之间的相互依存关系。

知 识 链 接

王冰注《素问·阴阳应象大论》说："阳气根于阴，阴气根于阳，无阴则阳无以生，无阳则阴无以化。"说明阴阳相互为用，不可分离。

如果由于某种原因，使阴阳双方这种互根的关系遭到破坏，就会导致"孤阴不生，独阳不长"（《春秋繁露·顺命》），甚则"阴阳离决，精气乃绝"（《素问·生气通天论》）。如果阴阳之间的互用关系失常，就会出现"阳损及阴"或"阴损即阳"的病理变化，最终导致阴阳俱损。如人体功能（阳）衰退，会导致营养物质（阴）匮乏；反之，营养物质（阴）不足，会导致生命活动（阳）衰退。

（三）交感互藏

阴阳交感，是指阴阳二气在运动中相互感应而交合的过程。阴阳交感是宇宙万物产生和变化的根源。中国古代哲学家认为，构成宇宙万物的本原之气，由自身的运动分化为相互对立的阴阳二气，阳气升腾为天，阴气凝聚为地。天气下降，地气上升，天地二气相互作用，交感合和，产生宇宙万物，并推动着它们的发展和变化。正如《周易·系辞下》所说："天地氤氲，万物化醇；男女构精，万物化生。"自然界中，天之阳气下降，地之阴气上升，阴阳二气交感，形成云、雾、雷电、雨露等，生命得以诞生，从而化生万物。在阳光雨露沐浴滋润下，万物得以生长。如果没有阴阳二气的交感，就没有生命，也就没有自然界。

阴阳二气的运动是阴阳交感得以实现的基础，没有阴阳二气的运动，也就不会发生阴阳交感。阴阳交感是阴阳二气在运动过程中的一种最佳状态，这种最佳状态的实现来自于阴阳二气在运动过程中的平衡协调，即中国古代哲学家所说的"和"。如《道德经·四十二章》："道生一，一生二，二生三，三生万物，万物负阴而抱阳，冲气以为和。""冲气"即是运动着的和谐之气，阴阳二气在运动中达到和谐状态时就会发生感应而交合，从而产生了万物，产生了人类。

阴阳互藏，是指相互对立的阴阳双方的任何一方都包含着另一方，即阴中涵阳，阴中有阳，阳中涵阴，阳中有阴。宇宙中任何事物都含有阴与阳两种属性不同的成分，属阳的事物含有阴的成分，属阴的事物也含有阳的成分，事物的阴阳属性是依据其所含属阴与属阳成分的比例大小而定的。如阴中涵阳，是说属阴的事物中涵有属阳的成分，而该事物的整体属性仍为阴；阳中涵阴，是说属阳的事物中涵有属阴的成分，而该事物的整体属性仍为阳。

阴阳互藏是阴阳二气交感合和的动力源泉。《素问·六微旨大论》说："天气下降，气流于地，地气上升，气腾于天。故高下相召，升降相因，而变作矣。"然天之阳气为何能降，地之阴气为何能升？古代哲学家是用"本乎天者亲上，本乎地者亲下"（《周易·乾传》）来解释的：天气虽在上，但内涵地之阴气，即阳中有阴，有"亲下"之势，故天气在其所涵地之阴气的牵引下下降于地；地气虽居于下，但内寓天之阳气，即阴中有阳，有"亲上"之势，故地气在其所涵天之阳气的鼓动下上升于天，如此则"动静相召，上下相临，阴阳相错，而变由生也"（《素问·天元纪大论》）。可见，阴升阳降而致天地二气交感相错的内在动力机制在于阴阳互藏。

知 识 链 接

阴阳互藏是构建阴阳双方相互依存、相互为用关系的基础。阴中寓阳，因而阴依阳而存在，阴以阳为根而化；阳中涵阴，因而阳依阴而存在，阳以阴为源而生。

（四）消长平衡

阴阳消长是指相互对立又相互依存的阴阳双方，不是处于静止不变的状态，而是始终处于不断的增长和消减的运动变化之中。阴阳双方在不断的消（减）或长（增）的变化中，维持相对的动态平衡，这种平衡关系称为消长平衡。阴阳的消长平衡符合物质世界中运动是绝对的、静止是相对的这一哲学特点。消长是绝对的，平衡是相对的。所以说，阴阳之间的平衡，不是静止的、绝对的平衡，而是始终贯穿着阴阳双方的消长变化，是动态的、相对的平衡。

阴阳消长是阴阳运动变化的一种基本形式，而导致阴阳出现消长变化的根本原因在于阴阳之间存在着对立制约和互根互用的关系。阴阳消长主要有四种类型。

1. 此长彼消　即阴长阳消，阳长阴消。这是制约太过的结果。由于阴阳的对立制约关系，其中一方增长而强盛，势必制约对方太过，从而导致对方消减。以季节变化为例，从冬至夏，气候由寒逐渐变热，为阳长阴消；由夏至冬，气候由热逐渐变寒，为阴长阳消。

2. 此消彼长　即阴消阳长，阳消阴长。这是制约不及的结果。由于阴阳的对立制约关系，其中一方衰减，无力制约对方，势必引起对方增长，甚至偏亢。以昼夜变化为例，中午至黄昏及夜半，为阳消阴长；夜半至清晨及中午，为阴消阳长。

3. 此长彼亦长　即阴随阳长，阳随阴长。这是阴阳互根互用得当的结果。阴阳双方相互依存和资助，若互用得当，一方旺盛，则可促进另一方随之增长。以人体气血为例，临床上常采用的补气以生血、补血以养气均是以此为理论基础。

4. 此消彼亦消　即阴随阳消，阳随阴消。这是阴阳互根互用不及所造成的。阴阳双方中的任何一方虚弱，无力资助对方，结果对方亦随之消减而虚弱。临床上常见到的气虚引起血虚、血虚必然气虚、阴损及阳、阳损及阴均属此类。

应当指出，阴阳之间的消长运动是绝对的、无休止的，而且是在一定的范围、一定的限度、一定的时间内进行的，因此，这种消长运动变化就不易被察觉或者表现不显著，故其事物在总体上仍旧呈现出相对的稳定。因此，中医学认为，在正常生理状态下，人体阴阳的消长是处于相对的动态平衡之中，即所谓"阴平阳秘，精神乃治"（《素问·生气通天论》）。由此可见，阴阳双方在一定的生理范围内消长，正是体现了人体动态平衡的生命活动过程。

如果由于某些原因，阴阳的消长超出了一定的生理限度，破坏了阴阳的相对平衡，则阴阳的消长就会表现为阴阳某一方面的偏盛或偏衰，机体就从生理状态向病理状态转化，而阴阳的消长也就失去平衡。故《素问·阴阳应象大论》："阴胜则阳病，阳胜则阴病；阳胜则热，阴胜则寒。"

（五）相互转化

阴阳转化指阴阳对立的双方，在一定的条件下，可以各自向其相反的方向转化，阴可以转化为阳，阳也可以转化为阴，从而使事物的性质发生根本性的改变。如昼夜的交替，寒暑的变化，疾病过程中寒证、热证的相互转化都是阴阳转化的实例。

阴阳转化是阴阳运动变化的又一基本形式。阴阳双方的消长变化发展到一定阶段，事物内部阴与阳的比例出现了颠倒，则该事物的属性就会向相反的方向转化。所以说转化是消长的结果。需要指出的是，阴阳消长是事物发展变化的量变过程，阴阳转化则是事物发展变化过程中的质变阶段。

阴阳转化必须具备一定的条件，这种条件就是"重"或"极"，即所谓"重阴必阳，重阳必阴"，"寒极生热，热极生寒"（《素问·阴阳应象大论》）。阴阳转化一般都表现在事物变化的"物极阶段"，这里的"重"和"极"就是促成转化的条件。

阴阳转化有渐变、突变两种方式。如一年四季中寒暑交替、一天之中昼夜的转化即属于渐变的方式；夏天极热天气的骤冷和下冰雹属于突变形式。

在疾病的发展过程中，阴阳的转化常表现为在一定条件下寒证与热证的相互转化。如急性热病中，由于热毒极甚，正气大伤，在持续高热、大汗淋漓的情况下，突然出现体温下降、面色苍白、四肢厥冷、脉微欲绝等阳气暴脱的危象，即属于阳证转化为阴证。此时若抢救及时，处理得当，四肢转温，色脉转和，阳气恢复，病情又可转危为安。此病例中热毒极盛，致阳气随津液外泄就是阴阳转化的条件。

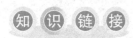

知 识 链 接

阴阳互藏是阴阳消长与转化的内在根据。阴中寓阳，阴才有向阳转化的可能性；阳中涵阴，阳才有向阴转化的可能性。

【考纲摘要】

1. 阴阳对立制约。
2. 阴阳互根互用。
3. 阴阳交感互藏。
4. 阴阳的消长。
5. 阴阳的转化。

三、阴阳学说在中医学中的应用

阴阳学说贯穿在中医学理论体系的各个方面，用来说明人体的组织结构、生理功能和病理变化，并有效指导临床诊断、治疗、预防和养生。

（一）说明人体的组织结构

中医学认为，人体是一个有机整体，其一切组织结构既彼此相互联系、密切合作，又可根据其所在部位、功能特点来划分其阴阳属性。正如《素问·宝命全形论》所说："人生有形，不离阴阳。"

确定人体组织结构的阴阳属性，可从两个方面来分析：一是依据解剖的大体部位，如以上下部位相对而言，则上为阳、下为阴；以四肢的内外侧而言，则外侧为阳、内侧为阴等。二是依据其性质及生理活动的相对属性等。

1.部位与结构的阴阳属性　就人体的部位与组织结构而言，外为阳，内为阴；背为阳，腹为阴；头部为阳，足部为阴；皮肤为阳，肌肉筋骨为阴。脏腑中六腑为阳，五脏为阴；五脏之中心肺为阳，肝脾肾为阴。而具体到每一个脏腑，则又有阴阳可分，如心有心阳、心阴；肾有肾阳、肾阴；胃有胃阳、胃阴等。这些阴阳属性的划分，主要是由脏腑组织所在的位置、生理功能特点等所决定的。

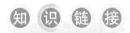

知识链接

五脏的共同生理功能特点是"藏精气而不泻"，六腑的共同生理功能特点是"传化物而不藏"。故相对而言，五脏属阴，六腑属阳。

2.气血津液的阴阳属性　气血津液是构成人体和维持人体生命活动的基本物质。就气与血而言，则气属阳，血属阴。这是根据气是无形的物质，有推动、温煦的生理作用，血是有形的液态物质，有滋养、濡润的生理作用等而确定的。就津与液而言，则津清稀而薄，故属阳；液稠厚而浊，故属阴。同样也是根据其性质而确定的。

3.经络的阴阳属性　依据经络循行的部位，则循行于人体四肢外侧及背部者属阳（如手足三阳经），而循行于人体四肢内侧及腹部者则属阴（如手足三阴经）；依据经络与脏腑的络属关系，则与五脏及心包联系的属阴（如手足三阴经），而与六腑联系的属阳（如手足三阳经）。

人体的上下、内外、表里、组织结构之间，以及每一组织器官本身，无不包含着阴阳的对立统一，而阴阳属性的划分只是一般归类。

（二）说明人体的生理功能

对于人体的生理功能，中医学也是用阴阳学说来加以说明的，认为人体正常的生命活动，是阴阳双方对立统一协调平衡的结果。人体的生命活动都不是某一脏腑组织能单独完成的，而是在整个机体的阴阳协调统一下才能完成。人体生理活动的基本规律可概括为阴精（物质）和阳气（功能）的对立统一关系。阴精是阳气的物质基础，没有阴精无以化生阳气，即没有物质基础不能产生能量；阳气是阴精的能量表现，没有阳气无以化生阴精，即没有功能活动就不能转化为营养物质。阴和阳只有共同处于相互对立、依存、消长和转化的协调统一中，才能维持阴与阳、物质与能量的动态平衡，才能维持人体的正常生理功能。故《素问·生气通天论》说："阴平阳秘，精神乃治。"

从脏腑功能活动来说，则五脏主藏精气为阴，六腑能消化、传导饮食水谷为阳。而每一脏腑之中又各有阴阳，凡是功能活动则属阳，而产生这些功能活动的器质和营养物质则属阴。如就人体功能状态而言，则兴奋属阳、抑制属阴，亢进属阳、减退属阴；而在生理活动中，兴奋和抑制、亢进和衰退等是相互对立的，并处于相对的平衡状态。

（三）说明人体的病理变化

中医学认为，机体的阴阳协调是健康的表现，疾病的发生是人体的阴阳关系失去相对的平衡协调，从而出现偏盛或偏衰的结果。因此，阴阳失调是疾病发生的根本病机之一。

疾病的发生、发展取决于正气和邪气两个方面。正气分阴阳，包括阴精和阳气两部分；邪气（致病因素）也有阴邪（如寒邪、湿邪）和阳邪（如风邪、火热邪、暑邪、燥邪）之分。疾病发展的过程，就是邪正斗争的过程，无论其病理变化如何复杂，根本都在于阴阳的偏盛或偏衰。

知 识 链 接

正气，即是指整个机体的结构与功能，包括人体对疾病的抵抗力等；邪气，指各种致病因素。

1. 阴阳偏盛　是指阴或阳的任何一方高于正常水平的病理状态。《素问·阴阳应象大论》概括为："阴胜则阳病，阳胜则阴病；阳胜则热，阴胜则寒。"

（1）阳偏盛　即阳胜。阳胜则热，是指机体由于阳邪亢盛所导致的一种病理变化，性质为热，临床表现为热证。以热、动、燥为其特点，故阳偏盛可见壮热、烦渴、面红、目赤、苔黄、脉数等症状。

阳胜则阴病，是指阳邪偏盛则消耗阴液，导致阴液的损伤，即"阳长阴消"的过程。表现在疾病过程中，可见口唇干燥、口渴、尿少、尿黄、便干等症状。

（2）阴偏盛　即阴胜。阴胜则寒，是指机体由于阴邪亢盛所导致的一种病理变化，性质为寒，临床表现为寒证。以寒、静、湿为其特点，故阴偏盛可见形寒、肢冷、蜷卧、舌淡而润、脉迟等症状。

阴胜则阳病，指阴邪偏盛，必然导致阳气的损伤，即"阴长阳消"的过程。表现在疾病过程中，可见面色白、小便清长、大便溏薄等症状。

2.阴阳偏衰　是指人体阴或阳的任何一方低于正常水平的病理状态。《素问·阴阳应象大论》中提到："阳虚生外寒，阴虚生内热。"

（1）阳偏衰　即阳虚。阳虚则寒，是指机体阳气虚损，功能减退，阳不制阴，阴气相对偏亢而出现虚寒证。临床既可见到喜静蜷卧、小便清长、下利清谷、脉微细等阳气不足之虚象，又可见畏寒肢冷、脘腹冷痛、舌淡、脉迟等寒象。

阳虚则寒与阴胜则寒的性质不同，前者是虚寒，后者是实寒。

（2）阴偏衰　即阴虚。阴虚则热，是指机体阴精不足，阴不制阳，导致阳气相对偏盛，功能虚性亢奋而表现出的虚热证。临床可见潮热盗汗、两颧红赤、五心烦热、咽干口燥、舌红少苔、脉细数等虚热之象。

阴虚则热与阳胜则热的性质不同，前者是虚热，后者是实热。

由于阴阳之间存在互根互用的关系，所以阴阳任何一方虚损到一定程度时，必然导致另一方的不足。阳虚至一定程度时，因不能生化阴液而同时出现阴虚的现象，称"阳损及阴"；阴虚至一定程度时，因不能化生阳气而同时出现阳虚的现象，称"阴损及阳"。阳损及阴或阴损及阳最终可导致"阴阳两虚"。

（四）用于疾病的诊断

任何疾病，尽管临床表现错综复杂，究其根本是阴阳失调。因此用阴阳来概括疾病的病变部位、性质及各种证候的基本属性，有助于分析疾病的本质。故《素问·阴阳应象大论》说："善诊者，察色按脉，先别阴阳。"

1.分析症状、体征的阴阳属性　可按照阴阳特征来辨别，为辨证提供依据。（表2-2）

表2-2　症状、体征的阴阳属性归纳表

属性	望诊		闻诊		脉诊		
	颜色	光泽	语音	呼吸	部位	至数	形态
阳	赤黄	鲜明	高亢洪亮	声高息粗	寸部	一息五至以上	浮大洪滑
阴	青白黑	晦暗	低微无力	声低气怯	尺部	一息不足四至	沉小细涩

2.辨别证候的阴阳属性　如临床上常用的八纲辨证是各种辨证的纲领，而八纲辨证中阴阳辨证又是八纲辨证的总纲，以统领表里、寒热、虚实，即表证、热证、实证属阳，里证、寒证、虚证属阴。正确的诊断，首先要分清阴阳，才能抓住疾病的本质。

（五）用于指导疾病的防治

1.指导养生　养生，又称"摄生"，是保养生命之意，即通过各种方法保持健康无病，延缓人体衰老。人体阴阳的动态平衡，是生命活动的根本，因此养生最重要的就是要善于调理阴阳，以保持人体阴阳的相对平衡。

自然界有春、夏、秋、冬四时气候变化和昼夜间的阴阳交替变化，善于养生者，务必要使人体内的阴阳与四时气候变化和昼夜间的阴阳交替变化相适应，以保持人与自然的协调统一。《素问·四气调神大论》说："夫四时阴阳者，万物之根本也，所以圣人春夏养阳，秋冬养阴，以从其根，故与万物沉浮于生长之门。逆其根，则伐其本，坏其真矣。"即是说在日常生活过程中，根据春夏阳气升发、秋冬阳气收敛的规律，养生应当遵循"春夏养阳""秋冬养阴"的原则。

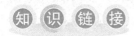

对"能夏不能冬"的阳虚阴盛体质者，夏季用温热之药预培其阳，则冬季不易发病；对"能冬不能夏"的阴虚阳亢体质者，冬用凉润之品预养其阴，则夏不得发病，此即所谓"冬病夏治""夏病冬养"之法。

2.确定治疗原则

（1）阴阳偏盛的治疗原则　阴阳偏盛，即阴或阳过盛有余，为邪气有余的实证。治疗时采用"损其有余"的方法。阳胜则热属实热证，宜用寒凉药以制其阳，治热以寒，即"热者寒之"；阴胜则寒属实寒证，宜用温热药以制其阴，治寒以热，即"寒者热之"。因二者均为实证，所以称这种治疗原则为"损其有余"，即"实则泻之"。在调整阴阳的偏盛时，应注意是否出现相应的阴或阳偏衰的情况。若其相对一方出现偏衰时，则又当兼顾其不足，配合以扶阳或益阴之法。

（2）阴阳偏衰的治疗原则　阴阳偏衰，即阴或阳虚损、不足的虚证。阴虚不能制阳而致阳亢者，属虚热证，一般不能用寒凉药直折其热，须用"壮水之主，以制阳光"的方法，即用滋阴壮水之法，以抑制阳亢火盛，这种治疗原则称为"阳病治阴"。阳虚不能制阴而造成阴偏盛者，属虚寒证，不宜用辛温发散药以散阴寒，须用"益火之源，以消阴翳"的方法，即扶阳益火之法，以消退阴盛，这种治疗原则称为"阴病治阳"。因二者均为虚证，所以称这种治疗原则为"补其不足"，即"虚则补之"。

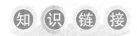

张景岳根据阴阳互根的原理，提出了阴中求阳、阳中求阴的治法，他说："善补阳者，必于阴中求阳，则阳得阴助而生化无穷；善补阴者，必于阳中求阴，则阴得阳升而泉源不竭。"（《景岳全书·新方八阵·补略》）即是指在用补阳药时须兼用补阴药，在用补阴药时须加用补阳药，以发挥其互根互用的生化作用。

（3）阴阳互损的治疗原则　阴阳互损导致阴阳两虚，应当采用阴阳双补的治疗原则。对阳损及阴导致的以阳虚为主的阴阳两虚证，当补阳为主，兼以补阴；对阴损及阳导致的以阳虚为主的阴阳两虚证，当补阴为主，兼以补阳。如此阴阳双方相互资生，相互为用。

总之，治疗的基本原则是泻其有余，补其不足。阳偏盛者泻热，阴偏盛者祛寒，阳虚者扶阳，阴虚者补阴，以使阴阳偏盛或偏衰的异常现象复归于平衡协调的正常状态。

3.归纳药物的性能　临床诊治不但要有正确的诊断和确切的治疗方法，同时还必须熟练掌握药物的性能，并根据治疗方法，遣方用药，才能收到良好的疗效。

（1）药性　主要是寒、热、温、凉四种药性，又称"四气"。其中寒凉属阴（凉次于寒），温热属阳（温次于热）。一般来说，能减轻或消除热证的药物，属于寒性或凉性，如黄芩、黄柏等；能减轻或消除寒证的药物，属于温性或热性，如附子、干姜等。

（2）五味　即指辛、甘、酸、苦、咸五味。有些药物具有淡味或涩味，故实际上不止五种，但习惯上仍称为五味。其中辛、甘、淡属阳，酸、苦、咸属阴。

药物的五味分别代表不同的功能，辛能发散、行气活血，甘能补益、和中、缓急，酸能收敛、固涩，苦能燥湿、清泄、坚阴，咸能软坚、散结及泻下。此外，淡味能渗湿利水。

（3）升降浮沉　指药物在体内发挥作用的趋向，升是上升，降是下降，浮为浮散，沉为重镇。具有升阳发表、祛风、散寒、涌吐、开窍等功效的药物，多上行向外，其性升浮，升浮者为阳；具有泻下、清热、利尿、重镇安神、潜阳息风、消导积滞、降逆、收敛等功效的药物，多下行向内，其性皆沉降，沉降者为阴。

在临床治疗中，可根据疾病阴阳盛衰的情况，结合药物的阴阳属性来调整阴阳，恢复阴阳平衡，从而达到治愈疾病的目的。

【考纲摘要】

1. 阴阳学说在组织结构和生理机能方面的应用。
2. 阴阳学说在病理方面的应用。
3. 阴阳学说在疾病诊断方面的应用。
4. 阴阳学说在疾病预防和治疗方面的应用。

项目二　五行学说

五行学说和阴阳学说一样，也是属于中国古代唯物论和辩证法的范畴。五行学说是以木、火、土、金、水五种物质的特性及其"相生"和"相克"的规律来认识世界、解释世界的世界观和方法论。它认为宇宙间的一切事物都是由木、火、土、金、水五种物质构成的，各种事物的发展变化，都是这五种物质不断运动并相互作用的结果。

五行学说的产生，一般认为是从"五方说"和"五材说"等演化而来。早在殷商时期，人们已经具备了"五方"的观念，已经用东、西、南、北、中五方确定空间方位。"五材"是指木、火、土、金、水，是人类生活和生产劳动所必需的不可缺少的基本物质。后来，人们把这五种物质的属性加以抽象推演，用来说明整个物质世界，并认为这五种物质具有相互资生、相互制约的关系，而且不断运动变化，故称为"五行"。

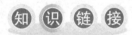

　　　　《左传》中提到："天生五材，民并用之，废一不可。"《尚书·洪范》中记载："水火者，百姓之所饮食也；金木者，百姓之所兴作也；土者，万物之所资生也，是为人用。"

《黄帝内经》将五行学说应用于医学，使哲学理论与医学知识有机结合，形成了中医学的五行学说，用来认识说明人体的脏腑、组织结构等。

一、五行的基本概念、特性及归类

（一）五行的基本概念

五，指木、火、土、金、水五种物质；行，指它们的运动和变化。五行，就是指木、火、土、金、水五种基本物质及其运动变化。

五行学说认为，木、火、土、金、水是构成世界万物的基本元素，世界上所有事物和现象的发生、发展、变化都是这五种物质运动变化的结果，这五种物质各具特性，但都不是孤立存在的，而是紧密联系的。五行既相互资生，又相互制约，从而促进了自然界事物的发生和发展，维持着它们之间的协调和平衡。

这里需要指出的是，五行学说中的五行不再是指木、火、土、金、水五种物质本身，而是一个抽象的哲学概念，是将事物的性质和作用与五行的特性相类比而得出的。所以，不要将五行当成五种物质实体，要运用五行的抽象特性来归纳自然界中的各种事物和现象。

（二）五行的特性

人们通过长期的生活和生产实践，对木、火、土、金、水五种物质进行观察与体会，在积累了大量朴素认识的基础上，进行抽象引申而逐渐形成了五行特性的基本概念。《尚书·洪范》中提到："水曰润下，火曰炎上，木曰曲直，金曰从革，土爰稼穑。"这是对五行特性的经典概括。

1.木的特性 "木曰曲直"。"曲直"实际是指树木的生长形态，树干曲直，向上向外周舒展，能屈能伸，引申为具有生长、升发、条达、舒畅等作用或性质的事物和现象，均归属于木。

2.火的特性 "火曰炎上"。"炎上"是指火具有温热、上升的特性，引申为具有温热、升腾等作用或性质的事物和现象，均归属于火。

3.土的特性 "土爰稼穑"。"稼穑"是指人类种植和收获谷物的农事活动，引申为具有生化、承载、受纳等作用或性质的事物和现象，均归属于土。

4.金的特性 "金曰从革"。"从革"是"变革"的意思，指金有刚柔相济之性，金虽然质地刚硬，可作为兵器用于杀戮，但有随人意而更改的柔和之性，引申为具有清洁、肃降、收敛等作用或性质的事物和现象，均归属于金。

5.水的特性 "水曰润下"。"润下"是指水具有滋润和向下的特性，引申为具有寒凉、滋润、向下、闭藏等作用或性质的事物和现象，均归属于水。

（三）事物五行属性的归类

中医学五行学说将自然界各种事物和现象及人体的脏腑、组织、官窍、生理、病理现象等，进行了广泛的联系，并以"取象比类"和"推演络绎"的方法，按照事物的不同形态性质和作用，分别归属于五行之中，用以说明人体脏腑组织之间在生理、病理方面的复杂联系，以及人体与外在环境之间的相互关系。

1.取象比类法 "取象"，即是从事物的形成（形态、作用、性质）中找出能反映本质的特有征象;"比类",即是以五行各自的抽象属性为标准,与某种事物所特有的征象相比较,以确定其五行的归属。如事物与木的特性相类似,则归属于木;与火的特性相类似,则归属于火等。例如,以五脏配属五行,则肝主升发而归属于木,心阳主温煦而归属于火,脾主运化而归属于土,肺主肃降而归属于金,肾主水而归属于水。以方位配属五行,则由于日出东方,与木的升发特性相类,故归属于木;南方炎热,与火的炎上特性相类,故归属于火;日落于西,与金的肃降特性相类,故归属于金;北方寒冷,与水的寒凉特性相类,故归属于水。

2.推演络绎法 即根据已知的某些事物的五行属性,推演归纳其他相关的事物从而确定这些事物的五行归属。如肝属于木,则肝主筋和肝开窍于目的"筋"和"目"亦属于木;心属于火,则心主脉和心开窍于舌的"脉"和"舌"亦属于火;脾属于土,则脾主肌肉和脾开窍于口的"肉"和"口"亦属于土;肺属于金,则肺主皮毛和肺开窍于鼻的"皮毛"和"鼻"亦属于金;肾属于水,则肾主骨和肾开窍于耳及二阴的"骨"和"耳""二阴"亦属于水。

至《黄帝内经》时期,不仅将五行属性推演到味、色、声、季节、气候等,并且进一步将五行属性与脏腑组织联系起来。(表2-3)

表2-3 事物属性的五行归类表

自然界							五行	人体						
五音	五味	五色	五化	五气	五方	五季		五脏	五腑	五官	五体	五志	五液	五脉
角	酸	青	生	风	东	春	木	肝	胆	目	筋	怒	泪	弦
徵	苦	赤	长	暑	南	夏	火	心	小肠	舌	脉	喜	汗	洪
宫	甘	黄	化	湿	中	长夏	土	脾	胃	口	肉	思	涎	缓
商	辛	白	收	燥	西	秋	金	肺	大肠	鼻	皮	悲	涕	浮
羽	咸	黑	藏	寒	北	冬	水	肾	膀胱	耳	骨	恐	唾	沉

五行学说还认为,属于同一五行属性的事物,都存在着一定的联系。现以"木"为例,其联系如下:从横向来说,木性柔和条畅,春季多风,阳气上升,草木滋生,而青葱之果木多有酸味,因此,就把木和春季、风、青、酸、生等事物或现象联系在一起。结合人体,则肝性条达舒畅,喜滋润而升发,肝与胆相表里,开窍于目,主筋,主怒,在病理上易于化风(易发生震颤、抽搐、惊厥等病变),于是和属木的一类事物或现象联系在一起。因此,中医学以五行为中心,将人体的生命结构与自然界的事物和现象联系起来,形成了联系人体内外环境的五行学说,用以说明人体及人与自然环境的统一性。

【考纲摘要】

1. 五行的含义。

2. 五行的特性和事物与现象的五行归类。

二、五行学说的基本内容

五行学说的基本观点，认为世界万物由木、火、土、金、水构成，而且五种物质处于不断地运动变化之中。人们在长期的生活和生产实践中，逐渐认识到自然界这五种物质的运动变化不是孤立的，而是存在着相互资生、相互制约的关系，从而引申出五行之间具有相生相克的关系，逐渐形成了五行学说。

五行学说不仅将事物归属于五行，而且进一步以五行之间的相生、相克关系来解释事物之间相互联系、相互协调平衡的整体性、统一性和事物正常发展运动变化的规律，并且还以五行之间的协调平衡被破坏后出现相乘、相侮等的影响来解释病理情况下各脏腑组织之间的关系。

（一）五行的正常关系

五行生克是事物运动变化的正常规律，在自然界属于正常情况，在人体则属于生理现象。

1. 相生　生，即资生、助长、促进之意。五行相生，指五行之间存在着有序的依次相互资生、助长、促进的关系。其说明了事物之间正常的资生关系。（图2-1）

相生的次序：木→火→土→金→水→木。

五行相生关系又被比喻为母子关系："生我"者为母，"我生"者为子。如以火为例：木生火，火生土，故木是火之母，土是火之子，火的"生我"者为木，火的"我生"者为土。

2. 相克　克，即克制、制约、抑制之意。五行相克，指五行之间存在着相互克制、制约的关系。其说明了事物之间正常的制约关系。（图2-1）

相克的次序：木→土→水→火→金→木。

在相克关系中，任何一行都有"克我"和"我克"两方面的关系，可描述为"所不胜"和"所胜"。"克我"者，为我"所不胜"；"我克"者，为我"所胜"。如以土为例：木克土，土克水，故土的"克我"者为木，"我克"者为水，木是土的"所不胜"，水是土的

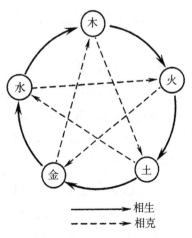

图2-1　五行生克示意图

实线箭头　相生
虚线箭头　相克

33

"所胜"。

3.**制化** 制，即制约、克制，化，即化生、变化。五行制化，是五行相生与相克关系的结合，即五行之间既相互资生又相互制约，以维持五行之间的协调和稳定的关系。

由于五行中每一行都存在"生我""我生"和"克我""我克"四个方面的联系，因此，对每一行来说都是克中有生、生中有克，形成五行间既相互生化，又相互制约的"制化"关系。没有生，就没有事物的发生和成长；没有克，就不能维持正常协调关系下的变化与发展，只有"化中有制""制中有化"，才能维持和促进事物相对的平衡协调和发展变化。

五行的制化规律是"亢则害，承乃制，制则生化"（《素问·六微旨大论》）。五行之中某一行过亢之时，必然承之以"相制"，才能防止"亢而为害"，维持事物的生化不息。故《黄帝内经》强调五行系统中存在制约和克制的重要性。以火为例：在正常情况下，火受到水的制约，火虽然没有直接作用于水，但是火能生土，而土有克制水的作用，从而使水对火的克制不致太过而造成火的偏衰；同时，火还受到木的资助，因此火又通过生土，以加强土对水的克制，削弱水对木的资生，从而使木对火的促进不会太过，以保证火不会发生偏亢。其他四行，依次类推。也就是说，五行之中只要有一行过于亢盛，必然接着有另一行来克制它，从而维持五行之间的协调和稳定。

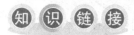

张介宾《类经图翼·运气上》中说："盖造化之机，不可无生，亦不可无制。无生则发育无由，无制则亢而为害。"说明五行之间必须生中有克，克中有生，相反相成，才能维持事物间的平衡协调，促进稳定有序的变化与发展。

（二）五行的异常关系

五行的异常关系有相乘、相侮、母子相及。相乘和相侮是五行之间的相克关系异常，母子相及是五行之间的相生关系异常。

1.**相乘** 乘，凌也，即欺负，是以强凌弱的意思。五行相乘是指五行中某一行对其"所胜"一行的过度克制。

引起相乘的原因有"太过"与"不及"两个方面。当五行中的某一行本身过于强盛，可造成对"我克"一行克制太过，促使被克的一行虚弱，从而引起五行之间的生克制化异常，为"太过"相乘。例如，木过于强盛，则克土太过，造成土的不足，称为"木旺乘土"，即为"太过"相乘。另一方面，也可由五行中的某一行本身虚弱，因而"克我"一行对我的克制力量就相对增强，从而导致本身更衰弱，为"不及"相乘。例如，由于土本身的不足，形成了木克土的力量相对增强，使土更加不足，称为"土虚木乘"，即为"不及"相乘。

相乘的次序与相克的次序同，但相克是五行之间的正常克制关系，而相乘是五行之间的异常制约的关系。用五行来说明人体时，相克是生理现象，相乘则是病理现象。

2. 相侮　侮，为欺侮、欺凌之意。五行相侮指五行中某一行对其"所不胜"一行的反向克制，又称为"反克"或"反侮"。

导致相侮的原因，也有"太过"和"不及"两个方面。例如，木本受金克，但在木特别强盛时，不仅不受金的克制，反而对金进行反侮（即反克）称为"木旺侮金"，这是发生反侮的一个方面，为"太过"相侮；另一方面，也可由金本身十分虚弱，不仅不能对木进行克制，反而受到木的反侮，称为"金虚木侮"，为"不及"相侮。

相侮的次序与相克的次序相反，即木侮金、金侮火、火侮水、水侮土、土侮木。

相乘和相侮都是不正常的相克现象，两者之间既有区别又有联系。相乘与相侮的主要区别：前者是按五行的相克次序发生过强的克制，从而形成五行间相克关系的异常；后者则是与五行相克次序发生相反方向的克制现象，从而形成五行间相克关系的异常。两者之间的联系：乘侮可以同时发生，即在发生相乘时也可发生相侮，发生相侮时也可以发生相乘。例如，木过强时，既可以乘土，又可以侮金；金虚时既可以受到木的反侮，又可以受到火乘。

3. 母子相及

（1）母病及子　指五行中作为母的一行异常，必然影响到子的一行，结果母子皆异常。如水生木，水为母，木为子，水不足无力生木，则水竭木枯而母子皆衰。其发生次序与相生次序一致。

（2）子病及母　又称为"子盗母气"，指五行中作为子的一行异常，会影响到母的一行，结果母子皆异常。如木生火，木为母，火为子，火过旺，耗木过多致木不足，木不足则生火无力，最终导致母子皆不足。其发生次序与相生次序相反。

【考纲摘要】

1. 五行相生与相克。

2. 五行制化。

3. 五行相乘与相侮。

4. 五行的母子相及。

三、五行学说在中医学中的应用

五行学说在中医学领域中的应用，主要是运用五行的特性来研究分析人体的形体结构及其功能，总结外界环境各种要素的五行属性；运用五行的生克制化规律来阐述人体脏腑系统之间局部与局部、局部与整体，以及人与外界环境的相互关系；用五行乘侮规律来说明疾病的发生发展的规律和自然界五运六气的变化规律，它对指导临床诊断、治疗疾病和养生康复都有着实际意义。五行学说符合中医学关于人体及人与外界环境是一个统一整体的论证，使中医学的整体观念更进一步的系统化。

（一）说明脏腑的生理功能及相互关系

1. 说明脏腑的生理功能 五行学说，将人体的内脏分别归属于五行，以五行的特性来说明五脏的生理功能。如木性可曲可直，条顺畅达，有升发的特性，肝属木，故肝喜条达而恶抑郁，有疏泄的功能；火性温热，其性炎上，心属火，故心阳有温煦之功；土性敦厚，有生化万物的特性，脾属土，故脾有消化水谷，运送精微，营养五脏、六腑、四肢百骸之功，为气血生化之源；金性清肃收敛，肺属金，故肺具清洁肃降之性，肺气以肃降为顺；水性润下，有寒润、下行、闭藏的特性，肾属水，故肾主闭藏，有藏精、主水等功能。

2. 说明脏腑之间的相互关系 中医五行学说对五脏配五行的分属，不仅阐明了五脏的功能和特性，而且还运用五行生克制化的理论，来说明脏腑生理功能的内在联系。五脏之间既有相互资生的关系，又有相互制约的关系。

用五行相生说明脏腑之间的联系。如木生火，即肝木济心火，肝藏血，心主血脉，肝藏血功能正常有助于心主血脉功能的正常发挥；火生土，即心火温脾土，心主血脉、主神志，脾主运化、主生血统血，心主血脉功能正常，血能营脾，脾才能发挥主运化、生血、统血的功能；土生金，即脾土助肺金，脾能益气，化生气血，转输精微以充肺，促进肺主气的功能，使之宣肃正常；金生水，即肺金养肾水，肺主清肃，肾主藏精，肺气肃降有助肾藏精、纳气、主水之功；水生木，即肾水滋肝木，肾藏精，肝藏血，肾精可化肝血，以助肝功能的正常发挥。这种五脏相互资生的关系，就是用五行相生理论来阐明的。

用五行相克说明五脏间的相互制约关系。如心属火，肾属水，水克火，即肾水能制约心火，肾水上济于心可以防止心火之亢烈；肺属金，心属火，火克金，即心火能制约肺金，心火之阳热可抑制肺气清肃之太过；肝属木，肺属金，金克木，即肺金能制约肝木，肺气清肃可抑制肝阳的上亢；脾属土，肝属木，木克土，即肝木能制约脾土，肝气条达可疏泄脾气之壅滞；肾属水，脾属土，土克水，即脾土能制约肾水，脾土的运化能防止肾水的泛滥。这种五脏之间的相互制约关系，就是用五行相克理论来说明的。

五脏中每一脏都具有生我、我生、克我、我克的关系。五脏之间的生克制化，说明每一脏在功能上有他脏的资助，不至于虚损，又被另外的脏器克制，使其不致过亢。本脏之气太盛则有他脏之气制约，本脏之气虚损，则又可由他脏之气补充。如脾（土）之气，其虚则有心（火）生之，其亢则有肝木克之；肺（金）气不足，土可生之，肾（水）气过亢，土可克之。这种生克关系把五脏紧紧联系成一个整体，从而保证了人体内环境的对立统一。

（二）说明五脏病变的传变规律

由于人体是一个有机整体，五脏之间是相互资生、相互制约的，因而在病理上必然相互影响。本脏之病可以传至他脏，他脏之病也可以传至本脏，这种病理上的相互影响称为传变。从五行学说来说明五脏病变的传变，可以分为相生关系的传变和相克关系的传变。

1. 相生关系的传变　包括"母病及子"和"子病犯母"两个方面。

（1）母病及子　是病邪从母脏传来，侵入属子之脏，即先有母脏的病变后有子脏的病变。如水不涵木，即肾阴虚不能滋养肝木，其临床表现在肾则为肾阴不足，多见耳鸣、腰膝酸软、遗精等；在肝则为肝之阴血不足，多见眩晕、消瘦、乏力、肢体麻木或手足蠕动，甚则震颤抽搐。阴虚生内热，故亦现低热、颧红、五心烦热等症状。肾属水，肝属木，水能生木，现水不生木，其病由肾及肝，由母传子。由于相生的关系，病情虽有发展，但互相资生作用不绝，故病情较轻。

（2）子病及母　是病邪从子脏传来，侵入属母之脏，即先有子脏的病变，后有母脏的病变。如心火亢盛而致肝火炽盛，有升无降，最终导致心肝火旺。心火亢盛，则现心烦或狂躁谵语、口舌生疮、舌尖红赤疼痛等症状；肝火偏旺，则现烦躁易怒、头痛眩晕、面红目赤等症状。心属火，肝属木，木能生火，肝为母，心为子，其病由心及肝，由子传母，病情较重。

疾病按相生规律传变有轻重之分："母病及子"为顺，其病轻；"子病及母"为逆，其病重。

2. 相克关系的传变　包括"相乘"和"相侮"两个方面。

（1）相乘　是相克太过为病。如木旺乘土，即肝木克伐脾胃，先有肝的病变，后有脾胃的病变。由于肝气横逆，疏泄太过，影响脾胃运化功能，临床表现既有眩晕头痛、烦躁易怒、胸闷胁痛等肝气横逆症状，又有脘腹胀痛、厌食、大便溏泄或不调等脾虚之候，以及纳呆、嗳气、吞酸、呕吐等胃失和降症状。因此木旺乘土，除了肝气横逆的病变外，往往是脾气虚弱和胃失和降的病变同时存在。肝属木，脾（胃）属土，木能克土，木气有余，相克太过，其病由肝传脾（胃）。病邪从相克方面传来，侵犯被克脏腑，此属相乘规律的传变。

（2）相侮　是反向克制为害。如木火刑金，由于肝火偏旺，影响肺气清肃，临床表现既有胸胁疼痛、口苦、烦躁易怒、脉弦数等肝火过旺之症，又有咳嗽、咳痰，甚或痰中带血等肺失清肃之候。肝病在先，肺病在后，肝属木，肺属金，金能克木。今肝木太过，反侮肺金，其病由肝传肺。病邪从被克之脏传来，此属相侮规律传变。

一般认为，按相克规律传变时，相乘传变病情较重，而相侮传变病情较轻。

总之，五脏之间的传变规律，可以用五行生克乘侮规律来解释。如肝有病可以传心，称为母病及子；传肾，称为子病及母。这是按相生规律传变，其病轻浅，《难经》称为"顺传"。若肝病传脾，称为木乘土；传肺，称为木侮金。这是按乘侮规律传变，其病深重，《难经》称为"逆传"。

（三）用于指导疾病的诊断

人体是一个有机整体，当脏腑有病时，人体内脏功能活动及相互关系的异常变化，可以反映到体表相应的组织器官，出现色泽、声音、形态、脉象等诸方面的异常变化。由于五脏与五色、五音、五味等都以五行分类归属形成了一定的联系，因此在临床诊断疾病时，就可以综合望、闻、问、切四诊所得的资料，根据五行生克乘侮的变化规律，来推断病情。

1. 从本脏所主之色、味、脉来诊断本脏之病　如面见青色、喜食酸味、脉见弦象，可以诊断为肝病；面见赤色、口味苦、脉象洪，可以诊断为心火亢盛。

2. 推断脏腑相兼病变　从他脏所主之色来推测五脏病的传变。如脾虚患者，面见青色，为木乘土；心病患者，面见黑色，为水克火等。

3. 推断病变的预后　从脉与色之间的生克关系来判断疾病的预后。《医宗金鉴·四诊心法》说："色脉相合，青弦赤洪，黄缓白浮，黑沉乃平，已见其色，不得其脉，得克则死，得生则生。"如肝病色青见弦脉，为色脉相符，为顺。如果不得弦脉反见浮脉则属相胜之脉，即克色之脉（金克木），为逆，预后差；若得沉脉则属相生之脉，即生色之脉（水生木），为顺，预后好。

但是，疾病的临床表现往往错综复杂，因此在临床的实际应用过程中，对于疾病的推断和预后，更重要的是要"四诊合参"，不可拘泥于五行理论的推断，以免误诊而影响治疗。

（四）用于指导疾病的防治

1. 控制疾病传变　疾病的传变，多见一脏受病，可以波及其他四脏，他脏有病亦可传给本脏。因此，在治疗时，除对所病的本脏进行处理外，还应考虑到其他被传变的脏腑，调整其太过与不及，控制其传变，使其恢复正常的功能活动。如肝气太过，木旺必克土，此时应先健脾胃以防其传变，脾胃不伤，则病不传，易于痊愈。这就是用五行生克乘侮理论来阐述疾病传变规律和确定预防性治疗措施。

在临床工作中，我们既要掌握疾病在发展传变过程中的生克乘侮关系，根据这种规律及早控制传变和指导治疗，防患于未然，又要根据具体病情而辨证施治。

2. 确定治则治法　五行学说不仅用以说明人体的生理活动和病理现象，而且还可以根据五行相生和相克规律，确定治疗原则和治疗方法。

（1）根据相生规律确定治疗原则和治疗方法

①治疗原则：临床上运用相生规律来治疗疾病，多用于母病及子或子病及母等证候，其基本原则是补母和泻子，即"虚则补其母，实则泻其子"（《难经·六十六难》）。

补母：即"虚则补其母"，用于母子关系失调的虚证。如肾阴不足，不能滋养肝木，而致肝阴不足者，称为水不生木或水不涵木。其治疗，不直接治肝，而补肾之虚。因为肾为肝母，肾水生肝木，所以补肾水以生肝木。又如肺气虚弱发展到一定程度，可影响脾之健运而导致脾虚。脾土为母，肺金为子，脾土生肺金，所以可用补脾气以益肺气的方法治疗。相生不及，补母则能令子实。

泻子：即"实则泻其子"，用于母子关系失调的实证。如肝火炽盛，有升无降，出现肝病实证，肝木是母，心火为子，治疗时可采用泻心法，泻心火有助于泻肝火。

临床上运用相生规律来治疗疾病，除母病及子、子病及母外，还有单纯子病均可用母子关系加强相生力量。所以相生治法的运用，主要是掌握母子关系，原则是"虚则补其母，实则泻其子"。

②治疗方法：根据相生关系确定的治疗方法，常用的有以下几种。

滋水涵木法：是滋养肾阴以养肝阴的方法，又称滋养肝肾法、滋补肝肾法、乙癸同源法。适用于肾阴亏损而肝阴不足，甚者肝阳偏亢之证。表现为头目眩晕、眼干目涩、耳鸣颧红、口干、五心烦热、腰膝酸软、男子遗精、女子月经不调、舌红苔少、脉细弦数等。

益火补土法：是温肾阳而补脾阳的一种方法，又称温肾健脾法、温补脾肾法。适用于肾阳衰微而致脾阳不振之证。表现为畏寒、四肢不温、纳减腹胀、泄泻、浮肿等。这里必须说明，就五行生克关系而言，心属火，脾属土，火不生土应当是心火不生脾土。但是，我们所说的"火不生土"多是指命门之火（肾阳）不能温煦脾土的脾肾阳虚之证，少指心火与脾阳的关系。

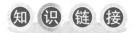

在五脏配属五行中，火指心，但自命门学说兴起，对机体的温煦作用多归为命门之火的作用，即肾阳的作用。

培土生金法：是用补脾益气以补益肺气的方法，又称补养脾肺法。适用于脾胃虚弱，不能滋养肺而致肺虚脾弱之候。表现为久咳不已、痰多清稀或痰少而黏、食欲减退、大便溏薄、四肢乏力、舌淡脉弱等。

金水相生法：是滋养肺肾法，又称补肺滋肾法。金水相生是肺肾同治的方法，有"金能生水，水能润金之妙"（《时病论·卷之四》）。适用于肺虚不能输布津液以滋肾，或肾阴不足，精气不能上滋于肺，而致肺肾阴虚者。表现为咳嗽气逆、干咳或咳血、嗓哑、骨蒸潮热、口干、盗汗、遗精、腰酸腿软、身体消瘦、舌红苔少、脉细数等。

（2）根据相克规律确定治疗原则和治疗方法

①治疗原则：临床上由于相克规律异常而出现的病理变化，虽有相克太过和反克之不同，但总的来说可归纳为强、弱两个方面。克者属强，表现为功能亢进；被克者属弱，表现为功能衰退。因而，在治疗上同时采取抑强扶弱的手段，并注意分清抑强扶弱的主次。另一方面，强盛而尚未发生相克太过现象，必要时也可利用这一规律，预先加强被克者的力量，以防止病情的发展。

抑强：用于太过之相乘相侮。如肝气横逆，犯胃克脾，出现肝脾不调、肝胃不和之证，称为"木旺乘土"，以疏肝、平肝为主。或者木本克土，若土气壅滞，寒湿困脾或湿热蕴脾，不但不受木之克制，反而侮木，使肝气不得疏达，称为"土壅木郁"，治宜健脾祛湿为主。抑制其强者，则被克者的功能自然易于恢复。

扶弱：用于不及之相乘相侮。如脾胃虚弱，肝气乘虚而入，导致肝脾不和之证，称为"土虚木乘"，治疗应以健脾益气为主。又如土本制水，但由于脾气虚弱，不仅不能制水，反遭肾水反克而出现水湿泛滥之证，称为"土虚水侮"，治疗应以健脾为主。扶助弱者，加强其力量，可以恢复脏腑的正常功能。

②治疗方法：根据相克规律确定的治疗方法，常用的有以下几种。

抑木扶土法：又称疏肝健脾法、平肝和胃法、调理肝脾法，是以疏肝健脾治疗肝旺脾虚的方法。适用于木旺乘土或土虚木乘之证。临床应用时，应依据具体情况的不同而对抑木和扶土法有所侧重。如用于木旺乘土之证，则以抑木为主，扶土为辅；若用于土虚木乘之证，则应以扶土为主，抑木为辅。

培土制水法：又称为敦土利水法，是健脾利水以治疗水湿停聚病证的治法。适用于脾虚不运，水湿泛滥而致水肿胀满之证，即"土虚水侮"之证。

佐金平木法：也可称为"滋肺清肝法"，佐金平木法是滋肺阴清肝火以治疗肝火犯肺病证的治法。临床上多用于肝火偏盛，耗伤肺阴的肝火犯肺证，又称"木火刑金"。表现为胁痛、口苦、咳嗽、痰中带血、急躁烦闷、脉弦数等。当清肝平木为主，兼以滋肺阴以肃降肺气为治。

泻南补北法：又称为泻火补水法、滋阴降火法，是泻心火补肾水以治疗心肾不交病证的治法。适用于肾阴不足，心火偏旺，水火不济，心肾不交之证。表现为腰膝酸痛、心烦失眠、遗精等。因心主火，火属南方；肾主水，水属北方，故又称泻南补北法。若由于心火独亢于上，不能下交于肾，则应以泻心火为主；若因肾水不足，不能上奉于心，则应以滋肾水为主。

3. 指导脏腑用药 不同药物，有不同的颜色和气味。色有青、赤、黄、白、黑"五色"；味分酸、苦、甘、辛、咸"五味"。药物的五色、五味与五脏的关系，是以天然色味为基础，以其不同性能与归经为依据，按照"同气相求"的五行归属原则来确定的。具体地说，青色、酸味入肝，赤色、苦味入心，黄色、甘味入脾，白色、辛味入肺，黑色、咸味入肾。在同一行中的具有某种色味的药物与某脏之间存在着一种特殊的"亲和"关系（即药物归经），它能够调整该脏失调的功能。例如白芍酸味入肝经以滋养肝血；黄连味苦入心经以清心泻火；黄芪色黄味甘入脾经以补益脾气；石膏色白味辛入肺经以清泻肺热；生地黄色黑味咸入肾以滋养肾阴等。但临床用药不可完全拘泥于药物与五脏之间的"亲和"关系，还应结合药物的四气（寒、热、温、凉）、升降浮沉和功效等进行综合分析，辨证运用。

4. 指导针灸取穴 在针灸疗法上，将手足十二经四肢末端的穴位分属于五行，即井、荥、输、经、合五种穴位分属于木、火、土、金、水。临床根据不同的病情以五行生克乘侮规律进行选穴治疗。

5. 指导情志疾病的治疗 精神疗法主要用于治疗情志失调疾病。情志生于五脏，五脏之间有着生克关系，所以情志之间也存在这种关系。由于在生理上人的情志变化有着相互抑制的作用，在病理上和内脏有密切关系，故在临床上可以用情志的相互制约关系来达到治疗的目的，称为"五志相胜"。如"怒伤肝，悲胜怒……喜伤心，恐胜喜……思伤脾，怒胜思……忧伤肺，喜胜忧……恐伤肾，思胜恐"（《素问·阴阳应象大论》），即所谓以情胜情。

临床上依据五行生克规律进行治疗，确有其一定的实用价值。但是，并非所有的疾病都适用五行生克规律，不要机械地生搬硬套。换言之，在临床上既要正确地掌握五行生克的规律，又要根据具体病情进行辨证施治，灵活运用。

【考纲摘要】

1. 五行学说在生理方面的应用。

2. 五行学说在病理方面的应用。

3. 五行学说在疾病诊断方面的应用。

4. 五行学说在疾病治疗方面的应用。

复习思考

一、A 型题

1. 以下对阴阳概念的描述最确切的是（　　）

　　A. 阴和阳是中国古代的两点论

　　B. 阴和阳就是矛盾

　　C. 阴和阳代表对立的事物

　　D. 阴和阳代表既对立又相互关联的事物属性

　　E. 阴和阳说明关联的事件

2. 阴阳的最初的含义是（　　）

　　A. 日月　　　　　　　　B. 动静　　　　　　　　C. 气候寒暖

　　D. 日光向背　　　　　　E. 水火

3. 昼夜分阴阳，则属于阳中之阴的时间是（　　）

　　A. 上午　　　　　　　　B. 下午　　　　　　　　C. 上半夜

　　D. 下半夜　　　　　　　E. 以上均不是

4. "阴在内，阳之守也；阳在外，阴之使也"。这说明了阴阳之间的关系是（　　）

　　A. 对立制约　　　　　　B. 互根互用　　　　　　C. 消长平衡

　　D. 相互转化　　　　　　E. 以上都不是

5. "阴胜则阳病，阳胜则阴病"。这种阴阳消长现象属于（　　）

　　A. 此长彼消　　　　　　B. 此消彼长　　　　　　C. 此长彼长

　　D. 此消彼消　　　　　　E. 以上均不是

6. "孤阴不生，独阳不长"说明了阴阳之间的哪种关系（　　）

　　A. 对立制约　　　　　　B. 互根互用　　　　　　C. 消长平衡

　　D. 相互转化　　　　　　E. 以上都不是

7. 下列何项生理功能属于阳（　　）

　　A. 滋润　　　　　　　　B. 收敛　　　　　　　　C. 抑制

　　D. 推动　　　　　　　　E. 凝聚

8. "热者寒之"说明了阴阳之间的何种关系（　　）

　　A. 阴阳对立　　　　　　B. 阴阳互根　　　　　　C. 阴阳消长

　　D. 阴阳转化　　　　　　E. 以上都不是

9. "寒极生热"说明了阴阳之间的何种关系（　　）

　　A. 阴阳对立　　　　　　B. 阴阳互根　　　　　　C. 阴阳消长

　　D. 阴阳转化　　　　　　E. 以上都不是

10. 下列不属于阳的是（　　　）

　　A. 色青、白　　　　　　B. 脉浮大　　　　　　C. 声高、粗

　　D. 色鲜明　　　　　　　E. 气粗

11. "阴阳离决，精气乃绝"指阴阳之间何种关系被破坏（　　　）

　　A. 阴阳对立　　　　　　B. 阴阳互根　　　　　　C. 阴阳消长

　　D. 阴阳转化　　　　　　E. 以上都不是

12. "益火之源，以消阴翳"治法适用于（　　　）

　　A. 实热证　　　　　　　B. 虚热证　　　　　　　C. 实寒证

　　D. 虚寒证　　　　　　　E. 以上都不是

13. 引起虚热证的阴阳失调是（　　　）

　　A. 阳偏盛　　　　　　　B. 阳偏衰　　　　　　　C. 阴偏盛

　　D. 阴偏衰　　　　　　　E. 阴胜则阳病

14. 治疗疾病的基本原则是（　　　）

　　A. 损其有余　　　　　　B. 补其不足　　　　　　C. 寒者热之

　　D. 热者寒之　　　　　　E. 调整阴阳

15. 对阴阳偏衰采用的治疗原则是（　　　）

　　A. 损其有余　　　　　　B. 补其不足　　　　　　C. 寒者热之

　　D. 热者寒之　　　　　　E. 调整阴阳

16. 五行中的"水"的特性是（　　　）

　　A. 曲直　　　　　　　　B. 炎上　　　　　　　　C. 稼穑

　　D. 从革　　　　　　　　E. 润下

17. 五行中具有"稼穑"特性的是（　　　）

　　A. 木　　　　　　　　　B. 火　　　　　　　　　C. 土

　　D. 金　　　　　　　　　E. 水

18. 下列事物属于五行之"火"的是（　　　）

　　A. 春季　　　　　　　　B. 夏季　　　　　　　　C. 长夏

　　D. 秋季　　　　　　　　E. 冬季

19. 下列除哪项外，均属于五行中"金"（　　　）

　　A. 六腑之大肠　　　　　B. 五化之收　　　　　　C. 五色之白

　　D. 五脉之浮　　　　　　E. 五志之恐

20. 下列不属于母子关系的是（　　　）

　　A. 土和水　　　　　　　B. 金和水　　　　　　　C. 水和木

D. 火和土　　　　　　　　E. 木和火

21. 五行中"木"的"母行"是（　　　）

A. 水　　　　　　　　B. 火　　　　　　　　C. 土

D. 金　　　　　　　　E. 以上均非

22. 五行中"水"的"子行"是（　　　）

A. 金　　　　　　　　B. 木　　　　　　　　C. 土

D. 火　　　　　　　　E. 以上均非

23. 五行中"金"的"所不胜"一行是（　　　）

A. 火　　　　　　　　B. 水　　　　　　　　C. 土

D. 木　　　　　　　　E. 以上均非

24. 五行中，土是金的（　　　）

A. 母　　　　　　　　B. 子　　　　　　　　C. 所胜

D. 所不胜　　　　　　E. 以上均非

25. 以下不属于五行相克关系传变的是（　　　）

A. 木旺乘土　　　　　B. 水不涵木　　　　　C. 土虚水侮

D. 木火刑金　　　　　E. 土虚木乘

26. 李某，男，47 岁，已患肺痨 10 余年，既出现肾阴虚症状又出现肺阴虚症状，应采取哪种方法治疗（　　　）

A. 滋水涵木法　　　　B. 益火生土法　　　　C. 金水相生法

D. 培土生金法　　　　E. 佐金平木法

27. 培土生金法的理论基础是（　　　）

A. 五行相生　　　　　B. 五行相克　　　　　C. 五行制化

D. 五行相乘　　　　　E. 五行相侮

28. 属于子病及母的是（　　　）

A. 肺病及肾　　　　　B. 肝病及肾　　　　　C. 心病及肾

D. 脾病及肾　　　　　E. 肝病及脾

29. 下列各项中属于"实则泻其子"的是（　　　）

A. 肝实泻肾　　　　　B. 肺实泻脾　　　　　C. 肝实泻肺

D. 肝实泻心　　　　　E. 心实泻肝

30. 五行学说指导临床诊断，如面见青色，脉为弦脉，则病位在（　　　）

A. 心　　　　　　　　B. 肝　　　　　　　　C. 脾

D. 肺　　　　　　　　E. 肾

二、B 型题

  A. 普遍性   B. 可分性   C. 相对性

  D. 相关性   E. 统一性

1. "阴阳者，天地之道也"是说明阴阳的（ ）

2. "阴阳者，数之可十，推之可白……"是说明阴阳的（ ）

3. 将上与左、寒与升等来分阴阳毫无意义，这说明阴阳的（ ）

  A. 阳中之阳   B. 阴中之阴   C. 阴中之阳

  D. 阳中之阴   E. 阴中之至阴

4. 以脏腑部位来划分阴阳则心是（ ）

5. 以时间来划分阴阳则前半夜是（ ）

  A. 酸   B. 苦   C. 甘

  D. 辛   E. 咸

6. 五味中属于"水"的味是（ ）

7. 五味中属于"木"的味是（ ）

8. 五味中属于"火"的味是（ ）

  A. 益火补土法   B. 金水相生法   C. 抑木扶土法

  D. 培土制水法   E. 泻南补北法

9. 肾阳虚不能温脾，以致脾阳不振，其治疗方法为（ ）

10. 肾阴不足，而心火偏亢，以致心肾不交，采取的治疗方法是（ ）

  A. 实热证   B. 虚寒证   C. 阴阳两虚证

  D. 虚热证   E. 真寒假热证

11. 阴阳互损可形成（ ）

12. 阴盛格阳可形成（ ）

  A. 阴中求阳   B. 阳中求阴   C. 阳病治阴

  D. 阴病治阳   E. 阴阳双补

13. 补阴时适当配以补阳药属于（ ）

14. "壮水之主，以制阳光"是指（ ）

  A. 相乘   B. 相克   C. 子病犯母

  D. 相侮   E. 母病及子

15. "一行"过于强盛对"所不胜"的"一行"进行克制属于（ ）

16. "一行"过于虚弱，以致受到"所胜"的"一行"克制属于（ ）

  A. 生发、条达   B. 温热、升腾   C. 清洁、肃降

D. 生化、承载 E. 寒润、下行

17. 火的特性，引申为（ ）

18. 金的特性，引申为（ ）

  A. 取象比类法   B. 推演络绎法   C. 以表知里法

  D. 比较法   E. 试探法

19. 日出东方，与木的生发特性相似，故东方归属于木，这种归类方法属于（ ）

20. 已知肝属木，由于肝合胆，主筋，故胆、筋亦属于木，这种归类方法属于（ ）

三、问答题

1. 简述阴阳的概念和阴阳学说的基本内容。

2. 阴阳学说用于治疗疾病的基本原则是什么。

3. 简述五行的特性。

4. 简述五行的概念和五行学说的基本内容。

5. 根据五行相生、相克规律确定的治则和治法分别是什么。

四、案例分析

1. 张某，男，6岁，2012年6月12日就诊。主诉：高热、咳嗽两天，大汗淋漓1小时。病史：10日晚开始发热、咽痛、咳嗽，体温40.3℃，持续不退，伴烦躁不安，口渴喜冷饮。经治疗后仍高热不退，咳喘不减。今日10时出现大汗淋漓，继而面色苍白，体温骤降至36.8℃，四肢厥冷，舌青紫，脉沉细欲绝。

请用阴阳学说分析本证的病理变化机制。

2. 王某，女，49岁，2009年10月19日就诊。主诉：胁痛、嗳气、腹泻3天，咳嗽1天。病史：3天前，与丈夫因事争吵后出现两胁疼痛，心烦易怒，嗳气频繁，不思饮食，脘腹窜痛，痛则欲泻，泻后痛减。今日起咳嗽阵作，干咳，痰少黏稠，口苦，咽干，舌红，苔黄，脉弦数。

请用五行学说解释上述病情，并制定本病的治则治法。

扫一扫，看课件

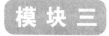

模 块 三

藏象学说

【学习目标】

知识目标：能准确叙述五脏、六腑、奇恒之腑的生理功能；能叙述五脏的生理联系；能概述脏腑之间的关系。

能力目标：通过学习，能够运用藏象理论分析说明临床一些常见病理现象属于何脏腑功能失常的表现，并能将中医学脏腑与西医学脏器相区分。

素质目标：通过学习，培养用藏象理论分析临床常见问题的思维习惯。

项目一　藏象学说概述

"藏象"一词，首载于《素问·六节藏象论》。藏，是指藏于体内的内脏。象，其含义有二：一是指内脏的形态结构；二是指内脏表现于外的生理、病理现象。藏象，是指藏于体内的内脏及其表现于外的生理、病理现象。

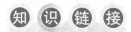

"藏象"一词较明显地揭示了内部脏腑与外部形象之间的密切关系，即"有诸内者，必形诸外"。藏是象的内在本质，象是藏的外在反映，藏象是人体系统现象与本质的统一体。

"藏象"一词把藏与象有机地结合起来，较确切地反映了中医学对人体生理、病理的认识方法——以象测脏。

藏象学说是主要研究脏腑生理功能、病理变化及其相互关系的学说。它是中医学特有的关于人体生理病理的系统理论，也是中医学理论体系的核心部分。

藏象学说的形成基础大致有以下几方面：一是古代哲学思想的渗透。以精气、阴阳、五行学说为代表的古代哲学思想对藏象理论的形成起到了重要作用。如五行学说促进了五行藏象体系的建立等。二是古代的解剖学知识。《灵枢·经水》说："夫八尺之士，皮肉在此，外可度量切循而得之；其死可解剖而视之。其脏之坚脆，腑之大小，谷之多少，脉之长短，血之清浊……皆有大数。"可见，古代的解剖知识为藏象理论的形成奠定了形态学基础。三是长期生活实践的观察总结。如皮肤受凉而感冒，会出现鼻塞、流涕、咳嗽等症状，从而推断出肺和皮毛、鼻之间存在着某些联系，形成了"肺合皮毛""开窍于鼻""其声咳"等理论。这是藏象学说形成的主要依据。四是医疗实践经验的积累。如从一些补肾药能加速骨折愈合的现象中认识到肾与骨之间关系密切，形成了"肾主骨"的理论。

人体的内脏总称为脏腑。根据脏腑的主要生理功能和形态特征，可将脏腑分为脏、腑和奇恒之腑三类。脏，即肝、心、脾、肺、肾五者，合称五脏，为精气贮藏之所。脏与腑相对，其形态特征是非中空的，是实体的。腑，即胆、胃、小肠、大肠、膀胱、三焦六者，合称六腑，是水谷盛存之处。腑的形态特征是中空的。奇恒之腑，包括脑、髓、骨、脉、胆、女子胞，其形态中空似腑，但功能藏精气似脏，故称奇恒之腑。奇者，异也；恒者，常也。奇恒之腑即异常之腑，其似脏非脏，似腑非腑；亦脏亦腑，非脏非腑。

五脏的共同生理功能是"藏精气"，即化生和贮藏精气；六腑的共同生理功能是"传化物"，即受盛和传化水谷。五脏的共同生理功能特点是"藏而不泻""满而不能实"；六腑的共同生理功能特点是"泻而不藏""实而不能满"。《素问·五脏别论》说："所谓五脏者，藏精气而不泻也，故满而不能实。六腑者，传化物而不藏，故实而不能满也。"简明扼要地概括了五脏与六腑各自的生理特点，阐明了两者之间的主要区别。所谓"满而不能实"是强调五脏的精气宜保持充满，但必须流通布散而不应呆滞；"实而不能满"是强调六腑内应有饮食水谷，但必须不断传导排泄，以保持虚实更替永不塞满的状态。五脏六腑的生理特点，对临床辨证论治有重要指导意义。一般说来，病理上"脏病多虚"，"腑病多实"；治疗上"五脏宜补"，"六腑宜泻"。

藏象学说的基本特点是以五脏为中心的整体观。主要体现在以五脏为中心的人体自身的整体性及五脏与自然环境的统一性两个方面。一方面，人体五脏、六腑、形体、官窍，通过经络的联络及功能的配合与隶属关系，构成以心为主宰、五脏为中心的五大功能系统。五个功能系统之间，在形态结构上不可分割，在生理活动上相互协调，在病理变化上相互影响。另一方面，五大功能系统又与外界环境相通应，自然界的五时、五方、五气、五化等与人体五大功能系统密切联系，构成了人体内外环境相应的统一体。

需要特别说明的是，中医学的每一个脏腑的含义，不单纯是一个解剖学概念，亦不单纯是指解剖学上的某一个具体脏器，而主要是一个生理学、病理学的概念。因为中医学对脏腑的认识，主要着眼点在于脏腑生理或病理表现于外的征象，而略于脏腑形态学的观察。因此，中医学所说的心、肺、脾、肝、肾等，虽然与西医解剖学脏器的名称相同，在生理活动、病理表现方面却有很大的差别。中医学中某一个脏器的生理功能可能包含着解剖学中几个脏器的生理功能；而解剖学中的某一个脏器的生理功能，可能分散在藏象学说的某几个脏腑的生理功能中。故而，中医学所说的脏腑具有多功能的特点。例如，中医学所说的心，除了包括西医学所说的心脏功能外，还包括西医学所说的神经系统脑的部分生理功能；而西医学所说的脑的功能，则与中医学所说的多个脏腑的功能有关，如心、肝、脾、肺、肾、胆等，这点是需要特别注意的。

【考纲摘要】

五脏、六腑、奇恒之腑的生理特点及临床意义。

项目二 五 脏

五脏，即心、肺、脾、肝、肾的合称。在经络学说中，心包络亦称为脏，合之为六脏，但在藏象学说中习惯把其归属于心。五脏除具有化生和贮藏精气的共同生理功能之外，又各有其所司，彼此协调，共同维持人体的正常生命活动。

一、心

心，五行属火，阴阳属性为"阳中之阳"，与自然界夏气相通应。心位于胸中，两肺之间，膈膜之上，外有心包卫护。其形圆而下尖，如"倒垂未开之莲蕊"。

心的主要生理功能是主血脉，主藏神。由于心具有主宰整个人体生命活动的作用，故称心为"君主之官""生之本""五脏六腑之大主"。心与小肠相表里，在体合脉，其华在面，开窍于舌，在志为喜，在液为汗。

（一）心的主要生理功能

1.主血脉　主，有主宰、主管、主司之意。血，即血液；脉，即脉管，是血液运行的通道，被称为"血府"。心主血脉，是指心具有主管血脉和推动调控血液在脉道中循行的作用。心主血脉包括主血和主脉两个方面。

（1）主血　心主血功能包括心行血和心生血两个方面。

心主血的基本内涵，是心气能推动血液运行，以输送营养物质于全身脏腑形体官窍，即心行血的作用。血液的运行虽与五脏功能密切相关，但心脏的搏动泵血作用尤为重要，它是血液运行的基本动力。而心脏的搏动，中医学认为主要依赖心气的推动。心气充沛，心脏搏动有力，频率适中，节律一致，血液才能正常地输布全身，发挥其濡养作用。

心主血的另一内涵是参与血液生成，即心生血的作用。主要指饮食水谷经脾胃的运化，化为水谷精微，水谷精微再化为营气和津液，营气和津液渗入脉中，经心火（即心阳）的"化赤"作用，变为红色的血液。

可见，心有总司一身血液的运行及生成的作用。故《素问·五脏生成》说："诸血者，皆属于心。"

（2）主脉　心主脉是指心气推动心脏的搏动及脉管的舒缩，使脉道通利，血流通畅。心与脉直接相连，形成一个密闭循环的管道系统。心气充沛，心脏有节律的搏动，脉管有节律的舒缩，血液循脉道被输送到各脏腑形体官窍，发挥濡养作用，以维持人体正常的生命活动。

心、脉、血三者共同构成一个相对独立的循环于全身的系统。在这个系统中，心起着主导作用，即《素问·痿论》所谓："心主身之血脉。"血液在心气的推动作用下，在心和脉中不停地流动，周而复始，循环往复，如环无端。血液能正常运行，发挥其濡养作用，除心气充沛外，还有赖于血液的充盈和脉道的通利。如血液衰少，脉道空虚，也会影响血液的正常运行。故心气充沛、血液充盈、脉道通利是血液正常循行必备的三个基本条件。三者中任何一者发生异常，均会引起血液运行失常。

心主血脉的功能是否正常，可从面色、舌色、脉象及心胸部感觉等方面表现出来。如心主血脉的功能正常，则面色红润有光泽，舌质淡红荣润，脉象和缓有力、节律整齐，心胸部感觉舒畅。若心主血脉的功能异常，心血不足，血脉空虚，则面色与舌色淡白无华，脉细无力，心悸心慌；心火亢盛，则面赤，舌红，舌尖起芒刺或溃烂疼痛，脉数，心胸中烦热；心脉瘀阻，则面色晦暗，舌色青紫或见瘀点瘀斑，脉涩或结代，心胸憋闷或刺痛。

2. 主藏神　又称主神志或主神明，是指心具有统率人体五脏六腑、形体官窍的一切生理活动和主司人体的精神、意识、思维、情志等心理活动的功能。《素问·灵兰秘典论》说："心者，君主之官，神明出焉。"

人体之神有广义和狭义之分。广义之神，是指整个人体生命活动的主宰和总体现。包括意识思维、面色表情、目光眼神、言语应答、肢体活动等。狭义之神，是指人的精神、意识、思维、情志情感等活动。心所藏之神，既包括主宰人体生命活动的广义之神，又包括精神、意识、思维、情志等狭义之神。

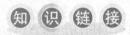

心藏神与五脏藏神的关系

中医藏象学说从整体观念出发，认为人体的一切精神意识思维活动，都是脏腑生理功能的反映。故把神分成五个方面，并分属于五脏，即"心藏神，肺藏魄，肝藏魂，脾藏意，肾藏志"（《素问·宣明五气论》）。人的精神意识思维活动，虽分属于五脏，但主要还是归属于心主神志的生理功能。故《类经·疾病类》说："心为五脏六腑之大主，而总统魂魄，兼赅意志。"

心藏神的生理作用有二：一是主宰人体生理活动。人体五脏六腑、经络、形体、官窍的功能要正常，有赖于心神的主宰和协调，故《灵枢·邪客》称心为"五脏六腑之大主"。心藏神功能正常，人体各脏腑的功能互相协调，彼此合作，则人体生理功能正常。若心神不明，人体各脏腑组织功能得不到协调与统一，因而产生紊乱，就会导致疾病的产生，甚至危及生命。故《素问·灵兰秘典论》说："主明则下安……主不明则十二官危。"二是主司精神意识思维活动。中医学认为人的精神、意识、思维等活动与五脏都有关系，但心起着主宰作用。

知 识 链 接

心藏神的临床意义

现代生理学认为，人的意识、思维和情志活动属大脑的生理功能，是大脑对外界事物的反映。藏象学说将人体的精神意识思维活动分属于五脏，而且主要归属于心。《黄帝内经》提出心"主身之血脉"和"神明出焉"，可见中医学所说的"心"，除了现代医学循环系统的功能外，还包括了中枢神经系统的大部分功能。

中医学的心神论长期以来一直指导着中医学的临床实践，例如，心火亢盛、痰火扰心、痰迷心窍等均有神志方面的异常改变，临床上常采用清心泻火、涤痰开窍等方法治疗精神情志性疾病。

心藏神的功能是否正常，可表现于精神、意识、思维和睡眠等方面。心藏神的功能正常，则精神振奋、神志清晰、思维敏捷、睡眠安稳。若心藏神的功能异常，则可出现精神萎靡、反应迟钝、健忘、失眠多梦、神志不宁，甚至谵狂、昏迷等临床症状。

心的主血脉与藏神功能是密切相关的。血是神志活动的主要物质基础。心神必须得到心血的濡养才能正常的工作。心主血脉的功能正常，心神得以血液的濡养，人则精力充沛，神志清晰，思维敏捷；若心主血脉的功能失常，心血不足，心神失养，则可见精神恍惚、注意力不集中、记忆力减退、失眠多梦等症状。另一方面，心主血脉的功能受心神的主宰。心神清明，则能驭气以调控心血的运行，使血液运行正常。

（二）心的生理联系

1. 心合小肠　心与小肠通过经脉的相互属络构成表里关系。

2. 在体合脉，其华在面　体，即形体，有广义和狭义之分。广义之体，泛指人体有一定形态结构的组织器官，如头颈、躯干、四肢、内脏等。狭义之体，是指筋、脉、肉、皮、骨五者，又称为"五体"。五脏的在体，是指狭义的形体。心合脉，即是指全身的血脉都属于心，由心所主，心的功能正常与否，可以从脉象上反映出来。华，是光彩的意思。其华在面，是说心的功能正常与否，常可从面部的色泽反映出来。由于面部血脉极为丰富，全身血气皆可上注于面，所以面部的色泽能反映出心气的盛衰，心血的盈亏。心气旺盛，血脉充盈，循环通畅，则面色红润光泽。反之，心气不足，心血亏少，则面白无华；心脉瘀阻，则面色青紫；心火亢盛，则面色红赤；心阳暴脱，可见面色苍白或晦暗。故《素问·五脏生成》说："心之合，脉也；其荣，色也。"

3. 在窍为舌　窍，指孔窍、苗窍。心在窍为舌，又称心开窍于舌，是指舌是心的外在表现，心的气血盛衰及其功能状态可从舌象上反映出来。因此观察舌的变化可以了解心主血脉和藏神功能是否正常。心的功能正常，则舌体柔软灵活，红活荣润，味觉灵敏，语言流畅。如心阳不足，则舌质淡白胖嫩；心阴不足，则舌质红绛瘦瘪；心火上炎，则舌质红赤，甚至起刺生疮；心血瘀阻，则舌质紫暗或有瘀点瘀斑；心神失常时，还可见舌强、语謇、失语等现象。

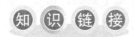

心开窍于舌的依据

一是心与舌体通过经脉密切联系。"手少阴心之别……循经入于心中，系舌本"。二是心与舌在生理上密切相关。心行血上注于舌，保持舌的正常形态与色泽；心主神志，驾驭、维护舌发挥主司味觉、搅拌食物及辅助发音等生理功能。三是舌体血管丰富，舌黏膜薄而透明，其色泽形态变化能直接反映心的功能状态。故可从舌的色泽形态、味觉和语言表达等方面观察心主血脉和藏神功能是否正常。

4. 在志为喜　志，即五志，指怒、喜、思、悲（忧）、恐（惊）五种情志，是人体对外界刺激所表现的情绪反应。五志分属于五脏。心在志为喜，是指心的生理功能与精神情志的"喜"有关。喜，一般来说属于对外界刺激产生的良性反应，有益于心主血脉的功能。《素问·举痛论》说："喜则气和志达，营卫通利。"但喜乐过度则可使心神受伤。如

《灵枢·本神》说："喜乐者，神惮散而不藏。"《素问·阴阳应象大论》有"喜伤心"之说。可见适度的喜乐对心主血脉和藏神功能有利，但喜乐过度则伤心神。由于心为神明之主，不仅过喜能伤心，五志过极均能损伤心神。

5. 在液为汗　液，是指泪、汗、涎、涕、唾五种人体五官和皮肤所分泌的正常液体，称为"五液"，与五脏之间有特定的对应关系。汗，是津液通过阳气的蒸腾气化后，经玄府（汗孔）排于肌表的液体。《素问·阴阳别论》说："阳加于阴谓之汗。"由于汗液为津液所化生，中医学认为血与津液同出一源，因此有"血汗同源"之说。而血又为心所主，故说"汗为心之液""心在液为汗"。汗液的生成、排泄与心血、心神的关系密切。

心血为汗液生化之源。心血充盈，津液充足，汗化有源。汗出过多，津液大伤，必然耗及心血，可见心慌、心悸之症；大汗不止，还可导致心阳暴脱。

6. 与夏气相通应　五脏和自然界的四时阴阳相通应。心为阳中之阳，属火；夏亦属火。同气相求，故心气与夏气相应。心之阳气在夏季最旺盛。一般说来，心脏疾患，特别是心阳虚衰的患者，其病情往往在夏季缓解，而阴虚阳盛的心脏病人，其病情在夏季又往往加重。

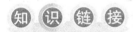

心 包 络

心包络，简称心包，亦称"膻中"，是心脏外面的包膜，有保护心脏的作用。在经络学说中，手厥阴心包经与手少阳三焦经相为表里，故心包络属于脏。古代医家认为，心为人身之君主，不得受邪，所以若外邪侵心，则心包络当先受病，故心包有"代心受邪"的作用。如《灵枢·邪客》说："故诸邪之在于心者，皆在于心之包络。"后世医家受"心不受邪"思想的影响，将外感热病中出现的神昏、谵语等心神的病变，称为"热入心包"；痰阻心窍，出现意识模糊，甚则昏迷不醒等心神失常的病理变化，称为"痰蒙心包"等。实际上，心包受邪所出现的病证，即是心的病证。

二、肺

肺在五行中属金，阴阳属性为"阳中之阴"，与自然界秋气相通应。肺位于胸腔，与心同居膈上，位高近君，有辅助心治理调节全身的作用，犹如宰辅，故《素问·灵兰秘典论》称之为"相傅之官"。肺有分叶，左二右三，共五叶，与喉、鼻相通，故称喉为肺之门户，鼻为肺之外窍。肺在五脏六腑中位置最高，覆盖诸脏，故有"华盖"之称。肺叶娇嫩，不耐寒热燥湿诸邪之侵；肺又外合皮毛，上通鼻喉，与自然界息息相通，易被外邪侵袭，故有"娇脏"之称。

肺的主要生理功能是主气司呼吸，主宣发肃降，通调水道，朝百脉，主治节。肺与大肠相表里，在体合皮，其华在毛，在窍为鼻，通于喉，在志为悲（忧），在液为涕。

（一）肺的主要生理功能

1. 主气司呼吸　是指人体一身之气均为肺所主，并通过肺的呼吸运动具体实施。肺主气包括主呼吸之气和主一身之气两个方面。

（1）主呼吸之气　肺主呼吸之气，是指肺具有主司呼吸运动的作用，是体内外气体交换的场所。人体通过肺，吸入自然界的清气，呼出体内的浊气，吐故纳新，实现体内外清浊之气的不断交换，从而保证人体生命活动的正常进行。若肺的呼吸失常，则可见胸闷、咳嗽、喘促、呼吸无力、气息微弱等症状。

（2）主一身之气　肺主一身之气，是指人体一身之气均为肺所主。故《素问·五脏生成》说："诸气者，皆属于肺。"

肺主一身之气的作用主要体现在参与气的生成和调节全身气机两个方面。

参与气的生成，尤其是宗气的生成：肺通过呼吸运动，吸入自然界的清气。清气是人体之气的重要来源，是维持生命活动的基本物质。肺吸入的清气与脾胃运化的水谷精气相结合，积聚于胸中，形成宗气。肺的呼吸功能健全与否，直接影响着宗气的生成，也影响着全身之气的生成。肺呼吸正常，则气生成充足。

调节全身气机：气机，即气的运动。气运动的基本形式有四种：升、降、出、入。气的升降出入运动正常，推动着生命活动的正常进行。肺的呼吸运动本身，就是气的升降出入运动的具体体现。肺有节律的一呼一吸，带动着全身气的升降出入运动，从而对全身气机起着调节作用。肺的呼吸均匀通畅，和缓有度，则各脏腑经络之气的升降出入运动也通畅协调。

肺主一身之气的作用，主要取决于肺司呼吸的功能。肺的呼吸调匀是气的生成和气机调畅的根本条件。如果肺的呼吸功能失常，势必影响一身之气的生成和运行，导致气虚和气机不畅。若肺的呼吸一旦停止，清气不能吸入，浊气不能排出，新陈代谢停止，人就气绝身亡。

2. 主宣发肃降　宣发，即宣通和布散。肺主宣发是指肺气具有向上升宣和向外围布散的作用。肺气的宣发作用，主要体现在三方面：一是呼出体内浊气。通过肺气的向上向外的运动，将机体在新陈代谢过程中产生的浊气经口鼻随呼气运动排出体外。二是布散水谷精微和津液。即通过肺气的宣发作用，将脾转输至肺的部分水谷精微和津液上输头面诸窍，外布全身皮毛肌腠；并将代谢后的津液布散到体表，以便于进一步化为汗液排出体外。三是宣散卫气。肺气宣散卫气于肌表,护卫肌表,调节腠理开合和汗液排泄。若肺失宣发,则可出现呼吸不利、鼻塞喷嚏、胸闷咳嗽、恶寒发热、无汗、皮肤水肿等症状。

肃降,即清肃和下降。肺主肃降是指肺气具有向下向内清肃通降的作用。肺气的肃降作用,主要体现在三方面:一是吸入自然界之清气。通过肺气的向下向内的运动,吸入自然界的清气,并将其向内向下布散,以供脏腑组织生理活动的需要。二是布散水谷精微和津液。通过肺气向下向内的运动,将脾转输至肺的部分水谷精微及津液,向下向内布散于其他脏腑,以发挥滋润营养的作用;并将脏腑组织代谢后所产生的浊液下输于肾,以便于进一步化为尿排出体外。三是肃清异物。通过肺气的清肃作用,能肃清肺和呼吸道内的异物,保持呼吸道的洁净通畅,以维持肺功能的正常。若肺失肃降,可见呼吸表浅、咳喘气逆、胸闷咳痰、水肿、尿少等症。

肺气的宣发和肃降,是相反相成,相互为用的。二者既对立又统一,没有正常的宣发就不能很好地肃降,不能很好地肃降也必然影响正常的宣发。

3. 通调水道 通,即疏通;调,即调节;水道即水液运行排泄的通道。肺主通调水道,是指肺的宣发和肃降运动对体内津液的输布和排泄有疏通和调节的作用。

肺的通调水道功能,是通过肺的宣发和肃降实现的。一方面通过肺气的宣发作用,将脾气转输至肺的水液,向上向外布散,上至头面诸窍,外达全身皮毛肌腠;输送到皮毛肌腠的水液在卫气的推动作用下化为汗液,并在卫气的调节作用下有节制地排出体外。另一方面通过肺气的肃降作用,将脾气转输至肺的水液,向内向下输送到其他脏腑;并将脏腑代谢所产生的浊液下输至肾,成为尿液生成之源。正因为肺以其气的宣发与肃降作用输布水液于全身,故说"肺主行水"。又因为肺为华盖,在五脏六腑中位置最高,能输布水液于全身,故称"肺为水之上源"。若肺气的宣发和肃降的功能失常,水道不调,水液的输布和排泄障碍而水液停聚,可见小便不利、尿少、水肿、痰饮等。

临床上对水液输布失常的水肿、尿少等症,可用"宣肺利水"和"降气利水"的方法进行治疗,即《黄帝内经》所谓的"开鬼门"(宣肺发汗利水法),以及古人形象比喻的"提壶揭盖"法。

4. 朝百脉,主治节 朝,即会聚的意思。肺朝百脉,是指全身的血液都通过百脉会聚于肺,通过肺的呼吸,进行体内外清浊之气的交换,然后再将富含清气的血液通过百脉输送到全身。

肺朝百脉的作用是助心行血。血液的运行虽然以心气推动为主,但肺主一身之气,参与宗气的生成(宗气能贯心脉行气血),调节着全身的气机,所以血液的运行,亦有赖于肺气的敷布和调节。肺气充沛,宗气旺盛,气机调畅,则血行正常。若肺气虚弱或壅塞，不能助心行血，则可导致心血运行不畅，甚至血脉瘀滞，出现心悸胸闷、唇青舌紫等症；反之，心气虚衰或心阳不振，心血运行不畅，也能影响肺气的宣降，出现咳嗽、气喘等症。

肺主治节，是指肺气具有辅佐心治理和调节全身的作用。《素问·灵兰秘典论》说："肺者，相傅之官，治节出焉。"肺主治节主要表现在三个方面：一是治理调节全身之气。肺气的宣发与肃降作用协调，维持通畅均匀的呼吸，使体内外气体得以正常交换。通过呼吸运动，使一身之气生成充沛，并调节一身之气的升降出入，保持全身气机调畅。二是治理调节血液的运行。通过肺朝百脉和主一身之气的作用，辅佐心脏，推动和调节血液的运行。三是治理调节津液代谢。通过肺气的宣发与肃降，治理和调节全身水液的输布与排泄。由此可见，肺主治节，是对肺的主要生理功能的高度概括。

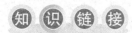

案　例

一农村九岁幼女，某晚与姐姐看完电影回家，途中急欲撒尿，即解于路旁，未等撒完，突见有人走来，惊吓之余，小便骤闭，点滴难出。急去医院，服利尿剂及诱导排尿均无效。翌晨，患儿小腹胀急，尿意频频，但小便点滴不畅，无奈欲行导尿术，患儿家长要求中医治疗。诊见舌象正常，脉来浮大。病因惊吓所致肺气郁闭，宣肃失职而下窍不通，治宜提壶揭盖以开宣肺气，肺得宣降，启上闸以开支流，用麻黄汤原方1剂，水煎即服。同时继续使用诱导法。1剂服尽，小便即通，继服2剂，小便通畅如初。（陈明医案）

分　析

本案因惊恐，致肺气郁闭，失于宣降，肺通调水道的功能失职而出现小便不利。麻黄汤具有宣降肺气，以利下窍之功，故用之一剂，肺之宣降功能得复，小便即通，再用两剂即愈。此为临床宣肺利水，即"提壶揭盖"法的具体运用。

（二）肺的生理联系

1. 肺合大肠　肺与大肠通过经脉的相互属络构成表里关系。

2. 在体合皮，其华在毛　皮毛，包括皮肤、汗腺、毫毛等组织，是人身之表，为抵御外邪侵袭的屏障。肺在体合皮，其华在毛，概称肺外合皮毛或肺主皮毛，是指皮毛与肺关系密切。一方面，肺有宣发卫气，输精于皮毛等生理功能。若肺的生理功能正常，则皮肤致密，毫毛润泽，抗御外邪功能就强。反之，肺气虚弱，其宣发卫气和输精于皮毛的生理功能减弱，则卫表不固，抵御外邪侵袭的能力低下，便易于感冒，甚或出现皮毛憔悴枯槁等现象。另一方面，皮毛也有宣散肺气，调节呼吸的作用。故《黄帝内经》把汗孔称作"气门"。皮肤还能作为屏障以御邪护肺。

3. 在窍为鼻，通于喉　肺与鼻的关系体现在两方面：一是鼻为呼吸之气出入的通道，与肺直接相连，故有"鼻为肺窍"之说。二是鼻主司嗅觉，协助发音，其功能主要依赖于肺气的宣发作用。肺气宣畅，则鼻窍通畅，嗅觉灵敏，声音能彰；若肺失宣发，则鼻塞不通或嗅觉不灵，不闻香臭。

喉是发音的主要器官，是清浊之气出入之要道，为肺之门户。生理情况下，肺气宣畅，肺阴充足，则呼吸通利，声音洪亮清晰。病理情况下，若肺气失宣，可见声音嘶哑或失音，或咽喉痒痛等；若肺气耗伤，肺阴不足，可见声音低微或嘶哑、喉部干涩等。

4. 在志为悲（忧）　肺在志为悲（忧），是指肺的生理功能与悲（忧）相关。悲，指悲伤；忧，指忧愁。二者皆为肺之志。过度悲哀或过度忧伤属不良情绪变化，可使肺气不断地消耗，而见胸闷气短、精神萎靡、倦怠乏力、声低气微等症状。如果肺气虚损，宣降失常时，机体对外来不良情志刺激的耐受力下降，易产生悲忧的情绪变化。

5. 在液为涕　涕是鼻腔黏膜分泌的黏液，具有润泽鼻窍的作用。鼻为肺窍，故其分泌物由肺所主。鼻涕由肺津所化，由肺气的宣发作用布散于鼻窍。肺的功能正常，涕润泽鼻窍而不外流。在病理情况下，肺寒则鼻流清涕；肺热则涕稠黄浊；肺燥则鼻干少涕。

6. 与秋气相通应　肺与秋同属于五行之金。时令至秋，暑去而凉生，草木皆凋；人体肺脏主清肃下行，为阳中之阴，同气相求，故与秋气相应。秋季气候多清凉干燥，而肺为清虚之脏，喜润恶燥，故秋季易见肺燥之证，临床常见干咳无痰、口鼻干燥、皮肤干裂等症。

三、脾

脾在五行属土，阴阳属性为"阴中之至阴"，与自然界长夏之气相通应，而旺于四时。脾胃同居中焦，居膈之下，是人体对饮食物进行消化、吸收并输布其精微的主要脏器，《素问·灵兰秘典论》称之为"仓廪之官"。人出生之后，生命活动的维持及精气血津液的化生和充实，均有赖于脾胃所运化的水谷精微，故称脾胃为"后天之本""气血生化之源"。

脾的主要生理功能是主运化，主升，主统血。脾与胃相表里，在体合肉而主四肢，在窍为口，其华在唇，在志为思，在液为涎。

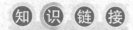

中医学脾脏的内涵

中医文献对脾的形态描述有二：其一"扁似马蹄"（《医学入门》），这指的是现代解剖学中的脾；其二"其色如马肝紫赤，其形如镰刀"（《医贯》），"形如犬舌，状如鸡冠"（《医纲总枢》），这里描述的是现代解剖学中的胰。可见，藏象学说中的"脾"作为解剖学单位包括了现代解剖学中的脾和胰，但其功能又远非现代解剖学中的脾和胰所能囊括，还包涵了胃、小肠、大肠、肝、胆的相关功能在内。

（一）脾的主要生理功能

1. 主运化　运，即转运输送；化，即消化吸收。脾主运化，是指脾具有把饮食水谷转化为水谷精微和津液，并把水谷精微和津液吸收、转输到全身各脏腑组织的生理功能。脾的运化功能包括运化水谷和运化水液两个方面。

（1）运化水谷　水谷，泛指各种饮食物。运化水谷，是指脾对饮食物的消化及对精微物质的吸收和输布作用。饮食物的消化吸收，实际上是在胃和小肠内进行的，但必须依赖于脾的运化功能，才能把水谷化为精微；也必须依赖于脾的转输和散精作用，才能把水谷精微吸收并布散到全身。因此，脾主运化水谷的功能健全，则消化吸收功能旺盛，能为化生精、气、血、津液等提供足够的原料，使全身脏腑组织得到充分的营养，以维持正常的生理活动。所以前人称脾为"后天之本""气血生化之源"。若脾失健运，则消化吸收功能失常，气血化生不足，可见腹胀、便溏、食欲不振、倦怠、乏力、消瘦、面色萎黄等症状。

（2）运化水液　脾主运化水液，是指脾具有吸收、输布水液，防止水液在体内异常停留的作用。人体摄入的水液经过脾的吸收和转输，布散全身而发挥滋润、濡养的作用；同时，脾又把各组织器官利用后的水液和多余的水液，及时地转输给肺和肾，通过肺和肾的气化作用，化为汗和尿排出体外，从而维持人体水液代谢的平衡。如果脾运化水液的功能减退，则可导致水湿潴留而产生水湿痰饮，发为泄泻、水肿等病症。故《素问·至真要大论》说："诸湿肿满，皆属于脾。"

运化水谷和运化水液，是脾主运化功能的两个方面，二者是同时进行的。

2. 主升　升，即上升。脾主升，是指脾气具有上升的作用（脾气的运动特点以上升为主）。脾气上升的作用主要体现在两个方面：升清和升举内脏。

（1）升清　清，指水谷精微等营养物质。脾主升清，是指脾气的上升，将水谷精微等营养物质上输心肺、头目，通过心肺的作用化为气血，以营养全身各脏腑组织器官。脾气的升清作用，实际是脾气运化功能的表现形式。若脾气虚弱，不能升清，气血化源不足，可见面色无华、头晕目眩、神疲乏力；清气不升，反下走肠道，则见便溏、泄泻。故《素问·至真要大论》说："清气在下，则生飧泄。"

（2）升举内脏　脾主升举内脏，是指脾气上升能起到维持内脏位置的相对稳定，防止其下垂的作用。脾气上升是防止内脏下垂的重要保证。若脾气虚弱，无力升举，反而下陷，可导致某些内脏下垂，如胃下垂、肾下垂、子宫脱垂（阴挺）、脱肛（直肠脱垂）等。临床对于内脏下垂的病症，常采用健脾益气升提的方法来治疗。

3.主统血　统，即统摄、控制之意。脾主统血，是指脾气有统摄、控制血液使其在脉内正常运行而不逸出脉外的功能。

脾统血的功能是通过气的摄血作用实现的，实际上是气的固摄作用的具体体现。脾主运化，为气血生化之源，脾运化的水谷精微是气血生成的主要物质基础；而气为血之帅，气既能推动血液运行，又能统摄血液，使之在脉管内正常循行。因此，脾的运化功能健旺，则气血充盈，气的固摄功能就健全，血液则不致逸于脉外。若脾的运化功能减退，则气血生化不足，气的固摄血液的功能减退，血逸脉外就会导致多种出血病症，如崩漏、便血、尿血、肌衄等，临床称为"脾不统血"。

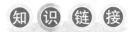

脾的生理特性

脾喜燥恶湿是与胃喜润恶燥相对而言的，这是与其运化水液的生理功能分不开的。脾气健旺，运化水液功能正常，水精四布，自然无痰饮水湿停聚。若脾气虚衰，运化水液功能障碍，可致痰饮水湿内生，即所谓"脾虚生湿"；水湿产生之后，又反过来困遏脾气，致使脾气不升，脾阳不振，称为"湿困脾"。外来湿邪侵入人体，也易困遏脾气。由于内湿、外湿皆易困遏脾气，致使脾气不升，影响正常功能的发挥，故说"脾喜燥而恶湿"。临床上，对脾虚生湿、湿邪困脾的病证，一般是健脾与利湿同治，即所谓"治湿不理脾，非其治也"（《医林绳墨·湿》）。

（二）脾的生理联系

1.脾合胃　脾与胃通过经脉的相互属络构成表里关系。

2.在体合肉而主四肢　肌肉和四肢均有赖于脾运化的水谷精微和津液来营养滋润，才能丰满壮实，以发挥正常的运动功能。脾的运化功能强健，为肌肉、四肢提供足够的营养物质，则肌肉丰满强壮，四肢活动轻劲有力；脾失健运，精微物质的生成和转输障碍，肌肉、四肢也随之失去营养，则肌肉消瘦、四肢软弱无力，甚至痿废不用。

3. 在窍为口，其华在唇　脾在窍为口，又称脾开窍于口，是指人的食欲、口味与脾的运化功能密切相关。脾气健运，则食欲旺盛，口味正常；若脾失健运，就会出现食欲的改变和口味异常，如食欲减退、口淡乏味，或口腻、口甜等。

脾，其华在唇，是指口唇的色泽可反映脾运化功能的盛衰。如脾气健运，营养充足，气血充盈，则口唇红润而有光泽；反之，脾失健运，营养不足，气虚血少，可见口唇色淡无华。

4. 在志为思　脾在志为思，是指脾的生理功能与思虑相关。思虽为脾志，但与心主神志有关，故有"思出于心，而脾应之"之说。正常限度内的思虑，对机体无不良影响。但思虑过度或所思不遂，则会影响气的正常运行，导致气滞或气结，使脾的运化功能失常，表现为不思饮食或食不知味，脘腹胀闷；影响脾的升清功能，出现头晕目眩、气短乏力等症。故《黄帝内经》有"思伤脾"之说。

5. 在液为涎　涎是唾液中质地较清稀少沫的部分，为脾所化生，上行于口，起润泽口腔、消化食物的作用。如脾胃功能失常，则见涎液分泌增多、流涎等，脾胃虚寒则口水清澈而多，实热积热则口水稠浊而多。若脾胃阴虚，津生无源，则可使涎液分泌量减少，而见口干舌燥的症状。

6. 与长夏之气相通应　五脏应四时，脾与四时之外的"长夏"（夏至至处暑）相通应。长夏之季，气候炎热，多雨而潮湿。湿易困脾，故至夏秋之交，脾弱者易为湿伤，多见肢体困重、脘闷不舒、纳呆泄泻、舌苔滑腻等症状。临床以芳香化湿、醒脾祛湿之法治疗。

四、肝

肝在五行属木，阴阳属性为"阴中之阳"，与自然界春气相通应。肝位于腹腔，横膈之下，右胁之内。肝分左右两叶，色紫赤，下附有胆。肝的生理特性是主升、主动，喜条达舒畅而恶抑郁，故称之为"刚脏"。《素问·灵兰秘典论》把肝喻之为"将军之官"。

肝的主要生理功能是主疏泄和主藏血。肝与胆相表里，在体合筋，其华在爪，在窍为目，在志为怒，在液为泪。

（一）肝的主要生理功能

1. 主疏泄　疏，即疏通、畅达；泄，即发散、升发。肝主疏泄，是指肝具有疏通、畅达全身气机，使之通而不滞、散而不郁的作用。体现了肝主升、主动、主散的生理特性。肝主疏泄主要表现在以下几个方面。

（1）调畅气机　气机，是指气的升降出入运动。机体脏腑、经络、形体、官窍的功能活动，全赖于气的升降出入运动。由于肝气的生理特性是主升、主动、主散，因此肝对于全身之气的升降出入运动具有疏通、调畅的作用。肝的疏泄功能正常，则气机调畅，气血和调，经络通利，脏腑及组织器官的功能活动协调有序。若肝失疏泄，调畅气机的功能失常，常见有两方面的病理现象：一是肝气疏泄不及，调畅气机的功能减退，气的升发不足，气机疏通和畅达受阻，形成气机不畅，甚或气机郁结的病理变化，称为"肝气郁结"，临床多见胸胁、两乳或少腹等肝经循行部位的胀痛不适。二是肝气疏泄太过，导致肝气亢逆，升发太过，称为"肝气上逆"，临床多见头目胀痛，面红目赤，胸胁乳房走窜胀痛，吐血、咯血，甚则猝然昏厥等表现。

（2）调畅情志　情志活动，是指人的情感、情绪变化。情志活动，是神的表现之一，为心所主，但与肝的疏泄功能密切相关。因为气血是情志活动的物质基础，正常的情志活动，主要依赖于气血的正常运行。肝主疏泄，调畅气机，促进血行，调节着气血的运行，故而能调节人的情志活动。肝的疏泄功能正常，则气机调畅，气血和调，就能使人情志畅达，精神愉快，心情舒畅。而肝失疏泄，则气血运行失常，就会引起情志活动的异常，主要表现为抑郁和亢奋两个方便面。若肝的疏泄不及，则肝气郁结，心情易于抑郁，稍受刺激，即抑郁难解，表现为郁郁寡欢、闷闷不乐、多愁善虑、善太息，甚至沉默寡言，时时悲伤欲哭；若肝的疏泄太过，肝气上逆，则心情易于亢奋，表现为急躁易怒，稍有刺激即易于发怒。肝的疏泄功能和情志活动之间是相互影响的。若情志活动异常，情志抑郁或亢奋、急躁易怒，也会影响肝的疏泄功能，引起气血运行的失常。长期情志抑郁不舒，可导致肝气郁结的病理变化；急躁易怒，则可导致肝气上逆的病理变化。故治疗情志病时应重视调理肝气。

（3）促进脾胃消化　饮食物的消化和吸收主要依赖于脾胃的运化功能，但肝的疏泄功能又是保证脾胃运化功能正常的重要条件。肝对脾胃功能的影响，主要表现在促进脾升胃降和促进胆汁分泌排泄两个方面。

促进脾升胃降：肝主疏泄，调畅气机，有助于脾胃之气升降，只有脾升胃降正常，饮食物的消化吸收才能正常进行。若肝的疏泄失常，使脾升胃降失常，可致饮食物的消化吸收异常。如肝气犯脾，导致脾气不升，可出现眩晕、腹胀、肠鸣、腹泻等症；肝气犯胃，导致胃失和降，可出现恶心、呕吐、呃逆、嗳气、泛酸、胃脘胀痛等症。

促进胆汁分泌排泄：胆附于肝叶之间，与肝相连，内藏胆汁。胆汁的分泌与排泄，受肝主疏泄功能的调节和控制。胆汁是由肝之余气所化，在肝的疏泄作用下，泄注于小肠，具有帮助消化饮食物的作用。若肝失疏泄，可影响胆汁的分泌排泄，导致脾胃的消化吸收障碍，出现胁肋不适、口苦、纳食不化、厌油腻食物、腹胀腹痛，甚至出现黄疸等病症。

（4）促进津血运行　血液运行和津液的输布排谢，有赖于气机的调畅。气为血帅，气行则血运；气能行津，气行则津布，故肝的疏泄调畅气机作用，能促进血液的运行和津液的输布排泄。若肝失疏泄，气机郁结，既可导致血行障碍，形成瘀血，或为胸腹刺痛，或为癥积，在女子可出现经行不畅、痛经、经闭等；又可导致津液的输布排泄障碍，形成水湿痰饮等病理产物，或发为梅核气，或发为鼓胀。若肝气上逆，迫血上涌，又可使血不循经，出现呕血、咯血等出血症，或女子月经过多、崩漏不止等症。因此，疏肝理气是治疗瘀血内阻和痰饮水湿内停的常法，而相对于健脾升陷是治疗下出血的常用方法，平肝降气是治疗上出血的首要方法。

（5）促进生殖　肝的疏泄功能通过调畅气机而具有促进男子排精和女子排卵行经的作用。肝之疏泄与肾之封藏，相反相成，共同维持和调节男子排精和女子排卵行经的生理功能。肝的疏泄功能正常，则男子精液排泄畅通有度；女子行经及排卵正常。若肝的疏泄失常，则可见男子排精不畅，或阳强不泄，或遗精、早泄；女子则表现为月经周期紊乱，经行不畅，甚至痛经、经闭，或者月经先期，量多如崩。治疗此类病证，常以疏肝为第一要法。由于肝的疏泄功能对女子的生殖功能尤为重要，故有"女子以肝为先天"之说。

2. 主藏血　肝藏血，是指肝具有贮藏血液、调节血量及防止出血的功能。肝藏血的生理功能表现在以下三个方面。

（1）贮藏血液　肝脏是人体贮藏血液的重要器官，在正常情况下，人体的血液除运行全身外，还有部分血液由肝脏贮藏起来。肝贮藏血液的作用，体现在以下几个方面：①涵养肝气，制约肝阳：肝贮藏充足的血液，化生和涵养肝气，制约肝阳，防止其升动太过，维持肝的阴阳平衡。②濡养肝及筋、目、爪：肝贮藏充足的血液，可濡养肝脏及其形体官窍，使其发挥正常的生理功能。如果肝血不足，不能濡养目，则两目干涩昏花，或为夜盲；不能濡养筋，则筋脉拘急，肢体麻木，屈伸不利；不能濡养爪甲，则爪甲淡白软薄，易于脆裂。③为神志活动提供物质基础：肝的藏血充足，则神志活动正常；肝血不足，心血亏损，则神志异常，魂不守舍，可见惊骇多梦、卧寐不安、梦游、梦呓及出现幻觉等症。④为妇女经血之源：女子以血为本，以肝为先天，肝血充足，血海充盈，则"月事以时下"。若肝血不足或肝不藏血时，即可引起月经量少，甚至闭经，或月经量多、崩漏等症。

（2）调节血量　肝贮藏充足的血液，可根据生理需要调节人体各部分尤其是外周的血量分配。在生理情况下，人体各部分的血量随着机体活动量的增减、情绪的变化，以及外界气候等因素的变化而有所改变。这种变化是通过肝的藏血和疏泄功能实现的。当机体活动剧烈、情绪激动或环境温度高时，肝脏就通过肝的疏泄作用将所贮藏的血液向外周输布，以供机体外周的需要；当人体处于安静状态、情绪稳定或环境温度低时，机体外周对血液的需求量相对减少，部分血液便又归藏于肝。故《素问·五脏生成》说："人卧血归于肝。"王冰注解说："肝藏血，心行之，人动则血运于诸经，人静则血归于肝脏。"

（3）**收摄血液** 肝藏血之"藏"，还有约束、固摄之义。肝具有收摄血液、主持凝血、防止出血的功能。肝的这种作用是通过肝气与肝血来实现的。肝气属阳，能固摄血液，以防止其逸于脉外而发生出血；肝血属阴，阴主凝聚，使出血之时能迅速凝固。因此，只有在肝的气血调和、阴阳协调的状态下，才能发挥正常的凝血功能而防止出血。

肝藏血的功能失常，可出现两方面的病理变化：一是肝血不足，机体各部分得不到血液的充分濡养，而出现血虚失养的病变。二是肝不藏血，血液妄行，出现吐血、衄血、妇女月经过多、崩漏等各种出血。

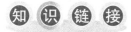

"肝体阴而用阳"的意义

体，指肝的本体；用，指肝的功能。肝居膈下，形体阴柔，内藏阴血，故肝体属阴；肝主疏泄，性喜条达，主升、主动、主散，故其用为阳。"肝体阴而用阳"，高度概括了肝的主要生理病理特征。生理情况下，肝藏血，体得阴柔则用能阳刚；肝疏泄，用能阳刚则体能阴柔。病理情况下，肝阴肝血常为不足，肝阳肝气常为有余，所以肝体阴柔对维持正常肝用，防止其刚暴太过有重要作用。临床治疗肝病，应以顾护肝之阴血为要，"用药不宜刚而宜柔，不宜伐而宜和"。

（二）肝的生理联系

1. **肝合胆** 肝与胆通过经脉的相互属络构成表里关系。

2. **在体合筋，其华在爪** 筋，即筋膜，包括肌腱和韧带，附着于骨而聚于关节，是连接肌肉、关节，主司关节运动的一种组织。肝之所以主筋，是因为全身筋膜的营养依赖肝血的供给。肝血充盈，筋得其养，才能运动灵活而有力，且能耐受疲劳。若肝血不足，血不养筋，则筋的运动能力就会减退，表现为动作迟缓、不耐疲劳等，还可出现手足震颤、肢体麻木、屈伸不利等症。若因邪热过亢，燔灼肝之阴血，使筋失所养，则可见四肢抽搐，甚则角弓反张等表现。前者称为"血虚生风"，后者称为"热极生风"，治疗大多从肝着手。故《素问·至真要大论》说："诸风掉眩，皆属于肝。"

爪，指爪甲，包括指甲和趾甲，乃筋之延续，所以有"爪为筋之余"之说。肝藏血，在体合筋，故肝血的盛衰，也可影响爪甲的荣枯。肝血充足，则爪甲坚韧，红润光泽；若肝血不足，则爪甲软薄，枯而色夭，甚则变形或脆裂。

3. **在窍为目** 目为视觉器官，具有视物功能，又称"精明"。五脏六腑之精气，皆可上注于目，其中以肝为最。肝的经脉上连于目系，目依赖于肝血的营养，才能发挥正常的视觉功能。肝血充足，肝气调和，则目视物清晰，能辨五色、别短长。若肝有病变，则往往表现于目。如肝血不足，目失其养，则两目干涩，视物不清或夜盲；肝阴不足，则两目干涩；肝经风热，则目赤痒痛；肝阳上亢，则头晕目眩；肝火上炎，则目赤肿痛或头胀目眩；肝风内动，则目斜上视，或目睛转动失灵等。临床上，不少目疾从治肝着手，疗效显著，就是对"肝开窍于目"理论的最好印证。

4. 在志为怒　肝在志为怒，是指肝的生理功能与怒相关。怒，是人在气愤不平、情绪亢奋时的一种情感变化。一般而言，一定限度内的情绪发泄，对调节机体气机有重要意义。但过怒或郁怒不解，对机体则是一种不良的刺激，既可引起肝气郁结，表现为心情抑郁，闷闷不乐，又可致肝气上逆，血随气冲，表现为面红目赤、头胀头痛、吐血呕血，甚或猝然昏厥。如《素问·举痛论》说："怒则气逆，甚则呕血及飨泄。"《素问·生气通天论》说："大怒则形气绝，而血菀于上，使人薄厥。"故息怒宁志是中医养生保健的重要方法之一。治疗上，属郁怒者，当以疏肝解郁为治；属大怒者，当以平肝降逆为法。

5. 在液为泪　肝开窍于目，泪从目出，故说泪为肝之液。泪有濡润、保护眼睛的功能。在正常情况下，泪液的分泌适度，濡润而不外溢。当有异物进入眼中时，泪液可大量分泌，起到清洁眼目和排除异物的作用。在病理情况下，可见泪液分泌异常。如肝的阴血不足，泪液分泌减少，常见两目干涩；肝经风热，可见迎风流泪；肝经湿热，可见目眵增多等。此外，在极度悲伤的情况下，泪液的分泌也可大量增多。

6. 与春气相通应　春季为一年之始，阳气始生，生机勃发。肝主疏泄，恶抑郁而喜条达，为阴中之少阳，主升发，故与春气相通应。素体肝气偏旺、肝阳偏亢或脾胃虚弱之人在春季易发病，可见眩晕、烦躁易怒、中风昏厥，或情志抑郁、焦虑，或两胁肋部疼痛、胃脘痞闷、嗳气泛恶、腹痛腹泻等症状。另外，精神情志病变好发于春季。

五、肾

肾在五行属水，阴阳属性为"阴中之阴"，与自然界冬气相通应。肾位于腰部，脊柱两侧，左右各一，椭圆弯曲，状如豇豆。《素问·脉要精微论》说："腰者，肾之府。"肾藏先天之精，主生殖，为生命之本源，故被称为"先天之本"。肾宅真阴真阳，能资助、促进、协调全身各脏腑之阴阳，故称肾为"五脏阴阳之本"。肾藏精，主蛰，故又称之为"封藏之本"。肾主司全身水液代谢，又被称为"水脏"。

肾的主要生理功能是藏精，主水，主纳气。肾与膀胱相表里，在体合骨，生髓，通于脑，其华在发，在窍为耳及二阴，在志为恐，在液为唾。

（一）肾的主要生理功能

1. 藏精　肾藏精，是指肾具有贮存、封藏精气而不使其无故流失的生理功能。《素问·六节藏象论》说："肾者主蛰，封藏之本，精之处也。"

精，是人体内最精专的、液态的精微物质，是构成人体和维持人体生命活动的最基本物质，是人体生命的本源。根据其来源，可分为先天之精和后天之精。先天之精，是禀受于父母的生殖之精，与生俱来，藏于肾中，是构成胚胎的原始物质。后天之精，是脾胃运化水谷所化生的水谷精微。水谷入胃，通过脾胃腐熟运化而生成水谷之精气，并通过心肺敷布全身，化为脏腑之精，营养全身，维持着人体的生命活动。后天之精被机体利用后的盈余部分，亦归藏于肾。故《素问·上古天真论》说："肾者主水，受五脏六腑之精而藏之。"先天之精有赖于后天之精的不断培育和充养，才能充分发挥其生理效应；后天之精的化生，又有赖于先天之精的活力资助，故有"先天促后天，后天养先天"之说。

藏于肾中之精，称为"肾精"。肾精是以先天之精为基础，加之灌注于肾的后天之精，两者相结合而生成的。

肾藏精，精化为气，通过三焦布散到全身，具有促进人体生长发育和生殖、主一身之阴阳和促进血液生成的作用。

（1）主生长、发育与生殖　肾中精气的盛衰，关系着人体的生长、发育和生殖能力。《素问·上古天真论》说："女子七岁，肾气盛，齿更发长。二七而天癸至，任脉通，太冲脉盛，月事以时下，故有子。三七，肾气平均，故真牙生而长极。四七，筋骨坚，发长极，身体盛壮。五七，阳明脉衰，面始焦，发始堕。六七，三阳脉衰于上，面皆焦，发始白。七七，任脉虚，太冲脉衰少，天癸竭，地道不通，故形坏而无子也。丈夫八岁，肾气实，发长齿更。二八，肾气盛，天癸至，精气溢泻，阴阳和，故能有子。三八，肾气平均，筋骨劲强，故真牙生而长极。四八，筋骨隆盛，肌肉满壮。五八，肾气衰，发堕齿槁。六八，阳气衰竭于上，面焦，发鬓颁白。七八，肝气衰，筋不能动，天癸竭，精少，肾藏衰，形体皆极。八八，则齿发去。"此段经文精辟地论述了肾中精气由未盛到逐渐充盛，由充盛到逐渐衰少继而耗竭，从而伴随着人从幼年到青年、壮年，最终至老年的整个生命过程的演变，充分说明肾中精气的盛衰关系着人体的生长发育和生殖的能力。因此，肾中精气充盈，则人体生长发育良好，生殖功能健全；肾中精气衰少，就会造成生长、发育迟缓或早衰，生殖功能低下。临床上，某些不孕不育症，小儿发育迟缓、筋骨痿软及成人早衰等，常从补益肾中精气入手进行调理。

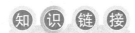

天　癸

　　天癸：是《黄帝内经》中提到的一个中医学特有概念，是指人体肾中精气充盈至一定程度时所产生的一种具有促进人体生殖器官发育成熟和维持人体生殖功能作用的精微物质。随着天癸的产生、维持和衰减，人体的生殖器官和生殖功能出现发育、成熟及衰退的同步变化。

（2）主一身之阴阳　肾主一身之阴阳，是指肾具有主宰和调节全身阴阳，维持机体阴阳动态平衡的功能。从阴阳属性划分，肾中精气又包含了肾阴与肾阳两部分。肾阴又叫"元阴""真阴""肾水""真水""命门之水"等，是人体阴液的根本，对机体各脏腑组织起着滋润、濡养的作用。肾阳又叫"元阳""真阳""肾火""真火""命门之火"等，是人体阳气的根本，对机体各脏腑组织起着温煦、推动的作用。肾阴与肾阳，二者相互制约、相互依存、相互为用，共同维持着人体阴阳的动态平衡。故称肾为"五脏阴阳之本""水火之脏"。在病理情况下，如果肾阴不足，滋润濡养的功能减退，会导致脏腑功能虚性亢奋，产生虚热性病变，可见五心烦热、潮热盗汗、腰膝酸软、耳鸣眩晕、口干咽燥、男子遗精、女子梦交、舌红少苔、脉细数等症；肾阳不足，温煦和推动功能减退，会产生虚寒性病变，出现精神疲惫、腰膝冷痛、形寒肢冷、水肿尿少或小便清长、男子阳痿早泄、女子宫冷不孕、舌淡苔白、脉弱等症。在临床常见的内伤疾病中，阴阳失调所致的寒热病理变化，多为肾之阴阳失调所致，治疗时必须求之于本，从调整肾阴肾阳入手。此外，它脏阴阳不足的病变，最终也会累及肾阴肾阳，故有"久病及肾"的说法。

（3）促进血液生成　肾藏精，精生髓，髓可生血。精血同源，肾精与肝血之间可以相互转化。故有"血之源头在于肾"之说。

知 识 链 接

肾有促进血液生成的作用

现代医学证明，肾脏可分泌促红细胞生成素，作用于骨髓造血系统，从而促进原始红细胞的分化和成熟，促进骨髓对铁的摄取利用，加速血红蛋白及红细胞生成，促进骨髓网织红细胞释放到血液中，故肾脏有促进血液生成的作用。而慢性肾病病人最终往往并发肾性贫血，其贫血的程度与肾衰的程度成正比。

2. 主水司开阖　肾主水，是指肾具有主持和调节全身水液代谢的功能。《素问·逆调论》说："肾者水脏，主津液。"人体水液代谢是一个复杂的生理过程，它是在肺、脾、肾、胃、大肠、小肠、膀胱、三焦、肝等脏腑的综合作用下完成的，其中肾起着主宰的作用。肾对体内水液的主宰，主要是通过肾中精气的气化作用来实现的。所谓"肾中精气的气化"也叫"肾的气化",是指肾中阳气的蒸化作用。肾阳蒸化水液,使水能气化,又能使气聚而为水,以利于水液在体内的升降出入、布散排泄,从而使水液代谢维持正常。肾精充足,气化功能正常,则开阖有度。开,即水液得以输出和排泄;阖,即贮存一定量的水液于体内,以供机体生理活动的需要。

肾主水功能主要体现在两方面:一是蒸腾气化,升清降浊:各脏腑组织器官代谢后产生的水液,在脾肺等脏腑的作用下,经三焦水道下输于肾,通过肾的气化,分清浊。清者(机体还需要的部分)依赖肾阳的蒸腾气化,上升脾肺,重新参与水液的代谢;浊者(机体不需要的含有代谢废物的部分)则化为尿液,在肾与膀胱之气的推动作用下排出体外。二是推动与调控整个水液代谢过程:水液代谢过程中,各脏腑参与水液代谢的功能,尤其是脾的吸收和转输,肺的通调水道,包括肾本身的主水功能,以及三焦水道的决渎等,均依赖于肾中阳气的激发和推动才能正常。

如果肾的蒸腾气化功能失常,开阖失度,就会引起水液代谢障碍的病变。如阖多开少,小便的生成和排泄发生障碍,可见尿少、水肿等症;开多阖少,又可引起气不化水,而出现小便清长、尿频量多等病理现象。

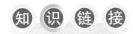

肾司膀胱开阖

肾的主水功能还体现在肾司膀胱开阖。膀胱的主要功能是贮尿、排尿,贮尿要依赖肾气的固摄,排尿要依赖肾的气化,故说肾司膀胱开阖。开则使尿液顺利排出体外,阖则使尿液暂时贮存于膀胱,而不会随时漏出,甚至必要时其中部分水液还会重新回到体内,维持体内水液代谢的平衡。

3. 主纳气　肾主纳气,是指肾具有摄纳肺所吸入的自然界清气,使肺的吸气保持一定的深度,以防止呼吸表浅的作用。人体的呼吸功能,主要由肺所主,其中呼气主要依赖肺气的宣发作用,吸气主要依赖肺气的肃降作用。但由肺吸入的清气,必须再经肾气的摄纳潜藏下达于肾,才能保持呼吸运动的深沉和平稳,从而保证体内外气体交换的正常进行。因此,人体正常的呼吸运动是肺肾两脏功能相互协调配合的结果,正如清·林珮琴《类证治裁·喘证》所说:"肺为气之主,肾为气之根。肺主出气,肾主纳气。阴阳相交,呼吸乃和。若出纳升降失常,斯喘作焉。"肾的纳气功能,实际上是肾气的封藏作用在呼吸运动中的具体体现。肾精充足,肾气充沛,摄纳有权,则呼吸均匀和调,并保持一定的吸气深度。若肾精亏虚,肾气虚衰,摄纳无权,肺吸入之清气不能下纳于肾,则会出现呼吸表浅，或呼多吸少，动则气喘等病理表现，称为"肾不纳气"。

（二）肾的生理联系

1.肾合膀胱 肾与膀胱通过经脉的相互属络构成表里关系。

2.在体合骨，生髓，通于脑，其华在发 骨具有支撑人体、保护内脏和运动的功能。骨的生长发育和修复，均有赖于骨髓的充盈及其所提供的营养。而骨髓的化生，又依赖着肾中精气，肾精能生髓，故说肾主骨。肾精充足，则骨髓生化有源，骨有所养而坚固有力；肾精不足，骨髓生化无源，不能充养骨骼，便会引起骨骼发育不良，出现小儿囟门迟闭，骨软无力，以及老年人骨质脆弱，易于骨折，骨折后不易愈合等。

髓分骨髓、脊髓和脑髓，皆由肾中精气所化生。肾中精气的盛衰，不仅影响骨骼的生长发育，而且也影响脊髓及脑髓的充盈和发育。脊髓上通于脑，髓聚而成脑，故称脑为"髓海"。肾中精气充盛，髓海得养，脑发育健全，则精力充沛，思维敏捷，耳目聪明，记忆力强；肾中精气不足，髓海空虚，脑失所养，在小儿则表现为大脑发育不全、智力低下，在成年人多表现为记忆力减退、精神萎顿、思维迟钝、头晕、眼花、耳鸣、失眠等。

齿与骨同出一源，亦由肾中精气所充养，故称"齿为骨之余"。牙齿的生长、脱落与肾中精气的盛衰有着密切的关系。肾中精气充盛，则牙齿坚固而不易脱落；肾中精气不足，小儿则牙齿生长迟缓，成人则牙齿松动或过早脱落。

发的生长，赖血以养，故称"发为血之余"。精血互生，肾精足则血旺，血旺就能使发得到充分的濡养。因此，发的营养虽来源于血，但发的生机则根源于肾。肾精充足，精血旺盛，则头发茂密色黑而有光泽；若肾精衰少，则头发变白枯槁而易于脱落。

3.在窍为耳及二阴 耳的听觉功能，依赖于肾中精气的充养。肾中精气充盛，则听觉灵敏。肾中精气不足，就会出现耳鸣、听力减退等症。所以临床常以耳的听觉变化作为判断肾中精气盛衰的重要标志之一。人到老年，听力逐渐减退，是肾中精气自然衰少的缘故。

二阴，指前阴和后阴。前阴是指外生殖器和尿道，有排尿和生殖的作用；后阴是指肛门，有排泄粪便的作用。尿液的贮存和排泄虽在膀胱，但必须依赖肾的蒸腾气化作用才能完成。肾的蒸腾气化功能失常，则可见尿频、遗尿、尿失禁，或尿少、尿闭等小便异常的病症。前阴又是人体的外生殖器官，其生殖功能与肾中精气的盛衰密切相关。如肾中精气不足，可导致人体性器官发育不良和生殖能力减退，从而导致男子阳痿、早泄、少精、遗精及不育等，女子则见梦交、月经异常及不孕等。粪便的排泄，本属大肠的传化糟粕功能，但亦与肾相关。如肾阴不足，肠液枯涸，则便秘；肾阳虚损，气化无权，可致阳虚便秘或阳虚泄泻；肾的封藏固摄失司，则久泄滑脱。故说"肾开窍于二阴""肾主司二便"。

4.在志为恐（惊） 肾在志为恐（惊），是指肾的生理功能与恐（惊）相关。恐，即恐惧、害怕的情志活动，与肾的关系密切。恐对机体生理活动来说，是一种不良刺激。若肾精充盛，封藏有度，则人受到外界恐（惊）刺激时，多表现为虽恐但不甚，且能自我调节。若肾精不充，封藏失司，则稍遇恐（惊）就会出现畏惧不安，甚至惶惶不可终日。猝恐大恐，或长时恐惧，均可伤肾，致肾气不固，甚至出现二便失禁、遗精滑泄、骨酸痿软，甚至昏厥等症。故说"恐伤肾"。

恐与惊相似，都是指处于一种惧怕的心理状态，故均属于肾之志。但二者又有区别，恐为自知而胆怯，乃内生之恐惧；惊为不自知，事出突然而受惊慌乱，乃是外来之惊惧。

5. 在液为唾　唾是口腔津液中较为稠厚多沫的部分。唾为肾精所化生，有润泽口腔、帮助消化的作用。古代医家多认为，唾若咽之不吐，有滋养填充肾中精气的作用，故古代养生家主张"吞唾"以养肾精。若多唾或久唾，则易耗损肾精；肾阴不足，唾液分泌量减少，则口干舌燥；肾水泛溢，气不固摄，则见多唾或喜唾。

唾与涎，都是口腔分泌的液体，但两者有所区别。涎为脾气所化生，质地较清稀少沫；唾为肾精所化生，质地较稠厚多沫。故临床上口角流涎多从脾论治，唾多频出多从肾论治。

6. 与冬气相通应　冬季气候寒冷，霜雪严凝，冰凌凛冽。自然界万物静谧闭藏以度冬时。人体中肾为水脏，藏精、主蛰而为封藏之本。同气相求，故以肾应冬。冬季气候寒冷，水气当旺，故肾亏阳虚病人，多在阴盛之冬季发病或病情加重，即所谓"能夏不能冬"。

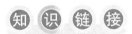

命　门

"命门"一词，最早见于《黄帝内经》，是指眼睛而言，如《灵枢·根结》说："命门者，目也。"将命门作为内脏提出始见于《难经》。后世医家虽对命门的形态、部位有不同见解，但在命门的生理功能与肾息息相通的认识上是基本一致的。当代较一致的观点是：肾阳即命门之火，肾阴即命门之水。古代医家之所以称之为"命门"，无非是强调肾气及肾阴肾阳在生命活动中的重要性，"命门"亦即"生命之门"。

【考纲摘要】

1. 心的生理功能；

肺的生理功能；

脾的生理功能；

肝的生理功能；

肾的生理功能。

2. 五脏与五体的关系；

五脏的外华；

五脏与五官九窍的关系；

五脏与五志的关系；

五脏与五液的关系。

项目三　六　腑

六腑是胆、胃、小肠、大肠、膀胱、三焦的总称。它们的共同生理功能是"传化物"，生理功能特点是"泻而不藏""实而不能满"。六腑的泻而不藏，是与五脏的藏而不泻相对而言的，不要理解为绝对的，如膀胱的贮尿、小肠的受盛化物、胆贮藏胆汁、胃受纳水谷等，各腑的内容物都需要停留一定时间，按照生理活动的规律进行传导排泄。六腑之间密切联系、相互配合，共同完成了饮食物的受纳、消化、吸收、传导和排泄。

在整个饮食物消化过程中，六腑中的每一腑都必须适时地向下排空其内容物，才能保持六腑通畅及功能协调，故有"六腑以通为用，以降为顺"之说。但"通"或"降"的太过和不及，都属于病理。在治疗上有"六腑以通为补"之说。

知 识 链 接

七　冲　门

饮食物在其消化、吸收和排泄过程中，须通过消化道的七道关卡，《难经》称为"七冲门"。如《难经·四十四难》说："唇为飞门，齿为户门，会厌为吸门，胃为贲门，太仓下口为幽门，大肠小肠会为阑门，下极为魄门，故曰七冲门也。"

一、胆

胆居右胁内，附于肝之短叶间，是中空的囊状器官。胆内贮藏清净的胆汁，胆汁味苦，色黄绿，《黄帝内经》称为"精汁"，故胆有"中精之府""清净之府"或"中清之府"之称。

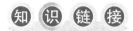

胆既属于六腑又属于奇恒之腑

胆的形态与腑相同，皆为中空的管状或囊状器官，功能与饮食物的消化和吸收有关，故为六腑之一。又因其内藏"精汁"，与五脏藏精气功能相似，且不与饮食水谷直接接触，只是排泄胆汁进入肠道以促进饮食物的消化，故又为奇恒之腑之一。

胆的主要生理功能是贮存和排泄胆汁，主决断。

（一）贮存和排泄胆汁

胆汁来源于肝，由肝之余气凝聚而成。《东医宝鉴》引《脉诀》说："肝之余气，泄于胆，聚而成精。"胆汁生成后，进入胆腑，由胆腑浓缩并贮存。贮存于胆腑的胆汁，在肝气的疏泄作用下排泄而注入肠中，以促进饮食物的消化。若肝胆的功能失常，胆汁的分泌排泄受阻，就会影响饮食物的消化，而出现胸胁胀满疼痛、食欲不振、厌食油腻、腹胀、腹泻等症状。若肝失疏泄，胆汁外溢，浸渍肌肤，则可发为以目黄、身黄、小便黄为主要表现的黄疸。若胆气上逆，则可出现口苦、呕吐黄绿苦水等症。

（二）主决断

胆主决断，是指胆在精神意识思维活动过程中，具有判断事物、做出决定的作用。《素问·灵兰秘典论》说："胆者，中正之官，决断出焉。"胆的功能正常，则情志活动正常。胆气虚弱，则会引起胆怯易惊、善恐、失眠、多梦、惊悸不宁、遇事不决等情志活动的异常。

二、胃

胃位于膈下，腹腔上部。胃又称胃脘，脘即空腔，可容纳饮食物。胃脘分上、中、下三部。胃的上部称为上脘，包括胃上口贲门；胃的下部称为下脘，包括胃下口幽门；上下脘之间的部分称为中脘。贲门上接食道，幽门下接小肠，是饮食物进出胃腑的关口。

胃的主要生理功能是主受纳和腐熟水谷，主通降，以降为和。

（一）主受纳和腐熟水谷

受纳，即接受、容纳。腐熟，即初步消化。饮食入口，经过食道，下降于胃，胃接受容纳之。故胃有"水谷之海"和"太仓"之称。气、血、津液的化生，都源于胃所受纳的水谷，故胃又有"水谷气血之海"之称。容纳于胃中的水谷，经胃的腐熟后，变成食糜，下传小肠，其精微经脾之运化而营养全身。胃的受纳、腐熟水谷功能，必须与脾的运化功能相结合，才能化水谷为精微，以化生气血津液，营养全身，故合称脾胃为"后天之本""气血生化之源"，《素问·灵兰秘典论》将脾胃并称为"仓廪之官，五味出焉"。若胃的受纳腐熟功能减退，可出现纳呆、厌食、胃脘胀闷或疼痛、嗳腐吞酸等症；胃的受纳腐熟功能亢进，则可表现为多食善饥等症。

胃的受纳腐熟和脾的运化功能的结合，称为胃气。中医学非常重视胃气的作用，认为人"以胃气为本"。胃气强，则五脏俱盛，胃气弱，则五脏皆衰。胃气的盛衰有无，可以通过食欲食量、舌象、脉象等方面表现出来，是判断疾病轻重预后的重要依据。中医在治疗疾病时，也特别注重保护胃气。

（二）主通降，以降为和

胃主通降，是指胃气具有向下疏通的作用。以降为和，是说胃气能正常的下降则其气机通畅，功能和调。饮食物入胃，经过胃的腐熟作用后，变成食糜下传入小肠，再经小肠的泌别清浊作用，其浊者下移大肠，形成粪便排出体外。这都是通过胃气的下降作用实现的。在中医藏象学说中，多以脾升胃降来概括整个消化系统的生理功能。因此，胃的通降作用，还包括大小肠的传导功能在内。胃之通降相对于脾的升清来说是降浊，降浊是胃继续受纳的前提条件。若胃失通降，不仅影响食欲而见纳呆食少，而且因浊气在上，还可见口臭、脘腹胀闷或疼痛、大便秘结等症。若胃气不降反而上逆，又可见恶心、呕吐、嗳气、呃逆等症。另外，胃气不降，还会影响脾的升清功能。

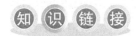

胃的生理特性

喜润恶燥是胃的生理特性。喜润，即喜水之润；恶燥，即恶燥烈太过。喜润恶燥是指胃当保持充足的津液以利饮食物的受纳腐熟和通降。胃的受纳腐熟和通降，不仅依赖胃气的推动和蒸化，亦需胃中津液的濡润。胃中津液充足，则能维持其受纳腐熟的功能和通降下行的特性。胃为阳土，喜润而恶燥，故其病易成燥热之害，胃中津液每多受损。所以在治疗胃病时，要注意保护胃之津液，不可妄施温燥伤阴之品。

三、小肠

小肠位于腹中，包括十二指肠、空肠和回肠，是一个比较长的、呈迂曲回环迭积之状的管状器官，上端接幽门与胃相通，下端接阑门与大肠相连。小肠是机体对饮食物进行消化，吸收其精微，下传其糟粕的重要脏器。

小肠的主要生理功能是主受盛化物，泌别清浊。

（一）主受盛化物

受盛，即接受、盛装；化物，即消化饮食物、化生精微。小肠的受盛化物功能表现在以下两个方面：一是指小肠接受由胃腑下传的食糜而盛纳之，即受盛作用；二是指食糜在小肠内必须停留一定的时间，以利于小肠对其进行进一步的彻底消化，化为精微和糟粕两部分，即化物作用。故《素问·灵兰秘典论》说："小肠者，受盛之官，化物出焉。"小肠受盛化物功能失调，可见腹胀、便溏等症。

（二）主泌别清浊

泌，即分泌；别，即分别；清，指水谷精微；浊，指食物糟粕。所谓泌别清浊，是指小肠对饮食物进一步彻底消化后，将其分为水谷精微和食物糟粕两部分，然后将水谷精微吸收，将饮食糟粕向下输送至大肠。另外，小肠在吸收水谷精微的同时，也吸收了大量的水液，故有"小肠主液"之说。小肠泌别清浊的功能，与二便的形成密切相关。小肠泌别清浊的功能正常，则水液和糟粕各走其道而二便正常。若小肠泌别清浊的功能失常，清浊不分，水液归于糟粕，就会导致水谷混杂而下，出现泄泻、小便短少等病症。故临床上常采用"利小便即所以实大便"的方法治疗泄泻。

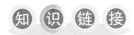

小肠功能与脾升胃降的关系

小肠受盛化物和泌别清浊的功能，在饮食物的消化吸收过程中起着极其重要的作用。但在中医藏象学说中，常将其归属于脾胃的纳运功能即脾升胃降之中。其中，小肠的受盛和别浊属于胃降，即是胃的受纳和通降功能的延伸；小肠的化物和泌清功能属于脾升，即是脾的运化升清功能的体现。所以临床上对小肠功能失常的病变，多从脾胃论治。

四、大肠

大肠位于腹中，包括结肠与直肠，是一个较长的管腔性器官，呈回环迭积之状，其上口通过阑门与小肠相接，其下端为肛门。大肠是对食物残渣中的水液进行吸收，形成粪便并有度排出的脏器。

大肠的主要生理功能是主传化糟粕。

传，即传导；化，即变化，燥化。传化糟粕，是指大肠接受由小肠下传的食物糟粕，进一步吸收其中多余的水液，使之形成成形的粪便，并将其传送至肛门，经肛门有节制地排出体外。故《素问·灵兰秘典论》说："大肠者，传导之官，变化出焉。"其中，大肠进一步吸收糟粕中水分的作用，称为"大肠主津"。如大肠传化糟粕功能失常，则出现排便异常，如大便秘结或泄泻。若湿热蕴结大肠，大肠传导功能失常，还会出现腹痛、里急后重、下痢脓血等症。

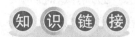

与大肠传化糟粕功能有关的因素

大肠的传化糟粕功能与体内多种因素有关。大肠的传化糟粕功能，实为对小肠泌别清浊功能的承接。除此以外，尚与胃气的通降、肺气的肃降、脾气的运化、肾气的蒸化和固摄作用、肝气的疏泄及体内津液的盈亏有关。胃气的通降，实际上涵括了大肠对糟粕排泄的作用；肺与大肠相表里，肺气的肃降有助于糟粕的排泄；脾气的运化，有助于大肠对食物残渣中水液的吸收；肾气的蒸化和固摄作用，主司二便的排泄；肝气的疏泄调畅气机，有助于大肠的传导；津液充足则大便正常，津亏可致便秘，津停可致腹泻。

五、膀胱

膀胱又称脬、尿脬、净腑、水腑，为囊状器官，位于小腹中央，肾之下，大肠之前。其上有输尿管与肾相通，其下与尿道相连，开口于前阴。

膀胱的主要生理功能是贮存和排泄尿液。

（一）贮存尿液

人体的津液通过肺、脾、肾等脏的作用，布散全身，发挥其滋润濡养机体的作用。脏腑代谢后的浊液下归于肾，经肾气的蒸化作用，升清降浊，清者回流体内，重新参与水液代谢，浊者下输于膀胱，变成尿液，由膀胱贮存。

（二）排泄尿液

尿液贮存于膀胱，达到一定量时，通过膀胱的气化自主地排出体外。故《素问·灵兰秘典论》说："膀胱者，州都之官，津液藏焉，气化则能出矣。"

膀胱的贮尿和排尿功能，全赖于肾中阳气的气化功能。膀胱气化，是隶属于肾阳蒸腾气化的。只有肾中精气充足，气化、固摄功能正常，膀胱的贮尿和排尿功能才能正常，小便才正常。若肾阳不足，气化失常，引起膀胱气化不利，则见小便不利、尿少，甚至尿闭；若肾气不足，固摄功能减退，引起膀胱不约，则见小便频数、遗尿，甚则小便失禁等。故《素问·宣明五气》说："膀胱不利为癃，不约为遗尿。"

六、三焦

三焦是上焦、中焦、下焦的合称，是中医藏象学说中的一个特有概念。历代对三焦的形态和实质认识不一，归纳起来主要有二：一是指分布于胸腹腔的一个大腑，如明代张景岳说："三焦者，确有一腑，盖脏腑之外，躯体之内，包罗诸脏，一腔之大腑也。"二是指人体上、中、下三个部位的划分及其相应脏腑功能的概括。

（一）三焦的生理功能

三焦的主要生理功能是通行元气和运行水液两个方面。

1.通行元气　《难经·六十六难》说："三焦者，原气之别使也。"元气是人体最根本的气，由肾精所化生，通过三焦布达五脏六腑，充沛于全身，以激发和推动各脏腑组织的功能活动。所以说，三焦是元气运行的通道，又是气化的场所。

2.运行水液　《素问·灵兰秘典论》说："三焦者，决渎之官，水道出焉。"指出三焦有疏通水道、运行水液的功能。全身的水液代谢，是由肺、脾、肾等多个脏腑协同作用而完成的，但必须以三焦为通道，通过三焦的气化作用，才能正常的输布与排泄，维持水液代谢的协调平衡。如果三焦水道不通利，则肺、脾、肾等脏的调节水液代谢的功能将难以实现，所以又把水液代谢的协调平衡作用，称作"三焦气化"。

（二）三焦的部位划分及生理特性

1.上焦　是指膈以上至头面的部位，包括心、肺两脏。上焦的生理功能是主宣发敷布，即心肺输布气血的作用。通过心肺的作用，将水谷精微布散全身，以营养滋润全身脏腑组织，有如雾露之溉。《灵枢·营卫生会》将上焦的这一生理功能特点概括为"上焦如雾"。"雾"就是形容轻清的水谷精微弥漫的状态。

2.中焦　是指膈下脐上的上腹部，包括脾、胃、肝、胆。中焦的生理功能是主腐熟水谷，即指脾胃的消化、吸收并输布水谷精微和化生气血的作用。《灵枢·营卫生会》把中焦的这一生理功能特点概括为"中焦如沤"。沤，是形容水谷被腐熟成乳糜的状态。

3.下焦　是指脐以下至二阴的部位，包括肾、小肠、大肠、膀胱等脏腑。下焦的生理功能是主泌别清浊，排泄废物，即指肾与膀胱的泌尿作用和肠道的排便作用。《灵枢·营卫生会》把下焦的这一生理功能特点概括为"下焦如渎"。渎，即水道，形容下焦像水道一样不断排泄水液和糟粕的状态。

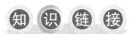

关于肝胆的三焦部位归属

肝胆在部位上属于中焦，《黄帝内经》的脉法和晋·王叔和的《脉经》均以肝应左关而属中焦。但因其在生理病理上与肾关系密切，又常被归属到下焦的范畴，如朱震亨称"下焦司肝肾之属"，三焦辨证也将肝的病证归于下焦，故中焦一般指脾胃而言。

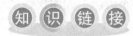

辨证之三焦

三焦还被作为温病的辨证纲领，称为辨证之三焦。三焦辨证的三焦，既不是六腑之一，也不是人体上中下部位的划分，而是温病发生发展过程中由浅及深的三个不同病理阶段。究其概念的来源，可能是由部位三焦的概念延伸而来。

【考纲摘要】

1. 胆的生理功能。

2. 胃的分部名称、生理功能和生理特性。

3. 小肠的生理功能。

4. 大肠的生理功能。

5. 膀胱的生理功能。

6. 三焦的概念和生理功能。

项目四　奇恒之腑

奇恒之腑是脑、髓、骨、脉、胆、女子胞的总称。奇恒之腑的形态似腑，多为中空的管腔或囊性器官，而功能似脏，主藏精气而不泻，似脏非脏，似腑非腑，故称"奇恒之腑"。奇恒之腑中除胆为六腑之一外，其余的都没有表里配合，也没有五行的配属，这是不同于五脏六腑的又一特点。

脉、骨、髓、胆已在五脏与六腑相关章节中述及，本部分只介绍脑及女子胞。

一、脑

脑，居于颅腔之内，由髓汇聚而成，故被称为"髓海"。《素问·五脏生成》说："诸髓者，皆属于脑。"《灵枢·海论》说："脑为髓之海。"脑是人体极其重要的器官，是生命要害之所在。脑的主要生理功能是主宰生命活动、主精神思维和感觉运动。藏象学说将脑的生理和病理归于心而分属于五脏，认为心是"君主之官，神明出焉"，同时，把人体的精神意识思维活动与五脏进行了联系。

（一）脑的主要生理功能

1.主宰生命活动　"脑为元神之府"（《本草纲目》），是生命的枢机，主宰人体的生命活动。人在出生之前，形体毕具，形具而神生。《灵枢·经脉》说："人始生，先成精，精成而脑髓生。"《灵枢·本神》说："两精相搏谓之神。"人出生之前随形具而生之神，即为元神。元神藏于脑中，为生命的主宰，得神则生，失神则死，故"脑不可伤，若针刺时，刺头，中脑户，入脑立死"（《素问·刺禁论》）。

2.主精神思维　人的精神意识思维活动，是外界客观事物反映于大脑的结果。古人对脑主精神思维的功能已有明确的认识。如《素问·脉要精微论》说："头者，精明之府，头倾视深，精神将夺矣。"明代李时珍在《本草纲目》中提出："脑为元神之府。"故脑主精神思维的功能正常，则精神振奋，意识清楚，思维敏捷，语言清晰流畅，情志活动正常。反之，则精神萎靡不振，反应迟钝，记忆力减退，甚至精神错乱等。

3.主感觉运动　感觉的接受和运动的支配由脑所主，是由于眼、耳、口、鼻、舌等官窍，皆位于头面，与脑相通。古代医家也认识到人体之视、听、言、动等与脑密切相关。如《医林改错》中明确指出："两耳通脑，所听之声归脑；两目系如线长于脑，所见之物归脑；鼻通于脑，所闻香臭归于脑；小儿周岁脑渐生，舌能言一二字。"《灵枢·海论》说："髓海有余，则轻劲多力，自过其度；髓海不足，则脑转耳鸣，胫酸眩冒，目无所见，懈怠安卧。"故髓海充盈，脑主感觉、运动的功能正常，则视物清晰，听觉、嗅觉灵敏，感觉正常，动作灵巧敏捷，肢体刚劲有力。反之，髓海不足，则感觉、运动功能失常，就会出现视物不清，听觉、嗅觉不灵，感觉障碍，动作迟缓，肢体软弱无力，甚或痿废不用等症状。

（二）脑与五脏的关系

脑的功能活动与五脏都有关，但与心、肝、肾的关系最为密切。因为心主神志，五脏所藏之神，皆由心所统领。肝主疏泄，又主谋虑，调节人的情志活动。肾藏精生髓，髓聚于脑，脑为元神之府。脑的生理与肾的关系尤为密切。总之，脑的生理功能与五脏相关，脑的病变亦从五脏论治。

【考纲摘要】

1.脑的生理功能。

2.脑与脏腑精气的关系。

二、女子胞

女子胞，又称胞宫、子宫、子脏、胞脏、子处、血脏，位于小腹部，膀胱之后，直肠之前，下口与阴道相连，呈倒置的梨形。女子胞的形态、大小、位置可随年龄而异。女子胞是女性的内生殖器官，有主持月经和孕育胎儿的功能。

（一）女子胞的主要生理功能

1.主持月经 月经，又称月信、月事、月水，是女子生殖器官发育成熟后周期性子宫出血的生理现象。健康女子，约到14岁，天癸至，生殖器官发育成熟，子宫发生周期性变化，约一月（28天）周期性排血一次，即月经来潮，月经周期之间还要排卵一次。约到49岁，天癸竭绝，则月经闭止。月经的产生，是脏腑经脉气血及天癸作用于胞宫的结果。胞宫的功能正常与否直接影响月经的来潮，所以胞宫有主持月经的作用。

2.孕育胎儿 女子胞是女性孕育胎儿的器官。女子在发育成熟后，月经应时来潮，便有了受孕生殖的能力。此时，两性交媾，两精结合于胞宫，就构成了胎孕。《类经·藏象类》说："阴阳交媾，胎孕乃凝，所藏之处，名曰子宫。"受孕之后，月经停止来潮，脏腑经络气血皆下注于冲任，到达胞宫以养胎。胎儿在胞宫内生长发育10个月左右就从胞宫娩出。肾中精气旺盛，冲任气血充盈，子宫提供给胎儿的气血、养料充足，则胎儿生长发育正常。肾中精气亏虚，冲任二脉不固，或血虚不足以养胎，则可见胎儿发育不良、胎动不安或流产。

（二）女子胞与脏腑经络的关系

女子胞在生理上和肾脏及经络中的冲脉、任脉的关系最为密切。《灵枢·五音五味》说："冲脉、任脉皆起于胞中。"而生殖功能由肾所主，女子年至二七，肾中精气渐盛，胞宫发育成熟，则"天癸至，任脉通，太冲脉盛"，这时就有月经来潮，具有生殖能力；年至七七，肾中精气虚衰，则"任脉虚，太冲脉衰少，天癸竭"，于是月经闭止，生殖能力也随之丧失。所以胞宫能否正常排经和孕育胎儿，取决于冲、任二脉的盛衰，而冲任二脉的盛衰又取决于肾中精气的盛衰。如果肾中精气亏虚，冲任二脉气血不足，就会影响胞宫的正常功能，出现月经不调、闭经或不孕等症。

由于月经的通行和胎儿的孕育，都有赖于血液，而肝藏血、主疏泄、促进血行，脾生血统血，心主血，所以，胞宫的生理功能与肝、脾、心三脏也有关系。当肝、脾、心的功能失调时，胞宫往往也受到影响，因而发生月经与妊娠方面的病变。

【考纲摘要】

1.女子胞的生理功能。

2.女子胞与脏腑经脉的关系。

项目五 脏腑之间的关系

人体是一个有机整体，各脏腑的功能活动不是孤立的，而是密切相关的，在生理上相互依存、相互制约，病理上相互影响、相互传变。脏腑之间的关系，主要包括脏与脏之间的关系、脏与腑之间的关系和腑与腑之间的关系三种情况。

一、脏与脏之间的关系

心、肺、脾、肝、肾五脏，不仅有各自的生理功能和特定的病理变化，而且存在着复杂的生理联系和病理影响。虽然五行学说可以阐述五脏之间的生理和病理现象，但实际上五脏之间的关系早已超越了五行生克乘侮的范围。五脏之间除了五行间的相互关系外，还存在着阴阳之间的关系，精、气、血、津液等物质上的联系，以及生理功能上的联系。目前，多从五脏生理功能方面来阐释五脏之间的关系。

（一）心与肺

心与肺之间的关系，主要体现为气和血之间的相互依存和相互为用关系。

心主血，肺主气。肺主气，助心行血。有形之血液必须依赖气的推动才能正常运行。心主血，心气的推动是血液运行的基本动力，但肺主气而助心行血，也是血液正常运行的一个重要条件。

心主血载气布散。无形之气必须依附于有形之血，才能运行于全身而不致散失。肺主气，主管着呼吸之气和一身之气，气附血中，只有血液运行的正常，方能维持肺呼吸功能的正常。心主血，推动血液运行，促进着肺主气的功能。

另外，积于胸中的宗气，能够贯心脉行气血，走息道司呼吸，从而加强了血液运行与呼吸之间的协调平衡。因此，宗气是连结心之搏动和肺之呼吸的中心环节。心肺两脏之间相互依存、相互为用，保证了气血的正常运行，维持了人体各组织、器官的正常功能活动。

在病理情况下，心肺两脏相互影响。肺气虚或肺气壅塞，不能助心行血，可导致心血运行异常而见胸痛、心悸、唇舌青紫等心脉瘀阻的表现。反之，心气不足，心阳不振，致血行不畅，瘀阻心脉，也会影响肺的呼吸，出现咳嗽、气喘、胸闷等症。

（二）心与脾

心主血而脾生血，心主行血而脾主统血。心与脾的关系，主要表现在血液生成方面的相互为用及血液运行方面的相互协同两个方面。

1.血液生成　心主一身之血，心血供养于脾以维持其正常的运化功能。水谷精微通过脾的转输升清作用，上输于心肺，贯注于心脉而化赤为血。脾主运化而为气血生化之源。脾气健旺，血液化生有源，以保证心血充盈。若脾虚失于健运，化源不足、统血无权或慢性失血，均可导致血虚而心失所养。而劳神思虑过度，既耗心血，又损脾气，亦可形成心脾两虚之证。临床常见眩晕、心悸、失眠、多梦、腹胀、食少、体倦无力、精神萎靡、面色无华等症，常以补养心脾的归脾汤来治疗。

2. 血液运行 血液在脉中正常运行，既有赖于心气的推动以维持通畅而不迟缓，又依靠脾气的统摄以使血行脉中而不逸出。若心气不足，行血无力，或脾气虚损，统摄无权，均可导致血行失常的病理状态，或见气虚血瘀，或见气虚失摄的出血等。

（三）心与肝

心与肝的关系主要表现在血液和神志两个方面。

1. 血液方面 心主血，肝藏血。心之行血生血功能正常，则肝有所藏，并能调节血量分配；肝藏血功能正常，血液充盈，则心有所主，肝之疏泄功能促进血行，又有助于心主血脉功能的正常。病理上，心血不足，肝血常因之而虚；肝血不足，心血常因之而损。故临床上心悸、失眠等心血不足病症常与视物昏花、月经涩少等肝血不足病症同时并见，即心肝血虚证临床常见。

2. 神志活动 心主神志，肝主疏泄，调畅情志。心肝两脏，相互为用，共同调节人的精神情志活动。心血充盈，则心神健旺，有助于肝气疏泄，情志调畅；反之，肝疏泄有度，情志调畅，则有利心主神志。病理上，心神不安与肝气郁结，心火过亢与肝火炽盛，常同时出现或相互引动，从而使精神恍惚与情志抑郁往往同时并存，心烦失眠与急躁易怒等症往往同时并见。

（四）心与肾

心与肾的关系主要表现在心肾阴阳水火互制互济及精神互用、精血互生等方面。

1. 阴阳水火互制互济 心居于上，属阳属火；肾居于下，属阴属水。正常情况下，心火（阳）下降于肾，以温肾阳而使肾水不寒；肾水（阴）上济于心，以滋心阴而使心火不亢。这种彼此交通、相互制约、相互为用的平衡协调关系，称为"心肾相交"或"水火既济"。若肾水不足不能上济心阴，或心火过亢不能下温肾水，可见心烦、失眠、多梦、腰膝酸软，或男子梦遗、女子梦交等心肾不交的临床表现。

2. 精神互用 心藏神，肾藏精。精能化气生神，为气、神之源；神能控精驭气，为精、气之主。故积精可以全神，神清可以控精。病理上，精亏则神衰，神志异常又可致精的代谢失常。肾精不足，不能奉养心神，或心神不足，无力控驭肾精，则在上可见心神恍惚、精神疲惫，在下可见梦遗、滑精等症。

3. 精血互生 心主血，肾藏精。精血之间可互生互化，肾精充足则能生髓化血，使心血充盈；心血充盈亦可化精，使肾精充盛。病理上，肾精亏损，不能生髓化血，或心血不足，血不化精，均可导致精血亏虚，而见心悸怔忡、面白舌淡、精神恍惚、腰膝酸软、发白齿摇、不孕不育等症。

（五）肺与脾

肺与脾的关系主要表现在气的生成和水液代谢两个方面。

1. **气的生成**　脾为生气之源，肺为主气之枢。肺司呼吸，吸入自然界清气，脾主运化，化生水谷精气，二者是生成气的主要物质基础。只有两脏协同作用，才能保证气的生成充沛。若脾气虚损，运化无力，常可导致肺气不足；肺气亏虚亦可累及于脾，导致脾气虚弱，出现体倦乏力、少气懒言等肺脾两虚的病理变化。

2. **水液代谢**　脾主运化水液，肺主通调水道。一般情况下，脾将吸收的水液上输于肺，通过肺的宣发肃降作用布散周身。脾肺两脏协调配合，相互为用，是保证津液正常生成、输布和排泄的重要环节。病理上，脾失健运，水湿内停，湿聚成痰，可影响肺的宣降功能，常见咳嗽、喘息、咯痰等症，所以有"脾为生痰之源，肺为贮痰之器"的说法；反之，肺病日久，也可影响脾的运化功能，如肺失宣降，湿停中焦，脾阳受困，可出现水肿、倦怠、腹胀、便溏等症。

（六）肺与肝

肝主升发，肺主肃降。肺与肝的联系，主要体现在人体气机升降方面。

肺位于膈上，为阳中之阴脏，其气肃降；肝位于膈下，为阴中之阳脏，其气升发。肝气以升发为宜，肺气以肃降为顺。此为肝肺气机升降的特点。肝升与肺降，既相互制约，又相互为用，升降协调，对全身气机的调畅，气血的调和，起着重要的调节作用。病理状态下，肝肺两脏可相互影响。如肝郁化火，可耗伤肺阴，使肺气不得肃降，出现胁痛、易怒的同时，又见咳嗽、胸痛、咯血等表现，称之为"肝火犯肺"，也称为"木火刑金"；另一方面，肺失清肃，燥热内盛，也可伤及肝阴，致肝阳亢逆，升发太过，出现咳嗽的同时，又见头晕胀痛、急躁易怒、面红目赤、胁肋引痛等肺病及肝之候。

（七）肺与肾

肺与肾的关系主要表现在津液代谢、呼吸运动和金水相生三个方面。

1. **津液代谢**　肾主水，能升清降浊，主司水液的蒸腾气化；肺为水之上源，主宣发肃降，通调水道。肺气宣降行水的功能，有赖于肾之气化作用的促进；肾主水司开阖的功能，也有赖于肺气的肃降作用使水液下归于肾。肺肾两脏相互为用，共同维持体内水液代谢的平衡。在病理状态下，肺失宣降或肾的气化功能失调，均可导致水液代谢失常而出现尿少、水肿等症。

2. **呼吸运动**　肺为气之主，肾为气之根；肺主出气，肾主纳气。人体的呼吸运动虽由肺所主，但需要肾的纳气功能协助，肺所吸入的清气才能下纳于肾，以保持吸气的深度。肺肾协调，相互配合，才能维持正常的呼吸运动。在病理上，肾中精气不足，摄纳无权，气浮于上，或肺病久虚，伤及肾气，均可出现气喘、呼多吸少、动则更甚等症。

3.金水相生　肺属金，肾属水，肺肾两脏之阴相互资生、相互为用。肺阴充足，下输于肾，滋养肾阴，则肾阴充盛；肾阴为一身阴液之本，肾阴充盛，上养肺阴，则肺阴充足。肺肾之阴互资互用的这种关系称为"金水相生"。在病理上，肺阴虚可损及肾阴，肾阴虚也可累及肺阴，均可出现五心烦热、潮热、颧红、盗汗、干咳喑哑、腰膝酸软等肺肾阴虚的临床表现。

（八）肝与脾

肝与脾的关系，主要表现在消化吸收功能的协同作用和两脏对血液的调控两个方面。

1.消化方面　肝主疏泄，调畅气机，疏利胆汁，促进脾胃对饮食物的纳运功能。脾主运化，为气血生化之源，化源充足，肝体得养，则疏泄正常。此正所谓"土得木而达""木赖土以培之"。病理上，肝脾病变常相互影响。如肝失疏泄，气机不畅，可致脾失健运，出现胁痛腹胀、纳呆、腹泻等肝脾不调的表现。脾失健运，也可影响肝的疏泄，如脾虚生湿，蕴久化热，湿热郁蒸，肝胆疏泄不利，可形成黄疸。

2.血液方面　脾主生血统血；肝主藏血，调节血量，收摄血液，肝主疏泄促进血行。肝脾两脏在血的生成、贮藏及运行等方面有着密切的联系。脾运健旺，生血有源，且血不溢出脉外，则肝有所藏，贮血充足，调节有度。肝血充足，疏泄正常，则促进脾的功能。肝收摄血液，主持凝血；脾统摄血液，防止出血，肝脾两脏相互协作，共同维持血液在脉管内的正常运行。病理上，若脾虚血液生化无源，或脾不统血，失血过多，均可导致肝血不足，出现头晕眼花或妇女月经量少、经闭等症；脾不统血，肝不藏血，均可致血溢脉外而见各种出血。

（九）肝与肾

肝与肾的关系主要表现在精血同源、藏泄互用和阴阳承制三个方面。

1.精血同源　肝藏血，肾藏精，精血互化。肝血赖肾精的滋养，肾精赖肝血的补充，肝血与肾精相互资生、相互转化，故有"精血同源""肝肾同源""乙癸同源"的说法。在病理情况下，肾精亏损，可导致肝血不足；肝血不足，也会引起肾精亏损，出见健忘少寐、头晕目眩、耳聋耳鸣、腰膝酸软等肝肾精血两亏的病变。

2.藏泄互用　肝主疏泄，肾主封藏，两者既相互制约，又相互为用。肝之疏泄可使肾气封藏开阖有度，肾之封藏可防肝气疏泄太过。肝之疏泄与肾之封藏相反相成，共同维持和调节女子月经的来潮和男子的排精。若肝肾藏泄失调，女子可见月经周期紊乱，经量或多或少；男子可见遗精早泄或阳强不泄等症。

3.阴阳承制　肝肾阴阳相互资助，相互制约。肾阴滋养肝阴，共同制约肝阳，防止其过亢；肾阳资助肝阳，共同温煦肝脉，防止肝脉寒滞。在病理情况下，肾阴不足，不能滋养肝阴而导致肝阳上亢，出现头晕头胀、面红目赤、急躁易怒等症，称为"水不涵木"；肝阳妄动化火，可下劫肾阴，出现烦热、盗汗、腰膝酸软、男子遗精、女子梦交等症；肾阳不足累及肝阳，下焦阴寒内盛，可见少腹冷痛、阳痿精冷、宫寒不孕等症。

（十）脾与肾

脾与肾的关系主要表现为先后天相互资生和调节水液代谢两个方面。

1. 先后天相互资生　脾主运化，为后天之本；肾主藏精，为先天之本。脾之运化，依赖于肾阳的推动和温煦才能旺盛；肾之精气，也依赖于脾运化的水谷精微的充养和培育才能保持充盈。两脏在生理上相互资助、相互促进，即所谓"先天促后天，后天养先天"，病理上也会互相影响。如肾阳不足不能温煦脾阳，或脾阳不足进而累及肾阳，皆可见腹部冷痛、下利清谷、五更泄泻、水肿、腰膝酸冷等脾肾阳虚之候。

2. 调节水液代谢　脾主运化水液，肾主水液开阖。脾主运化水液有赖于肾阳蒸腾气化作用的支持；肾主水液开阖也有赖于脾运化水液功能的协助。脾肾两脏相互协作，共同保持津液代谢的协调平衡。病理方面，脾虚失运，水湿内生，经久不愈，可致肾虚水泛；肾虚开阖失司，水液内停，亦可影响脾的运化功能，最终均可导致尿少浮肿、腹胀便溏、畏寒肢冷、腰膝酸软等脾肾两虚，水湿内停之证。

【考纲摘要】

1. 心与肺的关系。

2. 心与脾的关系。

3. 心与肝的关系。

4. 心与肾的关系。

5. 肺与脾的关系。

6. 肺与肝的关系。

7. 肺与肾的关系。

8. 肝与脾的关系。

9. 肝与肾的关系。

10. 脾与肾的关系。

二、腑与腑之间的关系

六腑各自的功能虽然各有特点，但其共同的生理功能是"传化物"，即所谓"六腑者，所以化水谷而行津液者也"（《灵枢·本脏》）。故六腑之间的关系主要体现在饮食物的消化、吸收和排泄过程中的相互联系和密切配合方面。

饮食入胃，经胃的受纳腐熟，变成食糜，下传小肠，小肠受盛由胃降送而来的食糜，再进一步消化。在这个过程中，胆排泄胆汁进入小肠以助消化。小肠泌别清浊，其清者，经脾的转输、布散以营养全身；其浊者，由小肠下输大肠，经大肠传导与燥化形成粪便由肛门排出体外；其水液，由小肠、大肠吸收，经气化以三焦为通道而输转全身，代谢以后的包含代谢废物的水液通过肾的气化化为尿注入膀胱，由膀胱暂时贮存，当膀胱内的尿液贮存到一定量之后经气化自主地排出体外。因此，人体对饮食物的消化、吸收和排泄过程，是六腑分工协作、共同完成的。

六腑之间在生理上密切联系，在病理上必然会相互影响。如胃中实热，灼伤津液，可导致大便秘结不通，大肠传导不利；大肠传导失常，腑气不通，也可影响及胃，引起胃气上逆，出现恶心、呕吐等症。又如胆火炽盛，每可犯胃，出现呕吐苦水等胃失和降之症；而脾胃湿热，郁蒸肝胆，胆汁外溢，则可见口苦、黄疸等症。

六腑传化水谷，需要不断地受纳、消化、传导和排泄，虚实更替，宜通而不宜滞，故有"六腑以通为用"和"腑病以通为补"的说法。

三、脏与腑之间的关系

脏与腑之间的关系主要是脏腑阴阳表里配合关系。脏属阴而腑属阳，阴主里而阳主表。一脏一腑，一阴一阳，一里一表，通过经脉相互属络，相互配合，构成表里关系。

一脏一腑的表里配合关系，其依据主要有三：一是经脉属络。即属脏的经脉络于所合之腑，属腑的经脉络于所合之脏。如手太阴肺经属肺络大肠，手阳明大肠经属大肠络肺，肺与大肠构成脏腑表里配合关系。二是生理配合。如肺气肃降，有助于大肠的传导，大肠的传导又有助于肺气的肃降。三是病理相关。如肺热壅盛，失于肃降，可致大肠传导失职而大便秘结；反之亦然。脏腑阴阳表里配合关系的临床意义在于，相为表里的脏和腑之间在生理上密切联系，在病理上常相互影响，脏病可以及腑，腑病也可以及脏，最后脏腑同病，因此，治疗上就有脏病治腑、腑病治脏、脏腑同治的方法。

（一）心与小肠

手少阴心经属心络小肠，手太阳小肠经属小肠络心，两者经脉相互属络构成表里相合关系。

心与小肠生理上相互为用。心主血脉，心阳之温煦，心血之濡养，有助于小肠的化物功能；小肠主化物，泌别清浊，吸收水谷精微和水液，其中浓厚部分经脾气转输于心，化血以养其心脉。

心与小肠病理上相互影响。心经实火，可移热于小肠，而见尿少、尿热、尿赤、尿痛等小肠实热的症状；反之，小肠有热，亦可循经上炎于心，可见心烦、舌赤糜烂等表现。

（二）肺与大肠

手太阴肺经属肺络大肠，手阳明大肠经属大肠络肺，两者经脉相互属络构成表里相合关系。

肺与大肠的生理联系，主要体现在肺气肃降与大肠传导功能之间的相互为用。肺气清肃下降，气机调畅，能促进大肠的传导，有利于糟粕的排出；大肠传导正常，糟粕下行，亦有利于肺气的肃降。两者配合协调，从而使肺主呼吸及大肠传导功能均正常。

肺与大肠在病理上亦可相互影响。肺气壅塞，失于肃降，可引起腑气不通，排便困难；若大肠实热，传导不畅，腑气阻滞，也可影响到肺的宣降，出现胸满、咳喘等症。

（三）脾与胃

脾与胃同居中焦，以膜相连。足太阴脾经属脾络胃，足阳明胃经属胃络脾，两者经脉相互属络构成表里相合关系。脾胃共同完成饮食物的受纳、消化、吸收和输布功能。脾与胃的关系，主要表现在纳运相助、升降相因、燥湿相济三方面。

1. 纳运相助　胃主受纳、腐熟水谷，是脾主运化水谷的前提条件；脾主运化、转输精微，也为胃的继续受纳腐熟水谷提供条件及能量。脾胃纳运相助，共同完成对饮食物的受纳、消化及其精微的吸收和输布，两者同为后天之本，气血生化之源。脾失健运，可致胃纳谷不香；胃气失和，亦可影响脾之健运，出现食少便溏、腹胀脘痞等脾胃纳运失调的病变。

2. 升降相因　脾主升清，胃主降浊。在饮食物的消化吸收过程中，脾气上升，将运化吸收的水谷精微等营养物质向上输布，则有助于胃气的通降；胃气通降，将初步消化的食糜及食物残渣向下传导，也有助于脾之升清。脾胃之气升降相因，既保证了饮食纳运功能的正常进行，又维护着内脏位置的相对恒定。在病理上，脾失健运，清气不升，可影响胃的受纳和降，甚或导致胃气上逆，出现纳呆、恶心呕吐、呃逆等症。脾虚气陷，升举无力，还可导致脘腹坠胀、内脏下垂等病变。反之，食滞胃脘，浊气不降，也可影响脾之运化及升清功能，症见腹胀腹泻、头晕目眩等。故《素问·阴阳应象大论》说："清气在下，则生飧泄；浊气在上，则生䐜胀。"

3. 燥湿相济　脾胃相对而言，脾为脏属阴，依赖阳气的温煦，脾阳健旺才能运化和升清，故性喜燥而恶湿；胃为腑属阳，依赖阴液的滋润，胃阴充足自能受纳腐熟和通降，故性喜润而恶燥。《临证指南医案》说："太阴湿土得阳始运，阳明燥土得阴自安。"脾胃燥润喜恶之性不同，但又相互为用，燥湿相济，阴阳相配，才能保证脾胃正常纳运与升降，完成饮食物的传化过程。如湿困脾运，可导致胃纳不振；胃阴不足，亦可影响脾运功能。脾湿则其气不升，胃燥则其气不降，可见中满痞胀、排便异常等症。

（四）肝与胆

肝居于右胁内，胆附于肝之下。足厥阴肝经属肝络胆，足少阳胆经属胆络肝，两者经脉相互属络构成表里相合关系。肝和胆的关系主要体现在同司疏泄，共主勇怯两个方面。

1.同司疏泄　生理上，胆汁来源于肝之余气，胆汁的正常分泌和排泄，依赖于肝主疏泄功能的调节和控制；胆汁排泄通畅，又有助于肝主疏泄功能的正常。在病理上，肝的疏泄功能失常，就会影响胆汁分泌与排泄；而胆汁排泄不畅，亦会影响肝的疏泄，最终均可导致肝胆同病，出现胁肋胀满、口苦、黄疸等症。治疗上，治肝的药物多具有疗胆的功效，而利胆的药物同样多具有疏肝的作用，故肝胆多同治。

2.共主勇怯　肝为将军之官而主谋虑，胆为中正之官而主决断，谋虑后则必须决断，而决断又来自谋虑，故二者在精神情志方面是密切联系的。正如《类经·藏象类》所说："胆附于肝，相为表里，肝气虽强，非胆不断，肝胆相济，勇敢乃成。"肝胆配合，人的情志活动正常，遇事则能正常决断。若肝气疏泄失常，可表现为决而无谋的武断；反之，胆气虚又可表现为谋而不决的优柔寡断。

（五）肾与膀胱

肾居腰部，膀胱位于小腹，两者通过输尿管相连。足少阴肾经属肾络膀胱，足太阳膀胱经属膀胱络肾，两者经脉相互属络构成表里相合关系。

膀胱贮存的尿液有赖于肾的气化而产生，膀胱的贮尿和排尿功能有赖于肾的固摄和气化。肾中精气充足，气化正常，固摄有权，则膀胱开阖有度，尿液的生成和排泄正常。若肾气不足，气化失常，固摄无权，膀胱之开阖失度，可出现小便不利、尿少、癃闭或遗尿、尿频、小便失禁等症。

【考纲摘要】

1.心与小肠的关系。

2.肺与大肠的关系。

3.脾与胃的关系。

4.肝与胆的关系。

5.肾与膀胱的关系。

复习思考

一、A型题

1.藏象的基本含义是（　　　）

　A.五脏六腑的形象

　B.内在组织器官的形象

　C.五脏六腑和奇恒之腑

D. 藏于内的脏腑及表现于外的生理病理现象

E. 以五脏为中心的整体观

2. 五脏生理功能的特点是（　　　）

A. 传化物而不藏，实而不能满

B. 藏精气而不泻，实而不能满

C. 藏精气而不泻，满而不能实

D. 传化物而不藏，满而不能实

E. 虚实交替，泻而不藏

3. 机体的生长发育主要取决于（　　　）

A. 血液的营养　　　　　　B. 津液的滋润　　　　　　C. 水谷精微的充养

D. 肾中精气的充盈　　　　E. 心血的充盈

4. 促进性功能成熟的物质是（　　　）

A. 肾精　　　　　　　　　B. 肾气　　　　　　　　　C. 血液

D. 天癸　　　　　　　　　E. 元气

5. 毛发的荣枯主要与体内哪两种物质的盛衰有关（　　　）

A. 精与气　　　　　　　　B. 精与液　　　　　　　　C. 精与血

D. 津与气　　　　　　　　E. 气与血

6. 最易导致肾气不固的情志因素是（　　　）

A. 喜　　　　　　　　　　B. 怒　　　　　　　　　　C. 忧

D. 恐　　　　　　　　　　E. 悲

7. 脾主运化是指（　　　）

A. 运化水液　　　　　　　B. 运化水湿　　　　　　　C. 运化水谷

D. 运化水谷和水液　　　　E. 化生血液

8. 五脏中具有"升举内脏"功能的是（　　　）

A. 肾　　　　　　　　　　B. 脾　　　　　　　　　　C. 肺

D. 肝　　　　　　　　　　E. 心

9. 脾统血主要是指（　　　）

A. 控制血液运行的流速　　B. 增加内脏血液的容量

C. 控制血液的外周流量　　D. 控制血液在脉道内运行

E. 使血液上输于心肺和头目

10. 脾统血的作用机制是（　　　）

A. 气的固摄作用　　　　　B. 气的温煦作用　　　　　C. 气的气化作用

D. 气的推动作用　　　　　E. 气的防御作用

11. 下列哪项不属于肺的宣发功能（   ）

    A. 排出体内浊气

    B. 宣发卫气

    C. 将津液输布全身，外达皮毛

    D. 将代谢后的津液化为汗液排出体外

    E. 使全身的血液会聚于肺

12. 肺的通调水道功能主要依赖于（   ）

    A. 肺主一身之气   B. 肺司呼吸   C. 肺主宣发和肃降

    D. 肺朝百脉   E. 肺输精于皮毛

13. 下列哪项有误（   ）

    A. 心在体合脉   B. 肺在体合鼻   C. 脾在体合肉

    D. 肝在体合筋   E. 肾在体合骨

14. 将水谷精微布散于皮毛的脏是（   ）

    A. 心   B. 肺   C. 脾

    D. 肝   E. 肾

15. 在肝主疏泄各种功能表现中，最根本的是（   ）

    A. 调畅情志   B. 调畅气机   C. 调节血量

    D. 疏通水道   E. 促进脾胃运化功能

16. 与脾胃升降关系最密切的是（   ）

    A. 心   B. 肺   C. 肝

    D. 肾   E. 膀胱

17. 两目干涩，视物不清，主要责之于（   ）

    A. 肝经风热   B. 肝火上炎   C. 肝风内动

    D. 肝之阴血不足   E. 肝阳上亢

18. 五脏六腑之大主是（   ）

    A. 心   B. 肺   C. 脾

    D. 肝   E. 肾

19. 心对血液的主要作用是（   ）

    A. 化生血液   B. 运行血液   C. 固摄血液

    D. 营养血液   E. 以上都不是

20. 心主神志最主要的物质基础是（   ）

    A. 津液   B. 血液   C. 精液

    D. 宗气   E. 营气

21. 下列哪项不符合心阳不足（　　　）

　　A. 舌色偏淡　　　　　　　B. 脉迟　　　　　　　C. 倦怠思睡

　　D. 精神萎靡　　　　　　　E. 夜眠不安

22. 制定"利小便即所以实大便"治法的依据是（　　　）

　　A. 脾运化水液　　　　　　B. 肺通调水道　　　　C. 大肠传化糟粕

　　D. 小肠泌别清浊　　　　　E. 膀胱贮尿、排尿

23. 全身"元气"和"水液"运行的通道是（　　　）

　　A. 三焦　　　　　　　　　B. 肺、脾、肾　　　　C. 十二经脉

　　D. 奇经八脉　　　　　　　E. 以上均不是

24. 称为水谷、气血之海的是（　　　）

　　A. 脾　　　　　　　　　　B. 胃　　　　　　　　C. 大肠

　　D. 小肠　　　　　　　　　E. 三焦

25. 既属"五体"又属"奇恒之腑"的是（　　　）

　　A. 脉　　　　　　　　　　B. 脑　　　　　　　　C. 髓

　　D. 女子胞　　　　　　　　E. 胆

26. 下列除哪项外，均属"五液"内容（　　　）

　　A. 尿　　　　　　　　　　B. 涎　　　　　　　　C. 涕

　　D. 泪　　　　　　　　　　E. 唾

27. "水火既济"是指哪两脏的关系（　　　）

　　A. 心肺关系　　　　　　　B. 心肾关系　　　　　C. 肝肾关系

　　D. 肺肾关系　　　　　　　E. 脾肾关系

28. 具有调节女子行经、男子排精功能的两脏是（　　　）

　　A. 心与肾　　　　　　　　B. 肺与肾　　　　　　C. 脾与肾

　　D. 肝与肾　　　　　　　　E. 肝与脾

29. 精血同源是指哪两脏的关系（　　　）

　　A. 心肺关系　　　　　　　B. 心肾关系　　　　　C. 肝肾关系

　　D. 肺肾关系　　　　　　　E. 脾肾关系

30. "金水相生"是指哪两脏的关系（　　　）

　　A. 心肺关系　　　　　　　B. 心肾关系　　　　　C. 肝肾关系

　　D. 肺肾关系　　　　　　　E. 脾肾关系

31. 调节气机升降是指哪两脏的关系（　　　）

　　A. 心肺关系　　　　　　　B. 肺肝关系　　　　　C. 肝肾关系

　　D. 肺肾关系　　　　　　　E. 脾肝关系

32. 先后天相互资生是指哪两脏的关系（　　　）

    A. 心肺关系　　　　　　　　B. 心肾关系　　　　　　　　C. 肝肾关系

    D. 肺肾关系　　　　　　　　E. 脾肾关系

33. 气和血之间的相互依存和相互为用是指哪两脏的关系（　　　）

    A. 心肺关系　　　　　　　　B. 心肾关系　　　　　　　　C. 肝肾关系

    D. 肺肾关系　　　　　　　　E. 脾肾关系

34. 心在志为（　　　）

    A. 怒　　　　　　　　　　　B. 思　　　　　　　　　　　C. 喜

    D. 悲　　　　　　　　　　　E. 恐

35. 肺主一身之气的作用，主要取决于（　　　）

    A. 生成宗气　　　　　　　　B. 调节气机　　　　　　　　C. 宣发卫气

    D. 肺的呼吸功能　　　　　　E. 肺的行水功能

36. 肺的门户是（　　　）

    A. 鼻　　　　　　　　　　　B. 腠理　　　　　　　　　　C. 喉

    D. 汗孔　　　　　　　　　　E. 口

37. 称为"后天之本"的脏是（　　　）

    A. 心　　　　　　　　　　　B. 脾　　　　　　　　　　　C. 肺

    D. 肝　　　　　　　　　　　E. 肾

38. 具有"喜燥恶湿"特性的脏是（　　　）

    A. 心　　　　　　　　　　　B. 脾　　　　　　　　　　　C. 肺

    D. 肝　　　　　　　　　　　E. 肾

39. 具有"喜润恶燥"特性的内脏是（　　　）

    A. 胆　　　　　　　　　　　B. 脾　　　　　　　　　　　C. 大肠

    D. 胃　　　　　　　　　　　E. 三焦

40. 有"刚脏"之称的脏是（　　　）

    A. 肺　　　　　　　　　　　B. 脾　　　　　　　　　　　C. 肝

    D. 心　　　　　　　　　　　E. 肾

41. "筋之余"是指（　　　）

    A. 发　　　　　　　　　　　B. 齿　　　　　　　　　　　C. 爪

    D. 脉　　　　　　　　　　　E. 骨

42. 被称为"五脏阴阳之本"的脏是（　　　）

    A. 心　　　　　　　　　　　B. 肾　　　　　　　　　　　C. 肺

D. 脾　　　　　　　　E. 肝

43. 具有主纳气功能的脏是（　　　）

　　A. 心　　　　　　　　B. 肾　　　　　　　　C. 肺

　　D. 脾　　　　　　　　E. 肝

44. 具有主决断功能的腑是（　　　）

　　A. 胆　　　　　　　　B. 胃　　　　　　　　C. 小肠

　　D. 大肠　　　　　　　E. 膀胱

45. 下列不属于奇恒之腑的是（　　　）

　　A. 脑　　　　　　　　B. 髓　　　　　　　　C. 骨

　　D. 筋　　　　　　　　E. 胆

46. "生痰之源"是指（　　　）

　　A. 肾　　　　　　　　B. 胃　　　　　　　　C. 脾

　　D. 肺　　　　　　　　E. 肝

47. 成人牙齿松动，过早脱落的根本原因在于（　　　）

　　A. 肾阳虚衰　　　　　B. 肾阴亏乏　　　　　C. 命门虚寒

　　D. 肝血亏虚　　　　　E. 肾精亏损

48. 下列哪项属于肾阳虚的症状（　　　）

　　A. 脉无力而迟缓　　　B. 午后潮热　　　　　C. 心烦不安

　　D. 舌干红　　　　　　E. 脉细数

49. "水脏"是指（　　　）

　　A. 肾　　　　　　　　B. 脾　　　　　　　　C. 三焦

　　D. 肺　　　　　　　　E. 膀胱

50. 四肢肌肉的壮实主要取决于（　　　）

　　A. 心主血脉功能　　　B. 肾主骨的功能　　　C. 脾主运化功能

　　D. 肺主气的功能　　　E. 肝的藏血功能

51. 联结心脏搏动和肺之呼吸的中心环节是（　　　）

　　A. 元气　　　　　　　B. 宗气　　　　　　　C. 卫气

　　D. 心气　　　　　　　E. 肺气

52. 六腑中与精神情志有关的是（　　　）

　　A. 大肠　　　　　　　B. 小肠　　　　　　　C. 胆

　　D. 胃　　　　　　　　E. 膀胱

53. 以下哪项有误（　　　）

　　A. 诸气者，皆属于肺　　　B. 诸血者，皆属于肝　　　C. 心主身之血脉

D. 脾主为胃行其津液　　E. 肾者水脏，主津液

54. "君主之官"是指（　　）

A. 肾　　　　　　　　B. 脾　　　　　　　　C. 心

D. 肺　　　　　　　　E. 肝

55. "相傅之官"是指（　　）

A. 肾　　　　　　　　B. 脾　　　　　　　　C. 心

D. 肺　　　　　　　　E. 肝

56. "将军之官"是指（　　）

A. 肾　　　　　　　　B. 脾　　　　　　　　C. 心

D. 肺　　　　　　　　E. 肝

57. "受盛之官"是指（　　）

A. 胃　　　　　　　　B. 胆　　　　　　　　C. 小肠

D. 膀胱　　　　　　　E. 大肠

58. "决渎之官"是指（　　）

A. 胃　　　　　　　　B. 胆　　　　　　　　C. 小肠

D. 膀胱　　　　　　　E. 三焦

59. 患者腹胀，下午尤甚，纳差、便溏3个月，近来伴心悸、失眠、多梦，舌淡，脉细弱无力。诊为（　　）

A. 心血不足　　　　　B. 脾气虚弱　　　　　C. 脾阳不足

D. 心脾两虚　　　　　E. 心肝血虚

60. 患者素体虚弱，自汗易感冒，近两年呼吸困难，活动则气喘，呼多吸少。诊为（　　）

A. 肺气虚弱　　　　　B. 脾气虚弱　　　　　C. 肺失宣肃

D. 肾不纳气　　　　　E. 肺肾气虚

61. 患者平素沉默寡言，性格内向，近月余观其精神过度抑郁，胸闷太息，纳呆腹胀，泄泻。诊为（　　）

A. 肝气郁结　　　　　B. 脾失健运　　　　　C. 心血不足

D. 心神失养　　　　　E. 肝脾不调

62. 患者平素沉默寡言，性格内向，近月余观其精神过度抑郁，胸闷太息，纳呆嗳气，呃逆。诊为（　　）

A. 肝气郁结　　　　　B. 脾失健运　　　　　C. 心血不足

D. 心神失养　　　　　E. 肝胃不和

63. 下列不属于表里关系的脏腑是（　　）

　　A. 心与心包　　　　　　B. 肺与大肠　　　　　　C. 脾与胃

　　D. 肾与膀胱　　　　　　E. 肝与胆

64. 脾与胃的关系主要表现为（　　）

　　A. 纳运相助　　　　　　B. 升降相因　　　　　　C. 燥湿相济

　　D. 以膜相连　　　　　　E. 以上均对

65. 与精神情志关系密切的脏是（　　）

　　A. 心肺　　　　　　　　B. 心肝　　　　　　　　C. 心肾

　　D. 肝肾　　　　　　　　E. 肺肝

66.《黄帝内经》是以以下哪几项的生长状态，作为观察肾中精气盛衰的标志（　　）

　　A. 齿骨发　　　　　　　B. 齿筋发　　　　　　　C. 齿脉发

　　D. 筋骨发　　　　　　　E. 筋骨脉

67. 心主血脉的功能状态可显现于（　　）

　　A. 面色　　　　　　　　B. 舌色　　　　　　　　C. 心胸部感觉

　　D. 脉象　　　　　　　　E. 以上都对

68. 与女子胞功能密切相关的内脏有（　　）

　　A. 肾　　　　　　　　　B. 脾　　　　　　　　　C. 心

　　D. 肝　　　　　　　　　E. 以上都对

二、B 型题

　　A. 心　　　　　　　　　B. 肺　　　　　　　　　C. 脾

　　D. 肝　　　　　　　　　E. 肾

69. "气之主"是（　　）

70. "气之根"是（　　）

　　A. 心　　　　　　　　　B. 肺　　　　　　　　　C. 脾

　　D. 肝　　　　　　　　　E. 肾

71. 称"先天之本"的是（　　）

72. 称"封藏之本"的是（　　）

73. 称"罢极之本"的是（　　）

　　A. 肝　　　　　　　　　B. 胆　　　　　　　　　C. 三焦

　　D. 心　　　　　　　　　E. 膻中

74. "谋虑出焉"是指（　　）

75. "水道出焉"是指（　　）

76. "决断出焉"是指（　　　）

　　A. 水脏　　　　　　　B. 娇脏　　　　　　　C. 刚脏

　　D. 孤腑　　　　　　　E. 子脏

77. 三焦为（　　　）

78. 肺为（　　　）

三、问答题

1. 五脏、六腑的共同生理功能和共同生理特点分别是什么？

2. 五脏、六腑、奇恒之腑的主要生理功能分别是什么？

3. 五脏的生理联系分别是什么？

4. 脏与脏、脏与腑、腑与腑的关系分别是什么？

5. 为什么说脾胃为"后天之本""气血生化之源"？

四、案例分析

1. 李某，男，56岁，近年有心悸怔忡，左胸部憋闷疼痛，时发时止，现症见左胸部阵发闷痛及刺痛，胸闷心悸，咯痰较多，动则气短，面白体胖，身重体倦，舌淡，苔白腻，脉沉弱或结代。

试分析：患者的病变主要在哪一个脏？为什么？

2. 陈某，女，23岁。患者素体虚弱，稍进油腻则大便泄泻。近半月来，自觉精神疲惫，乏力，自汗，纳谷不香，脘腹胀满，大便溏泄，曾服数种西药（药名不详），疗效不显，今要求中医治疗。见面色萎黄，形体消瘦，舌淡苔白，脉弱无力。

试分析：患者的病变主要在哪一个脏？为什么？

扫一扫，看课件

模 块 四

精气血津液学说

【学习目标】

知识目标：能准确叙述精、气、血、津液的基本概念及其生理功能；能叙述气的分类及其生成、分布和功能；能概述精气血津液之间的关系。

能力目标：通过学习，能运用精气血津液理论初步解释人体生理功能；能运用精气血津液理论辨识人体脏腑、经络的病理变化。

素质目标：通过学习精、气、血、津液理论，深入研究基本物质的功能及相互作用的知识，增强中医学的系统思维，培养良好的中医学辨证素养。

精、气、血、津液是构成人体和维持人体生命活动的基本物质。精，是人体内最精专的精微物质，生命之源；气，是活力很强，运行不息，无形可见的极细微物质；血，是循行于脉中的红色液体；津液，是人体内一切正常水液的总称。

精、气、血、津液是人体脏腑、经络、形体、官窍进行生理活动的物质基础，是构成人体和维持人体生命活动的基本物质。而其生成和代谢，又都依赖于脏腑、经络、形体、官窍的正常生理活动。在生理和病理状态下二者均相互依赖、相互影响。

精气血津液学说是研究人体基本生命物质的生成、输布及其生理功能的学说。它从整体观念的角度来研究构成人体和维持人体生命活动的基本物质，揭示了人体脏腑、经络等组织器官生理活动和病理变化的物质基础。人体生命来源于精，生命活动的维持有赖于气，生命活动的总体现在于神。所以，精、气、神三者被称为人身之"三宝"。

知 识 链 接

精、气、血、津液是人体的功能基本单位。现代医学研究的人体器官组织都是被包围在体液之中，血液、淋巴液及器官、组织、细胞之间的液体都是体液。血液由血细胞和血浆组成，中医学里宗气、营气和血的作用就像血细胞的功能；各种蛋白质、酶、激素及无机盐、葡萄糖、脂肪、胆固醇、维生素等则是精、气、血功能综合发挥的作用。

项目一　精

一、精的概念

精，是指体内的精微物质，是构成和维持人体生命活动的基本物质之一。《素问·金匮真言论》说："夫精者，身之本也。"《灵枢·经脉》又说："人始生，先成精。"精有广义和狭义之分，广义之精泛指体内一切精微的物质，包括气、血、津液及从饮食物中吸收的水谷精微等统称为"精气"，也是指精、血、津、液的统称，《读医随笔·气血精神论》"精有四：曰精也，曰血也，曰津也，曰液也"，实为生命物质气、血、精、津、液的概称。狭义之精，指肾中所藏之精，又称"肾精"，分为先天之精和后天之精。先天之精，即生殖之精，是促进人体生长、发育和生殖功能的基本物质；后天之精，是由饮食物化生的精，称为水谷之精。

二、精的生成

人体精的生成，主要来源于先天而充养于后天。

（一）先天之精

先天之精禀受于父母，是构成胚胎的原始物质。《灵枢·决气》曰："两神相抟，合而成形，常先身生，是谓精。"《灵枢·天年》认为人之始生，"以母为基，以父为楯"。《灵枢·本神》曰："生之来，谓之精。"在胚胎形成之后，直至胎儿发育成熟，这一过程中又必须依赖从母体汲取来的水谷之精的营养。

因此，先天之精，实际上包括原始生命物质，以及从母体所获得的各种营养物质，主要秘藏于肾。

（二）后天之精

后天之精来源于饮食水谷，又称为"水谷之精"。人出生之后，通过脾胃运化，不断地吸纳水谷之精微，以充养五脏，脏腑代谢生化精气，盈者贮藏于肾，以不断地滋养"先天之精"，如《素问·上古天真论》曰："肾者，主水，受五脏六腑之精而藏之。"后天之精化生于脾，贮藏于五脏，所以又称为"脏腑之精"。

人体之精，以先天之精为本，后天之精不断充养之，相互促进和资生。《景岳全书·脾胃》："命门得先天之气也，脾胃得后天之气也，是以水谷之精本赖先天为之主，而精血又必赖后天为之资。"两者相互依存，相互促进，借以保持人体之精气充盈。先天之精依赖后天之精的不断培育和充养，才能保持充盈；而后天之精又需要先天之精的活力资助，方可不断化生，故说："先天生后天，后天养先天。"

三、精的生理功能

（一）生殖繁衍

生殖之精是繁衍后代的物质基础，其中蕴藏着男女双方的遗传信息。具有遗传功能的先天之精主要藏于肾，在五脏六腑之精的资助下而生成生殖之精，具有繁衍生命的作用。《素问·上古天真论》中阐述了随着肾中精气不断充盈而产生了一种具有促进生殖能力的物质，称之为"天癸"。男子二八"天癸"至，出现了"精气溢泻"的生理现象；女子二七而"天癸"至，则出现了"月事以时下"的月经生理现象。可见肾精不仅产生生殖之精这种物质，而且化生肾气以促进生殖。

（二）促进生长发育

生长发育是以精为主要物质基础。人之生始于精，由精而成形，精是胚胎形成和发育的物质基础，在胚胎至胎儿生长成熟时期，精既是构成形体各组织器官的主要物质基础，又是促进胎儿生长发育的重要物质。正如《灵枢·经脉》所说："人始生，先成精，精成而脑髓生，骨为干，脉为营，筋为刚，肉为墙，皮肤坚而毛发长。"可见人的脑、髓、骨、脉、筋、肉、皮肤、毛发等皆由肾精生成。随着人体之精由盛到衰的变化，人体呈现出生、长、壮、老、已的生命运动规律。若肾精充盛，则人体生长发育正常；若肾精不足，则出现生长发育的迟缓或早衰。所以在临床中经常用补肾填精的方法治疗五软、五迟等病证。

（三）生髓充脑、养骨、化血

人体的脊髓、骨髓均由肾精所化生，肾藏精，精生髓，髓充脑。肾精充盛，脑海充盈则脑生长发育健全，脑健则生智慧、强意志、利耳目、轻身延年益寿。若肾精亏虚，不能生髓充脑，髓海不足，则出现头晕耳鸣、两眼昏花、智力减退、健忘等。故防治老年性痴呆多从补益肾精着手。肾精生髓充养骨骼，肾精充盛，骨骼得养而坚固有力，运动自如；反之，肾精不足，骨髓空虚，骨骼失养，则表现出小儿囟门迟闭、骨软无力，老年人则常发生骨质疏松、脆弱，易于骨折等病理变化。

肾精具有化生血液的作用。精生髓，髓生血，故精足则骨髓充，血液生化有源，故有"精血同源"之说。此外，水谷之精微是血液化生的物质基础，脏腑之精也不断地融合于血中以发挥化血作用。精化血理论，是补益精髓法治疗血虚证的理论依据。

（四）滋养濡润

精是滋润、濡养人体脏腑组织的重要物质。人以水谷为本，受水谷之气以生。饮食入胃，经过脾的运化作用转化为水谷精微，不断地输布到五脏六腑等全身各组织器官之中，起着滋养作用，维持人体的正常生理活动。其富余部分则归藏于肾，储以备用。肾中之精既不断贮藏，又不断地向全身输送，如此生生不息，维持着精在脏腑组织之间分布的协调平衡，促进着各脏腑组织的功能活动。若先天禀赋不足，或后天之精化生障碍，则肾精亏虚，五脏之精虚衰，脏腑组织得不到精的濡养，而导致功能的减退甚或衰竭。

精作为构成人体和维持人体生命活动的有形精微物质，其维持生命活动的形式之一，就是精化气的转化过程，故精也能生气化神。

【考纲摘要】

1. 人体之精的概念。

2. 人体之精的功能。

3. 人体之精的分类。

项目二　气

一、气的概念

气是人体内活力很强、运动不息且无形可见的极细微物质，是构成人体和维持人体生命活动的基本物质之一。

（一）气是构成人体的最基本物质

气是一种至精至微的物质，是构成天地万物的原始材料。人和自然界万物一样，也是天地自然之气合乎规律的产物。故《素问·宝命全形论》说："人以天地之气生，四时之法成。""天地合气，命之曰人。"《医门法律》又说："气聚则形成，气散则形亡。"因此，气是构成人体的最基本物质。

（二）气是维持人体生命活动的基本物质

《素问·六节藏象论》说："天食人以五气，地食人以五味。五气入鼻，藏于心肺，上使五色修明，音声能彰；五味入口，藏于肠胃，味有所藏，以养五气，气和而生，津液相成，神乃自生。"指出了人体需要不断地从"天地之气"中摄取营养成分，以养五脏之气，才能保证生命活动的正常进行。同时，人体内客观存在的气又不断地升降出入以推动和调控人体内的新陈代谢，维系着人体的生命活动。所以，气是维持人体生命活动的基本物质。

二、气的生成

（一）气生成的物质来源

气的生成主要有三个方面：一是先天之精气，即禀受于父母的生殖之精，是构成胚胎的原始物质；二是水谷之精气，即源于饮食，经脾胃的运化而生成的精微物质；三是自然界清气，经肺呼吸而入。三者参与构成了人体之气。

（二）气的生成过程

气的生成除与先天禀赋、后天饮食营养，以及自然环境等状况有关外，需要全身脏腑参与合成，其中最重要的是肾、脾胃、肺等脏腑。

1. 肾为生气之根　肾主藏精，肾中精气为生命之根，受后天之精的不断充养，可生成元气，元气是人体最重要、最基本的气。先天之精充盛，则不断化生元气，也使脏腑得到不断充养。因此，精充则气足，精耗则气衰。

2. 脾胃为生气之源　脾主运化、升清，胃主受纳、腐熟。二者相互配合，将饮食水谷化为水谷精微，布于全身及脏腑，成为人体之气的主要来源。《灵枢·五味》："故谷不入，半日则气衰，一日则气少矣。"故在气的生成过程中脾胃起到重要作用。

3. 肺为生气之主　肺主气，司呼吸。通过吸清呼浊，进行气体交换，保证气的生成和代谢；同时，吸入之清气与脾胃化生的水谷之气相合，聚于胸中上气海（膻中）而生成宗气，宗气走息道司呼吸，贯心脉行气血，下丹田资元气。如肺不主气，则清气吸入减少，宗气生成不足，终致一身之气衰少。

总之，在先天和后天的物质充足的条件下，肺脾肾等脏生理功能密切配合，协调作用，则人体之气的生成源源不断。

三、气的运动

（一）气机的概念

气的运动，称作"气机"。人体之气是不断运动着的活力很强的极细微物质，流行全身，推动和激发人体的各种生理活动。

（二）气的运动形式

升、降、出、入是气运动的 4 种基本形式。升是指气自下而上的运动；降是指气自上而下的运动；出是指气由内向外的运动；入是指气由外向内的运动。气的升降出入运动，是人体生命活动的根本。

气的升、降、出、入运动，推动和激发着人体的各种生理活动，具体体现在脏腑、经络等组织的功能活动之中。如肺气之宣与降，呼吸之出与入，脾胃之气的升与降等。总体来看，人体气机升降出入是协调平衡的，这是保证生命活动正常进行的重要环节。气的运行畅通无阻，气的升降出入协调平衡，以保证气运动正常进行，称为"气机调畅"。

气的升和降、出和入，是对立统一的矛盾运动。气的升降出入是在总体上对人体气运动形式的总概括。就整个脏腑而言，气的升降出入是平衡协调的，但是，就某个特定的脏腑来说，并不是每一脏腑组织器官的生理活动，都必须具备升降出入，而是各有侧重。脏腑在气的激发、推动下所发挥的生理功能，既包括完整的升降出入形式，还包括部分形式，至于是以升降为主，还是以出入为主，则是由该脏腑的生理特性和位置等因素所决定。一般来说，五脏贮藏精气宜升；六腑传导化物，宜降；肝、脾主升；心肺同居上焦，但肺借气道与外界相通，其生理活动就有升降出入4种形式，而心不与外界相通，其生理活动仅有升降两种形式，并以下降为主；脾胃同居中焦，脾主运化以升为主，胃主受纳以降为主；肝肾居下焦，与外界不直接相通，其生理活动主要表现为升降，且以升为主。另外，脾胃与胆、肠所主的消化功能过程，其中既有气的出入运动，又有气的升降运动；机体的水液代谢，是通过脾胃的运化转输、肺的宣发肃降、肾的蒸腾气化和摄清排浊等来完成的，充分体现了气升、降、出、入运动的复杂过程。

气的运行受阻，升降出入运动障碍时称为"气机失调"，主要有气滞、气逆、气陷、气脱和气闭等5种形式。气滞是指气的运行不畅或在局部发生阻滞不通；气逆是指气的上升太过或下降不及；气陷是指气的上升不及或下降太过；气脱是指气不能内守而外逸；气闭是指气不能外达而郁闭于内。气的升降出入一旦停止，也就意味着生命活动的终止。所以中医学的治疗当中，强调调理气机，有着重要意义。

（三）气化

气化，即气的运动变化。气化包括两层含义，一是自然界风、寒、暑、湿、燥、火六气的运动变化。《素问·气交变大论》称："各从其气化也。"二是对人体内复杂的物质代谢过程的高度概括，它贯穿于生命始终。通过升降出入4种基本运动形式，促使体内精、气、血、津液等精微物质的化生及其相互转化，以及代谢产物的产生和排泄等。其中又较多用以表示三焦对水液的输布（三焦气化）及肾与膀胱的泌尿（膀胱气化）。故在病证中，常以气化无权（或气化不利）来表示由于体内阳气不足而致消化、吸收不良，影响气、血、精、津液等精微物质的化生和体液代谢物的排出。

（四）气机与气化的关系

气机是基本属性，是气所特有的以运动而存在的表现形式。气的运动具有普遍性，生命活动是在气的不断运动过程中所产生的，由于气的运动，即气机而导致的变化则是气化。因此，气的运动是产生气化过程的根本。气的升降出入运动及气的阴阳双方的相互作用，则又是气化过程发生和赖以进行的前提与条件。而气的各种运动形式，亦正是在气化过程中方得以体现。所以气的升降出入及其气化过程的协调稳定和有序发展，亦存在于生命活动的始终。故气化是运动的结果，气机是固有的形式。

四、气的生理功能

气对于人体来说具有十分重要的生理作用，主要有以下5个方面。

（一）推动作用

气的推动作用，是指气具有激发和推动作用。一方面表现为人体的生长发育与生殖，各脏腑、经络等组织器官的生理活动；另一方面表现为血液的生成和运行，津液的生成、输布和排泄等均有赖于气的激发及推动作用。若气的推动作用减弱，可影响人体的生长发育与生殖，也可使脏腑、经络等组织器官的生理活动减退，出现血液和津液的生成不足，运行迟缓，输布、排泄障碍等病理变化。

（二）温煦作用

气的温煦作用，是指气对机体具有气化生热、温暖的作用。《难经·二十二难》说："气主煦之。"气属阳，是人体热量的来源。人体正常体温的维持，各脏腑、经络等组织器官的生理活动，血和津液在周身的正常环流等，都有赖于气的温煦作用。如气的温煦作用减弱，可见畏寒肢冷、脏腑功能衰退、血液和津液的运行迟缓等病理变化。

（三）防御作用

气的防御作用，是指气既能护卫肌表，防御外邪入侵；也能与侵入人体的病邪作斗争，驱邪外出的功能。《素问·刺法论》说："正气存内，邪不可干。"气的防御作用主要表现在以下方面：一是护卫肌表，抵御外邪；二是正邪交争，驱邪外出。故气的防御功能正常时，邪气不易侵入；或虽有外邪侵入，也不易发病；即使发病，也易于治愈。如气的防御作用减弱，机体抗病能力下降，外邪易于侵入人体而患病或患病难以治愈。所以气的防御功能与疾病的发生、发展与预后都有着密切的关系。

（四）固摄作用

气的固摄作用，是指气对人体内精、血、津液等液态物质具有稳固和统摄，防止其无故流失的作用。气的固摄作用具体表现为：气能摄血，约束血液，使之循行于脉中，而不致于逸出脉外；气能摄津、摄精，约束汗液、尿液、唾液、胃肠液、精液等，调控其分泌量或排泄量，防止其异常丢失。此外，气还能固托内脏器官，使之保持位置恒定而不下垂。若气的固摄作用减弱，则有导致体内液态物质大量流失和脏器下垂的可能，如气不摄血的各种出血证，气不摄津的自汗、小便失禁，气不摄精的滑精、早泄，气虚下陷导致胃、肾、子宫下垂、脱肛等。

气的固摄作用与推动作用相反相成，相互协调，调节和控制着体内液态物质的正常运行、分泌和排泄。

（五）营养作用

气的营养作用，主要是指由脾胃运化饮食物而化生的水谷精气对脏腑、经络等组织器官的营养作用。人体的气，遍布于周身各组织器官之中，是各组织器官生理活动所必须的养料。如气中的营气，是水谷精微中的精专部分，营气流注全身，发挥其营养作用。如

《灵枢·脉度》说："其流溢之气，内溉脏腑，外濡腠理。"若营气不足，则脏腑组织器官失养，就会出现功能活动减退之病证。

五、气的分类

人体之气，由肾中精气、脾胃运化的精微之气和肺吸入之气，在各脏腑共同作用下生成，按其来源、分布、功能特点的不同，可划分为元气、宗气、营气、卫气等。

（一）元气

1.基本含义　元气又称"原气""真气"，是人体最根本、最重要的气。元气是最原始的、源于先天而根于肾的气，是人体生命活动的原动力。

2.生成　元气根于肾，由先天之精所化生，经肾的化生和水谷精微充养而成为元气。故元气的盛衰，与先天禀赋及后天的调养，尤其是肾、脾胃的功能密切相关。如果脾胃之气不足，则元气生成不足。

知 识 链 接

金代李东垣的《脾胃论》中说："元气之充足，皆由脾胃之气无所伤，而后能滋养元气。若胃气之本弱，饮食自倍，则脾胃之气既伤，而元气亦不能充。"

3.分布　元气发于肾（命门），通过三焦循行于全身，内至五脏六腑，外达肌肤腠理，无处不到，作用于人体各部分。

4.主要功能　元气的作用一是推动人体生长发育和生殖；二是激发和推动各个脏腑、经络等组织器官生理功能。机体元气充沛，则脏腑、经络等组织器官的功能旺盛，机体强健而少病。若先天禀赋不足，或后天失养，或久病耗损，均可导致元气虚衰，致使人体生长发育迟缓，各脏腑、经络等组织功能低下，从而产生种种病变。所以说元气是人体生命活动力的源泉，是维持生命活动的最基本物质，是人体最重要的气。

（二）宗气

1.基本含义　宗气是积聚于胸中之气，又称"大气"。宗气在胸中积聚之处，称为"上气海"，又名"膻中"。

2.生成　宗气是以肺吸入的自然界清气与脾胃运化的水谷精气为主要组成部分，相互结合而成。脾胃化生的水谷精气，由脾脏升清上布于肺，与肺吸入之清气结合生成了宗气。因此，宗气的盛衰与肺、脾胃的功能密切相关。

3.分布　宗气积聚于胸中，贯注于心肺之脉，上出于肺，循行咽喉而走息道；下蓄丹田，经气街穴注足阳明胃经而下行至足。

4.主要功能　宗气的主要功能表现在两个方面：一是走息道而司呼吸。宗气具有促进肺呼吸运动的作用，故呼吸强弱、语言、声音均与宗气盛衰有关。二是贯心脉而行气血。宗气能协助心气推动血液循行，故气血的运行，心搏的强弱、节律，皆与宗气盈亏有关。如宗气不足，不能助心行血，就会引起血行瘀滞。

（三）营气

1.基本含义　营气是行于脉中且富有营养作用之气，又称为"荣气"。营与血同行脉中，可分而不可离，故常"营血"并称。卫气在脉外，营气行于脉内，营气与卫气相对而言，属于阴，故又称为"营阴"。

2.生成　营气主要来自饮食水谷在脾胃运化下化生的水谷精气，由水谷精微中的精专部分所化生。

3.分布　营气分布于血脉之中，成为血液的组成部分，通过十二经脉和任督二脉贯五脏而络六腑，营运于全身。

4.主要功能　营气的主要功能有二个方面：一是营养全身，是脏腑、经络等生理活动所必需的营养物质。二是化生血液，是血液的组成部分。营气充沛则机体得以滋养；营气不足则化生血液不足，就会出现血虚证。

（四）卫气

1.基本含义　卫气是行于脉外且具有保卫作用的气。因其保卫机体的作用，故名为卫气。卫气与营气相对而言，行于脉外，属于阳，故又称为"卫阳"。

2.生成　由脾胃运化的水谷精微，上输于肺，在肺的协同下，水谷精微中的慓疾滑利部分被输布到脉外，而成为卫气。《素问·痹论》曰："卫者，水谷之悍气也。"

3.分布　卫气为"慓疾滑利之气"，即活动力特别强、流动迅速之气。卫气不受脉管约束，运行于脉外，外达肌肤腠理，内至脏腑筋骨，遍及全身。

4.主要功能　卫气的主要功能有三个方面：一是护卫肌表，防御外邪的入侵。二是温养脏腑、肌肉、皮毛等。三是控制、调节腠理的开合、汗液的排泄及维持体温的相对恒定。

营气和卫气，都以水谷精气为其主要的生成来源。营行于脉中，卫行于脉外；营主内守而属于阴，卫主卫外而属于阳。二者之间必须协调，才能维持正常的腠理开阖、调节体温和防御外邪。如卫气虚弱，机体失于温煦，则畏寒；汗孔开合失司，则自汗、多汗或无汗等。

表4-1 元气、宗气、营气、卫气比较

种类	生成	分布	特点	功能
元气	以先天精气为根基，由脾胃水谷之精气充养	藏于肾，以三焦为通道，流行于全身	为人体最重要之气，是生命活动的原动力	推动人体生长发育激发推动脏腑、经络的生理功能
宗气	肺吸入的自然之清气与脾运化的水谷精气在胸中结合而成	积于胸中，贯注心肺，上走息道，下注气街	积于上焦，与呼吸、心脏搏动、语言密切相关	走息道而司呼吸，贯心脉以行气血
营气	由脾胃运化的水谷之精气所化生	行于脉内，营运于全身	为水谷之精气，精专柔和	化生血液，营养周身
卫气	由脾胃运化的水谷之悍气所化生	行于脉外，布散于皮肤、分肉、肓膜、胸腹	为水谷之悍气，慓悍滑利	护卫肌表，温养脏腑，调控汗孔

【考纲摘要】

1. 人体之气的概念。

2. 人体之气的生成。

3. 人体之气的运动与气化。

4. 人体之气的功能。

5. 人体之气的分类。

项目三 血

一、血的基本概念

血，即血液，是运行于脉中而循环流注全身的富有营养和滋润作用的红色液体，是构成人体和维持人体生命活动的基本物质之一。血必须在脉中正常运行，才能发挥其生理功能，脉是血液循行的管道，故称"血府"。如果血在脉中运行受阻，或溢出脉外成为"离经之血"而表现为"出血"，则不仅丧失其生理功能，还会成为致病因素。

二、血的生成

血液主要由营气和津液组成，其化生的物质基础是水谷精微和肾精。营气和津液都来源于脾胃所化生的水谷精微，所以说脾胃是气血生化之源。血液的生成过程，如《灵枢·决气》说："中焦受气取汁，变化而赤，是谓血。"这里所说的"中焦受气"，指脾胃受纳水谷之气；"取汁"，即饮食物化生水谷精微；"变化"指气化活动；"变化而赤"，即水谷精微上输于肺，归之于心，经肺和心的共同作用，贯注于脉而成红色的血液。此外，肾中所藏之精也是生血的物质基础，肾精化生血液，主要是通过骨髓和肝脏的作用实现的，即"精化血"。肾精能化髓，髓充于骨，骨髓为生血之器；肝肾同源，肾精充盈，则滋养于肝，肝有所养，肝血充盛。

综上所述，血的生成是以水谷精微、营气、津液、精髓为物质基础，通过脾胃、心肺、肾、肝等脏腑的功能活动来完成的。

三、血的生理功能

（一）营养和滋润功能

血液含有人体所需的各种营养成分，通过气的推动，循着血脉运行于全身，人体各脏腑组织器官都依赖于血液的营养和滋润，以维持正常的生理功能。《难经·二十二难》将血的这一作用概括为"血主濡之"。血液充盈则面色红润、肌肉丰满壮实、皮肤和毛发滋润华泽、感觉和运动灵活自如。若血的生成不足或持久过度耗损，营养滋润作用减弱，可引起全身或局部血虚的病理变化，出现头晕眼花、面色不华或萎黄、毛发干枯、肌肤干燥、肢体或肢端麻木等临床表现。

（二）神志活动的物质基础

血液是人体精神活动的主要物质基础。《灵枢·营卫生会》说："血者，神气也。"人的精神充沛，神志清晰，感觉灵敏，运动自如，都有赖于血气的充盈，血脉的调和与流利。所以，无论何种原因引起的血虚、血热或血液运行失常，都可出现神疲健忘、失眠多梦，甚或精神恍惚、谵语、昏迷等神志失常的表现。

四、血的循行

（一）循行方式

脉为血之府，血在脉中环行，而脉管是相对密闭的管道系统，血液循脉环行，输布全身，循环不止。

（二）循行的相关脏腑

血液的正常循行，要具备血液充足、脉管完整、脏腑功能正常三个要素。其中与心、肺、肝、脾等脏腑的功能密切相关。

1.心主血脉　心气推动血液在脉中运行全身。心气的充足与推动功能的正常与否在血液循行中起着主导作用。

2.肺朝百脉　肺司呼吸而主一身之气，调节着全身的气机，辅助心脏，推动和调节血液的运行。

3.肝主疏泄　肝主疏泄，调畅气机，是保证血行通畅的一个重要环节。肝有贮藏血液和调节血量的功能，可以根据人体各个部位的生理需要，在肝气疏泄功能的协调下，调节脉道中循环的血量，维持血液循环及流量的平衡。同时，肝藏血的功能也可以防止血逸脉外，避免出血的发生。

4.脾主统血　脾主统血，脾气健旺则能控摄血液在脉中运行，防止血溢出脉外。

综上所述，血液循行是在心、肺、肝、脾等脏腑相互配合下进行的。因此，其中任何一个脏腑生理功能失调，都会引起血行失常。例如，心气不足，血运无力，可以形成血瘀；肺气不足，宣降失司也可以导致血瘀；脾气虚弱，统摄无力，可以产生多种出血病症；肝失疏泄，肝气上逆可致出血，抑郁不畅可致血瘀等。

【考纲摘要】

1. 血的基本概念。

2. 血的生成。

3. 血的运行。

4. 血的功能。

项目四　津　液

一、津液的概念

津液，是人体内一切正常水液的总称，包括各脏腑组织器官内的液体及其正常的分泌物，如胃液、肠液及涕、泪等。津液也是构成人体和维持人体生命活动的基本物质之一。

津与液同属于水液，同源于饮食水谷，均有赖于脾胃的运化而生成。但二者在性状、分布位置及功能等方面又有所不同：性质较清稀，流动性大，布散于体表皮肤、肌肉和孔窍，并渗入血脉，起滋润作用的称为津；质地较稠厚，流动性小，灌注于骨节、脏腑、脑髓等组织，起濡养作用的称为液。津与液之间，可以互相补充，相互转化，在病变过程中又可相互影响，一般不严格区分，故通常是津液并称。

表4-2　津与液的比较

	津	液
性状	清轻稀薄，流动性大	浊重稠黏，流动性小
分布	散布于皮肤、肌肉、孔窍，并渗入血脉	灌注于关节、脏腑和脑髓等处
作用	滋润肌肉，充养皮肤，滑利血脉	滑利关节，濡养脏腑，补益脑髓
阴阳	属阳	属阴

二、津液的代谢

津液在体内的代谢，是一个包括生成、输布和排泄等一系列生理活动的复杂过程。津液的生成主要有赖于脾胃的运化，将饮食物中的水分充分吸收而成为人体正常的水液即津液。津液的输布，主要依靠脾气散精，肺主行水，通调水道，肾主津液，经三焦通道，使津液外达皮毛，内灌脏腑，输布全身。津液的排泄，主要依靠汗液、尿液等而排出，肺气宣发，将津液输布到体表皮毛，被阳气蒸腾而形成汗液，由汗孔排出体外；肾之气化作用与膀胱的气化作用相配合，共同形成尿液并排出体外。这一个过程涉及多个脏腑的生理功能，是多个脏腑相互协调配合的结果。《素问·经脉别论》对此作了简要的概括，即"饮入于胃，游溢精气，上输于脾，脾气散精，上归于肺，通调水道，下输膀胱，水精四布，五经并行"。

（一）津液的生成

津液主要来源于饮食水谷，是通过胃对饮食水谷的"受纳腐熟"和小肠的"泌别清浊"，大肠吸收部分水液，其清者经脾运化，即为津液，散精于肺而布散全身。

（二）津液的输布

津液的输布指的是津液在人体内的运输和布散，主要通过脾、肺、肾、肝和三焦等脏腑生理功能的协调作用而完成的。其过程是：

1.脾主运化　脾主运化水谷精微，通过其转运作用，一方面将津液上输于肺，由肺宣发肃降，使津液输布于全身，灌溉脏腑、形体和诸窍；另一方面直接将津液向四周布散至全身。

2.肺主通调水道　肺主行水，通调水道，为水之上源。肺接受从脾转输来的津液后，通过宣发作用，将津液向上宣发至人体上部，向外达形体肌表；通过肃降作用，把津液向下、向内输布至人体下部、肾和膀胱等。

3.肾主水　肾对津液输布起着主宰作用。首先肾中精气的蒸腾气化作用，是脾的散精，胃的"游溢精气"，肺的通调水道，以及小肠的"分清泌浊"等作用的动力。此外，由肺下输至肾的水液，经肾的气化作用后，清者蒸腾，经三焦上输于肺而布散于全身，浊者化为尿液下注入膀胱。

4.肝主疏泄　肝主疏泄，调畅气机，气行则水行，推动津液的输布环流。

5.三焦决渎　三焦为"决渎之官"，意即疏通水道，是津液在体内输布的通道。三焦通则水道畅，津液输布全身。

（三）津液的排泄

津液的排泄途径：一是汗和呼气。通过肺宣发至皮毛的津液，经阳气蒸腾气化而成汗液排出体外，同时肺在呼气时也带走部分的水液。二是尿。通过肾的蒸腾气化，将代谢后的津液化为尿液，下注于膀胱而排出体外。三是粪便。粪便是水谷代谢后的糟粕，大肠传化糟粕时，带走一些残余水分。

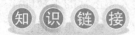

　　《景岳全书·肿胀》中提到："盖水为至阴，故其本在肾；水化于气，故其标在肺；水唯畏土，故其制在脾。"

　　综上所述，津液的生成、输布与排泄，是一个复杂的生理过程，是许多脏器相互协调配合的结果，其中以肺、脾、肾三脏尤为重要。各有关脏腑，特别是肺、脾、肾的功能失调，均可影响津液的生成、输布及排泄，破坏津液代谢的平衡，从而形成伤津、脱液等津液不足，水湿、痰饮等津液环流障碍的病变。

三、津液的生理功能

（一）滋润营养作用

　　津液以水为主体，具有很强的滋润作用，广泛存在于形体所有脏腑、官窍等组织器官之内和组织器官之间，又含有丰富的营养物质，能润皮毛，养脏腑，滑孔窍，利关节，充骨髓、脊髓和脑髓等。

（二）化生血液，充养血脉

　　津液经孙络渗入血脉之中，成为血液的组成部分之一，并有调节血液浓稠度的作用。

（三）调节阴阳平衡

　　津液代谢随人体体内生理状况和外界环境的变化而变化，如气候炎热或体内发热时，津液化为汗液向外排泄以散热；天气寒冷或体温低下时，津液因腠理闭塞而不外泄，从而可以调节阴阳之间的动态平衡，维持人体体温的相对恒定。所以津液作为阴液，对人体的阴阳平衡起到重要的调节作用。

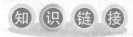

　　《灵枢·五癃津液别论》中提到："水谷入于口，输于肠胃，其液别为五，天寒衣薄则为溺与气，天热衣厚则为汗，悲哀气并则为泣，中热胃缓则为唾。"

（四）排泄废物

　　津液在其自身代谢过程中，通过汗液、尿液的不断排出，将人体各处代谢的废物，不断地排出体外，如排泄障碍，体内将产生痰、饮、水、湿等病理产物。

【考纲摘要】

1.津液的基本概念。

2.津液的生成输布与排泄。

3.津液的功能。

项目五　精、气、血、津液之间的关系

精、气、血、津液都是构成人体和维持人体生命活动的基本物质，均有赖于脾胃化生的水谷精微的不断补充，其性状及功能均有各自特点，但是，四者在生理功能上，又存在着相互依存、相互制约和相互为用的密切关系。

一、气与血的关系

气是血液生成和运行的动力；血是气的物质基础和载体。"气为血之帅"，"血为气之母"，气属阳，血属阴，二者相互依存，相互滋生，相互影响。具体而言，"气为血之帅"包括气能生血、行血、摄血三个方面含义，"血为气之母"有血能载气和养气两方面含义。

（一）气为血之帅

1.气能生血　血的生成过程离不开气和气的运动变化。从摄入的饮食物转化为水谷精微，从水谷精微转化为营气和津液，从营气和津液转化为血，每一个转化过程都是气化的结果。此外，气为化生血液的原料（营气）。由于气能生血，气旺则血化生强；气虚则血化生也弱。所以在临床治疗血虚病证时，常配以补气的药物以提高疗效。

2.气能行血　血属阴主静，不能自行。血液的运行，有赖于气的推动，如宗气的贯心脉助血行，心气的行血，肺气的宣发敷布，肝气的疏泄条达等，此即所谓"气行则血行"。如果气虚则血行无力；气滞则血行不畅；气机逆乱者，血行亦随气的升降出入异常而逆乱。故临床治疗血行失常的病证时，常根据以上四种情况分别配以补气、行气、降气、升提等药物，正所谓"治血先治气，气行血自行"。

3.气能摄血　是指气对血液有统摄和约束的作用，使其正常循行于脉中，而不致溢出脉外。气的这种功能是通过脾气统血来完成的。如果脾气虚弱而失去了对血液的统摄作用，则血无所主，往往会导致各种出血证。故治疗中强调补气摄血之法，使血流归经，摄于脉中，才能达到止血的目的。

（二）血为气之母

1.血能载气　气活动力强，而依附血的运载而达到全身。若气不附于血中，则将飘浮无根，易于流散。临床上常见大出血后，病人气虚气脱，这就是"气随血脱"之证。

2.血能养气　即血生气。血在载气的同时，又不断地为气的生成和功能活动提供营养，使气不断地得到补充。人体任何脏腑、组织，一旦得不到血液的濡养，就无法进行功能活动，而气亦无由产生。所以，血盛则气旺，血衰则气竭。

二、气与津液的关系

气属阳主动，津液属阴主静，其属性不同，但是，二者共同来源于脾胃运化的水谷精微，在其生成和输布过程中又有着密切的关系。气和津液的关系具体表现在气能生津、行津、摄津，以及津能化气和津能载气五个方面。

（一）气能生津

气是津液生成的物质基础和动力。津液源于脾胃运化的水谷精微之气。脾胃之气健旺，则化生津液之力强，人体津液就充盛。故气能生津，气盛则津足，气衰则津少。

（二）气能行津

气能行津是指津液在体内升降、循环、输布、排泄，全靠气的升降出入的推动。从脏腑功能来说，即是脾气的散精和转输、肺气的宣发和肃降、肾中精气的蒸腾气化，才能促使津液运行于全身而环流不休，并将代谢后的津液转化为汗液和尿液排出体外，以维持津液在体内的平衡。由于气虚、气滞而导致津液停滞，称为"气不行水"；津液停聚，又可致气机不利，称为"水停气滞"，二者互为因果。故临床治疗水饮停滞时，常行气和利水治法并用。

（三）气能摄津

气能摄津是指气对津液的固摄作用，即气能控制津液不致随意外泄。津液的正常代谢，有赖于气的推动作用，但维持津液在体内代谢的平衡，还有赖于气的固摄作用。如卫气固摄肌表，不使汗液过多外泄；肾气固摄下焦，能使膀胱正常贮尿、排尿等。若因气虚而固摄不力，则体内津液就会过多地排泄而流失，出现多汗、多尿、遗尿、流涎、带下等症，临床治疗时常补气摄津。

（四）津能化气

津能化气指津液在其输布过程中，受到脏腑阳气的蒸腾温化，可以化生为气，输布于脏腑组织和形体官窍，促进正常的生理活动。水谷化生的津液，通过脾气丌清，上输于肺，再经肺之宣降，通调水道，下输于肾和膀胱，在肾阳的蒸动下，化而为气，升腾敷布于脏腑，发挥其滋养作用。故《血证论·阴阳水火气血论》中有"气生于水"的说法。

（五）津能载气

津能载气是指津液为气的载体之一。由于气的活力很强，容易散失，必须依附津液而存在。在汗、吐、下太过引起津液大量流失时，必导致气亦随之而外脱，形成"气随津

"脱"之危症。

三、气与精的关系

精与气都是人体的精微物质，有构成人体和维持人体生命活动的作用，所以有时往往并称为"精气"，如肾藏精气、水谷精气等。精与气并存于人体，同时来源于先天，充养于后天，故常有"先天精气"和"后天精气"之称。但是，精与气在性质与功能上是有区别的，它们的阴阳属性也不同，相对而言精属阴，气属阳。精与气之间密切联系，存在着阴阳的相互化生、互根互用关系。

（一）气能生精

气能生精，是指精的生成有赖于气的运动和气化功能。《素问·阴阳应象大论》曰："化生精，精归气，气舍神。"先天之精依靠于肾气的生化，后天之精依靠于脾气的滋长，生化不止，源泉不断。故《类经》曰："精依气生……元气生则元精产。"所以气旺则精盈，气虚则精亏。

（二）气能摄精

气能摄精，是指气对精的封藏、控制的作用，防止其不正常的丢失。气摄精，就是肾藏精的作用。气聚则精盈，气散则精失。所以，如果肾气亏虚，气不摄精，临床可出现早泄、滑精、遗精，甚则生殖功能低下等，在治疗时应注意以补气为主以摄精。

（三）精能生气

精能生气，是指肾精是化生元气的物质基础。《类经》说："精化为气，谓元气由精而化生也。"精藏于肾，可化生为肾之元气，元气为诸气之本，升腾而达周身，以促进人体的生长、发育和生殖，并推动和调节全身脏腑的功能活动。精盈则气盛，精少则气衰。故精亏之证，常并见气喘、少气不足以息等气虚之症。

四、血与精的关系

血与精之间，存在着相互资生、相互转化的关系，它们共同来源于水谷精微，精可生血，血能化精，故常谓"精血同源"。在病理上，精与血的病变亦常相互影响。如肾精亏损，则可导致肝血不足；反之，肝血不足，也可引起肾精亏损。

（一）精能化血

肾主藏精，精能生髓，髓可生血，故精可化生为血，即所谓"血即精之属也"，"精足则血足"。若肾精亏损，则血液生成乏源，可致各种血虚病变，即所谓"精少则血亏"。临床上治疗血虚之证，常用补益肾精、精血同治的方法。

（二）血能生精

肝藏血，肾藏精。二者相互资生，相互转化，精能生血，血能生精，且均化源于脾胃运化的水谷精微，故肝肾同源，亦称"精血同源"。由于血能化精，故血亏之人，则肾精不足，男子常见精少，女子常见不孕。故治肾虚精少，常在填精药中兼以养血药。《诸病源候论》曰："精者，血之所成也。"《血证论》曰："血入丹田，亦从水化，而变为水，以其内为血所化，故非清水，而极浓极稠，是谓之肾精。"

五、血与津液的关系

血与津液都来源于水谷精气，均有滋润和濡养的作用，按其形态、性质均属于阴，可相互渗透、相互转化。津液不断渗入脉中，成为血液的组成部分；而运行于脉中的血液，渗出脉外便化为有濡润作用的津液，故有"津血同源"之说。同时，汗为津液所化，汗出过多则耗津，津耗则血少，故又有"血汗同源"之说。

病理情况下，津血之间又可相互影响，而导致津血互损。《灵枢·营卫生会》曰："夺血者无汗。"即失血过多时，脉外之津液渗入脉中以补偿血容量的不足，可导致脉外的津液不足，出现口渴、尿少、皮肤干燥等。如大汗、泄泻等津液大量损耗，不仅渗入脉中津液不足，甚至脉内津液还要渗出于脉外，则可出现血脉空虚、津枯血燥的病证，故《灵枢·营卫生会》又有"夺汗者无血"之说。

六、精与津液的关系

精与津液都来源于水谷，生成于脾胃运化，二者之间存在着互生互化关系。

（一）液能灌精

中焦化生津液，通过三焦的气化作用，输布全身，濡养脏腑，其中浓稠部分入于肾中，成为肾精的一部分，所以津液枯竭必然影响精的生成。正如《灵枢·口问》曰："液者，所以灌精濡空窍者也……液竭则精不灌。"

（二）精为液本

精与津液同属于阴，肾藏精而主水，肾精为真阴、元阴，为诸阴之本。如肾的阴精亏损，则阴液生化无源而虚损。

【考纲摘要】

1. 气与血的关系。
2. 气与津液的关系。
3. 精、血、津液之间的关系。
4. 精、气之间的关系。

复习思考

一、A 型题

1. 积于胸中，上走息道，下注气街的气是（   ）
   A. 元气   B. 宗气   C. 营气
   D. 卫气   E. 肺气

2. 激发整个脏腑经络生理活动的功能是气的（   ）
   A. 温煦作用   B. 推动作用   C. 防御作用
   D. 固摄作用   E. 中介作用

3. 脏腑之气和经络之气的物质基础是（   ）
   A. 元气   B. 宗气   C. 营气
   D. 卫气   E. 中气

4. 推动人体生长发育及脏腑机能活动的气是（   ）
   A. 元气   B. 宗气   C. 营气
   D. 卫气   E. 动气

5. 具有温煦脏腑、润泽皮毛、控制汗孔开合等功能的气是（   ）
   A. 元气   B. 宗气   C. 营气
   D. 卫气   E. 肺气

6. 易于感冒，是气的什么功能减弱的表现（   ）
   A. 推动作用   B. 温煦作用   C. 防御作用
   D. 固摄作用   E. 中介作用

7. 生命最基本的特征是（   ）
   A. 推动功能   B. 温煦功能   C. 固摄作用
   D. 气化   E. 营养作用

8. 机体内物质转化和能量转化过程实际上是指（   ）
   A. 气的推动作用   B. 气机   C. 气的防御作用
   D. 气的固摄作用   E. 气化

9. 体内液态物质的运行、输布和排泄，主要依赖气的哪些功能的配合（   ）
   A. 推动与温煦   D. 防御与固摄   C. 推动与固摄
   D. 中介与推动   E. 推动、温煦与固摄

10. 临床上，常从"虚里"处的搏动状况可以察其盛衰的气是（   ）
    A. 中气   B. 营气   C. 卫气
    D. 元气   E. 宗气

11. 气的运动受阻，运动不利时，称为（ 　　）

    A. 气机不畅   B. 气结   C. 气闭

    D. 气逆   E. 气虚

12. 具有司腠理开合功能的气是（ 　　）

    A. 元气   B. 宗气   C. 营气

    D. 卫气   E. 中气

13. 与气的生成密切相关的脏是（ 　　）

    A. 心肝脾   B. 肺肝肾   C. 肺脾肾

    D. 心肺肾   E. 肝脾肾

14. 人体生命活动的原动力是（ 　　）

    A. 营气   B. 卫气   C. 元气

    D. 宗气   E. 谷气

15. 与肺主一身之气密切相关的是（ 　　）

    A. 宗气   B. 谷气   C. 卫气

    D. 元气   E. 营气

16. 一身气机的枢纽为（ 　　）

    A. 脾胃   B. 心肾   C. 肺肝

    D. 脾肾   E. 以上均非

17. 出现恶寒喜暖是气的哪一项功能失常（ 　　）

    A. 推动作用   B. 温煦作用   C. 防御作用

    D. 固摄作用   E. 中介作用

18. 临床出现自汗、多尿、出血、遗精等症，是气的哪一项功能减退（ 　　）

    A. 推动作用   B. 温煦作用   C. 防御作用

    D. 固摄作用   E. 中介作用

19. "气有余便是火"是气的哪一项功能失常（ 　　）

    A. 推动作用   B. 温煦作用   C. 防御作用

    D. 固摄作用   E. 中介作用

20. 影响人体的生长发育或出现早衰，是气的哪一项功能失常（ 　　）

    A. 推动作用   B. 温煦作用   C. 防御作用

    D. 固摄作用   E. 中介作用

21. 机体精神活动的主要物质基础是（ 　　）

    A. 精   B. 气   C. 血

D. 津　　　　　　　　　　E. 液

22. 血的生成与何脏腑的关系最密切（　　　）

　　A. 肝　　　　　　　　B. 心　　　　　　　　　C. 脾胃

　　D. 肺　　　　　　　　E. 肾

23. 充养脑髓、滑利关节的主要是（　　　）

　　A. 精　　　　　　　　B. 气　　　　　　　　　C. 血

　　D. 津　　　　　　　　E. 液

24. 津液输布的主要通道是（　　　）

　　A. 脉管　　　　　　　B. 经络　　　　　　　　C. 腠理

　　D. 三焦　　　　　　　E. 分肉

25. 治疗大出血时，用益气固脱之法，其机理在于（　　　）

　　A. 气能生血　　　　　B. 气能行血　　　　　　C. 气能摄血

　　D. 血能载气　　　　　E. 血能生气

26. 与血的运行没有直接关系的脏是（　　　）

　　A. 心　　　　　　　　B. 肺　　　　　　　　　C. 脾

　　D. 肝　　　　　　　　E. 肾

27. 治疗血虚证时，常在补血药中配用益气之品的机理是（　　　）

　　A. 气能生血　　　　　B. 气能行血　　　　　　C. 气能摄血

　　D. 血能载气　　　　　E. 血能生气

28. 推动血液运行的基本动力是（　　　）

　　A. 心气　　　　　　　B. 肺气　　　　　　　　C. 中气

　　D. 肝气　　　　　　　E. 脾气

29. 与血液运行关系最为密切的脏是（　　　）

　　A. 心　　　　　　　　B. 肺　　　　　　　　　C. 脾

　　D. 肝　　　　　　　　E. 肾

30. 与人体水液代谢关系最密切的脏腑是（　　　）

　　A. 肺　　　　　　　　B. 脾　　　　　　　　　C. 肾

　　D. 三焦　　　　　　　E. 膀胱

二、B 型题

　　A. 推动作用　　　　　B. 温煦作用　　　　　　C. 防御作用

　　D. 固摄作用　　　　　E. 气化作用

31. 人的生长发育靠气的（　　　）

32. 使津液变成汗、尿是气的（　　　　）

33. 多尿是与气的哪项功能失常有关（　　　　）

    A. 元气　　　　　　　　B. 宗气　　　　　　　　C. 营气

    D. 卫气　　　　　　　　E. 中气

34. 对脏腑的功能活动起激发、推动作用的是（　　　　）

35. 主司腠理开合的是（　　　　）

36. 能营养全身、化生血液的是（　　　　）

    A. 润泽肌肤　　　　　　B. 化生血液　　　　　　C. 温煦脏腑

    D. 充养脑髓　　　　　　E. 化生神志

37. 营气的作用是（　　　　）

38. 津的生理功能是（　　　　）

39. 液的生理功能是（　　　　）

    A. 肝　　　　　　　　　B. 心　　　　　　　　　C. 脾

    D. 肺　　　　　　　　　E. 肾

40. 津液的生成不足，主要责之于（　　　　）

41. 与尿液的生成和排泄关系最密切的是（　　　　）

42. 与汗液的排泄关系最密切的是（　　　　）

    A. 肺脾肾　　　　　　　B. 心脾肝肾　　　　　　C. 心肺肝脾

    D. 脾肺肾肝　　　　　　E. 心肺脾肾

43. 与血的运行关系最为密切的是（　　　　）

44. 与津液的输布关系最为密切的是（　　　　）

    A. 推动作用　　　　　　B. 温煦作用　　　　　　C. 防御作用

    D. 固摄作用　　　　　　E. 调控作用

45. 血液循行的动力是指气的（　　　　）

46. 控制着津液排泄是指气的（　　　　）

47. 津液输布和排泄的动力是指气的（　　　　）

    A. 气滞　　　　　　　　B. 气逆　　　　　　　　C. 气陷

    D. 气闭　　　　　　　　E. 气脱

48. 气的由下向上运动太过，称为（　　　　）

49. 气的上升不及而下降太过，称为（　　　　）

50. 气的由里向外运动太过，称为（　　　　）

    A. 元气　　　　　　　　B. 宗气　　　　　　　　C. 营气

    D. 卫气　　　　　　　　E. 中气

51. 人体生命活动的原动力是指（　　）

52. 积于胸中之气称为（　　）

53. 水谷之悍气是指（　　）

    A. 心　　　　　　　　　　B. 肝　　　　　　　　C. 脾

    D. 肺　　　　　　　　　　E. 肾

54. 能助心行血的是（　　）

55. 能固摄血液在脉中运行的是（　　）

三、问答题

  1. 试述精的基本概念。

  2. 试述气和血的关系。

  3. 试述津液的代谢过程。

  4. 什么是津血同源，有何临床意义。

四、案例分析

  李某，男，48 岁，形体消瘦，患者于 5 天前从新疆出差归来，口燥咽干，咳嗽，今日咳嗽乏力，痰少难咯，咽干唇裂，渴欲饮水，皮肤干，舌红苔薄，脉细数。请用气血津液理论分析其病理。

扫一扫，看课件

模块五

经络

项目一 经络的概念和经络系统的组成

一、经络的概念

经络是经脉和络脉的总称，是运行全身气血、联络脏腑肢节、沟通上下内外、感应传导信息、调节功能平衡的特殊通路。

"经"，有路径的意思，是经络系统的纵行干线，大多循行于躯体的深部，有固定的循行路线，与脏腑有着密切联系；"络"，有网络之意，是经脉的分支，常循行于体表浅部，无循行规律，纵横交错，网络、遍布全身，并像网络一样相互联络，与脏腑无直接的联系。经络系统通过有规律的循行和错综复杂的联络交会，把人体的五脏六腑、四肢百骸、五官九窍、皮肉筋骨等组织器官联结成一个统一的有机整体，从而保证人体生命活动的正常进行。

经络学说是中医学理论体系的重要组成部分，是研究人体经络系统的概念、组成、循行分布、生理功能、病理变化及其与脏腑相互关系的一种学说。经络学说是在医疗实践中产生和发展起来的，指导着中医临床各科的诊断与治疗，与针灸、推拿关系最为密切。临床上广泛应用于辨证和选穴，是针灸推拿学的基础。

二、经络系统的组成

经络系统，由经脉、络脉及其他连属部分所组成。经络在内能连属于脏腑，在外则连属于筋肉、皮肤，故《灵枢·海论》说其"内属于脏腑，外络于肢节"（图5-1）。

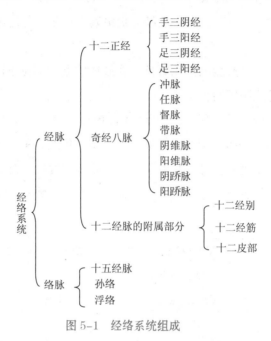

图 5-1　经络系统组成

【考纲摘要】

1.经络的基本概念。

2.经络系统的组成。

项目二　十二经脉

一、十二经脉的命名

（一）命名原则

十二经脉对称地分布于人体的左右两侧，分别循行于上肢或下肢的内侧或外侧，而每一条经脉又分别属于一个脏或一个腑。因此，十二经脉的名称，即结合了手足、阴阳及脏腑等三方面要素而命名。

1.上为手，下为足　分布于上肢的经脉，在经脉名称之前冠以"手"字；分布于下肢的经脉，在经脉名称之前冠以"足"字。

2. 内为阴，外为阳　经络亦以阴、阳来命名。其分布于肢体内侧的经脉为阴经，分布于肢体外侧的经脉为阳经。一阴一阳衍化为三阴三阳，相互之间具有表里相合关系，即肢体内侧的前、中、后分别为太阴、厥阴、少阴，肢体外侧的前、中、后分别为阳明、少阳、太阳。

3. 脏为阴，腑为阳　"藏精气而不泻"者为脏、为阴，"传化物而不藏"者为腑、为阳，每一阴经分别隶属于一脏，每一阳经分别隶属于一腑，各经都以所属脏腑命名。

（二）具体名称

十二经脉根据所联系脏腑的阴阳属性及在肢体的循行部位不同可分为手三阴经、手三阳经、足三阴经、足三阳经四组。

分布于上肢内侧的为手三阴经，即手太阴肺经、手厥阴心包经、手少阴心经；分布于上肢外侧的为手三阳经，即手阳明大肠经、手少阳三焦经、手太阳小肠经；分布于下肢内侧的为足三阴经，即足太阴脾经、足厥阴肝经、足少阴肾经；分布于下肢外侧的为足三阳经，即足阳明胃经、足少阳胆经、足太阳膀胱经。十二经脉的名称分类见表5-1。

表5-1　十二经脉的名称分类

阴经（属脏）	阳经（属腑）	循行部位（阴经行于内侧，阳经行于外侧）	
手太阴肺经	手阳明大肠经	上肢	前缘
手厥阴心包经	手少阳三焦经		中线
手少阴心经	手太阳小肠经		后缘
足太阴脾经	足阳明胃经	下肢	前缘
足厥阴肝经	足少阳胆经		中线
足少阴肾经	足太阳膀胱经		后缘

说明：在内踝上8寸以下，即小腿下半部和足背部，肝经在前缘、脾经在中线；至内踝上8寸处交叉之后，则脾经在前缘、肝经在中线。

二、十二经脉的走向与交接规律

（一）阴经与阳经相交接

互为表里的阴经与阳经在手足末端相交接：手太阴肺经在食指端与手阳明大肠经交接，手少阴心经在小指端与手太阳小肠经交接，手厥阴心包经在无名指端与手少阳三焦经交接。足阳明胃经在足大趾端与足太阴脾经交接，足太阳膀胱经在足小趾端与足少阴肾经交接，足少阳胆经在足大趾爪甲后丛毛处与足厥阴肝经交接。

（二）阳经与阳经相交接

同名的手足三阳经在头面部相交接：手阳明大肠经和足阳明胃经交接于鼻翼旁，手太阳小肠经和足太阳膀胱经交接于目内眦，手少阳三焦经和足少阳胆经交接于目外眦。

（三）阴经与阴经相交接

手足三阴经在胸部相交接：足太阴脾经与手少阴心经交接于心中，足少阴肾经与手厥阴心包经交接于胸中，足厥阴肝经与手太阴肺经交接于肺中。

十二经脉的走向与交接规律：手三阴经从胸走手，交手三阳经；手三阳经从手走头，交足三阳经；足三阳经从头走足，交足三阴经；足三阴经从足走腹（胸），交手三阴经（图 5-2）。

记忆歌诀：手之三阴，从胸走手；手之三阳，从手走头；足之三阳，从头走足；足之三阴，从足走腹。

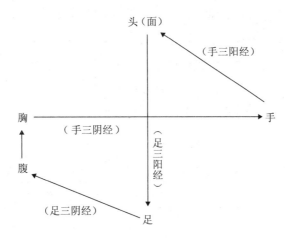

图 5-2　十二经脉走向交接规律

三、十二经脉的分布规律

十二经脉在体表左右对称地分布于头面、躯干和四肢，纵贯全身。六阴经分布于四肢内侧和胸腹，六阳经分布于四肢外侧和头面、躯干。

（一）头面部位的分布规律

手足阳明经分布于面部、额部；手足太阳经分布于面部、头顶及后颈部；手足少阳经分布于侧头部。由于手三阳经与足三阳经在头面部交接，故说："头为诸阳之会。"另外，足厥阴肝经从颅内止于颠顶部。

（二）四肢的分布规律

阴经分布于四肢内侧，阳经分布于四肢外侧。内侧分为三阴，外侧分为三阳。其前后顺序大体上是太阴、阳明在前缘，少阴、太阳在后缘，厥阴、少阳在中线。上肢内侧经脉分布：手太阴经在前、手厥阴经在中、手少阴经在后。上肢外侧经脉分布：手阳明经在前、手少阳经在中、手太阳经在后。下肢内侧经脉分布：足太阴经在前、足厥阴经在中、足少阴经在后。下肢外侧经脉分布：足阳明经在前、足少阳经在中、足太阳经在后。

（三）躯干部的分布规律

手三阴经从腋下出于体表；手三阳经行于肩胛部；足三阳经则是足阳明胃经行于前面（胸腹），足太阳经行于后面（背部），足少阳经行于侧面（腋下、胁肋）；足三阴经均行于腹面。分布于腹面的经脉，其排列顺序自内（胸腹正中线）向外为足少阴肾经、足阳明胃经、足太阴脾经、足厥阴肝经。

四、十二经脉的表里关系

十二经脉在体内与脏腑相连属，其中阴经属脏络腑，阳经属腑络脏，一脏配一腑，一阴配一阳，形成了脏腑阴阳表里属络关系。即手太阴肺经与手阳明大肠经相表里，手厥阴心包经与手少阳三焦经相表里，手少阴心经与手太阳小肠经相表里，足太阴脾经与足阳明胃经相表里，足厥阴肝经与足少阳胆经相表里，足少阴肾经与足太阳膀胱经相表里。互为表里的经脉在生理上密切联系，在病理上相互影响，在治疗时相互为用。手足三阴经和三阳经，通过经别和别络相互沟通，组成六对"表里相合"关系（表5-2）。

表5-2 十二经脉表里关系

表	手阳明经	手少阳经	手太阳经	足阳明经	足少阳经	足太阳经
里	手太阴经	手厥阴经	手少阴经	足太阴经	足厥阴经	足少阴经

五、十二经脉流注次序

十二经脉中的气血是流动不息，循环贯注的。流注次序从手太阴肺经开始，依次传至其他各经，最后再流至手太阴肺经，如此首尾相贯，如环无端（图5-3）。

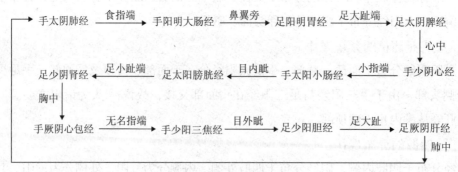

图5-3 十二经脉流注次序

六、十二经脉的循行路线

（一）手三阴经

手三阴经"从胸走手"，即从胸部开始，经上肢内侧下行达手指端与手三阳经交接。

1.手太阴肺经 起于中脘部，下行至脐（水分穴）附近络于大肠，复返向上沿着胃的上口，穿过横膈，直属于肺，上至气管、喉咙，沿锁骨横行至腋下（中府、云门二穴），沿着上肢内侧前缘下行，至肘中，沿前臂内侧桡骨边缘进入寸口，经大鱼际部，至拇指桡侧尖端（少商穴）（图5-4）。分支从腕后（列缺穴）分出，前行至示指桡侧尖端（商阳穴），与手阳明大肠经相接。

2.手厥阴心包经 起于胸中，出属心包络，通过横膈，依次循序下行，通过胸部、腹部，联络三焦（图5-5）。

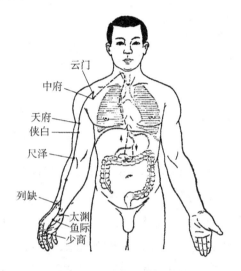

图5-4 手太阴肺经循行

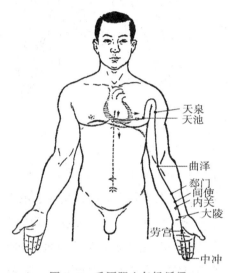

图5-5 手厥阴心包经循行

胸部分支：从胸部出于胁部，经腋下3寸处（天池穴），上行至腋窝，沿上肢内侧于手太阴、手少阴之间，直至肘中，下前臂，走两筋（桡侧腕屈肌腱与掌上肌腱）之间，过腕部，入掌心（劳宫穴），到达中指末端（中冲穴）。

掌中分支：从掌中（劳宫穴）分出，沿着无名指尺侧至指端（关冲穴），与手少阳三焦经相接。

3.手少阴心经 起于心中，出属"心系"（心脏与其他脏器相联系的脉络），向下通过横膈，络小肠（图5-6）。

心系向上的分支：从心系上行，夹咽喉，经颈、颜面深部联系于"目系"（眼球内连于脑的脉络）。

心系直行的分支：复从心系，上行于肺部，再向下出于腋窝（极泉穴），沿上臂内侧后缘，行于手太阴、手厥阴经之后，下肘内（少海穴），沿前臂内侧后缘至腕部尺侧（神门穴），进入掌内后缘（少府穴），沿小指的桡侧出于末端（少冲穴），交于手太阳小肠经。

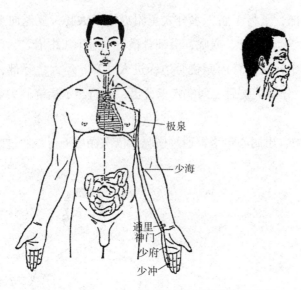

图 5-6　手少阴心经循行

（二）手三阳经

手三阳经"从手走头"，即从手指端开始，经上肢外侧上行大椎至缺盆（锁骨上窝）分上下两支，上支到头面部，交接于足三阳经，下行入腹腔，络脏属腑。

1. 手阳明大肠经　起于示指桡侧尖端（商阳穴），沿示指桡侧上行，经过合谷（第1、2掌骨之间）进入两筋（拇长伸肌腱和拇短伸肌腱）之间，沿上肢外侧前缘，上行至肩前，经肩髃穴（肩端部），过肩后，至项后督脉大椎穴（第7颈椎棘突下），前行入缺盆穴（锁骨上窝），络于肺，下行通过横膈，属大肠（图5-7）。

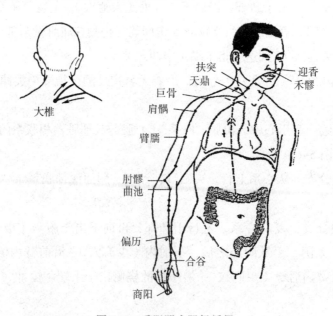

图 5-7　手阳明大肠经循行

　　缺盆分支：从缺盆上行，经颈旁（天鼎、扶突穴）至面颊，入下齿龈，返出夹口角，通过足阳明胃经地仓穴，绕至上唇鼻中央督脉的水沟穴（人中），左脉右行，右脉左行，分别至鼻孔两旁（迎香穴），与足阳明胃经相接。

　　2.手少阳三焦经　起于无名指尺侧端（关冲穴），沿无名指尺侧缘，上过手臂，出于前臂伸侧两骨（尺骨、桡骨）之间，直上穿过肘部，沿上臂外侧，上行至肩部，交出足少阳经的后面，进入缺盆，于任脉的膻中穴处散络于心包，向下通过横膈，隶属三焦（图5-8）。

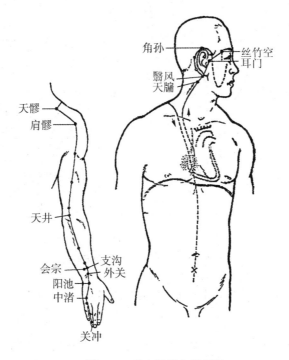

图5-8　手少阳三焦经循行

　　胸中分支：从膻中穴分出，向上走出缺盆，至项后交会于督脉的大椎穴，上走至项部，沿耳后（翳风穴）上行至耳上方，再屈曲向下走向面颊部，至眼眶下（颧髎穴）。

　　耳部分支：从耳后（翳风穴）分出，进入耳中，出走耳前（过听宫、耳门穴），经过上关穴前，在面颊部与前一分支相交。上行至眼外角，与足少阳胆经相接。

　　3.手太阳小肠经　起于小指尺侧端（少泽穴），沿手背尺侧，直上过腕部外侧（阳谷穴），沿前臂外侧后缘上行，经尺骨鹰嘴与肱骨内上髁之间（小海穴），沿上臂外侧后缘，出于肩关节后面（肩贞穴），绕行与肩胛冈上窝（肩中俞穴）以后，交会于督脉之大椎穴，从大椎穴向前经足阳明经的缺盆穴，进入胸部深层，下行至任脉的膻中穴处，络于心，再沿食道通过横膈，到达胃部，直属小肠（图5-9）。

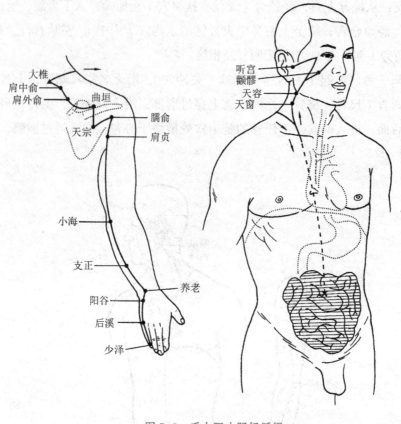

图 5-9　手太阳小肠经循行

缺盆分支：从缺盆沿着颈部向上至面颊部（颧髎穴），上至外眼角，折入耳中（听宫穴）。

颊部分支：从颊部，斜向目眶下缘，直达鼻根进入内眼角（睛明穴），与足太阳膀胱经相接。

（三）足三阳经

足三阳经"从头走足"，即从头面开始，经躯干下行，至下肢外侧，到达足趾端，交足三阴经。

1.足阳明胃经　起于鼻翼两旁（迎香穴），上行至鼻根部，旁行入眼内角会足太阳膀胱经（睛明穴），向下沿鼻的外侧（承泣、四白穴），进入上齿龈内，复出绕过口角左右相交于颏唇沟（承浆穴），再向后沿着下颌出大迎穴，沿下颌角（颊车穴），上行耳前，经颧弓上行，沿着前发际，到达前额（会神庭穴）（图 5-10）。

面部分支：从大迎穴前方下行到人迎穴，沿喉咙旁进入缺盆，向下通过横膈，属于胃（会任脉的上脘、中脘穴），络于脾。

缺盆部直行脉：从缺盆下行，沿乳中线下行，夹脐两旁（沿中线旁开 2 寸），至腹股沟处的气冲穴（又名气街穴）。

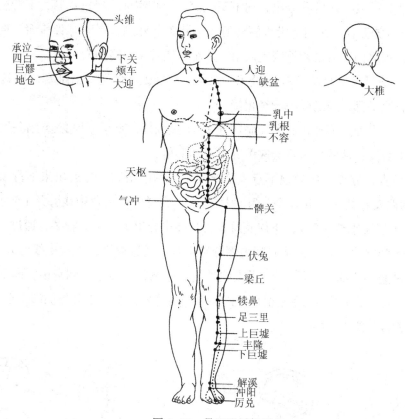

图 5-10　足阳明胃经循行

胃下口分支：从胃下口幽门处附近分出，沿腹腔深层，下行至气街穴，与来自缺盆的直行脉会合于气街穴。再由此斜向下行到大腿前侧（髀关穴）；沿下肢外侧前缘，经过膝盖，沿胫骨外侧前缘下行至足背，进入第 2 足趾外侧（厉兑穴）。

胫部分支：从膝下 3 寸（足三里穴）分出，下行至第 3 足趾外侧端。

足背分支：从足背（冲阳穴）分出，进入足大趾内侧（隐白穴），与足太阴脾经相接。

2. 足少阳胆经　起于眼外角（瞳子髎穴），向上到达额角部，下行至耳后（完骨穴），外折向上行，经额部至眉上（阳白穴），复返向耳后（风池穴），再沿颈部侧面行于手少阳三焦经之前，至肩上退后，交出于手少阳三焦经之后，行入缺盆部（图 5-11）。

耳部分支：从耳后（完骨穴）分出，经手少阳三焦经的翳风穴进入耳中，过手太阳经的听宫穴，出走耳前，至眼外角后方。

眼外角分支：从眼外角分出，下行至下颌部足阳明经的大迎穴附近，与手少阳经分布于面颊部的支脉相合，其经脉向下覆盖于颊车穴部，下行颈部，与前脉会合于缺盆后，下入胸中，穿过横膈，络肝，属胆，沿胁里浅出气街（腹股沟动脉处），绕阴部毛际，横向进入髋关节部（环跳穴）。

缺盆部直行分支：从缺盆分出，向下至腋窝，沿胸侧部，经过季胁，下行至髋关节部（环跳穴）与前脉会合，在向下沿大腿外侧，出膝关节外侧，行于腓骨前面，直下至腓骨下段，浅出外踝之前，沿足背外侧进入第4足趾外侧端（足窍阴穴）。

足分支：从足背（足临泣穴）分出，沿第1、第2趾骨间，出趾端，回转来通过爪甲，出于趾背毫毛部，与足厥阴肝经相接。

3. 足太阳膀胱经　起于内眼角（睛明穴），上过额部，直至颠顶交会于督脉的百会穴。

颠顶部的分支：从颠顶（百会穴）分出至耳上角。

颠顶向后直行分支：从颠顶下行（脑户穴）入颅内络脑，复返出来下行项后（天柱穴）。下分为两支：其一，沿肩胛内侧（大杼穴），夹脊旁，沿背中线旁开1.5寸，下行至腰部，进入脊旁筋肉，络于肾，下属膀胱，再从腰中分出下行，夹脊旁，通过臀部，经大腿后面，进入腘窝中。其二，从肩胛内侧分别下行，通过肩胛，沿背中线旁开3寸下行，过臀部，经过髋关节部（环跳穴），沿大腿外侧后边下行，会合于腘窝中，向下通过腓肠肌，经外踝后面（昆仑穴），在足根部折向前，经足背外侧至足小趾外侧端（至阴穴），与足少阴肾经相接（图5-12）。

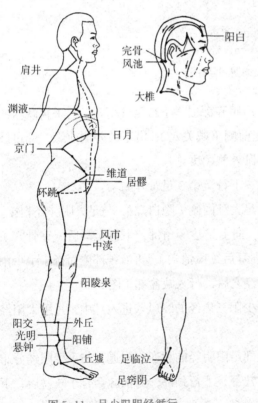

图5-11　足少阳胆经循行

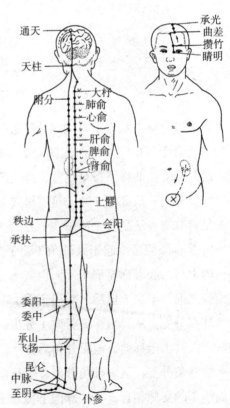

图5-12　足太阳膀胱经循行

（四）足三阴经

足三阴经"从足走腹胸"，即从足趾端开始，循下肢内侧上行，达腹部、胸部，与手三阴经相交接。

1.足太阴脾经 起于足大趾内侧端（隐白穴），沿足内侧赤白肉际上行，经内踝前面（商丘穴），上小腿内侧，沿胫骨后缘上行，至内踝上8寸处走足厥阴肝经前面，经膝股内侧前缘至冲门穴，进入腹部，属脾络胃，向上通过横膈，夹食道旁（络大包，会中府），连于舌根，散于舌下（图5-13）。

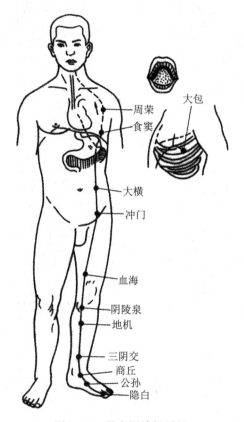

图5-13 足太阴脾经循行

分支：从胃部分出，向上通过横膈，于任脉的膻中穴处注入心中，与手少阴心经相接。

2.足厥阴肝经 起于足大趾爪甲后丛毛处，向上沿足背至内踝前1寸处（中封穴），向上沿胫骨前缘，在内踝上8寸处交出足太阴脾经之后，上行过膝内侧，沿大腿内侧中线进入阴毛中，绕阴器，至小腹，夹胃两旁，属肝，络胆，向上穿过膈肌，分布于胁肋部，沿喉咙后边，向上进入鼻咽部，上行连接目系，出于额，上行与督脉会与头顶部（图5-14）。

分支：从目系分出，下行于颊里，环绕在口唇里边。

另一分支：从肝分出，穿过膈肌，向上注入肺，交于手太阴肺经。

3.足少阴肾经　起于足小趾端，斜向行于足心（涌泉穴），出于舟骨粗隆下（然骨穴），经内踝后进入足跟，再向上沿小腿内侧后缘上行，出腘窝内侧，直至大腿内侧后缘，入脊内，穿过脊柱，属肾，络膀胱（图5-15）。

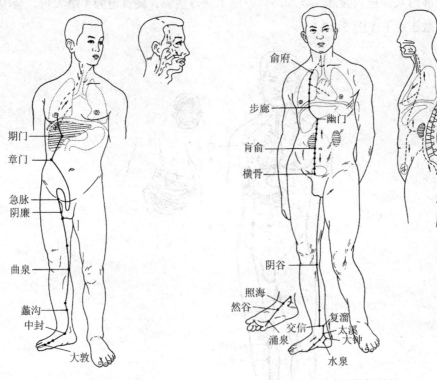

图5-14　足厥阴肝经循行　　　　　图5-15　足少阴肾经循行

腰部的直行分支：从肾上行，通过肝脏，上经横膈，进入肺中，沿喉咙，上至舌根两侧。

肺部的分支：从肺中分出，络于心，流注于胸中（膻中穴），与手厥阴心包经相接。

【考纲摘要】

1.十二经脉的走向规律。

2.十二经脉的交接规律。

3.十二经脉的分布规律。

4.十二经脉的表里关系。

5.十二经脉的流注次序。

项目三　奇经八脉

一、奇经八脉的循行部位与功能

奇经八脉，又称"奇经"，是指在十二经脉之外"别道而行"的八条经脉而言，包括督脉、任脉、冲脉、带脉、阴跷脉、阳跷脉、阴维脉、阳维脉。由于奇经八脉在循环及与内脏的联系方面均有别于十二经脉，故称其为"奇经"。

（一）督脉

1. 含义　督，有总督、督管、统率之意。

2. 循行部位　督脉起于胞中，下出会阴，向后至尾骶部的长强穴，沿脊柱上行，经项部至风府穴，进入脑内，属脑，沿头部正中线，上至颠顶的百会穴，经前额下行鼻柱至鼻尖的素髎穴，过人中，至上齿正中的龈交穴（图5-16）。

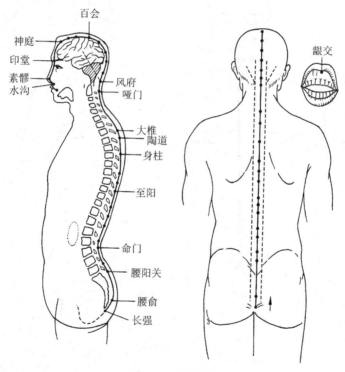

图 5-16　督脉循行

分支：第一支，在尾骨端与足少阴肾经、足太阳膀胱经会合，贯脊，属肾。第二支，从小腹直上贯脐，向上贯心，至咽喉与冲、任二脉会合，到下颌部，环绕口唇，至两目下中央。第三支，与足太阳膀胱经同起于目内眦，上行至前额，于颠顶交会，入络于脑。

3. 生理功能

（1）总督诸阳经 督脉循行于腰背部正中线，多次与手足三阳经及阳维脉交会，具有总督和调节一身阳经气血的作用，故又称为"阳脉之海"。

（2）与脑、髓和肾的功能相关 督脉循行于脊里，上行入颅络脑，并从脊里分出属肾。肾能藏精生髓，脑为髓海，故督脉与脑、髓和肾的功能活动有着密切的联系。

（3）与生殖功能相关 督脉络肾，与肾气相通，肾主生殖，故督脉与生殖功能相关。

（二）任脉

1. 含义 任，有担任、妊养之义。

2. 循行部位 起于胞中，下出会阴，经阴阜，沿腹部和胸部正中线上行，至咽喉，上行至下颌部，环绕口唇，上至龈交穴，与督脉会合，并向上分行至两目下（图5-17）。

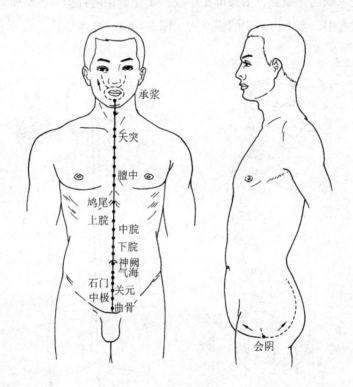

图 5-17 任脉循行

3. 生理功能

（1）总任诸阴经 任脉循行于腹部正中线，多次与手足三阴经及阴维脉交会，具有总任一身阴经气血的作用，故又称"阴脉之海"。

（2）"任主胞胎" 任脉起于胞中，能调节月经，促进女子生殖功能，与妇女妊娠有关，为生养之本，故称之为"任主胞胎"。

（三）冲脉

1.含义　冲，有要冲、要道之意。

2.循行部位　起于胞宫，下出于会阴，并在此分为两支。

上行支：其前行者沿腹前壁夹脐（脐旁0.5寸）上行，与足少阴经相并，散布于胸中，再向上行，经咽喉，环绕口唇；其后行者沿腹腔后壁，上行至脊柱内。

下行支：出会阴下行，沿股内侧下行到足大趾间（图5-18）。

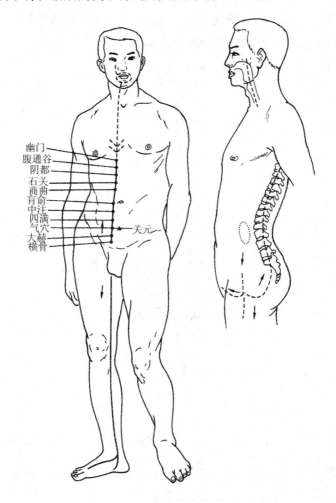

幽门
腹通谷
阴都
石关
商曲
肓俞
中注
四满
气穴
大赫
横骨

关元

图5-18　冲脉循行

3.生理功能

（1）调节十二经气血　冲脉上行于头，下至于足，贯穿全身，调节十二经之气血，为总领诸经气血之要冲。当脏腑经络气血有余时，冲脉能蓄积和贮存，而脏腑经络气血不足时，冲脉则能灌注和补充，以维持人体各组织器官正常生理活动。故被称为"十二经脉之海""五脏六腑之海"。

（2）与生殖功能有关　冲脉起于胞宫，又称"血室""血海"，有调节月经的作用，与生殖功能关系密切。女子二七"太冲脉盛，月事以时下，故有子"；七七"太冲脉衰少，天癸竭，地道不通，故形坏而无子也"。这里所说的"太冲脉"，即指冲脉而言。男子或先天冲脉未充，或后天冲脉受伤，均可导致生殖功能衰退。

（四）带脉

1. 含义　带，有束带之意。

2. 循行部位　起于季胁，斜向下行，交会于足少阳胆经的带脉穴，绕身一周，并于带脉穴再向前下方沿髂骨上缘斜行到少腹（图5-19）。

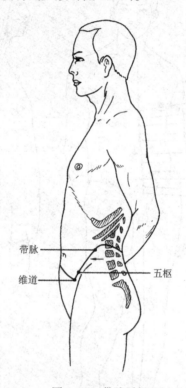

图 5-19　带脉循行

3. 生理功能　带脉围腰一周，状如束带，能约束全身纵行的诸脉，调节脉气，使之通畅，纵行诸脉之脉气不下陷。又主司妇女带下。

二、奇经八脉的作用

1. 加强十二经脉之间的联系　督脉总督一身之阳经，任脉总任一身之阴经，带脉约束纵行诸脉，二跷脉主宰一身左右的阴阳，二维脉维络一身表里的阴阳。奇经八脉进一步加强了机体各部分之间的联系。

2. 调节十二经脉气血　奇经八脉交错分布，循行于十二经脉之间。当十二经脉的气血有余时，则流注于奇经八脉，蓄以备用；当生理功能活动需要或十二经脉气血不足时，则可由奇经"溢出"，渗灌和供应全身组织，予以补充。

3. 与奇恒之腑关系密切　女子胞和脑髓主要与奇经直接联系，对生理和病理均有一定的影响，如冲、任、督三脉均起于胞中，故称为"一源三歧"。带脉则环腰一周，使经脉互相沟通，成为一个相互联络调节的系统。奇经八脉与肝经相通，又和盆腔内的生殖器官相联系，故与女子的经、带、胎、产等密切相关。

【考纲摘要】

1. 奇经八脉的含义及特点。

2. 奇经八脉的主要功能。

3. 督脉、任脉、冲脉、带脉循行特点和基本功能。

项目四　经络的生理功能及在中医学中的应用

一、经络的生理功能

经络的生理功能，主要表现在运行全身气血、沟通表里上下、联络脏腑器官、传导感应及调节人体各部分功能平衡等方面。

（一）沟通联络作用

人体是由五脏六腑、四肢百骸、五官九窍等组成的，它们虽各有不同的生理功能，但又保持协调统一，构成一个有机的整体。这主要是依靠经络的沟通、联络作用实现的。由于十二经脉及其分支纵横交错，入里出表，通上达下，相互络属于脏腑，奇经八脉联系沟通十二正经，十二经筋、十二皮部联络筋脉皮肉，从而使人体的各个脏腑组织器官有机地联系起来，构成了一个表里、上下彼此之间紧密联系、协调共济的统一体。所以，《灵枢·本脏》说："夫十二经脉者，内属于脏腑，外络于肢节。"

（二）运行气血作用

人体各个组织官窍，均需气血濡养才能维持正常的生理活动。气血是通过经络循环贯注而通达全身的，所以《灵枢·本脏》说："经脉者，所以行血气而营阴阳，濡筋骨，利关节者也。"

（三）传导感应作用

经络不仅有运行气血的功能，而且还有传导感应的作用。当肌表受到某种刺激时，刺激就沿着经脉传于体内有关脏腑，使该脏腑的功能发生变化。脏腑功能活动的变化也可通过经络而反映于体表。针刺中的"得气"现象，就是经络传导感应的表现。

（四）调节功能平衡作用

经络能运行气血和协调阴阳，使人体功能活动保持相对的平衡。当人体发生疾病时，出现气血不和及阴阳的偏盛偏衰，运用针灸激发经络的调节作用，以"泻其有余，补其不足"。针刺有关穴位，对相关脏腑可有双向调节作用，即使亢进者抑制、抑制者兴奋。

二、经络学说的应用

（一）说明病理变化

在生理情况下，经络有运行气血、感应传导的作用；发生疾病时，经络就可能成为传递病邪的途径。"邪客于皮则腠理开，开则入客于络脉，络脉满则注于经脉，经脉满则入舍于脏腑也"（《素问·皮部论》）。经络是外邪从皮毛腠理内传于五脏六腑的途径。由于脏腑之间有经脉沟通联系，所以经络还可成为脏腑之间病变相互影响的途径。如足厥阴肝经夹胃、注肺中，所以肝病可犯胃、犯肺；足少阴肾经入肺、络心，所以肾虚水泛可凌心、射肺。相表里的脏腑，更由于经脉的相互络属，而在病理上常相互影响，如心火可下移小肠，大肠实热、腑气不通可使肺气不利而咳喘胸满。

另外，通过经络的传导，内脏的病变可以反映于某些特定的部位或与其相应的官窍。如肝气郁结常见两胁、少腹胀痛，就是因为足厥阴肝经抵小腹、布胁肋。

（二）指导疾病的诊断

由于经络有一定的循行部位和脏腑络属，临床上，可根据疾病所出现的症状，结合经络循行的部位及所联系的脏腑，作为诊断疾病的依据。例如，两胁疼痛，多为肝胆疾病；缺盆中痛，常是肺的病变。又如头痛一症，痛在前额者，多与阳明经有关；痛在两侧者，多与少阳经有关；痛在后头部及项部者，多与太阳经有关；痛在颠顶者，多与厥阴经有关。

（三）指导疾病的治疗

经络学说被广泛地用于指导临床治疗，特别是对针灸、推拿和药物应用，具有更重要的指导意义。

针灸与按摩疗法，主要是在病变的邻近部位或经脉循行的远隔部位上取穴，通过针灸或按摩，以调整经络气血和脏腑功能，从而达到治疗的目的。穴位的选取，必须按脏腑经络理论进行辨证而"循经取穴"。

此外，针刺麻醉、耳针、电针、穴位埋线、穴位结扎等治疗方法，都是在经络学说的指导下进行的。

药物通过经络的传导传输，才能到达病所，发挥其治疗作用。通过长期临床实践发现，某些药物对某一特定脏腑经络有特殊作用，便产生了"药物归经"理论。如治疗头痛，属太阳经可用羌活、属阳明经可用白芷、属少阳经可用柴胡、属少阴经可用细辛、属厥阴经可用吴茱萸。

【考纲摘要】

1.经络的生理功能。

2.经络学说的应用。

复习思考

一、A 型题

1.手足阳经在四肢的分布规律是（　　　）

　A.太阳在前，少阳在中，阳明在后

　B.太阳在前，阳明在中，少阳在后

　C.阳明在前，太阳在中，少阳在后

　D.阳明在前，少阳在中，太阳在后

　E.以上都不是

2.十二经脉名称有哪几部分组成（　　　）

　A.阴阳、五行、脏腑　　　B.五行、手足、阴阳　　　C.脏腑、手足、五行

　D.手足、阴阳、脏腑　　　E.以上都不是

3.十二经脉中相表里的阴经与阳经相交接于（　　　）

　A.胸中　　　　　　　　　B.腹中　　　　　　　　　C.头面部

　D.手足末端　　　　　　　E.以上都不是

4.十二经脉中阴经与阴经相交接于（　　　）

　A.胸中　　　　　　　　　B.腹中　　　　　　　　　C.头面部

　D.手足末端　　　　　　　E.胸腹中

5.经络学说中的"血海"是指（　　　）

　A.冲脉　　　　　　　　　B.任脉　　　　　　　　　C.督脉

　D.带脉　　　　　　　　　E.以上都不是

6.肾的经脉名称是（　　　）

　A.足太阴经　　　　　　　B.足厥阴经　　　　　　　C.足阳明经

　D.足少阴经　　　　　　　E.足少阳经

7.足厥阴经所属的脏腑是（　　　）

　A.心　　　　　　　　　　B.肺　　　　　　　　　　C.肝

　D.胆　　　　　　　　　　E.脾

8.内踝上 8 寸以下、循行于下肢内侧前缘的经脉是（　　　）

  A.足太阴脾经   B.足厥阴肝经   C.足阳明胃经

  D.足少阴肾经   E.足少阳胆经

9.内踝上 8 寸以上、循行于下肢内侧中线的经脉是（　　　）

  A.足太阴脾经   B.足厥阴肝经   C.足阳明胃经

  D.足少阴肾经   E.足少阳胆经

10.手少阴心经循行于（　　　）

  A.上肢内侧后缘   B.上肢内侧前缘   C.上肢外侧后缘

  D.上肢外侧前缘   E.上肢内侧中线

11.下列有表里关系的是（　　　）

  A.手太阴与手少阳 B.足厥阴与足少阳 C.手少阴与手阳明

  D.足太阴与足太阳 E.手厥阴与手太阳

12.具有约束纵行诸经作用的经脉是（　　　）

  A.冲脉   B.任脉   C.督脉

  D.带脉   E.阴维脉

13.经络系统的主干是（　　　）

  A.经脉   B.络脉   C.经筋

  D.皮部   E.经别

14.奇经八脉中，为"阴脉之海"的经脉是（　　　）

  A.冲脉   B.带脉   C.督脉

  D.任脉   E.阴维脉

15.既称"血海"，又称"十二经脉之海"的经脉是（　　　）

  A.督脉   B.任脉   C.冲脉

  D.带脉   E.阴维脉

16.最细小的络脉是指（　　　）

  A.孙络   B.别络   C.皮部

  D.浮络   E.经别

17.与月经关系最密切的奇经是（　　　）

  A.冲脉、督脉   B.任脉、带脉   C.冲脉、任脉

  D.督脉、带脉   E.阴维脉、阳维脉

18.循行于腰背部正中线的是（　　　）

  A.任脉   B.肾经   C.督脉

D. 膀胱经　　　　　　　　　E. 肝经

19. 按十二经脉流注次序，胃经之前是（　　　）

A. 肝经　　　　　　　　B. 大肠经　　　　　　　　C. 心包经

D. 三焦经　　　　　　　E. 脾经

20. 十二经脉中，手足阳经交接于下列中哪一项（　　　）

A. 手指端　　　　　　　B. 足趾　　　　　　　　　C. 头面

D. 胸中　　　　　　　　E. 腹

21. 在十二经气血循环流注中，与足厥阴肝经终端相接的是（　　　）

A. 足少阳胆经　　　　　　B. 手厥阴心包经　　　　　C. 手少阳三焦经

D. 手太阴肺经　　　　　　E. 手少阴心经

22. 与行于上肢内侧中线的经脉相表里的经是（　　　）

A. 心包经　　　　　　　B. 大肠经　　　　　　　　C. 小肠经

D. 三焦经　　　　　　　E. 心经

23. 下列十二经脉流注次序中，哪项是错误的（　　　）

A. 肝经→胆经　　　　　B. 心经→小肠经　　　　　C. 脾经→心经

D. 肺经→大肠经　　　　E. 肾经→心包经

24. 足太阳膀胱经的循行部位是（　　　）

A. 下肢内侧中线　　　　B. 下肢内侧后缘　　　　　C. 下肢外侧中线

D. 下肢外侧后缘　　　　E. 下肢外侧前缘

25. 下列哪项不属于经络的生理功能（　　　）

A. 联系脏腑，沟通内外

B. 运行气血，营养全身

C. 感应传导，调节平衡

D. 反映证候，辨证归经

E. 以上都不是

二、B 型题

A. 孙络　　　　　　　　B. 浮络　　　　　　　　　C. 别络

D. 正经　　　　　　　　E. 奇经

26. 行于浅表而常浮现的是（　　　）

27. 主要加强相为表里两经间在体表联系的是（　　　）

28. 在人体上肢无分布的是（　　　）

A. 足少阴肾经　　　　　B. 足太阳膀胱经　　　　　C. 任脉

D. 督脉　　　　　　　　E. 冲脉

29. 沿脊柱两旁循行的是（　　　）

30. 沿脊柱里面上行的是（　　　）

31. 其分支从胞中出，向后与督脉相同，上行于脊柱内的是（　　　）

三、问答题

1. 按气血循环流注次序写出十二经脉的名称。

2. 十二经脉的走向和交接规律如何？

3. 经络系统由哪些部分组成？

4. 经络的生理功能有哪些？

5. 正经与奇经有何区别？

四、案例分析

王某，女，40岁。思虑多梦，自述小指及中指湿疹频发，同侧腋下汗斑瘙痒难忍，不想用激素类药物，故求治。请用经络理论进行病位分析。

扫一扫，看课件

模 块 六

体　质

【学习目标】

知识目标：能准确叙述体质的概念、构成要素、基本特点、评价指标；能叙述体质的生理变化、分类；能概述体质学说在中医学中的应用。

能力目标：通过学习，能用体质学说指导疾病的诊断、治疗、预防及养生康复。

素质目标：培养学生的职业素养，能关心、爱护、尊重病人，并保持认真、严谨、热情的工作态度。

体质，又称禀赋、禀质、气禀、形质、气质等。体质是不同个体在形质、功能和心理上的身心特征。体质学说，是在中医学理论的指导下，研究体质的概念、形成、特征、类型、差异规律，及其对疾病发生、发展、传变过程的影响，并以此指导疾病的预防、诊断、治疗及养生康复的一门学科。

项目一　体质的概念

一、体质的概念

体质是人体生命过程中，在先天遗传和后天获得的基础上所形成的形态结构、生理功能和心理状态方面综合的、相对稳定的、固有的个体化特征，是人类在生长、发育过程中所形成的与自然、社会环境相适应的人体个性特征。

这一定义，首先强调了人体体质的形成是基于先天遗传和后天获得两个基本方面的。其次，也反映了中医学关于机体内外环境相统一的整体观念，说明了人体体质在后天生长、发育过程中是与外界环境相适应而形成的。第三，它充分体现出中医学形神合一的体质观。中医学认为，人体的体质既包括身体要素，又包括心理要素，并且二者高度统一。

一定的形态结构必然产生、表现出其特有的生理功能和心理特征，后者是以前者为基础的；良好的生理功能和心理特征是正常形态结构的反映，并保证其相对稳定。二者相互依存，不可分离，在体质的固有特征中综合体现出来。

二、体质的构成要素

体质的构成要素主要有形态结构、生理功能和心理状态三方面。

（一）形态结构的差异性

人体形态结构上的差异性是个体体质差异的重要部分，它包括内部形态结构和外部形态结构两部分，前者主要由脏腑、经络、精气血津液等构成；后者主要由体表形态等构成。根据中医学"司外揣内"的认识方法，内部形态结构和外部形态结构之间是一个有机的整体，以内在形态结构为基础，外部形态结构为表征。而体表形态最为直观，故备受古今中外体质研究者重视。因此，在人体的内部结构完好、协调的基础上，人的体质特征主要通过身体外形特征（即体表形态）体现出来，而身体外形特征主要表现为体型、体格等方面的差异。

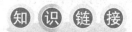

知 识 链 接

体表形态

体表形态是个体外观形态的特征，包括体格、体型、体重、性征、体姿、面色、毛发、舌象、脉象等。体格是指反映人体生长发育水平、营养状况和锻炼程度的状态。一般通过观察和测量身体各部分的大小、形状、匀称程度，以及体重、胸围、肩宽、骨盆宽度和皮肤与皮下软组织情况来判断，是反映体质的标志之一。体型是指身体各部位大小比例的形态特征，又称身体类型，是衡量体质的重要指标。中医观察体型，主要观察形体之肥瘦长短、皮肉之厚薄坚松、肤色之黑白苍嫩等方面的差异。其中尤以肥瘦最有代表性。

（二）生理功能的差异性

形态结构是生理功能的基础，不同的形态结构特点决定着机体生理功能的差异，而机体的生理功能的个性特征又影响其形态结构的改变。因此，生理功能上的差异，是个体体质特征的重要组成部分。

人体的生理功能是内部形态结构的反映，也是脏腑、经络、精气血津液等功能的体现。如气色、饮食、呼吸、二便、活动能力、生育能力、睡眠状况、感觉、皮肤肌肉弹性、毛发状况、寒热、舌象、脉象等，都是脏腑、经络及精气血津液等生理功能的反映，是了解体质状况的主要内容。

（三）心理特征的差异性

心理属中医学神的范畴，是心、脑等脏腑对外界信息的反映，是感觉、知觉、情感、记忆、思维、性格等的总和。形与神是统一的整体，体质是特定的形态结构、生理功能与相关心理状况的综合体，形态、功能、心理之间具有内在的相关性。不同脏腑的功能活动，总是表现为某种特定的情感、情绪反应与认知活动，如《素问·阴阳应象大论》说："人有五脏化五气，以生喜怒悲忧恐。"由于人体脏腑精气及其功能各有不同，故个体所表现的情志活动，如多怒、善悲、胆怯等，因人而异。

人的心理特征不仅与形态、功能有关，而且与不同个体的生活经历及所处的社会文化环境有着密切的联系。所以即便为同种形态结构和生理功能者，也可以表现为不同的心理特征，如《灵枢·阴阳二十五人》中，每一种类型的形态功能有五种不同的心理倾向，木、火、土、金、水五种类型特征的人共有二十五种心理类型。因此，一定的形态结构与生理功能，使个体容易表现出某种相应的心理特征，而心理特征在长期的显现中，又影响着形态结构与生理功能，并表现出相应的行为特征。可见，在体质构成因素中，形态、功能、心理之间有着密切的联系与影响，心理因素是体质概念中不可缺少的内容。

三、体质的基本特点

体质具有个体差异性、形神一体性、群体趋同性、相对稳定性、动态可变性、连续可测性和后天可调性等的基本特点。

（一）个体差异性

由于生命个体的先天禀赋和后天因素不同，所形成的体质特征因人而异，有显著的个体差异，并通过人体的形态结构、生理功能和心理活动的差异性而表现出来。因此，个体差异性是体质学说研究的核心问题。

（二）形神一体性

"形神合一"是中医学体质概念的基本特征之一，复杂多样的体质差异反映着人体在形态结构及由脏腑活动所产生的各种精神活动的基本特征，是特定的生理特性与心理特性的综合，是对个体身心特性的概括。

（三）群体趋同性

同一种族或聚居在同一地域的人，因为生存环境和生活习惯相同，遗传背景和生存环境具有同一性和一致性，从而使人群的体质具有相同或类似的特点，因此体质具有群类趋同性。

（四）相对稳定性

个体禀承于父母的遗传信息，使其在生命过程中遵循某种既定的内在规律，呈现出与亲代类似的特征，这些特征一旦形成，不会轻易改变，在生命过程的某个阶段体质具有相对的稳定性。另外，长期稳定的环境也是维持体质相对稳定的重要因素。

（五）动态可变性

先天禀赋决定着个体体质的相对稳定性，后天因素又使体质具有可变性。体质的可变性具有两个基本规律，一是机体随着年龄的变化呈现出特有的体质特点；二是机体随着外界因素的运动变化呈现出的体质状态的变化。两种变化常同时存在，相互影响，这种可变性是进行体质状态干预的基础。

（六）连续可测性

体质的连续性体现在不同个体体质的存在和演变在时间上的不间断性。体质特征伴随生命自始至终的全过程，具有循着某种类型体质固有的发展演变规律缓慢演化的趋势，这就使得体质具有可预测性，从而为治未病提供了可能。

（七）后天可调性

体质的相对稳定与动态可变的特点为改善体质提供了前提。因此，通过后天干预可使偏颇体质得以纠正或改善，减少对疾病的易感性，预防疾病的发生，甚至从根本上改变体质，从而达到未病先防、既病防变的目的。

四、体质的评价标志

当评价一个人的体质状况时，应从形态结构、生理机能及心理特征方面进行综合考虑。

（一）体质的评价指标

1.身体形态结构的发育水平　包括体表形态、体格、体型、内部的结构和功能的完整性、协调性。

2.身体的功能水平　包括机体的新陈代谢和各器官、系统的功能状况。

3.身体的素质及运动能力水平　包括速度、力量、耐力、灵敏性、协调性，还有走、跑、跳、投、攀越等身体的基本活动能力。

4.心理的发育水平　包括智力、情感、行为、感知觉、个性、性格、意志等方面。

5.适应能力　包括对自然环境、社会环境、各种生活紧张事件的适应能力，以及对疾病和其他损害健康的因素的抵抗和调控能力等。

（二）理想体质的标志

理想体质指人体在充分发挥遗传潜力的基础上，经过后天的积极培育，使机体的形态结构、生理功能、心理状态等各方面得到全面发展，处于相对良好的状态，即形神统一的状态。其具体标志主要包括：

1. 身体发育良好，体格健壮，体型匀称，体重适当。

2. 面色红润，两目有神，须发润泽，肌肉皮肤有弹性。

3. 声音洪亮有力，牙齿清洁坚固，双耳聪敏，脉象和缓均匀，睡眠良好，二便正常。

4. 动作灵活，有较强的运动与劳动等身体活动能力。

5. 精力充沛，情绪乐观，感觉灵敏，意志坚强。

6. 处事态度积极，镇定，有主见，富有理性和创造性。

7. 应变能力强，能适应各种环境，有较强的抗干扰、抗不良刺激和抗病能力。

【考纲摘要】

1. 体质的概念。

2. 体质的构成。

3. 体质的特点。

项目二　体质的形成

体质的形成是个体在遗传的基础上，机体内外环境多种复杂因素共同作用的结果，主要关系到先天因素和后天因素两个方面。

一、先天因素

先天因素，又称禀赋，是指小儿出生以前在母体内所禀受的一切特征。中医学所说的先天因素，既包括父母双方所赋予的遗传性，又包括子代在母体内发育过程中的营养状态，以及母体在此期间所给予的种种影响。先天因素是体质形成的基础，是人体体质强弱的前提条件，父母生殖之精气的盛衰决定着子代禀赋的厚薄强弱，从而影响着子代的体质，表现出子代体质的差异，诸如身体强弱、肥瘦、刚柔、长短、肤色，乃至先天性生理缺陷和遗传性疾病等。在体质形成过程中，先天因素起着关键性的作用，确定了体质的"基调"。但是，先天因素、遗传性状只对体质的发展提供了可能性，而体质强弱的现实性则有赖于后天环境、营养和身体锻炼等。

二、后天因素

后天是指人从出生到死亡之前的生命历程。后天因素是人出生之后赖以生存的各种因素的总和。后天因素可分为机体内在因素和外界环境因素两方面。机体内在因素包括饮食、劳逸、婚育、锻炼、疾病、情志变化等；外界因素实际上就是环境因素。这些因素可以促使人的体质类型发生改变。

（一）饮食营养

饮食营养是决定体质强弱的重要因素。合理的膳食结构、科学的饮食习惯、保持适当的营养水平，对维护和增强体质有很大影响。由于人的体质不同，其对营养物质的新陈代谢功能也不一样。因此，科学、合理的饮食营养应包含必需和适当两层含义。长期营养不良或低下，或营养不当，以及饮食偏嗜等都会使体内某些成分发生变化，从而影响体质，乃至于引起疾病。《黄帝内经》中曾多次谈到饮食偏嗜对机体的危害，如"肥者令人内热，甘者令人中满""膏粱之变，足生大丁"等。

（二）劳动和安逸

劳逸是影响体质的重要因素。适度的劳作，可使筋骨强壮，关节滑利，气机通畅，气血调和，脏腑功能旺盛；适当的休息，有利于消除疲劳，恢复体力和脑力，维持人体正常的功能活动。劳逸结合，有利于人体的身心健康，保持良好的体质。过度劳作，易于损伤筋骨，消耗气血，致脏腑精气不足，功能减弱，形成虚性体质；而过度安逸，长期养尊处优，四体不勤，则可使气血流行不畅，筋肉松弛，脾胃功能减退，而形成痰瘀体质。

（三）体育锻炼

古往今来，人们从"流水不腐，户枢不蠹"的自然现象中体会出"生命在于运动"的真谛，视体育锻炼为增强体质的法宝。历代医家总结的"养生导引之法"，诸如太极拳、五禽戏等，便是以运动来调养体质的典范。现代运动生理学研究证明，经常进行适当的体育锻炼，可使神经系统更为活跃和灵敏，增强肌肉的耐力与收缩强度，调整内分泌系统的平衡，改善血液循环，使新陈代谢更为旺盛，废物的排泄更为顺利，这样就可使病理体质向正常体质转化。

（四）婚姻、生育因素

房事是正常的生理活动之一，它既是人类繁衍后代的需要，也是维持自身生理心理平衡的需要。长期禁戒房事，身心欲望得不到满足，心情久郁，可致气血不畅，形成气郁体质。反之，若性生活不节，房事过度，则会大伤肾精肾气，损耗肾阴肾阳，形成虚性体质，出现早衰。如《素问·上古天真论》中指出："醉以入房，以欲竭其精，以耗散其真，不知持满，不时御神，务快其心……故半百而衰也。"

怀孕产子是妇女特有的生理活动，因而是形成妇女体质特点的因素之一。怀孕、分娩、哺乳，都需要消耗母体的气血阴阳，胎产次数越多，则母体受到的耗损则越大，故多产之人，往往气血衰少，体质不佳，年老后必见肾亏早衰。故应提倡计划生育。

（五）情志因素

精神情志，贵在和调。喜怒忧思悲恐惊等情志活动，赖五脏精血的化生和充养。不同的情志活动通过影响脏腑精气的盛衰变化从而影响五脏的功能，进而影响人的体质。情志和调，则气血调畅，脏腑功能协调，体质强壮；反之，突然强烈或长期持久的情志刺激，超过了人体的生理调节能力，可致脏腑精气不足或失调，给体质造成不良影响。如长期忧悲过度，耗伤气阴，易形成阴虚质；情志抑郁，压抑寡欢，易形成气郁质等。因此，保持良好的精神状态，对于体质非常重要。中医学的情志，泛指人的情绪、情感活动。七情的变化，每每伴随着脏腑形体的变化，从而对体质造成影响。情志活动感物而发，既不可不及，又不可太过，"贵乎中节"。否则，不仅影响体质，还会导致疾病。

（六）疾病、针药因素

疾病是促使体质改变的一个重要因素。一般而言，疾病改变体质多是向不利方面变化，大病、久病之后，常使体质虚弱。疾病不同，所伤不同。如肺痨（肺结核）易导致阴虚体质。可见，体质与疾病因素常互为因果。

药物与针灸能够调整脏腑精气阴阳之盛衰及经络气血之偏颇，用之得当，将会收到补偏救弊的功效，使体质恢复正常；用之不当，或针药误施，将会加重体质损害，使体质由壮变衰，由强变弱。

（七）生活环境因素

生活环境因素指人类赖以生存和发展的社会和物质条件的综合体，可以分为自然环境和社会环境。体质的形成和变化与环境因素密切相关。

1. **自然环境**　通常指地理环境。人们生活在不同的地理环境条件下，受着不同水土性质、气候类型，以及由水土和气候而形成的生活习惯等的影响而形成了不同的体质。我国幅员广大，人体体质的地区性差异颇为明显。一般而言，恶劣的气候环境培养了人的健壮的体魄和强悍的气质，舒适的气候环境则造就了人的娇弱的体质和温顺的性格。我国的地理条件，南方多湿热，北方多燥寒，东部沿海为海洋性气候，西部内地为大陆性气候。因此，西北之人，形体多壮实，腠理偏致密；东南之人，体型多瘦弱，腠理偏疏松；滨海临湖之人，多湿多痰等。《素问·异法方宜论》中也有东南西北不同地域的人所表现出的体质差异的论述。因此，中医学在诊断和治疗上强调"因地制宜"，所谓"善疗疾病者，必先别方土"。

2. **社会环境**　人生活在纷纭复杂的社会环境中，社会环境中的政治、经济、文化、宗教、法律、婚姻、人际关系等因素，直接影响着人的体质。一般而言，社会环境安定，人们生活富裕，则体质普遍较强；而社会环境动乱，人们饥馑劳倦，则体质普遍较弱。社会进步在给人类带来身心健康的同时，也带来了诸如环境污染、资源危机、竞争激烈等影响人的体质。而不良的社会习俗、烟酒嗜好等也会影响体质。

项目三 体质的生理变化

一、体质与年龄

体质随着个体发育的不同阶段而不断演变。不同的年龄阶段，随着脏腑经络及精气血津液的生理功能的盛衰变化，可表现出比较明显的体质差异。人体在生长、发育、壮盛以至衰老、死亡的过程中，脏腑气血由盛而衰，从而影响着人体生理活动和心理变化，决定着人体体质的演变。

小儿生机旺盛，故称之为"纯阳之体"；因精气阴阳均未充分成熟，故又称为"稚阴稚阳之体"。小儿的体质特点前人概括为脏腑娇嫩，形体未充，筋骨未坚，肌肤柔嫩，神气怯弱，易虚易实，易寒易热。成年人精气血津液充盛，脏腑功能强健，体质比较稳定强壮。老年人因脏腑功能衰退，体质常表现出精气神渐衰，阴阳失调，代谢减缓，气血郁滞等特点。

二、体质与性别

性别差异以先天构成为基础，又与后天因素有着密切关系。男女由于在先天禀赋、身体形态、脏腑结构等方面的差别，相应的生理功能、心理特征也就有区别，因而体质上存在着性别差异。男性多禀阳刚之气，体魄健壮魁梧，性格多外向、粗犷、心胸开阔；女性多禀阴柔之气，体形小巧苗条，性格多内向、喜静、细腻、多愁善感。男子多用气，故气常不足；女子多用血，故血多亏虚。此外，女子由于经、带、胎、产、乳等特殊生理过程，出现月经期、妊娠期和产褥期的体质改变。

项目四 体质的分类

一、体质的分类方法

体质的分类方法是认识和掌握体质差异性的重要手段。中医学体质分类，是以整体观念为指导思想，以阴阳五行学说为框架，以藏象及精气血津液神为理论基础而进行的。

古今医家从不同角度对体质做了不同的分类。《黄帝内经》曾提出阴阳划分法、五行划分法、形态与功能特征分类法、心理特征分类法（包括刚柔分类法、勇怯分类法、形态苦乐分类法）等。明代张介宾等采用藏象阴阳分类法，叶天士等以阴阳属性分类，章虚谷则以阴阳虚实分类。现代医家多从临床实践出发进行分类，如六分法、九分法等。其中，着眼于整体生理功能的强弱，运用阴阳的分类方法对体质进行分类，是体质分类的基本方法。

二、常用体质的分类及其特征

"阴阳匀平,命之曰人","阴平阳秘,精神乃治"。因此,理想的体质应是阴阳平和之质,但是阴阳的平衡是阴阳消长动态平衡,所以总是存在偏阴或偏阳的状态,只要不超过机体的调节和适应能力,均属于正常生理状态。因此,人体正常体质大致可分为阴阳平和质、偏阳质和偏阴质三种类型。

(一)阴阳平和质

阴阳平和质是功能较为协调的体质类型。体质特征为身体强壮,胖瘦适度;面色与肤色虽有五色之偏,但都明润含蓄;目光有神,性格开朗、随和;食量适中,二便通调;舌红润,脉象缓匀有神;夜眠安和,精力充沛,反应灵活,思维敏捷,工作潜力大;自身调节和对外适应能力强。

阴阳平和质者,不易感受外邪,很少生病。即使患病,多为表证、实证,且易于治愈,康复亦快,有时会不药而愈。如果后天调养得宜,无暴力外伤、慢性疾患及不良生活习惯,其体质不易改变,易获长寿。

(二)偏阳质

偏阳质是指具有亢奋、偏热、多动等特性的体质类型。体质特征为形体适中或偏瘦,但较结实;面色多略偏红或微苍黑,或呈油性皮肤;性格外向,喜动好强,易急躁,自制力较差;食量较大,消化吸收功能健旺;大便易干燥,小便易黄赤;平时畏热喜冷,或体温略偏高,动则易出汗,喜饮水;唇舌偏红,苔薄易黄,脉多偏阳;精力旺盛,动作敏捷,反应灵敏,性欲较强。

偏阳质者,对风、暑、热等阳邪的易感性较强,受邪发病后多表现为热证、实证,并易化燥伤阴;皮肤易生疔疮;内伤杂病多见火旺、阳亢或兼阴虚之证;容易发生眩晕、头痛、心悸、失眠及出血等病证。

由于此类体质的人阳气偏亢,多动少静,故日久必有耗阴之势。若调养不当,操劳过度,思虑不节,纵欲失精,嗜食烟酒、辛辣,则必将加速阴伤,发展演化为临床常见的阳亢、阴虚、痰火等病理性体质。

(三)偏阴质

偏阴质是指具有抑制、偏寒、多静等特征的体质类型。体质特征为形体适中或偏胖,但较弱,容易疲劳。面色偏白而欠华;性格内向,喜静少动,或胆小易惊;食量较小,消化吸收功能一般;平时畏寒喜热,或体温偏低;精力偏弱,动作迟缓,反应较慢,性欲偏弱。

偏阴质者,对寒、湿等阴邪的易感性较强,受邪发病后多表现为寒证、虚证;表证易传里或直中内脏;冬天易生冻疮;内伤杂病多见阴盛、阳虚之证;容易发生湿滞、水肿、痰饮、瘀血等病证。

由于本类体质者阳气偏弱，长期发展，易致阳气虚弱，脏腑机能偏衰，水湿内生，从而形成临床常见的阳虚、痰湿、水饮等病理性体质。

项目五 体质学说的应用

由于体质的特异性、多样性和可变性，形成了个体对疾病的易感倾向、病变性质、疾病过程及其对治疗的反映等方面的明显差异。因此，中医学强调"因人制宜"，并把体质学说同病因学、病机学、诊断学、治疗学和养生学等密切地结合起来，以指导临床实践。

一、体质与病因

体质因素对某些病因的易感性具有重要意义。如《灵枢·五变》说："肉不坚，腠理疏，则善病风。"清·吴德汉《医理辑要·锦囊觉后编》说："要知易风为病者，表气素虚；易寒为病者，阳气素弱；易热为病者，阴气素衰；易伤食者，脾胃必亏；易劳伤者，中气必损。"明确指出体质因素决定个体对某种病邪的易感性。在疾病尚未发生或未有明确表征之前，可以通过不同的体质特征对其易患疾病进行预测，以预知可能的疾病倾向情况等，达到"未病先防""既病防变"的目的。

体质因素对某些病邪易感性的规律是：偏阳质者，易感受风、暑、热之邪，感受风邪易伤肺脏，感受暑热之邪易伤肺胃之津液及肝肾之阴气。偏阴质者，易感受寒湿之邪，感受寒邪后易入里，常伤脾肾之阳气；感受湿邪最易困遏脾阳，外湿引动内湿而为泄、为肿等。小儿气血未充，稚阴稚阳之体，常易感受外邪或因饮食所伤而发病。

二、体质与发病

体质强弱决定着发病与否及发病情况，邪正交争是疾病发生的基本原理。正气虚是发病的内在根据，邪气是疾病形成的外在条件。疾病发生与否，主要取决于正气的盛衰，而体质正是正气盛衰偏颇的反映。一般而言，体质强壮者，正气旺盛，抗病力强，邪气难以侵入致病；体质羸弱者，正气虚弱，抵抗力差，邪气易于乘虚侵入而发病。发病过程中又因体质的差异，或即时而发，或伏而后发，或时而复发，且发病后的临床证候类型也因人而异。因此，人体能否感邪而发病，主要取决于个体的体质状况。

不仅外感病的发病如此，内伤杂病的发病亦与体质密切相关。《医宗金鉴·杂病心法要诀》说："凡此九气（怒、喜、悲、恐、寒、炅、惊、劳、思）丛生之病，壮者得之气行而愈，弱者得之气著为病也。"说明对某些情志刺激，机体发病与否，不仅与刺激的种类及强度有关，更重要的是与机体体质有关。

三、体质与病机

（一）体质与病机的从化

在中医学中，病情从体质而变化，称之为从化。人体感受邪气之后，由于体质的特殊性，病理性质往往发生不同的变化。如同为感受风寒之邪，阳热体质者得之往往从阳化热，而阴寒体质者得之则易从阴化寒。又如同为湿邪，阳热之体得之，则湿易从阳化热，而为湿热之候，阴寒之体得之，则湿易从阴化寒，而为寒湿之证。从化的一般规律是：素体阴虚阳亢者，感邪后多从热化；素体阳虚阴盛者，感邪后多从寒化；素体津亏血耗者，感邪后多从燥化；素体气虚湿盛者，感邪后多从湿化。

（二）体质与病机的传变

传变，指疾病的变化和发展趋势。体质因素决定疾病的传变。体质强壮，正气旺盛者，即使患病也不易传变；体质虚弱，正气亏虚者，不仅易于感邪，且病情多变。

四、体质与辨证

体质是辨证的基础，体质决定临床证候类型。同一致病因素或同一种疾病，由于患者体质各异，其临床证候类型则有阴阳表里寒热虚实之不同。如同样感受寒邪，有的人出现发热恶寒、头身疼痛、苔薄白、脉浮等风寒表证；有的人一发病就出现畏寒肢冷、纳呆食减、腹痛泄泻、脉象缓弱等脾阳不足之证。前者平素体质尚强，正气御邪于肌表；后者阳气素虚，正不胜邪，以致寒邪直中太阴，故出现上述情况。由此可见，病因相同或疾病相同，而体质不同则出现不同的证候。因此说，同病异证的决定因素，不在于病因而在于体质。另一方面，异病同证亦与体质有关。即使是不同的病因或不同的疾病，由于患者的体质在某些方面具有共同点，常常会出现相同或类似的临床证型。如泄泻和水肿都可以表现出脾肾阳虚之证。这可能是由于虽然病因不同或疾病不同，而体质相同，所以才出现了相同的证候。可见，体质是形成"证"的重要生理基础，辨体质是辨证的重要根据。

五、体质与治疗

体质是治疗的重要依据。在疾病的防治过程中，按体质论治既是因人制宜的重要内容，又是中医治疗学的特色。临床所见同一种病、同一治法对此人有效，对他人则不但无效，反而有害，其原因就在于病同而人不同，体质不同，故疗效不一。体质与治疗有着密切的关系，体质决定着治疗效果。所以，治疗疾病时必须结合体质进行辨证论治，在处方用药时重视体质对治疗的影响，例如阳盛或阴虚之体，要慎用温热伤阴之剂；阳虚或阴盛之体，要慎用寒凉伤阳之药。用药剂量也要视体质而定，体胖壮实者剂量宜大，身瘦体弱者剂量宜小。故中医学"因人制宜"的治疗原则，其核心则是区别体质而治疗。

另外，体质特征也决定着护理措施的差异性。疾病的护理，以及疾病初愈或趋向恢复时，促使其康复的善后调理，皆须根据病人的体质特点进行辨证施护。例如饮食护理时，就应视患者的体质特点而异。阴虚阳盛者，应忌食狗肉、羊肉、辣椒、川椒、桂圆等温热食物；痰湿体质者，应慎食龟板、鳖甲、阿胶等滋腻之物。

六、指导养生

中医学的养生方法，内容十分丰富，贯穿于衣食住行等各个方面。善于养生者，在养生时应视体质的不同，而采用不同的养生方法。例如在饮食调养方面，体质偏阳者，进食宜凉而忌热；体质偏阴者，进食宜温而忌寒；形体肥胖者，进食宜清淡而忌肥甘；阴虚火旺者，进食宜凉润而忌辛热等。在精神调摄方面，肝气郁结者，宜注意情感疏导，消除其不良情绪。在体育锻炼方面，应根据自身的年龄、体质和爱好，选择适宜的锻炼方法和强度。

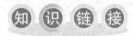

当归生姜羊肉汤

当归生姜羊肉汤由汉代医圣张仲景创制，至今已沿用了两千多年。有补气养血、温中暖肾的作用。本方是一个效果显著的药方，可用于主治寒性的疝气、腹痛、两胁疼痛等病症，也可用于产后的调理，适用于妇女气血虚弱、阳虚失温所导致的腹部凉痛、血虚乳少、恶露不止等。其次，它也是一道风味独特的药膳，特别适应于体质虚寒的人日常食用。对于怕冷的贫血病人、年老体虚的慢性支气管炎患者，以及由于慢性腹泻引起的营养不良者，也可食用本方，作为辅助调理。

【考纲摘要】

1. 体质与发病。
2. 体质与病因病机。
3. 体质与诊治。
4. 休质与养牛。

复习思考

一、A 型题

1. 体质是指人体的（　　　）

A. 身体素质　　　　　　B. 身心特征　　　　　　C. 形态结构

D. 遗传特质　　　　　　E. 心理素质

2. 观察和测量身体各部件的大小、形状、匀称程度，以及体重、胸围、肩宽、骨盆宽度和皮肤与皮下软组织情况可判断（　　　）

A. 性征　　　　　　B. 体姿　　　　　　C. 体型

D. 体格　　　　　　E. 体表形态

3. 衡量体格的重要指标是（　　　）

A. 性征　　　　　　B. 身高　　　　　　C. 体姿

D. 体重　　　　　　E. 体型

4. 体型中最有代表性的差异是（　　　）

A. 身高　　　　　　B. 肤色　　　　　　C. 腠理之坚松

D. 形体之肥瘦　　　　E. 皮肤之厚薄

5. 先天禀赋决定着体质的相对（　　　）

A. 可变性　　　　　B. 稳定性　　　　　C. 可调性

D. 趋同性　　　　　E. 形神一体性

6. 后天各种因素使体质具有（　　　）

A. 可变性　　　　　B. 稳定性　　　　　C. 可调性

D. 趋同性　　　　　E. 形神一体性

7. 中医体质理论渊源于经典著作（　　　）

A.《伤寒杂病论》　　B.《妇人良方》　　C.《景岳全书》

D.《黄帝内经》　　　E.《备急千金要方》

8. 过食生冷寒凉，易形成（　　　）

A. 偏阳质　　　　　B. 偏阴质　　　　　C. 阴阳平和质

D. 肥胖质　　　　　E. 瘦小质

9. 理想的体质应为（　　　）

A. 偏阳质　　　　　B. 偏阴质　　　　　C. 阴阳平和质

D. 肥胖质　　　　　E. 瘦小质

10. 具有亢奋、偏热、多动等特征的体质为（　　　）

A. 阴阳平和质　　　B. 偏阴质　　　　　C. 偏阳质

D. 肝郁质　　　　　E. 阳虚质

11. 具有抑制、偏寒、多静等特征的体质为（　　　）

A. 阴阳平和质　　　B. 偏阴质　　　　　C. 偏阳质

D. 阴虚质　　　　　E. 气虚质

12. 素体阴虚阳亢者，受邪后多从（　　　）

A. 寒化   B. 热化   C. 燥化

D. 湿化   E. 火化

13. 素体阳虚阴盛者，易致邪从（   ）

A. 寒化   B. 实化   C. 虚化

D. 湿化   E. 燥化

二、B 型题

A. 性征   B. 体姿   C. 体重

D. 体型   E. 体格

14. 衡量体格的重要指标为（   ）

15. 反映体质的体表形态标志是（   ）

A. 温补益火   B. 清热利湿   C. 甘寒凉润

D. 补气培元   E. 健脾芳化

16. 体质偏阳者治宜（   ）

17. 体质偏阴者治宜（   ）

A. 同病异治   B. 异病同治   C. 从化

D. 传变   E. 易感性

18. 病情随体质而发生的转化称为（   ）

19. 体质因素决定个体对某种病邪的（   ）

A. 寒化   B. 热化   C. 燥化

D. 湿化   E. 传化

20. 素体津亏血耗者，受邪后多从（   ）

21. 气虚湿盛体质者，受邪后多从（   ）

三、简答题

1. 何为体质？体质的构成要素是什么？

2. 体质具有哪些基本特点？

3. 理想体质的标志是什么？如何对体质进行评价？

4. 简述体质的形成和生理变化。

5. 简述体质的分类及其特征。

四、案例分析

形体偏瘦，但较结实。面色多略偏红或微苍黑，或呈油性皮肤；性格外向，喜动，易急躁，自制力较差；食量较大，消化吸收功能健旺；平时畏热、喜冷，或体温略偏高，动则易出汗，喜饮水；精力旺盛，动作敏捷，反应快，性欲旺盛。请辨别其体质类型。

扫一扫，看课件

病　因

【学习目标】
　　知识目标： 能准确叙述六淫的概念、共同致病特点及六淫各自的性质及致病特点、七情内伤的基本概念及其致病特点、疠气的概念和致病特点；能叙述痰饮、瘀血、结石的概念、形成及致病特点；能概述饮食失宜、劳逸过度的主要内容及其他病因的基本内容。

　　能力目标： 通过学习本章内容，要求能够通过对疾病的症状、体征的分析来推求病因，从而为治疗用药提供依据，培养诊断疾病的思维能力。

　　素质目标： 通过学习病因学说的发展简史和病因的基本内容，了解中医学对病因学说发展所做的贡献，同时通过对病因基本内容的学习，激发对临床疾病的诊断兴趣。

　　所谓病因，是指能导致疾病发生的原因，又称致病因素。《医学源流论》说："凡人之所苦，谓之病；所以致此病者，谓之因。"病因主要包括六淫、疠气、七情、饮食、劳逸、痰饮、瘀血、结石、外伤、寄生虫、药邪、医过及先天因素等。

　　中医学的病因学说是研究各种致病因素的概念、形成、性质、致病特点及其所致病证临床表现的学说，是中医学理论体系的重要组成部分。由于病因的多样性，历代医家对病因进行了不同的分类。《黄帝内经》把病因分为阴阳两类，《素问·调经论》说："夫邪之生也，或生于阴，或生于阳，其生于阳者得之风雨寒暑；其生于阴者，得之饮食居处，阴阳喜怒。"指出了自然界异常的气候变化，多伤人体外部肌表，把它们归属为阳邪；饮食不节，起居无常，房事失度，情志过激，多伤人体内部脏腑，把它们归属为阴邪。东汉末年张仲景在《金匮要略》中把病因按其致病途径和传变规律的不同，分为三类，指出"千般疢难，不越三条：一者，经络受邪入脏腑，为内所因也；二者，四肢九窍，血脉相传，壅塞不通，为外皮肤所中也；三者，房室、金刃，虫兽所伤。以此详之，病由都尽"。宋代陈无择在张仲景分类的基础上，把病因与发病途径结合起来，在《三因极一病证方论》中提出："六淫，天之常气，冒之则先自经络流入，内合于脏腑，为外所因；七情，人之常性，动之则先自脏腑郁发，外形于肢体，为内所因；其如饮食饥饱，叫呼伤气，金疮踒折，疰忤附着，畏压溺等，有背常理，为不内外因。"明确提出了"三因学说"，即六淫侵袭为外因，七情所伤为内因，饮食劳倦、跌仆金刃及虫兽所伤为不内外因。这种分类方法更加合理，明确了不同的病因有不同的侵袭和传变途径，使中医学病因理论更趋完善，对后世影响很大，现代对病因的分类基本沿用此法，将病因分为外感病因、内伤病因、病理产物性病因，以及其他病因四大类。

中医学对病因在疾病发生、发展变化过程中的作用非常重视，认为任何疾病的临床症状和体征都是在某种病因的影响和作用下产生的，因此，准确地探求病因是临床诊断疾病和治疗疾病的前提和依据。中医学探求病因的方法有三种：一是通过详细询问发病的经过及其相关的情况，推断其病因，称为"问诊求因"。如感受自然界的风寒暑燥、强烈的精神情志刺激、饮食的过饥或过饱损伤脾胃、劳逸失度、跌仆金刃损伤，以及虫兽伤等，这些病因都可通过问诊而得知。二是用类比的方法将疾病的临床症状和体征与自然界的事物或现象进行联系比较，从而推断出某些病因的性质和致病特点，称为"取象比类"。如把具有寒冷、凝结、收引特性的临床表现比作自然界的寒，把具有黏滞、重浊、趋下特性的临床表现比作自然界的湿。三是根据疾病所反映出来的临床表现，通过分析其症状和体征来推求病因，从而为治疗用药提供依据，称为"辨证求因"。如根据患者身体某部出现刺痛，固定不移，拒按，夜间尤甚，舌质紫暗等，可以诊断为瘀血所致；出现脘腹胀痛、厌食、嗳腐吞酸、腹泻等，可诊断为食积所伤。据此分别采用活血化瘀、消食导滞的治法来消除病证。《三因极一病证方论》指出："凡治病，先须识因；不知其因，病源无目。"因此，学习掌握各种病因的性质和致病特点对临床疾病的诊治和预防都有重要意义。

项目一　外感病因

外感病因是指来源于自然界，多从肌表、口鼻侵入人体，引起外感性疾病的致病因素。外感病因包括六淫、疠气等。

一、六淫

六淫是指对风、寒、暑、湿、燥、火六种外感病邪的概括。淫，有太过、浸淫之意，引申为不正、异常。风、寒、暑、湿、燥、火本为六种正常的自然界气候，称为六气，又称为"六元"，是万物生长必需的条件，也是人体赖以生存的外界环境，对人体是无害的。正如《素问·宝命全形论》言："人以天地之气生，四时之法成。"人们在长期的生活实践中，通过自身的调节机制产生了一定的适应能力，从而使人体的生理活动与六气变化相适应，所以正常的六气一般不易使人生病。当六气的变化失去规律超出了限度，如六气太过或不及，非其时而有其气（如春天应温而反寒，秋天应凉而反热等），以及气候变化过于急骤（如骤冷、骤热等）会使人体不能与之相适应，或人体正气不足，机体适应六气变化的能力较差，则可导致疾病的发生，而能导致机体发生疾病的六气则称为"六淫"。

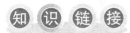

"六元"的解释

六元即六气，以其为三阴、三阳之本元，故名。《素问·天元纪大论》："厥阴之上，风气主之；少阴之上，热气主之；太阴之上，湿气主之；少阳之上，相火主之；阳明之上，燥气主之；太阳之上，寒气主之。所谓本也，是谓六元。"

综上所述，自然界的气候变化是六气还是六淫，主要取决于两个条件，一是六气太过或不及导致机体阴阳失衡而发病，此时的六气固然称为六淫；二是六气变化规律基本正常，由于人体正气不足，抵抗力较差而发病，相对于患者而言此时的六气也称为六淫。因此六淫的概念具有相对性。

六淫致病，具有下列共同的特点：

1.外感性　六淫之邪多从肌表、口鼻侵犯人体而发病，如风寒多伤于肌腠，温邪多自口鼻而入，故又把六淫所致疾病称为外感病。

2.季节性　六淫致病常有明显的季节性。如春季多风病，夏季多暑病，长夏多湿病，秋季多燥病，冬季多寒病等。这是一般规律，还有特殊情况，比如气候变化异常，夏天应热而反寒，冬天应寒而反热，也可导致夏季出现寒病，冬季出现热病。

3.地域性　六淫致病常与居住地区和工作、生活环境密切相关。如西北高原地区比较寒冷、干燥，所以多寒病、燥病；东南沿海地区比较潮湿、炎热，所以多湿病、温病。久居潮湿环境多湿病；经常高温环境下作业者多患火热燥病。

4.相兼性　六淫致病既可单独一种邪气侵袭人体导致发病，也可两种以上邪气相兼同时侵犯人体而导致发病。如风寒感冒是风邪与寒邪相兼致病，风寒湿痹是风寒湿三气相兼同时侵犯人体而致病。

5.转化性　六淫致病在一定条件作用下，其证候性质可发生转化。例如感受风寒之邪可从表寒证转化为里热证，或由于患者为阳盛之体虽感风寒之邪却从阳化热，一开始就表现为风热表证。

六淫致病从现代科学角度看，除气候因素外，还包括生物（细菌、病毒等）、物理、化学等多种致病因素作用于机体所引起的病理反应。

此外，临床上还有并非因为外感六淫之邪，而是由于脏腑阴阳气血功能紊乱所产生的内风、内寒、内湿、内燥、内火等五种病理反应，这五种病理反应的临床表现虽与六淫风、寒、湿、燥、火的致病特点相似，但不是外感，是由内而生，故称为"内生五邪"。

（一）风邪

1. 风邪的概念　凡致病具有轻扬开泄，善动不居特性的外邪，称为风邪。风邪所致疾病称为外风病。

风为自然界一种无形的、流动的气流，伤人致病时则为风邪。风虽为春季的主气，但终岁常在，四季常有，故风邪为病，虽以春季为多见，但又不限于春季，其他季节也可发生。风邪侵犯人体多从皮毛肌腠而入，产生外风病证。

2. 风邪的性质和致病特点

（1）风为阳邪，其性开泄，易袭阳位　风具有轻扬、升散、向上、向外的特性，故风邪为阳邪。其性开泄，是指风邪侵犯人体可使人的腠理开张而汗出。风性轻扬，所以风邪侵袭人体常易伤及人体的上部、肌表、阳经等阳位。如风邪袭表，腠理开泄，可见汗出、恶风等症；风邪循经上扰则头痛；风邪犯肺可导致鼻塞、咽痒、咳嗽等症状。故《素问·太阴阳明论》说："伤于风者，上先受之。"

（2）风性善行而数变　"善行"是指风邪具有善动不居、行无定处的特性。故风邪致病具有病位游移、行无定处的特点。如风邪偏盛的痹证，常见四肢关节游走性疼痛、痛无定处的症状，故"风痹"又称为"行痹"。"数变"是指风邪致病具有发病急、变化多、传变快的特点。如荨麻疹的皮疹就有皮肤瘙痒，发无定处，此起彼伏，时隐时现的特点。又如小儿风水病，起病仅有表证，短时间内即可出现头面一身俱肿、小便短少等。故《素问·风论》说："风者善行而数变。"

（3）风性主动　"主动"，是指风邪具有使其他物体摇动的特性。故风邪致病具有动摇不定的特点。如风邪侵袭，可见颜面肌肉抽掣或口眼㖞斜，或眩晕、震颤、抽搐、颈项强直、角弓反张、两目上视等。故《素问·阴阳应象大论》说："风胜则动。"《素问·至真要大论》则说："诸暴强直，皆属于风。"

（4）风为百病之长　长者，始也，首也。风为百病之长，是指风邪致病极为广泛，且常为外邪致病的先导。因风行开泄，凡寒、湿、燥、热诸邪多依附于风邪而侵犯人体致病，如外感风寒、风热、风湿等。古人甚至把风邪当作外感致病因素的总称。故《素问·骨空论》说："风者，百病之始也。"《素问·风论》说："风者，百病之长也。"

（二）寒邪

1. 寒邪的概念　凡致病具有寒冷、凝结、收引特性的外邪，称为寒邪。寒邪所致疾病称为外寒病。

寒为冬季的主气，故寒邪致病以冬季为多见。其他季节气温骤降，或淋雨涉水、汗出当风、贪凉饮冷、风餐露宿等，都可感受寒邪而发生外寒病。外寒病根据寒邪所侵犯部位之不同有"伤寒"和"中寒"之别。寒邪侵犯肌表，郁遏卫阳，称为"伤寒"；寒邪直中于里，伤及脏腑阳气，称为"中寒"。

2. 寒邪的性质和致病特点

（1）寒为阴邪，易伤阳气 寒邪属于阴邪，人体的阳气本可以制约阴寒，若阴寒偏盛，人体阳气不仅不足以驱散阴寒之邪，反易被阴寒之邪所伤，所以寒邪为病，最易损伤人体阳气。故《素问·阴阳应象大论》说："阴盛则阳病。"如寒邪侵袭肌表，卫阳被遏，可见恶寒；寒邪直中太阴，损伤脾阳，可见脘腹冷痛、吐泻清稀等；寒邪直中少阴，心肾之阳受损，可见恶寒蜷卧、手足厥冷、下利清谷、精神萎靡、脉沉细等症状。

（2）寒性凝滞，主痛 "凝滞"，即凝结、阻滞不通之意。人身气血之所以畅行不息，全赖一身阳气的温煦推动。寒邪侵犯人，阳气受损，失其温煦，易使经脉气血运行不畅，甚至凝结阻滞不通，不通则痛。故寒邪致病多见疼痛症状。如寒客太阳经脉，可见一身尽痛；以寒邪偏盛的痹证，关节疼痛剧烈，故"寒痹"又称"痛痹"；寒邪直中胃肠，可见脘腹冷痛；寒客肝脉，可见少腹或阴部冷痛等。《素问·痹论》："痛者，寒气多也，有寒故痛也。"寒邪所致的疼痛，有遇寒加重，得热则减轻的特点。

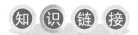

"痹"字的解释

痹，一是指病名，为风寒湿邪侵袭经络，痹阻气血，引起关节肌肉疼痛、拘急为主症的一类病证；二是泛指病邪闭阻肢体、经络、脏腑所致的各种疾病。《中藏经·论痹》说："痹者闭也。五脏六腑，感于邪气，乱于真气，闭而不仁，故曰痹。"

（3）寒性收引 "收引"，即收缩、牵引之意。寒性收引是指寒邪具有收缩、牵引样的特性。寒邪侵犯人体，可使气机收敛，腠理闭塞，经络筋脉收缩挛急。如寒邪侵袭肌表，毛窍腠理闭塞，卫阳被郁，不得宣泄，可见恶寒发热、无汗；寒客经脉关节，则筋脉、经络收缩挛急，可见筋脉、关节屈伸不利、拘挛作痛；寒邪侵入足厥阴肝经，可见少腹拘急疼痛。

（三）热（火）邪

1. 热（火）邪的概念 凡具有火之炎热升腾等特性的外邪，称为火热之邪。火热之邪

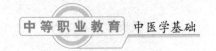

所致疾病，称为外热病。

火热旺于夏季，但是不象暑那样具有明显的季节性，不受季节气候的限制，所以火热之邪伤人致病，一年四季均可发生。

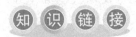

热与火的区别

在中医学中热邪与火邪是异名同类，都是阳盛所生，故常统称为火热之邪。但是对于广义的热与火而言还是有一定区别的，一般来说，热归属于邪气，而火既可指具有温煦生化作用的阳气（称为"少火"），又可指火热之邪（称为"壮火"）；就发病而言，热邪多指外感，例如风热、暑热之类病邪，而火常指内生，如心火上炎、肝火亢盛等；就临床表现而言，热邪致病多表现为全身弥漫性发热症状，而火邪致病多表现为某些局部症状，如肌肤局部的红、肿、热、痛等。

2. 热（火）邪的性质和致病特点

（1）热（火）为阳邪，其性炎上　火热之邪具有燔灼躁动、升腾上炎之性，故为阳邪。《素问·阴阳应象大论》说："阳胜则热。"故火热之邪伤人，临床上多见高热、恶热、面红、目赤、脉洪数等热性症状。火热之邪具有燔灼向上的特性，故其致病易伤人体上部，以头面部的火热症状表现尤为突出。如风热上壅出现的面红目赤，咽喉红肿、疼痛；阳明热盛出现的牙龈肿痛，心火上炎出现的口舌生疮、糜烂等。

（2）热（火）易伤津耗气　火热具有烧灼、蒸迫之性，故火热邪气蒸腾于内，一方面迫津外泄，另一方面直接消灼煎熬阴津，从而人体阴液耗伤。故火热邪气致病临床表现除热象显著外，往往还伴有口渴喜冷饮、咽干舌燥、小便短赤、大便秘结等津亏液耗的症状。此外，人体之热靠气化而生，热太盛，势必耗气过多，故《素问·阴阳应象大论》有"壮火食气"之说；再加上热邪迫津外泄，气随津脱，使气更耗伤，因此，临床上还可见到体倦乏力、少气懒言等气虚的症状。

（3）热（火）邪易生风动血　"生风"，是指火热之邪侵犯人体，往往会燔灼肝经，耗伤津液，使筋脉失于濡养，而致肝风内动。由于此肝风因热甚引起，故又称"热极生风"。临床表现为高热神昏、四肢抽搐、两目上视、颈项强直、角弓反张等。故《素问·至真要大论》说："诸热瞀瘛，皆属于火。""动血"，是指火热之邪入于血脉，由于其性急迫躁动，轻则可使脉道扩张，血行加速，甚则可灼伤脉络，迫血妄行，引起各种出血病证，如衄血、吐血、尿血、便血、皮肤发斑、妇女月经过多、崩漏等。

（4）热（火）邪易扰心神 心在五行中属火，火热与心相应，其性躁动，故火热之邪入于营血侵犯到心，尤易影响心神，临床上轻者使心神不宁而心烦、失眠；重者可扰乱心神，出现狂躁不安、神昏谵语等症。故《素问·至真要大论》说："诸躁狂越，皆属于火。"

（5）火毒结聚，易致疮痈 火毒之邪入于人体血分，可结聚于局部，使局部气血壅聚不散，进而腐蚀血肉而发为疮疡痈肿。其临床表现，除火热邪气致病的常见症状外，往往还可见到局部红、肿、热、痛，甚至化脓溃烂等。正如《灵枢·痈疽》说："大热不止，热盛则肉腐，肉腐则为脓……故命曰痈。"《医宗金鉴·痈疽总论歌》概括为"痈疽原是火毒生"。

（四）湿邪

1.湿邪的概念 凡致病具有重浊、黏腻、趋下特性的外邪，称为湿邪。湿邪所致疾病称为外湿病。

湿为长夏的主气。长夏为夏秋之交，多雨而气候潮湿，为一年中湿气最盛的季节，故湿邪致病以长夏为多见。此外，其他季节，阴雨连绵，或居处环境潮湿，或涉水淋雨，或长期水中作业，或汗出后湿衣未能及时更换等，均可使人体感受外湿而发为外湿病。

2.湿邪的性质和致病特点

（1）湿为阴邪，易阻遏气机，损伤阳气 湿性属水，故为阴邪。湿邪侵及人体，留滞于脏腑经络，因其为有形之邪，最易阻滞气机，使气机升降失常。如湿阻胸膈，气机不畅则胸闷；湿困脾胃，气机升降不利则脘痞腹胀、大便不爽；湿停下焦，气机不利则小便短涩。湿为阴邪，阴盛则阳病，故湿邪侵犯人体易损伤人体阳气。叶天士在《温热论·外感温热篇》中说："湿盛则阳微。"在五脏中，脾喜燥恶湿，故湿邪侵犯人体尤易损伤脾阳。湿邪困脾，脾阳不振，运化无权，水湿停聚，常发为泄泻、小便短少、水肿等。故《素问·六元正纪大论》说："湿盛则濡泻，甚则水闭跗肿。"

（2）湿性重浊 "重"，即沉重、重着之意。湿性重，是指湿邪致病具有沉重、重着的特点。如湿邪袭表，困遏清阳，清阳不展，可见周身困重、四肢倦怠、头重如裹；湿邪留滞经络关节，阳气布达受阻，可见肌肤不仁、关节疼痛重着，故湿邪偏盛的痹证，称为"湿痹"，又称"着痹"。"浊"，即混浊、秽浊之意。湿性浊，是指湿邪致病具有使排泄物和分泌物等呈现出秽浊不清的特点。湿邪侵袭人体部位不同，其秽浊不清的症状不同。如湿邪在上，可见面垢、眵多；湿滞大肠，可见大便溏泻，下利黏液、脓血；湿浊下注，可见小便混浊、妇女带下过多；湿邪浸淫肌肤，可见湿疹、疮疡等滋水秽浊等。

（3）湿性黏滞 "黏"，即黏腻；"滞"，即停滞。湿性黏滞是指湿邪致病具有黏腻停滞的特点。这种特点主要表现在两个方面：一是症状的黏滞性。湿邪致病临床症状多表现为黏滞不爽，如大便黏腻不爽、小便涩滞不畅，以及分泌物的黏腻和舌苔黏腻等。二是病程的缠绵性。湿性黏滞，胶着难解，故湿邪致病多起病缓慢，病程较长，反复发作，时起时伏、缠绵难愈。例如湿温、湿疹、湿痹等，因有湿邪而均具有明显的病程长、难以速愈的特点。

（4）湿性趋下，易袭阴位　水性趋下，湿类于水为重浊有质之邪，故湿邪有趋下的特性。人体下部属阴，同类相求，故湿邪为病，易于伤及人体下部。例如水湿所致的浮肿，多以下肢肿胀明显；淋浊、泄利、妇女带下及下肢溃疡、男子水疝等多由湿邪下注所致。故《素问·太阴阳明论》说："伤于湿者，下先受之。"

（五）暑邪

1. 暑邪的概念　凡夏至以后，立秋以前，自然界中的火热外邪，称为暑邪。暑邪为病称为暑病。

暑为火热之气所化，是夏季的主气。暑气太过，伤人致病，称为暑邪。其致病具有明显的季节性，只见于夏至以后，立秋之前。《素问·热论》："先夏至日者为病温，后夏至日者为病暑。"暑邪纯属外感，而无"内暑"之说。暑邪致病，有伤暑和中暑之分。其发病缓、病情轻者，为"伤暑"；发病急、病情重者为"中暑"。

2. 暑邪的性质和致病特点

（1）暑为阳邪，其性炎热　暑为盛夏火热所化，火热属阳，故暑为阳邪。暑性炎热，故暑邪伤人常致阳热亢盛，表现出一系列热性症状，如高热、心烦、面赤、目红、脉洪大等。

（2）暑性升散，最易伤津耗气　暑为阳邪，主升主散，加之在炎热的环境中人体通过大量出汗来散热，故暑邪侵犯人体，可致腠理开泄而多汗。汗出过多，一方面耗伤津液，另一方面在大量出汗的同时，气随津泄，导致津气两虚，甚至气随津脱。临床上不仅出现口渴喜饮、尿赤短少的伤津症状，还会出现气短乏力等气虚症状，甚至出现突然昏倒、不省人事的阳气暴脱之危候。

（3）暑多夹湿　盛夏不仅炎热，且常多雨潮湿，热蒸湿动，湿汽弥漫，故暑邪常夹湿邪侵犯人体，因而暑病临床表现除有发热、烦渴等暑热症状外，还常兼见四肢困倦、胸闷呕恶、大便溏泻不爽等湿滞症状。

（六）燥邪

1. 燥邪的概念　凡具有干燥、收敛等特性的外邪，称为燥邪。燥邪侵人所致的疾病，称为外燥病。

燥为秋季的主气。秋季天气收敛，气候干燥，最易感受燥邪而为患。燥邪多自口鼻而入，侵犯肺卫，致人发病。燥邪为病，有温燥和凉燥之分。初秋尚有夏热之余气，久晴无雨，秋阳以曝，燥与热相合，侵犯人体，发为温燥；深秋临近初冬之寒气，秋风肃杀，燥与凉相合，侵犯人体，则发为凉燥。

2. 燥邪的性质和致病特点

（1）燥性干涩，易伤津液　干，干燥；涩，涩滞不利。燥邪其性干燥，侵犯人体，最易损伤人体的津液，出现各种干燥、涩滞不利的症状。如口干唇燥、鼻咽干燥、皮肤干燥，甚至皲裂、毛发干枯、小便短少、大便干结等。故《素问·阴阳应象大论》说："燥胜则干。"

（2）燥易伤肺　肺为娇脏，喜润恶燥；肺主气司呼吸，开窍于鼻，外合皮毛，而燥邪多自口鼻而入，故燥邪最易伤肺。燥邪犯肺，使肺阴受损，宣降失司，甚则损伤肺络，常见干咳少痰，或痰黏难咯，或喘息胸痛，或痰中带血等症。由于肺与大肠相表里，燥邪犯肺，肺津耗伤，可使大肠失润，出现大便干燥不畅等症状。

【考纲摘要】

1. 六淫的概念。

2. 六淫的共同致病特点。

3. 六淫各自的性质及致病特点。

二、疠气

（一）疠气的概念

疠气，是一类具有强烈致病性和传染性的外感病邪。在中医文献中，疠气又称为"戾气""疫气""疫毒""异气""毒气""乖戾之气"等。疠气引起的疾病称为"疫病""瘟病""瘟疫病"。《温疫论》说："夫温疫之为病，非风、非寒、非暑、非湿，乃天地间别有一种异气所感。"可见，疠气有别于六淫，是六淫之外的一类具有强烈传染性的外感病邪。

疠气可以通过空气传染，从口鼻侵入致病，也可随饮食入里，或蚊叮虫咬，或虫兽咬伤，或皮肤接触等途径而发病。

疠气致病的种类很多，如痄腮、大头瘟、虾蟆瘟、疫毒痢、白喉、猩红热（烂喉丹痧）、天花、肠伤寒、霍乱、鼠疫、疫黄、流行性出血热、艾滋病、禽流感、中东呼吸综合征等，都属于感染疠气引起的疫病，实际上包括了现代许多传染病。

（二）疠气形成和疫病流行的因素

1. 气候反常　自然气候的异常变化，如久旱、酷热、水涝、湿雾瘴气、地震等，均可滋生疠气而导致疫病的发生。《证治准绳》说："时气者，乃天疫暴疠之气流行，凡四时之令不正乃有此气。"

2. 环境污染和饮食不洁　环境卫生不好，如水源、空气污染，也会滋生疠气。如《医学入门》说:"东南两广,山峻水恶,地湿沤热,如春秋时月,外感雾毒,寒热胸满不食,此瘴毒从口鼻而入也。"同样,食物污染,饮食不当,也可引起疫病发生。如疫毒痢、疫黄等病,多是疠气直接通过饮食进入体内而发病的。

3.预防、隔离工作不当 由于疠气具有强烈的传染性,人触之者皆病,如果预防隔离工作做得不好,也往往会使疫病发生或流行。因此,《松峰说疫》强调说:"凡有疫之家,不得以衣服、饮食、器皿送于无疫之家,而无疫之家亦不得受有疫之家衣服、饮食、器皿。"

4.社会因素 社会因素对疠气的发生与疫病的流行也有较大的影响。若战乱不停,社会动荡不安,工作环境恶劣,生活极度贫困,则疫病不断发生和流行。若国家安定,且注意卫生防疫工作,采取一系列积极而有效的防疫和治疗措施,疠气即能得到有效的预防和控制。

(三)疠气的性质和致病特点

1.传染性强,易于流行 疠气可通过空气、食物等多种途径在人群中传播,所以具有强烈的传染性和流行性。《温疫论》说:"此气之来,无论老少强弱,触之者即病。"强调了疠气流行的地方,无论男女老幼,体质强弱,触之多可发病。当然,疠气发病既可大面积流行,也可散在的发生。

2.发病急骤,病情危笃 一般而言,疠气多属热毒之邪,其性疾速,而且常兼夹毒雾、瘴气等秽浊之邪侵犯人体,故疠气致病比六淫发病更急,来势凶猛,变化多端,病情危重,发病后常可出现发热、神昏、出血、生风、剧烈吐泻等危重症状。《温疫论》提及某些疫病,如"瓜瓤瘟、疙瘩瘟,缓者朝发夕死,重者顷刻而亡"。

3.一气一病,症状相似 疠气种类繁多,不同的疠气侵犯脏腑组织器官所引起的疾病具有一定的特异性,即一种疠气引起一种疫病,故其临床症状基本相似。《素问遗篇·刺法论》称"无问大小,症状相似"。例如痄腮,患者无论男女老少,一般都表现为耳下腮部发肿。说明疠气有一种特异的亲和力,某种疠气会专门侵犯某一脏腑、经络或某一部位而发病,所以"众人之病相同"。

【考纲摘要】

1.疠气的概念。
2.疠气的致病特点。

项目二 内伤病因

内伤病因是指因人的情志或行为不循常度,超出了人体自身的调节范围,直接伤及脏腑而发病的致病因素。内伤病因是与外感病因相对而言的,包括七情内伤、饮食失宜、劳逸失度等。

一、七情内伤

（一）七情内伤的概念

七情是指人的喜、怒、忧、思、悲、恐、惊七种正常的情志变化。若将七情分属于五脏，则以喜、怒、思、悲、恐为代表，分属于心、肝、脾、肺、肾，称为五志。在正常的情况下，七情是人体对外界客观事物或现象所做出的七种不同的情感反应，即是人体的生理和心理活动对外界环境刺激的不同回应，一般不会导致或诱发疾病。只有突然、强烈或长期持久的情志刺激，超越了人体本身的生理和心理的调节范围，引起脏腑气血功能紊乱，才会导致疾病的发生。此时的七情便成为致病因素。由于七情致病，是直接伤及内脏而发病的，故称之为"七情内伤"。例如不理想的生活、工作环境恶劣、人际关系紧张、天灾人祸及社会动荡、经济上的大起大落等，均可引发七情内伤而导致疾病。

七情能否导致发病还与个体心理承受能力和调节能力有关，同样的情志变化，针对不同的人，心理承受能力和调节能力强的就不发病，心理承受能力和调节能力弱的就发病，而心理承受能力和调节能力的强弱与个体脏腑气血阴阳盛衰及身体素质有着密切关系。

（二）七情与脏腑精气的关系

人的情志活动与脏腑气血有着密切的关系，情志活动的物质基础就是五脏的精气血，正如《素问·阴阳应象大论》说："人有五脏化五气，以生喜怒悲忧恐。"因此，情志活动与五脏有相对应的关系，即心在志为喜，肺在志为忧，肝在志为怒，脾在志为思，肾在志为恐。所以内在脏腑气血的变化会影响到情志的变化。如《灵枢·本神》说："肝气虚则恐，实则怒……心气虚则悲，实则笑不休。"《素问·调经论》说："血有余则怒，不足则恐。"反之，七情太过也会损伤相应的内脏，引起七情致病。

（三）七情内伤的致病特点

七情直接影响内脏，使脏腑气血失调，导致各种疾病的发生。概括起来，七情致病主要具有以下三个特点：

1.直接伤及内脏　由于五脏精气是情志活动的物质基础，因此，七情致病导致气血运行失常可直接影响脏腑的功能，而不同的情志刺激可伤及不同的脏腑。例如心主喜，过喜则伤心；肝主怒，过怒则伤肝；脾主思，过思则伤脾；肺主忧，过忧则伤肺；肾主恐，过恐则伤肾。但也不能太绝对，因为人是一个有机的整体，一种情志引发的病理变化不仅局限于某一脏腑，也会引起人体多方面的变化。所以《灵枢·口问》说："故悲哀愁忧则心动，心动则五脏六腑皆摇。"说明心为五脏六腑之大主，精神之所舍，七情发生之处，故七情太过首先伤及心神，然后影响到其他脏腑，而引起疾病，所以心在七情发病中起着主导作用。

心主血而藏神，肝藏血则主疏泄，脾主运化，为气血生化之源。从临床上看，七情致病以心、肝、脾三脏为多见。如惊喜伤心，可至心神不宁，出现心悸、失眠、健忘，甚则精神失常等。郁怒伤肝，肝经气郁则见两胁胀痛、善太息、咽中如有异物梗阻等；或气滞血瘀则见胁痛、妇女月经不调、痛经、闭经、癥瘕等；怒则气上，肝气上逆，可见头痛、呕血等。思虑伤脾，脾失健运则可见食欲不振、脘腹胀满、大便溏泄等。

2. **影响脏腑气机**　七情致病主要是通过影响脏腑气机，导致气血运行紊乱。

（1）**怒则气上**　是指过度愤怒导致肝气的疏泄太过，肝气上逆，血随气逆，并走于上的病机变化。临床上主要表现为头胀头痛、面红目赤、呕血，甚则昏厥猝倒。《素问·生气通天论》说："大怒则形气绝，而血菀于上，使人薄厥。"如果兼有肝气横逆，影响脾胃运化，还可见腹胀、泄泻、吞酸、呕吐等症。《素问·举痛论》说："怒则气逆，甚则呕血及飧泄"。

（2）**喜则气缓**　正常情况下，喜能缓和精神紧张，使心情平静、舒畅。如果过度喜乐，可使心气涣散不收，神不守舍，出现懈怠、精神不能集中，甚至失神狂乱。故《灵枢·本神篇》说："喜乐者，神惮散而不藏。"

（3）**悲则气消**　是指过度悲忧损伤肺气，导致肺失宣降及肺气耗伤的病机变化。临床常见气短、胸闷、精神萎靡不振、乏力懒言等症。

（4）**恐则气下**　是指恐惧过度伤肾，导致肾气不固，气泄于下的病机变化。可出现的症状有二便失禁，甚至昏厥、遗精等。《灵枢·本神》说："恐惧而不解则伤精，精伤则骨痠痿厥，精时自下。"

（5）**惊则气乱**　是指突然受惊伤及心肾，导致心神不定，肾气不固，气机紊乱的病机变化。可见惊悸不安、神志错乱，甚则二便失禁等症。《素问·举痛论》说："惊则心无所倚，神无所归，虑无所定，故气乱矣。"

（6）**思则气结**　是指思虑过度伤及心脾，导致心血耗伤，脾气郁结，心神失养，脾运失职的病机变化。可见精神萎靡、反应迟钝、心悸、失眠、健忘、多梦、纳呆、腹胀、便溏等症状。故有"思虑伤心脾"之说。

3. **影响病情变化**　七情不仅可以导致疾病的产生，而且对疾病的发展和转归也有重要的影响。情绪积极乐观，七情适当，当悲则悲，当怒则怒，怒而不太过，悲而不消沉，有利于病情好转及痊愈；情绪消沉，悲观失望，情绪波动剧烈，会加重病情，甚至会导致死亡。例如素有肝阳上亢者，若遇恼怒，肝阳暴涨，阳亢风动，气血冲逆于上，蒙扰清窍，便会出现突然昏仆、不省人事、半身不遂、口眼㖞斜等中风之证，甚至引起死亡。因此，把握好情志活动对病情正负双面的影响，对全面正确治疗及养生防病，都具有重要指导意义。

【考纲摘要】

1. 七情内伤的基本概念。

2. 七情与脏腑精气的关系。

3. 七情内伤的致病特点。

二、饮食失宜

饮食是人类赖以生存的基本条件，是人体生命活动所需精微物质的重要来源。但是，饮食失宜又常常成为致病因素而导致疾病发生。

饮食失宜包括饮食不节、饮食不洁、饮食偏嗜三个方面。

（一）饮食不节

良好的饮食行为，应以适量定时为宜，而饮食不定时，或饥饱无常，皆可导致疾病发生。

1. 饥饱失常 每个人适度的饮食量根据其年龄、性别、体质、工作种类等而不同，基本要求是满足人体的营养需要。饥饱失常是指摄食量明显低于或超过本人的适度饮食量。前者称为过饥，后者称为过饱。

（1）过饥 长期摄食不足，营养缺乏，气血生化无源，可致气血亏虚，脏腑组织失养，机能活动减弱。临床上常见面色少华、心悸气短、全身乏力、眩晕等症。同时，还可因化生气血衰少，正气虚弱，抵抗力下降而继发其他病证。故《灵枢·五味》说："谷不入，半日则气衰，一日则气少矣。"

（2）过饱 暴饮暴食，超过了脾胃的受纳运化能力，可导致饮食阻滞，脾胃损伤，出现脘腹胀满、嗳腐吞酸、厌食、吐泻等症，故《素问·痹论》说："饮食自倍，肠胃乃伤。"小儿由于脾胃功能较弱，又不能自控食量，常会出现饮食过量，伤及脾胃，形成食积，日久郁而化热，聚湿生痰，酿成疳积，而见面黄肌瘦、脘腹胀满、手足心热、心烦易哭等症。经常地饮食过量，还会影响气血流通，使筋脉郁滞，引起痢疾或痔疮。此外，在疾病初愈阶段，由于脾胃尚虚，饮食过量或吃不容易消化的食物，常可引起疾病复发，称为"食复"。如《素问·热论》说："病热少愈，食肉则复，多食则遗。"

2. 饮食无时 每天的饮食要按固定时间、有规律地进食，可以保证消化、吸收有节奏地进行，脾胃功能协调配合，有张有弛，水谷精微化生有序，并持续不断地输布全身。若饮食无时，可损伤脾胃，进而变生它病。

（二）饮食不洁

饮食不洁是指食用了不洁净、不卫生，或陈腐变质，或有毒的食物。饮食不清洁、不卫生而致的病变是以胃肠道疾病为主，出现腹痛、吐泻、痢疾等，或引起寄生虫病，如蛔虫病、蛲虫病等，临床表现为腹痛时作、嗜食异物、面黄肌瘦等。若进食腐败变质或有毒食物，可致食物中毒，常出现剧烈腹痛、吐泻，重者毒气攻心，可致神志昏迷，甚至出现死亡。《金匮要略·禽兽鱼虫禁忌并治第二十四》说："秽饭，馁肉，臭鱼，食之皆伤人……六畜自死，皆疫死，则有毒，不可食之。"

（三）饮食偏嗜

饮食要品种多样，寒热适中，无所偏嗜，这样才能满足人体对各种营养成份的需要。若过分地偏爱吃某些食物，就会造成人体某些营养成份的过剩或不足，导致阴阳失调而发病。所谓饮食偏嗜就是指过分爱吃某些食物。饮食偏嗜可分为饮食的五味偏嗜、饮食的寒热偏嗜及种类偏嗜三个方面。

1.五味偏嗜　人体的精神气血都是由饮食五味所资生，食物的五味与人体的五脏，各有其亲和性。《素问·至真要大论》说："夫五味入胃，各归所喜，故酸先入肝，苦先入心，甘先入脾，辛先入肺，咸先入肾。"如果长期嗜好某种味的食物，就会造成与之相应的内脏机能偏胜，久之可损伤其他脏腑，破坏五脏的平衡协调，导致疾病的发生。《素问·五脏生成》说："多食咸，则脉凝泣而变色；多食苦，则皮槁而毛拔；多食辛，则筋急而爪枯；多食酸，则肉胝皱而唇揭；多食甘，则骨痛而发落。"即偏嗜咸味的食物，咸入肾，肾盛乘心，可出现胸闷气短、面色无华、血脉瘀滞；偏嗜苦味的食物，苦入心，心盛而乘肺，可出现皮肤干燥、毫毛脱落；偏嗜辛味的食物，辛入肺，肺盛而乘肝，可出现爪甲干枯不荣、筋脉拘急不利；偏嗜酸味的食物，酸入肝，肝盛而乘脾，可出现皮肉变厚变皱、口唇干裂掀起；偏嗜甘味的食物，甘入脾，脾盛而乘肾，可出现腰膝疫痛、脱发。

2.寒热偏嗜　饮食的寒热，是指食物的温度及食物的寒热温凉性质。良好的饮食习惯要寒热适中。偏嗜寒性食物和热性食物，均可导致人体阴阳失调而发生疾病。如过食生冷寒凉之品，可损伤脾胃阳气，从而内生寒湿，发生腹痛、泄泻等症；若偏嗜辛温燥热之品，则会导致胃肠积热，出现口渴、口臭、腹满、便秘等，或酿成痔疮等，严重时，化燥伤阴，损伤脉络，出现形体消瘦、下血等。

3.种类偏嗜　食类偏嗜，是指偏嗜某种或某类食品，或厌恶某类食物而不食，或膳食中缺乏某些食物。食类偏嗜日久，可致营养不平衡，从而导致某些疾病的发生。例如偏嗜肥甘厚味，可聚湿、生痰、化热，易致肥胖、眩晕、中风、胸痹、消渴、痈肿疮疡等。《素问·生气通天论》说："高粱之变，足生大丁。"如偏嗜饮酒则可损伤肝胆脾胃，内生湿热，临床常见脘腹胀满、胃纳减退、口苦口腻、舌苔厚腻等症。临床常见的瘿瘤（碘缺乏）、佝偻（钙、磷代谢障碍）、夜盲（维生素 A 缺乏）等皆因食类偏嗜所致。

【考纲摘要】

1. 饮食不节。

2. 饮食不洁。

3. 饮食偏嗜。

三、劳逸失度

在日常的生活中，劳动与休息要合理调配。适度的劳动和运动有助于气血流通，增强体质；必要的休息可以消除疲劳，恢复体力和脑力。劳动与休息的合理调配是保证人体健康的必要条件。但如果劳逸失度，长时间的过度劳累或过度安逸，则可导致脏腑气血的失常而致人发病，从而成为致病因素。《素问·经脉别论》明确提出"生病起于过用"。

（一）过劳

过劳，即过度劳累，包括劳力过度、劳神过度和房劳过度三方面。

1. **劳力过度**　又称为"形劳"。是指长时间地从事过重的体力劳动，包括长期体育锻炼强度过大，耗气伤筋而积劳成疾。其病变特点主要表现在两个方面：一是过度劳力而损耗形体之气，导致内脏精气亏少，功能减退。由于气之主为肺，生气之源为脾，故过劳易耗伤脾肺之气。常见少气懒言、体倦神疲、喘息汗出等症。《素问·举痛论》曰："劳则气耗。"二是过度劳力而导致形体损伤，即劳伤筋骨。体力劳作，主要依靠筋骨、关节、肌肉的牵拉、支撑等运动完成，长时间用力太过会导致形体组织损伤，久而积劳成疾。临床可见四肢肌肉萎弱、腰膝疼痛、关节屈伸不利等症。如《素问·宣明五气》说："久立伤骨，久行伤筋。"

2. **劳神过度**　又称为"心劳"。指长时间思虑劳神，用脑过度而积劳成疾。由于脾主运化，为气血生化之源，在志为思，心主血脉、藏神，而血是神志活动的主要物质基础，故思虑太过则可暗耗心血，损伤脾气，使心神失养，脾失健运，而见心悸、健忘、失眠、多梦及纳呆、腹胀、便溏、消瘦等症。

3. **房劳过度**　又称"肾劳"。主要指性生活太过，没有节制，或有手淫恶习，或妇女早孕多育等，损伤肾精、肾气而致病。肾藏精，为封藏之本，肾精不宜过度耗泄。若性生活不节，房事过频，则损伤肾中精气，根本动摇，常可见腰膝酸软、眩晕耳鸣、精神萎靡，或遗精、早泄、阳痿等。另外，妇女早孕多育，亏耗精血，可累及冲任及胞宫，易致月经不调、带下过多等妇科疾病。

（二）过逸

过逸，即过度安逸。包括体力过逸和脑力过逸。即长时间不从事适当的体力劳动或脑力劳动，可使人体脏腑经络及精气血神失调而发病。

1. **体力过逸**　人在日常生活中必须做适当的运动，才能使脏腑功能正常运行，气血流畅。若长期安逸少动，易使人体气血不畅，导致脾胃等脏腑的功能活动减退，出现食少、胸闷、肢体软弱、精神不振，或发胖臃肿，动则心悸、气喘、汗出等，甚或继发其他疾病。《素问·宣明五气篇》说："久卧伤气。"

2.脑力过逸　是指长期用脑过少。合理的思考，能保持大脑有足够的血液供应，可以防止大脑的功能减退。如果长期懒于动脑，就会出现记忆力减退、反应迟钝、精神萎靡等症，甚至导致脏腑功能失调而百病丛生。

【考纲摘要】

1.过度劳累。

2.过度安逸。

项目三　病理产物性病因

"痰饮""瘀血""结石"，本是在疾病过程中形成的病理产物，它们形成后，又成为新的病证发生的病因，因此称它们为病理产物性病因，也称为继发性病因。

一、痰饮

（一）痰饮的概念

痰饮是多种致病因素作用于人体后，引起人体水液代谢障碍所形成的病理产物。这种病理产物一经形成便作为一种新的致病因素作用于机体，阻碍气血的运行，阻滞经络，导致脏腑功能失调继而引起各种复杂的病理变化。

痰饮同源而异流，二者都是人体的津液在输布和排泄过程中发生障碍，停留于人体内而形成的病理产物，但又有区别。一般认为形质较稠浊者为痰，清稀者为饮。由于痰饮均为津液在体内停滞而成，许多情况下痰、饮并不能截然分开，故常常"痰饮"并称。

痰可分为有形之痰和无形之痰。有形之痰，是指视之可见，触之可及，闻之有声的痰。如随咳嗽而吐出的痰、闻之喉中有痰鸣声的痰，或触之有形的痰核。无形之痰，是指只见其症状而不见其形质的痰，如头晕目眩、心悸、神昏等。无形之痰隐伏于体内，视之不见，触之无形，闻之无声，但可以通过表现于外的症状，通过辨证求因的方法来确定痰饮病证的存在。

饮比痰流动性大，常留积于人体脏腑组织间隙或疏松的部位。《金匮要略》根据饮所停留的部位不同将其分为"痰饮""悬饮""溢饮""支饮"四类。

（二）痰饮的形成

痰饮多是由于外感六淫、疫疠、内伤七情、饮食劳逸等导致脏腑功能失调，气化不利，水液代谢障碍，水液停聚而形成。正如《景岳全书》言："风寒之痰以邪自皮毛，侵袭于肺，肺气不清乃至生痰。"此为外感六淫。《儒门事亲》言："夫膹郁而不得神，则肝气乘脾，脾气不化，故为留饮。"此为内伤七情。《临证指南医案》言："若内生之湿，多因茶汤生冷太过，必患寒湿之证。"此为饮食所伤。《儒门事亲》言："人因劳役远来，乘困饱水，脾胃力衰，因而嗜卧，不能布散于脉，亦为留饮。"主要是指过劳所致。此外，某些内服药物损伤脾胃，影响水液代谢，也可引起痰饮。

当然，外感六淫、内伤七情、饮食劳逸等只是属于痰饮的病因，在体内能否形成痰饮，还与脏腑功能有直接关系。脏腑中，肺、脾、肾、肝、三焦、膀胱对水液代谢关系最为密切。肺为水之上源，主宣降，输布津液，通调水道，若肺失宣降，津液不布，水道不利，则聚水而生痰饮；脾主运化水湿，若脾失健运，水湿内生，可凝聚成痰；肾阳主水液蒸化，若肾阳不足，水液不得蒸化，停而化生痰饮；肝气疏泄有利于水液输布，若肝失疏泄，气机郁滞，津液停积而为痰饮；三焦为水液运行的道路，三焦水道不利，津液失布，聚水生痰；膀胱为州都之官，主贮尿和排尿，膀胱功能失职，水液内停，形成痰饮。故肺、脾、肾、肝、三焦及膀胱功能失常，均可聚湿而生痰、饮。所以，痰饮多是由外感六淫、内伤七情或饮食劳逸等导致肺、脾、肾、肝、三焦及膀胱等脏腑气化功能失常，水液代谢障碍，以致水液停滞而成。

（三）痰饮的致病特点

痰饮形成后，饮多留积于肠、胃、胸胁、腹腔及肌肤，而痰则随气升降流行，内至脏腑，外至筋骨皮肉，无处不到，造成各种复杂的病理变化。

1.阻滞气血运行　痰饮为有形实邪，可随气流行，既可阻滞气机，影响脏腑气机的升降；又可以流注经络，阻碍气血的运行。例如痰饮停留于肺，使肺失宣肃，可出现胸闷、咳嗽、喘促等症；痰饮困阻中焦脾胃则可见脘腹胀满、恶心呕吐、大便溏泄等。痰饮流注经络，易使经络阻滞，气血运行不畅，出现肢体麻木、屈伸不利，甚至半身不遂等。痰结聚于局部，则形成痰核、瘰疬，或阴疽流注等。

2.易于影响水液代谢　水液代谢失常可形成痰饮，痰饮形成之后，又可作为致病因素反过来影响脏腑的功能，尤其是影响肺、脾、肾等脏腑的功能活动，加重水液代谢障碍。如痰湿困脾，脾气不升，可致水湿不运；痰饮阻肺，肺失宣降，可致水液不布；痰饮停滞下焦，影响肾气的蒸化，可致水液停蓄。

3.易于蒙蔽神明　痰饮为浊物，而心主神明性清净，若痰饮内停，尤易蒙蔽清窍，扰乱心神，可出现神志失常的病证。如痰饮上蒙清窍，可见头昏目眩、精神不振；痰迷心窍可见胸闷心悸，或痴呆，或癫证等；痰火扰心可见失眠、易怒、喜笑不休，甚则发狂等。

（四）痰饮的病证特点

1.**病证复杂，变化多端**　痰饮随气流行，无处不到，可导致多种疾病，而且变化多端，故有"百病多由痰作祟""怪病多痰"之说。如饮逆于上可见眩晕，痰结于咽喉可见喉中如有物梗阻的"梅核气"，痰停于胃则引起恶心呕吐，以及由痰引起的癫、狂、痫等疾病。

2.**病势缠绵，病程较长**　痰饮由体内水液停聚而成，具有重浊黏滞的特性，故痰饮致病大多病势缠绵，病程较长。如临床常见的由痰饮所致的咳喘、眩晕、胸痹、癫痫、中风、痰核、瘰疬、瘿瘤、流注、阴疽等，多反复发作，缠绵难愈，治疗困难。

舌象与脉象特点　痰饮为病，变化多端，其临床症状表现各异，但就舌苔、脉象而论，则相对固定，一般舌象多见到腻苔或滑苔，脉象为滑脉或弦脉。

【考纲摘要】

1.痰饮的概念。

2.痰饮的形成。

3.痰饮的致病特点。

二、瘀血

（一）瘀血的概念

瘀血是指体内血液停积而形成的病理产物，包括体内瘀积的离经之血，以及因血液运行不畅，停滞于经脉或脏腑组织内的血液。中医学文献中，称其为"恶血""败血""衃血""蓄血""污血"等。

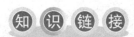

血瘀与瘀血的区别

血瘀是指血液运行不畅或血液瘀滞不通的病理状态，属于病机学概念；

瘀血是能继发新病变的病理产物，属于病因学概念。

（二）瘀血的形成

在人体内心、肺、肝、脾等脏的功能正常运行，气的推动与固摄作用正常发挥，脉道通利，以及寒热等内外环境的适宜，是血液的正常运行的必备条件。当外邪入侵、情志所伤、饮食失宜、劳逸失度及外伤等影响到血液正常运行，引起血液运行不畅，或致血离经脉而瘀积体内，就形成了瘀血。形成瘀血的原因概括起来主要有以下五个方面。

1.气虚致瘀　血液的正常循行依靠气的推动和固摄。气虚，一方面因无力推动血液运行，而导致血行迟滞而形成瘀血；另一方面，气虚无力统摄血液，可导致血溢脉外而为瘀。

2.气滞致瘀　气为血之帅，气行则血行，气滞则血瘀，因此，当外邪闭阻，或情志郁结，致气机不畅；或痰饮内停等，阻遏气机，均可导致血液在体内某些部位停滞，形成瘀血。

3.血寒致瘀　血得温则行，得寒则凝。若感受外寒，入于血脉，或阳虚内寒，血液与脉道失去温煦，血脉挛缩，血液凝涩，可使血液运行不畅而凝聚成瘀。《医林改错·积块》说："血受寒则凝结成块。"

4.血热致瘀　外感火热之邪，或体内阳盛化火，入于血脉，血热互结，煎灼津液，使血液变得黏稠而运行不畅；或热灼脉络，血溢脉外，留于体内，均可形成瘀血。《医林改错·积块》说："血受热则煎熬成块。"

5.血出致瘀　各种外伤，如跌仆损伤、金刃所伤、手术创伤等，致使脉管破损而出血；或其他原因导致出血，如脾不统血、肝不藏血等，以及妇女经行不畅、流产等，如果所出之血未能及时排出体外或及时消散，留积于体内即可形成瘀血。

（三）瘀血的致病特点

1.易于阻滞气机　血为气之母，气依赖血的运载到达全身，瘀血形成后，便成为有形的邪气，阻滞于经络，影响气的运行，出现气机郁滞。又因气为血之帅，气行则血行，气滞则血瘀，出现气滞后，又会导致血行更加不畅而加重血瘀，从而形成血瘀气滞、气滞血瘀的恶性循环。

2.瘀塞经脉　瘀血形成后，无论瘀滞于脉内，还是留积于脉外，均可导致局部或全身血液运行失常，进而影响脏腑的功能，出现多种病理变化。如瘀血阻滞于脉道，损伤脉络，可致出血，而见血色紫黯有块等；瘀血阻滞经脉，气血运行不利，可使形体官窍因脉络瘀阻，而出现口唇、爪甲青紫，皮肤瘀斑，舌有瘀点瘀斑，脉涩不畅等；瘀阻于心，可致胸痹、心痛；瘀阻于肝，可致胁痛癥积；瘀阻胞宫，可致痛经、闭经等。

3.影响新血生成　瘀血阻滞体内，影响了血液对机体的濡养和滋润作用。若瘀血日久不散，即影响气血本身运行，又会导致脏腑因失于濡养而功能失常，从而影响新血的生成，故有"瘀血不去，新血不生"之说。久瘀之人，临床上常见肌肤甲错、毛发不荣等，即是瘀血内阻，血虚不荣皮毛所致。

（四）瘀血致病的病证特点

瘀血形成之后，不仅失去正常血液的濡养作用，还可导致多种新的病证。其病证特点主要有以下几个方面。

1.疼痛　一般多表现为刺痛，痛处固定，拒按，且多夜间更甚。

2.肿块　在体表的肿块表现为局部青紫肿胀，在体内则多为癥块，质硬，位置固定不移。

3.出血　出血量少而不畅，血色多紫暗，或夹有瘀血块。

4.发绀　面色紫暗，口唇、爪甲青紫。

5.舌象　舌质紫暗，或舌质有瘀点、瘀斑，或舌下络脉曲张。

6.脉象　常见沉涩、细涩、弦涩或结代脉等脉象。

除此之外，瘀血病证在临床上还可见健忘、渴不欲饮、肌肤甲错等症。

【考纲摘要】

1.瘀血的概念。

2.瘀血的形成。

3.瘀血的致病特点。

4.瘀血致病的症状特点。

三、结石

（一）结石的概念

结石，是指因体内湿热浊邪蕴结不散，久经煎熬而形成的砂石样病理产物。根据部位不同，常见有胃结石、胆结石、肾结石和膀胱结石等。一般而言，结石小者，易于排出；结石大者，难于排出。结石既是病理产物，又是某些疾病的致病因素。

（二）结石的形成

结石形成的原因较为复杂，有些机制目前尚不清楚。常见的因素有以下五个方面。

1.饮食失宜　喜欢肥甘厚味，偏嗜饮酒，湿热内生，煎熬胆汁，久则发为胆结石；湿热蕴结下焦，气机不利，则发为肾结石和膀胱结石。其次，饮食不当，如空腹吃过多的生柿子或枣，则影响胃的腐熟和通降，可形成胃结石。此外，某些地域的水质中含有过量的矿物及杂质等，也成为体内结石形成的原因之一。

2.情志内伤　情志失调，肝郁气滞，疏泄失职，影响胆汁的排泄，胆汁郁结，日久可形成胆结石。

3.寄生虫感染　寄生虫为有形实邪，其虫体或残骸或虫卵进入胆囊或胆道，或成为结石的核心，或梗阻胆道，影响胆汁的排泄，日久形成胆结石。如蛔虫、姜片虫等。

4.服药不当　长期服用某些药物，如钙、镁、铋等药物，其沉积于体内某些部位，可形成结石；或长期服用某些药物，如某些碱性药物、磺胺类药物，影响脏腑功能，也可形成结石。

5. 体质差异　先天禀赋差异，或久病体虚，以致对某些物质的代谢异常，可形成易患结石病证的体质。

除此之外，外感六淫之邪、过度安逸等，可导致气机不利，内生湿热，也可成为形成结石的原因。

（三）结石的致病特点

1. 多发于空腔性脏器　结石多发生在脏器的管腔内，如胃、胆囊、胆管、肝管、肾盂、输尿管、膀胱等。因为这些空腔性脏器，主要的功能是传到和化物，其性以降为顺，以通为用。若传导失常，浊物内停，易酿成结石。

2. 易阻碍气机　结石为有形实邪，停留体内，易阻滞气机，影响气血、水谷、水液等运行与排泄。如胃结石，可影响中焦气机升降及水谷的腐熟和传输；胆结石，可影响肝胆气机疏泄及胆汁的正常排泄；肾、膀胱结石，可影响水液排泄。

3. 易损伤脉络　结石阻滞于肾、输尿管、膀胱等部位，常可损伤脉络而导致血溢脉外而见尿血。

（四）结石的病证特点

1. 疼痛　结石致病，易阻滞气机，而常常导致疼痛。结石所致之疼痛具有阵发性特点，发作时多剧痛难忍，甚则绞痛，缓解时则如常人。也可呈现持续性疼痛，或为隐痛、胀痛、钝痛等。疼痛部位常固定不移，亦可随结石移动而发生部位的改变。

2. 病程较长　结石多是湿热蕴结，日久煎熬而成，故除胃柿石外，大多数结石的形成过程比较漫长。而结石一旦形成之后，常难以在短时间内消除，且易反复发作。故结石为病，病程大多较长。

3. 病情轻重不一　由于结石的大小形状和停留的部位不同，临床表现可有很大差异。一般而言，结石小，易于排出，则病情较轻，有的甚至可无任何症状；结石大，或嵌顿于某个部位，则病情较重，症状明显复杂，发作频繁。

项目四　其他病因

在病因学中，除外感病因、内伤病因、病理产物性病因之外的致病因素，统称为其他病因，主要有外伤、寄生虫、药邪、医过、先天因素等。

一、外伤

外伤，主要指由于外界因素作用于人体所造成的损伤，包括金刃伤、跌仆损伤、持重努伤、烧烫伤、冻伤、溺水、虫兽伤、电击伤等。

（一）跌仆损伤、持重努伤、枪弹伤、利器损伤

跌仆损伤、持重努伤、枪弹伤、利器损伤属于外力损伤，是由于机械暴力引起的创伤。这些外伤，轻则可引起皮肤肌肉损伤，出现瘀血肿痛，甚者出血或筋伤骨折、脱臼；重则损伤内脏，或出血过多，导致昏迷、抽搐，甚至危及生命。

（二）烧烫伤

烧烫伤，主要是火毒为患，包括沸水、沸油、火焰、蒸汽、高压电流等灼伤人体。轻者灼伤皮肤而见局部红、肿、热、痛或起水疱；重者损伤肌肉筋骨而见患部创面如皮革样，或呈蜡白、焦黄，甚至炭化样改变。若大面积烧烫伤，可致火毒内攻脏腑而神识昏迷，或大量伤津耗液而危及生命。

（三）冻伤

冻伤是指人体遭受低温侵袭引起的全身性或局部性损伤。冻伤的程度与温度和受冻时间、部位等相关，温度越低，受冻时间越长，则冻伤程度越严重。冻伤可分为局部性冻伤和全身性冻伤。

1.局部性冻伤　多发生在手、足、耳、鼻、面颊等裸露和末端部位，又称冻疮。受寒邪损伤部位因寒性收引导致经脉挛急缺血，继而出现气滞血瘀。初起局部皮肤苍白、冷麻、疼痛；继则肿痛青紫、痒痛或起水疱，甚至溃烂，日久组织坏死而难愈。

2.全身性冻伤　阴寒太盛，损伤人体，寒为阴邪，损伤阳气，寒性收引凝滞，使筋脉气血瘀滞，机体失去阳气对脏腑的温煦和对气血的推动，初则寒战，继则体温下降、面色苍白、唇舌指甲青紫、感觉麻木、反应迟钝，逐渐昏迷、呼吸减弱、脉微欲绝，如不及时救治，可导致死亡。

（四）虫兽伤

虫兽所伤，主要是指猛兽、毒蛇、疯狗或其他家畜咬伤，以及昆虫咬伤或蜇伤。常见的虫兽伤主要有以下几种。

1.毒蛇咬伤　毒蛇咬伤人体，它的毒汁通过毒牙侵入人体而致人发病。不同种类的毒蛇含有不同的毒汁，对人体造成的损害也不同，根据毒蛇咬伤后临床表现，可分为风毒，火毒和风火毒三类。

（1）风毒（神经毒）　多见于银环蛇、金环蛇和海蛇等咬伤。伤口较小，表现主要是麻木感，无明显红肿热痛。全身症状表现为轻者，头晕头痛、汗出胸闷、疲乏无力；重者，嗜睡、瞳孔散大、复视、语言不清、流涎、牙关紧闭、吞咽困难、呼吸减弱或停止。

（2）火毒（血液循环毒）　常见于蝰蛇、尖吻蝮蛇（五步蛇）、竹叶青蛇和烙铁头蛇等咬伤。伤口红肿热痛、起水疱，或组织坏死，甚至溃烂发黑。全身症状表现为寒战发热、

肌肉剧烈疼痛、皮下或内脏出血，包括鼻衄、呕血、咯血、尿血、便血等，继而出现黄疸和贫血等症状，严重者中毒死亡。

（3）风火毒（混合毒） 多见于蝮蛇、眼镜蛇、眼镜王蛇等咬伤。临床表现为兼见风毒和火毒的症状。

2. 疯狗咬伤 疯狗咬伤致病现代医学称为"狂犬病"。这是由于疯狗的唾液中含有毒邪，人被疯狗咬伤，邪毒随之进入人体内，潜伏一段时间而后发病。疯狗咬伤之初仅见局部红肿疼痛、出血，经治疗后伤口愈合。发病时可见头痛、烦躁不安、恐水、恐风、恐声、牙关紧闭、抽搐等症状，甚则导致死亡。

3. 昆虫咬（蜇）伤 某些虫类可通过它们的毒刺、毒毛刺蜇或口器刺吮损伤人体而导致发病，常见的虫蜇伤有蜂蜇伤、蜈蚣咬伤、蝎蜇伤及毛虫伤人等。这些虫蜇伤，轻者表现为局部红肿疼痛，重者可引起高热、寒战等全身中毒症状。

（五）电击伤

电击伤是指雷电对人体造成的损伤。雷电击中人体，轻者仅见肌肤灼伤或肢节肌肤麻木不仁；重者可以引起机体脏腑及组织器官的损伤，出现神志不清、昏迷抽搐、肢体焦灼，甚至死亡。

二、寄生虫

寄生虫，是动物性寄生物的统称。人体常见的寄生虫有蛔虫、蛲虫、钩虫、绦虫、血吸虫等。这类寄生虫寄居于人体内，不仅消耗人体内的营养物质，而且会损伤脏腑功能，导致疾病的发生。现将几种常见寄生虫的形成和致病特点分述如下。

（一）血吸虫

血吸虫又称为"蛊"或"水蛊"。血吸虫的幼虫存在于疫水中，人体皮肤接触了这种疫水，血吸虫幼虫就会从皮肤直接侵入人体而导致发病。血吸虫病初起为邪在肺卫，可见恶寒发热、神疲乏力、发疹、咳嗽、胸痛；继则可见腹泻、下痢脓血；日久则因肝失疏泄，脾失健运，气血郁滞，可见腹胀、胁下癥块；晚期土壅木郁，肾之气化失司，水液内停，可见腹大如鼓、面黄肌瘦、精神萎靡等，甚则可见吐血、便血等症。

（二）蛔虫

蛔虫又称为"蚘虫""长虫"。蛔虫致病以儿童最为常见。蛔虫病是由饮食不洁，虫卵随饮食进入人体内所致，它寄生肠道，当脾胃功能失调，便在肠中作祟而发病。蛔虫病临床常见脐周腹痛，时作时止，常伴有面色萎黄、睡时磨牙，或大便排出蛔虫，或腹部触及索状虫块等症状。有时蛔虫钻入胆道，可见胁部剧痛、吐蛔、四肢厥逆等症，称为"蛔厥"。

（三）钩虫

钩虫又称为"伏虫"。钩虫多由手足皮肤直接接触了被钩虫蚴污染的粪土或水而感染。钩虫致病，初起可见局部皮肤瘙痒、红肿等症；继而严重影响脾胃运化功能，耗伤气血，出现食少、腹胀、便溏及嗜食生米、泥土、木炭等。日久可见面色萎黄、神疲乏力、心悸气短、唇甲色淡，甚则周身浮肿等症。

（四）蛲虫

蛲虫主要通过手指、食物污染而感染，寄生在肠道。蛲虫致病以儿童为多见。临床以肛门奇痒、夜间尤甚、睡眠不安为特点。在夜间可观察到肛门周围蠕动的细小白色小虫。久而久之，导致脾胃虚弱，胃纳减少，身体消瘦等。

（五）绦虫

绦虫又称"白虫""寸白虫"。多由食生的或未熟的猪、牛肉而致，绦虫主要寄生在肠道。绦虫致病临床上多见腹部隐痛、腹胀、腹泻、食欲亢进、面黄肌瘦，有时在大便中可见白色带状成虫节片。此外，如绦虫上扰于脑，可发癫痫；绦虫积于肌肉筋脉，可见皮下结节。

三、药邪

所谓药邪，是指药物使用不当或加工不当而引起疾病的一类致病因素。药物本身是用于治疗疾病的，但若药物炮制不当，或医生不熟悉药物的性味、功效、用量、副作用、配伍禁忌而使用不当，或者病人不遵医嘱而乱服药物，均可导致其他疾病的发生，而成为致病因素。

（一）药邪的形成

1. 用药过量 药物用量过大，特别是一些药性峻猛和有毒的药物用量过大，易产生毒副作用。例如生川乌、生草乌、马钱子、细辛、巴豆、生半夏、雄黄等均含有毒成分，过量可对人体脏腑产生严重损害，故临床使用时必须严格掌握其规定用量，防止发生毒副作用。

2. 炮制不当 某些含有毒性成分的药物经过适当的炮制可减轻毒性。例如乌头火炮或蜜制，半夏姜制，附子浸漂、水煮，马钱子去毛去油等，就能减轻毒性。如果对这些药物炮制不规范或不进行加工炮制，则易致中毒。

3. 配伍不当 历代医家对药物配伍十分重视，恰当的配伍可以增强疗效，或控制某些药物的毒副作用。如果配伍不当则会增加毒性，例如黎芦与人参、水银与砒霜等。古人根据长期临床经验总结出的中药"十八反""十九畏"等，至今仍被临床所遵从。

4. 用法不当 有些药物在使用上有着特殊的要求和禁忌。如有些药物应先煎以减轻毒性，妇女妊娠期间有用药禁忌等。如果使用不当或不遵从禁忌，就可导致中毒或引起其他疾病。

5. 滥用补剂　所有的药物，包括补益的药物都有偏性，作用于人体后都会影响机体的阴阳状态。用之得当，可以调整阴阳，达到治愈疾病的目的。用之不当，尤其是盲目服用某些补药，如人参、鹿茸之类，反而引起机体阴阳失调，导致疾病发生。

（二）药邪的致病特点

1. 中毒　过量服用或误服有毒药物，可引起中毒，其中毒症状的轻重与所服药物的成分、剂量有关。轻者可表现为头晕、心悸、恶心呕吐、腹痛腹泻、舌麻等；重者可出现全身肌肉震颤、烦躁、黄疸、发绀、出血、昏迷甚至死亡。

2. 加重病情，变生它疾　药物使用不当，既可使原有的病情加重，也可引起新的疾病。如体质虚弱的患者，过量应用攻邪药，可损伤正气，使病情加重；妇女妊娠期间用药不当可引起流产、畸胎或死胎等。

四、医过

医过，又称为"医源性致病因素"，是指因医生的过失而导致病情加重或变生它疾的致病因素。医源性因素涉及面广，医生接触病人整个过程中的言行举止，都可能产生正反两个方面的效应。

（一）医过的形成

1. 言行不当　"良言一句三冬暖，恶语伤人六月寒"。医生使用亲切的语言，行为得体，态度和蔼，有利于增强病人战胜疾病的信心，能起到辅助治疗的作用。反之，若医生说话不注意分寸，或语言粗鲁，或态度生硬，或有意无意地泄露了本该对病人保密的不利于病人的病情资料，均会增加病人的痛苦，加重病情，甚至产生严重后果。

2. 处方草率　医生在诊疗过程中要严肃认真，一丝不苟，开处方时药名要通俗易懂，字迹要工整清晰。反之，若医生开处方时字迹潦草，故意用些别名、僻名，会使病人产生不信任或疑惑感，从而对治疗产生不利影响，或因处方药味难辨而耽误时间；重者可错发药物，贻误治疗或致不测。

3. 诊治失误　由于医生临床辨证不正确导致用药的错误，或施治时手法操作不当，或马马虎虎，粗心大意，均是重要的医源性致病因素。如明为实证而判为虚证，误用补药；虚证而断为实证，误用泻药；明为寒证判为热证，误用寒药；热证而断为寒证，误用热药；或针刺时操作不当而刺伤重要脏器，或引起断针体内；推拿时用力过猛或不当，引起筋脉损伤，甚至造成骨折等，不仅不治病，反而加重病情，变生它疾。

（二）医过的致病特点

1. 易致情志异常波动　医生举止粗鲁，言行不当，诊治草率，可引起患者的不信任，甚至情绪剧烈波动，或拒绝治疗。

2.加重病情，变生它疾　医生言行不当、诊治失误、处方草率，均可贻误治疗，加重病情，甚至变生其他疾病。

五、先天因素

先天因素是指人出生前因父母体质或胎儿发育过程中已经潜伏着的致病因素，即先天性致病因素。它包括源于父母的遗传性病因和胎儿孕育期及分娩时所形成的病因。先天因素可分为胎弱和胎毒两个方面。

（一）胎弱

胎弱，又称胎怯，是指胎儿禀受父母的精血不足或异常。先天禀赋薄弱或异常，可致日后发育障碍、畸形或不良。胎弱为病，主要包括两种情况：一是各类遗传性疾病，多因于父母之精的异常，如先天畸形等；二是先天禀赋虚弱，多因于受孕之时，父母身体虚弱或疾病缠身，或饮食不调，七情内伤，以致精血不充，胎元失养所致。胎弱可见毛发不生、面黄肌瘦、筋骨不利、项软头倾、手足痿软、神疲气怯等。

（二）胎毒

胎毒有广义和狭义之分。狭义胎毒是指在胎儿期由亲代把某些传染性疾病传给子代。如梅毒、艾滋病、乙型肝炎等。广义胎毒指受孕妊娠早期，其母感受邪气或误用药物、误食不利于胎儿生长之物等，导致遗毒于胎儿，出生后渐见某些疾病或异常。

此外，先天性致病因素还包括近亲结婚或怀孕时遭受重大精神刺激，以及分娩时的种种意外创伤等，可使初生儿或出生后表现各种异常，如先天性心脏病、唇腭裂、多指（趾）、色盲、癫痫、痴呆等。同时，父母个体的体质类型也可遗传给子女，形成某些特殊的体质，决定对某些病变的易感性特点，易于患相同或相似的疾病。

复习思考

一、A 型题

1.《三因极一病证方论》的作者是（　　）

A.陈言　　　　　　B.张仲景　　　　　　C.朱震亨

D.张景岳　　　　　E.孙思邈

2.其性开泄，易袭阳位，具有升发向上特性的邪气是（　　）

A.湿邪　　　　　　B.风邪　　　　　　C.暑邪

D.火邪　　　　　　E.寒邪

3.下列何种邪气能兼其他邪气致病（　　）

A. 暑邪　　　　　　　　B. 湿邪　　　　　　　　C. 寒邪

D. 风邪　　　　　　　　E. 热邪

4. 六淫邪气中最易导致疼痛的是（　　　　）

A. 寒邪　　　　　　　　B. 火邪　　　　　　　　C. 风邪

D. 燥邪　　　　　　　　E. 湿邪

5. 导致"中寒"的原因是（　　　　）

A. 寒邪自内而生　　　　B. 寒邪侵及血分　　　　C. 寒邪伤于肌表

D. 寒邪直中脏腑　　　　E. 寒邪入中经脉

6. 六淫中具有致病缓慢，病程较长，反复发作，缠绵难愈特点的邪气是（　　　　）

A. 风邪　　　　　　　　B. 火邪　　　　　　　　C. 寒邪

D. 暑邪　　　　　　　　E. 湿邪

7. 六淫中具有趋下，易伤及人体下部特性的病邪是（　　　　）

A. 湿邪　　　　　　　　B. 燥邪　　　　　　　　C. 火邪

D. 风邪　　　　　　　　E. 暑邪

8. 寒邪与湿邪的共同致病特点是（　　　　）

A. 损伤阳气　　　　　　B. 阻遏气机　　　　　　C. 黏腻停滞

D. 凝滞、收引　　　　　E. 易袭阴位

9. 致病后致排泄物和分泌物呈现出秽浊不清特点的邪气是（　　　　）

A. 热（火）邪　　　　　B. 寒邪　　　　　　　　C. 风邪

D. 湿邪　　　　　　　　E. 燥邪

10. 燥邪侵犯人体最易损伤人体的（　　　　）

A. 肾精　　　　　　　　B. 气血　　　　　　　　C. 津液

D. 肝血　　　　　　　　E. 阳气

11. 六淫中易致疮痈的邪气是（　　　　）

A. 湿邪　　　　　　　　B. 风邪　　　　　　　　C. 火邪

D. 燥邪　　　　　　　　E. 寒邪

12. 下列哪项不属热（火）邪的致病特点（　　　　）

A. 易伤津耗气　　　　　B. 易生风动血　　　　　C. 易扰心神

D. 易致疮痈　　　　　　E. 易阻遏气机

13. 六淫中致病临床表现出动摇不定特点的邪气是（　　　　）

A. 暑邪　　　　　　　　B. 湿邪　　　　　　　　C. 寒邪

D. 热邪　　　　　　　　E. 风邪

14. 下列哪一项是热（火）邪、燥邪、暑邪的共同致病特点（　　）
　　A. 善行　　　　　　　B. 伤津　　　　　　　C. 耗气
　　D. 动血　　　　　　　E. 生风

15. 六淫中致病具有明显的季节性的邪气是（　　）
　　A. 热（火）邪　　　　B. 寒邪　　　　　　　C. 燥邪
　　D. 湿邪　　　　　　　E. 暑邪

16. 六淫中只有外感没有内生的邪气是（　　）
　　A. 风邪　　　　　　　B. 湿邪　　　　　　　C. 燥邪
　　D. 暑邪　　　　　　　E. 热邪

17. 六淫中具有升散、易伤津耗气，又夹湿特性的邪气是（　　）
　　A. 热邪　　　　　　　B. 燥邪　　　　　　　C. 湿邪
　　D. 暑邪　　　　　　　E. 寒邪

18. 七情致病主要是影响脏腑气机，悲则（　　）
　　A. 气缓　　　　　　　B. 气上　　　　　　　C. 气乱
　　D. 气消　　　　　　　E. 气结

19. 七情致病主要是影响脏腑气机，惊则（　　）
　　A. 气乱　　　　　　　B. 气上　　　　　　　C. 气下
　　D. 气耗　　　　　　　E. 气结

20.《素问·举痛论》曰：劳则（　　）
　　A. 气上　　　　　　　B. 气下　　　　　　　C. 气收
　　D. 气耗　　　　　　　E. 气缓

21. 寒邪导致气机（　　）
　　A. 气结　　　　　　　B. 气缓　　　　　　　C. 气收
　　D. 气泄　　　　　　　E. 气上

22. 瘀血形成之后，导致的疼痛特点为（　　）
　　A. 胀痛　　　　　　　B. 冷痛　　　　　　　C. 空痛
　　D. 灼痛　　　　　　　E. 刺痛

23. 瘀血形成之后，导致的出血特点为（　　）
　　A. 出血量少　　　　　B. 出血颜色鲜明　　　C. 出血量多
　　D. 出血夹有瘀血块　　E. 出血色淡质清稀

24. 痰饮、瘀血、结石三种病理产物的形成都与下列哪项有关（　　）
　　A. 气虚　　　　　　　B. 寒凝　　　　　　　C. 气滞

D. 湿热　　　　　　　　　E. 血热

25. 以下不属于寒邪致病特点的是（　　　　）

  A. 寒为阴邪　　　　　　B. 易伤阳气　　　　　　C. 寒性收引

  D. 凝滞、主痛　　　　　E. 寒性黏滞

26. 在下面的选项中不属于疠气形成和疫病流行的因素是（　　　　）

  A. 饮食不洁　　　　　　B. 环境污染　　　　　　C. 社会因素

  D. 暴饮暴食　　　　　　E. 气候反常

二、B 型题

  A. 易伤津耗气　　　　　B. 易损伤阳气　　　　　C. 凝滞、主痛

  D. 善行而数变　　　　　E. 易阻遏气机

27. 热邪致病（　　　　）

28. 风邪致病（　　　　）

29. 湿邪致病（　　　　）

  A. 外先受之　　　　　　B. 下先受之　　　　　　C. 阴受之

  D. 阳受之　　　　　　　E. 上先受之

30. 伤于湿者（　　　　）

31. 伤于风者（　　　　）

  A. 火邪　　　　　　　　B. 湿邪　　　　　　　　C. 寒邪

  D. 燥邪　　　　　　　　E. 风邪

32. 六淫中致病病程长的邪气是（　　　　）

33. 六淫中具有主"动"特性的邪气是（　　　　）

34. 为百病之长的邪气是（　　　　）

35. 具有重浊特性的邪气是（　　　　）

  A. 气上　　　　　　　　B. 气结　　　　　　　　C. 气下

  D. 气缓　　　　　　　　E. 气耗

36. 怒则（　　　　）

37. 喜则（　　　　）

38. 思则（　　　　）

39. 恐则（　　　　）

  A. 直接伤及脏腑　　　　B. 影响新血生成　　　　C. 易蒙蔽神明

  D. 易损伤脉络　　　　　E. 发病急骤，病情危笃

40. 疠气致病多（　　　　）

41. 七情内伤致病多（　　　）

42. 痰饮致病（　　　）

43. 瘀血致病可（　　　）

    A. 外感病因   B. 内伤病因   C. 其他病因

    D. 内生五邪   E. 病理产物性病因

44. 六淫致病属于（　　　）

45. 瘀血致病属于（　　　）

46. 药邪、医过属于（　　　）

三、问答题

1. 六淫致病的共同特点是什么？

2. 简述风邪的性质和致病特点。

3. 简述热（火）邪气的性质和致病特点。

4. 简述痰饮是如何形成的？其致病的病证特点？

5. 试述瘀血形成的原因？其病证的共同特点是什么？

四、案例分析

1. 在炎热的夏天里，我们偶尔会见到一些人突然出现"高热烦躁，汗多口渴，神疲乏力，肢体困倦，或胸闷呕吐"的现象。请根据以上症状推断是何种六淫邪气所致？其邪气的致病特点是什么？

2. 王某，男，26岁。近两年来由于工作压力大，经常情志抑郁，善太息，时常出现胸胁胀满，因工作忙，未有治疗。近两个月性情急躁，胁下刺痛，入夜尤甚，舌质紫暗有瘀点、瘀斑，脉弦涩。请根据以上病例推断患者的"胁下刺痛"是什么原因导致的？这种致病原因属于外感病因，或内伤病因，或病理产物性病因？

扫一扫，看课件

模　块　八

病　机

【学习目标】

知识目标：能准确叙述邪正盛衰、阴阳失调、气血津液失常的基本病机变化，能叙述正邪相争与发病的关系及疾病的传变，能概述疾病的转归。

能力目标：能够初步运用病机学知识对常见病证进行病机学分析，能够初步运用正邪相争理论阐释人体发病原理。

素质目标：通过对病机的学习，在研究中医学的过程中建立追本求根的思想，并学会用理论阐释临床实际病案的方法，从而加深对中医基础理论的理解及灵活运用。

病机就是疾病发生、发展、变化及其转归的关键或机制，也可称为"病变机理"。它揭示了疾病发生、发展与演变全过程中的本质特点及其基本规律。因此，研究病机，是认识疾病本质的关键，也是进行正确诊断和治疗的前提。故中医治病，历来十分注意审察病机。

病机学说是阐明疾病发生、发展、变化及其转归规律的系统理论，包括疾病发生的机制、病理变化的机制和病程演变的机制。

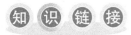

"病机"一词，首见于《素问·至真要大论》："谨守病机，各司其属。"

机，本义是弓弩上的发射机关，多引申为事物的关键。

项目一　发病原理

发病机理就是指疾病发生的机制。它是一个十分复杂的病理变化过程，但是从总体上

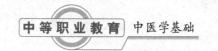

来说，主要表现为邪气对人体的损害和正气对损害的修复这两方面的斗争。因此，中医学认为发病的原理在于邪正相搏，并且把邪正相搏作为疾病病理演变全过程中最基本的规律。

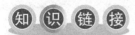

$$
\left.\begin{array}{l}
内因——正气不足 \\
\\
外因——邪气侵袭
\end{array}\right\} 邪正相搏 \rightarrow 邪胜正负 \rightarrow 发病
$$

一、正邪与发病

正，即正气，是指人体正常的生理功能活动及对外界环境的适应能力、抗病能力和康复能力。邪，即邪气，是指导致人体生病的各种致病因素。二者在疾病发生过程中，相互作用，相互影响，是疾病发生的最主要矛盾。

（一）正气不足是疾病发生的内在因素

正气具有防御和驱除邪气、修复机体损害的功能。在疾病的发生、发展及转归中都起着重要的作用。

正气的作用有三：一是自我调节，以适应内外环境变化，维持阴阳的协调平衡；二是抗邪防病，或感邪后逐邪外出；三是自我康复，病后或虚弱时自我修复。一般来说，只有在正气相对虚弱，不足以抵抗病邪时，邪气才能乘虚而入，使人体阴阳失调，脏腑经络功能紊乱，导致疾病的发生。所以说正气不足是疾病发生的内在因素。

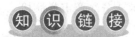

《素问遗篇·刺法论》说："正气存内，邪不可干。"

《素问·评热病论》说："邪之所凑，其气必虚。"

（二）邪气是疾病发生的重要条件

疾病的发生与邪气的侵袭有着直接的关系。邪气对机体的损害，主要表现在三个方面：一是直接造成形质的损害，如脏器、形体、官窍的损伤或精气血津液的损耗等；二是干扰机体的机能活动，如引起某些脏腑功能失调、气机紊乱、神志失常等；三是导致机体抗病修复能力下降。

中医学重视正气，强调正气在发病中的主导地位，但是也不能忽视邪气的重要作用。

在一定的条件下，邪气对机体的侵害会直接导致疾病的发生，这也让邪气起到主导作用。如烧伤烫伤、刀枪伤害、毒蛇咬伤、化学毒剂等，即使正气强盛，也难免被其所伤。又如疫疠之气，在特定条件下也可以主导疾病的发生和流行。

（三）正邪斗争的胜负决定发病与否

在疾病发生过程中，机体始终存在着邪气的损害和正气的抗损害的矛盾斗争，即正邪相争。正邪斗争的胜负，决定着疾病的发生与否。若正气旺盛，抗邪有力，则邪气难以侵入，即使邪气侵入，正气亦能奋力驱邪外出，并消除其病理影响，不致发生病理反应，故说正胜邪负则不病。反之，正气亏虚，卫外不固，正不敌邪，则邪气可乘虚侵袭而发病。若感邪特重，病邪毒烈，致病作用强，正气虽不弱，但不足以驱除病邪，消除其损害，亦可导致疾病的发生，因此，邪胜正负则发病。

【考纲摘要】

1. 正气与邪气的概念。
2. 正气不足是疾病发生的内在因素。
3. 邪气是疾病发生的重要条件。
4. 正邪斗争的胜负决定发病与否。

二、影响发病的因素

发病时，正气、邪气和邪正相搏要受到来自机体内外的各种因素影响，其中主要是外环境（自然环境和社会环境）、内环境（体质因素和情志因素）的影响。

（一）外环境与发病

人生活在一定的自然和社会环境之中，有不同的季节、不同的地方、不同的工作生活条件。这些不同的环境都能对人体造成不同的影响，以至于发病也有了差异。当人们长期生活在一个稳定的环境中，就会逐渐获得对该环境的适应性而不容易生病，但是当环境发生变化时一旦人们不能适应，就会发病。

1. **自然环境与发病**　自然环境主要包括季节气候和地域环境。

（1）季节气候与发病　人生天地之间，赖自然而生存，《素问·四时调神大论》提出的"春夏养阳，秋冬养阴"就说明了人要去适应四季的变化。当人不能适应气候的变化时就会生病，此时的疾病也表现出季节性的特点，如春易伤风、夏易中暑、秋易伤燥、冬易病寒等。另外，疫疠的暴发或流行，也与自然气候的变化是密切相关的。

（2）地域环境与发病　不同的地域，有着不同的气候特点、水土性质、物产及生活习俗的差异，对疾病的发生起着重要影响，甚至形成地方性的常见病和多发病。如我国地势西北高、东南低，西北干燥而寒冷，多风寒或燥邪为病；而东南潮湿而炎热，多湿邪或湿热为患；部分山区或因水土作物缺碘而好发瘿病等。

2.社会环境与发病　人们生活在一定的社会环境中，卫生舒适的生活和工作环境，对健康起着重要的作用。在一些城市或社区，因为社会福利高、公共卫生条件好，能有效地减少疾病的发生。近年来，随着工农业的迅速发展，环境治理相对滞后，废气、废水、废渣、农药等对大气、水源、土地和食品的污染损害了人体正气，成为导致多种疾病发生和流行的因素。

（二）内环境与发病

中医学认为，人体是一个有机的整体，有形的身体和无形的精神通过人体的多种调节机制，保持着内环境的稳定。在某些情况下，人体正常的调节控制能力降低，不能很好地适应外环境时，内环境的气血阴阳失衡，就会发生疾病。影响内环境的因素主要有体质因素和情志因素。

1.体质因素　人的体质有强壮、虚弱、偏胖、偏瘦等的不同，这都反映着机体正气盛衰，对发病有着潜在影响。一般而言，正气旺盛者，体质强健，抗病力强，对邪气的耐受性较强，不易发病；正气虚弱者，体质羸弱，抵抗力差，对邪气的耐受性较弱，容易发病。因此，人体能否感受外邪而发病，主要取决于个体的体质状况对病邪的耐受性。个体体质的特异性，常导致个体对某些病邪有易感性或对某些疾病有易患倾向性。如胖人多痰湿，善病中风；瘦人多火，易得劳嗽；老人肾气虚衰，多病痰饮咳喘。又如阳气素弱之人易病寒，阴气素衰之体易病热。

2.情志因素与发病　情志是人体正常的心理活动，也是人体五脏生理活动的一种表现。若人的情志舒畅，精神愉快，气机畅通，气血调和，脏腑功能协调，则正气旺盛，邪气难以入侵，不易发生疾病；若情志不畅，精神异常，气机逆乱，阴阳气血失调，脏腑功能异常，则正气减弱，邪气留滞而易于发病。可见情志因素也关系到疾病的发生与否。一般来说，兴奋性的情志状态多致实证，抑郁性的情志状态易致虚证。

【考纲摘要】

1. 环境与发病。
2. 体质与发病。
3. 精神状态与发病。

项目二　基本病机

基本病机，是指在疾病过程中病理变化的一般规律及其基本原理。人的疾病种类繁多，其基本病理变化也错综复杂。不同的疾病，虽然各有其特殊的病理变化机制，但在其发展变化过程中，又存在着一些共性的、具有普遍意义的病理变化规律，主要有邪正盛衰、阴阳失调、气血失常等。

一、邪正盛衰

邪正盛衰，是疾病过程中邪正相搏所引起的邪气与正气两方面力量对比的变化。当邪气侵袭人体时，机体的正气就开始与邪气发生相互作用，表现为邪气对正气的损害作用和正气对邪气的消除作用。在邪正相搏的过程中，邪正双方的力量不断发生着消长变化，或邪盛正衰，或正盛邪退，这就形成了病证的虚实变化。在复杂的疾病中，又可以出现虚实错杂与虚实真假等情况。

（一）虚实病机

虚与实，是相对的病机概念。《素问·通评虚实论》说："邪气盛则实，精气夺则虚。"这是对虚实病机性质的高度概括。

1.实　所谓实，就是邪气盛，是以邪气亢盛为矛盾主要方面的一种病理状态。其病机特点是邪气亢盛，正气未衰。其主要临床表现以致病邪气的性质特征为主。由于机体的正气未衰，正气能积极抗邪，故反应明显。所以临床表现特点为亢盛、有余。

实证常见于外感疾病的初中期，或者由痰饮、瘀血、饮食等滞留于体内而引起的内伤疾病，如痰涎壅盛、瘀血内阻、食积不化等。临床常见体质壮实，精神亢奋，或壮热狂躁，或烦躁不宁，或疼痛剧烈而拒按，或声高气粗，以及二便不通、脉实有力等症状。

2.虚　所谓虚，就是正气虚，是以正气虚损为矛盾主要方面的一种病理状态。其病机特点是正气不足，邪气已退或不明显。其主要临床表现以人体精、气、血、津液亏损，或者脏腑经络的生理功能减退为主。由于正气不足，在邪正相搏中就难以出现较剧烈的病理反应。所以临床表现特点为虚弱、衰退、不足。

虚证多见于外感疾病的后期，或者各种慢性疾病，或大量的汗、吐、下之后，以及体质虚弱之人。临床常见身体瘦弱、精神倦怠、面色不华、心悸气短、体疲乏力、失眠多梦，或五心烦热，或畏寒肢冷、脉虚无力等症状。

（二）虚实变化

邪正的消长盛衰，不仅可以产生单纯的虚或实的病理变化，在某些长期的、复杂的疾病发展过程中，还会出现虚实之间的多种变化，主要有虚实错杂、虚实转化及虚实真假等情况。

1.虚实错杂　是指在疾病过程中，邪盛和正虚同时存在的病理状态。

（1）虚中夹实　是指以正气虚损为主，又兼夹有实邪凝滞的病理状态。如气虚体质的人，外感六淫之邪而致气虚感冒，临床既见倦怠乏力、脉虚弱等气虚症状，又见六淫外感所致的恶寒发热等邪实之象。又如脾阳不振之水肿，脾阳不振，运化无权，皆为虚候，而水湿停聚，发为浮肿为实。上述病理变化都是以虚为主，实居其次，属虚中夹实之证。

（2）实中夹虚　是指以邪气盛实为主，又兼有正气不足的病理状态。如外感热病在发展过程中，常见实热伤津之象，因邪热炽盛而见高热、汗出、便秘、舌红、脉数之实象，又兼口渴、尿短赤等邪热伤津之症。又如久患鼓胀病，症状常表现为腹胀大而实、静脉怒张、面色苍黄而晦暗、形瘦肢肿、饮食即胀、二便不利、舌质暗红起刺、苔黄干燥、脉缓弱或沉细弦数等，这是在气血郁结的实证中又出现脾肾不足的虚象。上述病理变化都是以实为主，虚居其次，属实中夹虚之证。

2. 虚实转化　是指在疾病过程中，由于实邪久留而损伤正气，或正气不足而致实邪积聚等所导致的虚实病理转化过程。主要有由实转虚和因虚致实两种情况。

（1）由实转虚　指疾病或病证本来是以邪气盛为矛盾主要方面的实性病变，继而转化为以正气虚损为矛盾主要方面的虚性病变的过程，此时疾病性质为虚。

由实转虚的机理，主要在于邪气过于强盛，正不敌邪，正气耗损所致。此外，因失治、误治等原因，致使病程迁延，虽邪气渐去，然正气已伤，则亦可由实转虚。如外感暑热病邪，可因迫津外泄而大汗，气随津泄而脱失，病从暑热内盛证较快地转为实热兼阴虚证，进而发展为阴虚证，出现面色淡白、精神萎靡、汗出肢温、口渴喜饮、脉细而数等症。

（2）因虚致实　指病证本来是以正气亏损为矛盾主要方面的虚性病变，转变为邪气盛较突出的病变过程，此时疾病性质为虚中夹实。

因虚致实的机理，多由于脏腑功能减退，气化不行，以致全身气血津液等代谢障碍，从而产生气滞、水饮、痰浊、瘀血等病理变化；或因正虚病证，复感外邪，邪盛则实。如心肾阳气亏虚的心悸气喘，可因病情突然变化而发生水饮泛溢，上凌心肺，肺气闭塞，出现怔忡不宁、端坐喘息、胸中憋闷欲死的危急证候。又如肺肾两虚的哮证，肺卫不固，复感风寒，哮喘复发，而见寒邪束表、痰涎壅肺的实证。因虚致实的转变，正虚方面仍然存在，只不过实性病机占突出地位而已。

3. 虚实真假　病机的虚实，都可以通过临床症状反映出来。一般情况下，疾病的病机（本质）与其反映出的症状（现象）是一致的。但是在特殊情况下，疾病的现象不能完全反映疾病的本质而成为假象，从而出现"至虚有盛候"的真虚假实和"大实有羸状"的真实假虚等。

（1）真虚假实　虚指病理变化的本质，实为表面假象，即疾病本质属虚证，但又出现一些似乎是实的现象。如素体脾虚，运化无力，因而出现腹部胀满而痛、脉弦等脉症。若仔细辨别可以发现，腹部胀满但有时减轻，不似实证的常满不减，虽有腹痛但喜按，脉虽弦但重按则无力，导致这类似实之脉症的原因并不是实邪，而是身体虚弱的结果，故其为假象，此属真虚假实。古人所谓"至虚有盛候"，就是指此而言。

（2）真实假虚　实为本质，虚为表面现象，是假象，即疾病本质属实证，但又出现一些似乎是虚的现象。如热结肠胃，痰食壅滞，大积大聚之实证，却见神情沉静、身寒肢冷、脉沉伏或迟涩等脉症。若仔细辨别则可以发现，神情虽沉静但语出则声高气粗，脉虽沉伏或迟涩但按之有力，虽然形寒肢冷但胸腹久按灼手，导致这类似虚之脉症的原因并不是病体虚弱，而是实邪阻滞经络，气血不能外达之故，因此称这类脉症为假象，此属真实假虚。古人所谓"大实有羸状"，即指此而言。

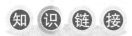

《景岳全书·传忠录·虚实篇》说："每以至虚之病，反见盛势，大实之病，反有羸状，此不可不辨也。"

总之，中医学分析病机，要求透过现象来看本质，而不应被假象所惑，应了解邪正盛衰所反映的真正虚实的病机变化，从而把握住病变发展过程的本质。

【考纲摘要】
邪正盛衰与虚实变化。

二、阴阳失调

阴阳失调是机体阴阳消长失去平衡协调的简称，是指机体在疾病过程中，由于致病因素的作用，导致机体的阴阳消长失去相对的平衡，从而出现阴阳偏盛、偏衰的病理变化。疾病的发生，不出邪正之争，正气有阴阳，邪气亦可分阴阳；疾病的发展，不外正邪的消长盛衰，也可用阴阳偏盛或偏衰加以概括。同时，阴阳失调亦是对脏腑、经络、气血、营卫等相互关系失去协调和平衡，以及表里出入、上升下降等气机失常和人体各种功能性与器质性疾患等病理机转的高度概括。因此，"阴阳失调"是对一切疾病病变机制的高度概括，任何疾病都可用阴阳失调来加以说明。

由于阴阳失调的高度概括性，其病理变化比较复杂，但其主要表现，不外阴阳偏盛、阴阳偏衰及由此导致的阴阳互损、阴阳格拒、阴阳亡失几方面。

（一）阴阳偏盛

阴或阳的偏盛，主要可见于"邪气盛则实"的病机和病证。病邪侵袭人体，在性质上必从其类，即阳邪侵袭人体可形成机体阳偏胜；阴邪侵袭人体则可形成机体阴偏盛。《素问·阴阳应象大论》说："阳胜则热，阴胜则寒。""阳胜则阴病，阴胜则阳病。"指出了阴阳偏盛病机发展的必然趋势或结果。

1. 阳偏盛　即阳盛，是指机体在疾病发展过程中所表现出的阳气偏盛，脏腑经络功能亢进，热量过剩的病理变化。

形成阳偏盛的原因，多由于感受温热阳邪；或感受阴寒之邪，但入里从阳而化热；或情志内伤，五志过极而化火；或因气滞、血瘀、食积等郁而化热所致。

它的表现特征：①阳胜则热。即阳盛而阴未虚，其证候属性为实热证。病理变化以热、动、燥为主要特点。热是指以全身或局部有鲜明的热象为特征；动是指病理表现的现象、症状和体征有动的倾向（阳主动，阴主静）；燥是指干燥，即有伤津的表现。②阳胜则阴病。即阳盛而损阴，此时的证候仍是实热证。阳热亢盛日久，势必耗伤人体阴液，机体在表现出热象的同时，还会见到口渴、小便短少、大便干燥等津液亏损的病理变化。但是在确定阳偏盛的时候，尽管有阴液的亏损，但尚没有达到阴虚的程度，矛盾的主要方面仍在于阳盛，这种病理变化叫阳偏盛。

知 识 链 接

　　《素问·调经论》说："阳盛则外热。""上焦不通利，则皮肤致密，腠理闭塞，玄府不通，卫气不得泄越，故外热。"

　　《素问·调经论》说："阳虚则外寒。""阳受气于上焦，以温皮肤分肉之间，令寒气在外，则上焦不通，上焦不通，则寒气独留于外，故寒栗。"

2. 阴偏盛　即阴胜，是指机体在疾病过程中所表现出的阴气偏盛，功能障碍或减退，产热不足，以及病理性代谢产物积聚的病理变化。

形成阴偏盛的原因，多由感受寒湿阴邪，或过食生冷，寒滞中阳，遏抑阳气温煦作用的发挥，从而导致阳不制阴，阴寒内盛。

它的表现特征：①阴胜则寒。即阴胜而阳未虚，其证候属性为实寒证。病理变化以寒、静、湿为主要特点。寒是指以全身或局部有鲜明的寒象为特征；静是指患者精神、肢体运动表现为安静、抑制状态；湿是指寒邪过盛，人体津液的生成、输布、排泄障碍，表现为水湿停聚的现象。②阴胜则阳病。即阴盛必损阳，此时的证候仍是实寒证。阴邪侵袭机体，久则必损阳气，故阴盛实寒病证常伴面色白、小便清、大便溏等机体功能减退的现象。这只是人体阳气相对受损，尚没有达到阳虚的程度，矛盾的主要方面仍在于阴盛，这种病理变化叫阴偏盛。

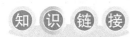

《素问·调经论》说："阴盛则内寒。""厥气上逆，寒气积于胸中而不泻，不泻则温气去寒独留，则血凝泣，凝则脉不通，其脉盛大以涩，故中寒。"

（二）阴阳偏衰

阴阳偏衰，是指人体阴或阳亏虚引起的病理变化，主要见于"精气夺则虚"的虚证。所谓"精气夺"，实际上包括了机体的精、气、血、津液等各种精微物质的不足和功能的减退，同时也包括了脏腑经络等生理功能的减退在内。如果某种原因使阴或阳的一方物质减少或功能减退时，则必然会导致阴不制阳或阳不制阴，从而形成"阴虚则热""阳虚则寒"的病理变化。

1.阳偏衰　也称阳虚，是指机体阳气虚损，失于温煦，功能减退，产热不足的病理变化。其病机特点多表现为机体阳气不足，阳不制阴，阴相对亢盛，临床表现为虚寒证。

形成阳偏衰的原因，多由于先天禀赋不足，或后天饮食失养，或劳倦内伤，或久病损伤阳气所致。

阳气不足，一般以脾肾阳虚为主，其中尤以肾阳虚衰（命门之火不足）最为重要，这是由于肾阳为诸阳之本的缘故。

它的表现特征：①阳气不足。以体内的阳气虚损，推动、温煦、气化等功能减退等病理变化为主要特点，多出现喜静蜷卧、小便清长、下利清谷等阳虚之象。②阳虚则寒。因阳气虚损，阳对阴的制约能力不足，导致阴的一方相对偏盛。此时不仅有阳虚之象，还有畏寒喜暖、身冷蜷卧、面色㿠白、四肢逆冷等虚寒之象。"阳虚则寒"与"阴胜则寒"不同，前者为虚寒，后者为实寒。

2.阴偏衰　也称阴虚，是机体精、血、津液等物质亏耗，阴不制阳，阳相对亢盛，功能虚性亢奋的病理变化。其病机特点多表现为制约阳热和滋养、内守、宁静功能减退，以及阳相对亢盛的虚热证。

形成阴偏衰的原因，多由于阳邪伤阴，或因五志过极，化火伤阴，或因久病伤阴所致。

阴虚病变，五脏皆可发生，但一般以肺、肝、肾阴虚为主，临床上以肺肾阴虚或肝肾阴虚为多见，其中尤以肾阴虚衰（命门之水不足）最为重要，这是由于肾阴为诸阴之本的缘故。

它的表现特征：①阴液亏虚。以体内的阴液亏虚，滋润及抑制作用减退等病理变化为主要特点，多出现形体消瘦、咽干口燥、小便短少、大便干结等阴虚失于滋润、濡养之症。②阴虚则热。由于阴液不足，以至于阴对阳的制约作用不足，导致阳相对偏亢，表现出功能虚性亢奋的病理状态。此时不仅有阴虚之状，还有两颧潮红、五心烦热、脉象细数等虚热之象。"阴虚则热"与"阳胜则热"不同，前者为虚热，后者为实热。

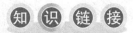

《素问·调经论》说："阴虚则内热。""有所劳倦，形气衰少，谷气不盛，上焦不行，下脘不通，胃气热，热气熏胸中，故内热。"

（三）阴阳互损

阴阳互损是阴阳的互根互用关系失调而出现的病理变化，一方亏虚或功能减退，不能资助另一方或促进另一方的化生，必然导致另一方的虚衰或功能减退，从而形成阴阳两虚的病机。一般把在阴虚的基础上，继而导致阳虚，称为阴损及阳；在阳虚的基础上，继而导致阴虚，称为阳损及阴。《素问·四气调神大论》说："阳气根于阴，阴气根于阳，无阴则阳无以生，无阳则阴无以化。"由于肾所藏之精气，是肾阴肾阳共同的物质基础，而肾阴肾阳是全身阴阳的根本。所以，无论阴虚或阳虚，多在累及肾阴或肾阳，及肾本身阴阳失调的情况下，才易于发生阴损及阳或阳损及阴的阴阳互损病机。

1. 阴损及阳　是指由于阴液亏损而累及阳气化生不足，继而形成阳虚，最终发展为以阴虚为主的阴阳两虚证。如肝阳上亢证，病机本为水不涵木的阴虚阳亢，病情进一步发展，可损伤肾脏精气，损及肾阳，继而出现畏寒、肢冷、面色㿠白、脉沉弱等阳虚症状而转化为阴阳两虚证。

2. 阳损及阴　是指由于阳气虚弱而累及阴精化生不足，继而导致阴虚，形成以阳虚为主的阴阳两虚证。如水肿证，因肾阳不足，气化失司而津液停聚，水湿泛溢肌肤，其病机本为阳虚，进一步发展，则必耗损肾中精气，使肾阴亦伤，继而出现形体消瘦、烦躁不安，甚至抽搐等阴虚症状而形成阴阳两虚证。

（四）阴阳格拒

阴阳格拒，是阴阳失调中比较特殊的一类病机。形成阴阳格拒的机理，主要是由于某些致病因素的作用，引起阴或阳的一方偏盛至极或一方虚弱至极，阴阳强弱悬殊，盛者壅遏于内，将另一方排斥格拒于外，迫使阴阳之间不相维系，从而形成真寒假热或真热假寒等复杂的病理变化。阴阳格拒主要包括阴盛格阳和阳盛格阴两方面。

1. **阴盛格阳** 又称格阳，系指阴寒偏盛至极，壅闭于内，逼迫阳气浮越于外，出现内真寒外假热的一种病理状态。阴寒内盛是疾病的本质，由于排斥阳气于外，可在原有面色苍白、四肢逆冷、精神萎靡、畏寒蜷卧、脉微欲绝的阴寒表现的基础上，又出现面红、烦热、口渴、脉大无根等假热之象，故称其为真寒假热证。是阴阳即将离决之危候。

2. **阳盛格阴** 又称格阴，系指阳热偏盛至极，深伏于里，阳气被遏，闭郁于内，不能透达于外，出现内真热外假寒的一种病理状态。阳盛于内是疾病的本质，但由于格阴于外，可在原有壮热、面红、气粗、烦躁、舌红、脉数大有力等邪热内盛表现的基础上，又现四肢厥冷、脉象沉伏等假寒之象，故称其为真热假寒证。

（五）阴阳亡失

阴阳亡失，是指机体阴液或阳气急剧地大量脱失，致使功能突然衰竭所导致的一类危重的病理变化，包括亡阳和亡阴两方面。

1. **亡阳** 指机体的阳气大量地急剧亡脱，导致全身性功能突然严重衰竭，而致生命垂危的病理变化。多由邪气极盛，正不敌邪，阳气损伤太过而突然脱失；或素体阳虚，又过劳损伤阳气；或急剧吐泻，或大汗不止，或失血过多等，使阴液大量丢失，阳随阴脱等因素所致。此外，慢性病长期损耗阳气，致其衰竭，虚阳外越，亦可出现亡阳之势。由于阳气亡脱而衰少，其温煦、推动、兴奋，以及固摄、卫外等功能，均突然严重衰竭，故其临床表现可见大汗淋漓、汗稀而凉、肌肤手足逆冷、畏寒蜷卧、精神萎靡、神情淡漠，甚则昏迷、面色苍白、脉微欲绝等虚寒并伴衰竭危象。

2. **亡阴** 指机体由于阴液发生突然性大量消耗或丢失，而致阴精亏竭，滋养、濡润功能快速丧失，以致全身功能严重衰竭，生命垂危的病理变化。多由于邪热炽盛或久留，耗竭阴液；或汗出如注，阴液大量耗泄；或吐泻过度，或大出血，耗伤阴液等所致。由于阴液骤脱，失其滋润涵敛之功，则阳气亦随之外脱而衰竭。其临床表现可见汗出如油、汗热而黏、手足温和、喘渴烦躁，或昏迷谵妄、形瘦干瘪、皮肤皱褶、目眶深陷、唇舌干裂、舌红而干、脉细数无力等虚热衰竭危象。

亡阴和亡阳，在病机和临床征象等方面，虽然有所不同，但由于机体的阴和阳之间存在着互根互用的关系，阴亡，则阳无所依附而散越；阳亡，则阴无以化生而耗竭。故亡阴可以迅速导致亡阳，亡阳也可继而出现亡阴，最终导致"阴阳离决，精气乃绝"，生命活动终止而死亡。但若能及时补气、固摄，并且温阳或滋阴，在现在的医疗条件下，多数亡阴、亡阳病人是可以转危为安的。

【考纲摘要】

1. 阴阳偏盛。

2. 阴阳偏衰。

3. 阴阳互损。

4. 阴阳格拒。

5. 阴阳亡失。

三、气血失常

气血失常，指气与血的亏损不足、各自的代谢或运动失常和生理功能异常，以及气血互根互用关系失调等病理变化而言。人体由皮肉、筋骨、经络、脏腑等组织器官所构成，人体生命活动的进行主要是依靠后天所化生的气血津液，通过经脉输布于全身，营养各个脏腑组织器官，进行功能活动而实现的。在生理上，人体的气血流行于全身，既是脏腑、经络、官窍等组织器官进行功能活动的物质基础，又是脏腑功能活动的产物。因此，在病理上，气血失常必然会影响机体的各种生理功能，导致疾病发生。正如《素问·调经论》所说："血气不和，百病乃变化而生。"同时，脏腑发生病变，不但可以引起本脏腑的气血失常，也会影响全身气和血的变化。所以，气血失常同邪正盛衰、阴阳失调一样，也是病机发展的一般规律，不仅是脏腑、经络等各种病理变化的基础，也是分析和研究临床各种疾病的基础。

气血失常主要包括气的失常、血的失常、气血关系失调三个方面。

（一）气的失常

气的失常包括两个方面：一是指气的生化不足、耗损过多或功能减退，从而形成气虚的病理状态；二是指气的升降出入运动失常，从而表现为气滞、气逆、气陷、气闭或气脱等气机失调的病理状态。

1. 气虚　是指正气虚损，脏腑组织功能低下或衰退，抗病能力下降的病理变化。

其形成气虚的原因主要有两方面：一是气的化生不足，多由于先天禀赋不足或后天失养而致。二是气的耗散太过，如大病之后、久病不复、劳倦内伤等，均可使气的消耗过多，入不敷出，而致气虚。当然，也有化源不足再加上消耗过度而致气虚者。

气虚的病理反应可涉及全身各个方面，其临床表现也复杂多样。例如，卫气虚则卫外无力，肌表不固，经常怕冷，自汗，易于感冒；元气虚则可致生长发育迟缓，生殖功能低下，机体所有生理功能活动减退；脾气虚则四肢肌肉失养，可见全身倦怠乏力，还可导致清阳不升，清窍失养，而见精神萎顿、头晕目眩；心气虚则无力统率血行，则脉虚弱无力，还可影响心搏，而见心悸或血行迟缓，甚则血瘀；肺气虚则呼吸功能减退，故见动则气短等。尽管气虚表现多样，但其主要特点还是以少气懒言、疲倦乏力、脉虚无力为要。

2. **气机失调**　是指在疾病过程中，由于致病因素的影响，或脏腑功能失调，导致气的升降出入这一基本运动形式失常的病理变化。一般来说，气机失调病机可概括为气滞、气逆、气陷、气闭、气脱等方面。

（1）气滞　是指体内气行障碍，气运不畅的一种病理变化。

引起气滞的原因，多由于情志抑郁不舒，或因痰、湿、食积、瘀血等有形之邪阻碍气机，或因外邪侵犯抑遏气机，或因脏腑功能障碍，如肝失疏泄、肺失宣肃等所致，亦有因气虚，运行无力而滞者。

气运行于全身，贵在流通舒畅，当其受到阻滞时，则随所滞之处而出现不同症状。气滞于脾则胃纳减少，腹满胀痛，时作时止，得矢气、嗳气则舒；气滞于肝则胁痛易怒，少腹胀痛；气滞于肺则胸闷，痰多喘咳；气滞于经络则该经循行路线相关部位出现疼痛或运动障碍，甚至引起血瘀、水停，形成瘀血、痰饮等病理产物。但通观各种气滞病变，总以胀满、疼痛为其共同的证候表现。临床以肺气壅滞、肝郁气滞、脾胃气滞为多见。

（2）气逆　是指气的升降失常，逆乱失和，气机升多降少而上逆的一种病理变化。

气逆病变多由于情志内伤，或因饮食冷热不适，或因外邪侵犯，或因痰浊壅滞所致。亦有因虚而致气机上逆者。

气逆多见于肺、胃、肝等脏腑病变。如感受外邪或痰浊壅塞，肺失肃降，上逆则为喘咳；若因寒饮、痰浊、食物停积于胃，或外邪犯胃以致胃失和降，气反逆上则见恶心、呕吐、嗳气、呃逆；若恼怒伤肝，肝气升发太过，则出现头胀痛、眩晕、面红目赤等，甚者血随气逆发为咯血、吐血，壅遏清窍而为昏厥。

知　识　链　接

《素问·生气通天论》："大怒则形气绝，而血菀于上，使人薄厥。"

（3）气陷　是指在气虚病变基础上发生的以气的升清功能不足和气的无力升举而反致下陷为主要特征的一种病理变化。

气陷病变，多由气虚证进一步发展而来。本证与脾气虚损关系密切，因脾气虚，无力升举，从而形成气虚下陷的病证，多称为"中气下陷证"。

临床见头晕目眩、少气懒言、身倦乏力、舌淡苔白、脉弱无力等气虚证候的同时，可伴有腹部坠胀、久泻久痢、便意频频、内脏下垂等气机下陷的症状。

（4）气闭　是指气的出入受阻，气郁闭于内不能外达的一种病理变化。

气闭病变产生的原因，多由情志抑郁，或外邪、痰浊等阻碍气机，使气机闭阻不通所致。

气闭的病理表现，因病变部位不同而不同。如心气内闭，则谵语癫狂、神昏痉厥；肺气郁闭，气道不畅，则呼吸困难，甚则气急鼻扇、面青唇紫；膀胱气闭，则小便不通；大肠气闭，则大便秘结。

（5）气脱　是指气不内守而大量散脱于外，致使机体功能突然衰竭的一种病理变化。

气脱病变形成之因，多由正不敌邪，正气骤伤，或慢性病长期消耗，正气衰竭，以致气不内守而外散脱失；或因大汗、大吐、泻下、大出血等使气随津泄，气随血脱所致。

气脱的病理表现，主要是由于气的大量外散脱失，全身之气严重不足，气的各种功能突然全面衰竭所致，可表现为面色苍白、汗出不止、四肢厥冷、目闭口开、全身软瘫、手撒、二便失禁、脉微欲绝等症。

（二）血的失常

血的失常，一般表现在两个方面：一是血的生化不足或耗伤太过，血的濡养功能减退，从而形成血虚的病理状态；二是血的运行失常，或为血行迟缓，瘀滞不畅，或为血液妄行，从而表现为血瘀、出血等病理变化。

1. 血虚　是指体内血液不足，血的营养和滋润功能减退，以致肢体、脏腑、五官、百脉失于濡养而出现的全身性衰弱的一种病理变化。由于肝能藏血，心主血，故血虚病变在此两脏的表现最为明显。临床以面色、口唇、爪甲失其血色及全身虚弱为主要表现。

血虚的形成原因：一是失血过多。外伤失血过多、月经过多，或其他慢性失血皆可造成体内血液大量丢失，而新血又来不及生成和补充。二是血液化生不足。因脾胃受损，化生血液功能减退；或饮食营养不足，化源缺乏。三是久病、寄生虫、思虑过度等暗耗阴血。四是瘀血内阻，新血不生。

血虚的病理反应主要表现在两个方面：一是血液亏虚，脏腑失于濡养。一般表现为瘦怯、面色苍白、唇色爪甲淡白无华、头晕目眩，或肢体麻木、筋脉拘挛，或两目干涩、视物昏花，皮肤干燥、头发枯焦，以及大便燥结、小便不利等。二是血虚不足，心神失养，魂失所安。临床可见失眠多梦，注意力不集中，甚则精神恍惚、惊悸不安等。

知 识 链 接

《素问·五脏生成》："肝受血而能视，足受血而能步，掌受血而能握，指受血而能摄。"

2. 血瘀　是指离开经脉之血不能及时消散而瘀滞于某一处，或血流不畅，运行受阻，瘀积于经脉或器官之内呈凝滞状态的一种病理变化。

血瘀病变形成的原因，多由于跌仆外伤、手术等致离经之血停滞体内；或因气滞而使血液运行受阻；或因气虚无力运血；或因痰湿阻络致血行障碍；或因寒邪凝滞，血行受阻；或因邪热煎熬，血液黏稠；或因产后恶露不下，瘀血内停而为瘀等所致。

血瘀病变，主要表现为血液运行的瘀滞不畅，或血液凝结而成瘀积，故血瘀可发生于全身，亦可以发生于局部。血瘀病变以刺痛不移、拒按、肿块、出血、唇舌爪甲紫暗、脉涩等为主要临床表现。瘀血停积，脉络不通，气机阻滞，不通则痛，故疼痛剧烈，如针刺刀割，部位固定不移；或因按压使阻滞加重，疼痛加剧而拒按；或夜间阴气盛，阴血凝滞而更加疼痛；瘀血凝聚局部，日久不散，便成肿块，肿块在肌肤组织间，色呈青紫色；如果肿块在腹腔内部者，可以触及坚硬有形的块状物，称之为"癥积"。由于瘀血停聚体内不除，堵塞脉络，或为再次出血的原因，故其出血特点是出出停停，反复不已，血色紫黯有块；瘀血内阻，气血运行不畅，肌肤失养，因此面色黧黑、皮肤粗糙如鳞甲（称为"肌肤甲错"），甚至口唇、爪甲紫暗，或舌见瘀斑、瘀点及脉涩等征象。

此外，由于血瘀病变反过来加剧了气机的阻滞，使气的流通受碍，则又可见肢体麻木；亦可引起津液运行不畅，而见局部组织肿胀等症。

3. 出血　是指血液溢出脉外的一种病理状态。溢出血脉的血液，称为离经之血。若此离经之血不能及时消散或排出，蓄积于体内，则称为瘀血。瘀血停积体内，又可引起多种病理变化。若突然大量出血，可致气随血脱而引起全身功能衰竭。

导致出血的原因，多因外感热邪，热入营血，伤及血络，或气火上逆，迫血妄行，或气虚不摄，或瘀血阻滞，血不循常道，或跌仆损伤，伤及脉络等所致。

出血的种类主要有咳血、吐血、衄血、尿血、便血、经血过多、崩漏等。导致出血的原因不同，出血的临床表现也不同。如火热迫血妄行，或外伤所致者，其出血较急，且血色鲜红、出血量较多；气虚固摄无力的出血，其病程较长，且血色淡、出血量较少；瘀血阻络所致者，其血色紫黯或夹有血块。

（三）气血关系失调

气和血的关系极为密切，"气为血之帅，血为气之母"，二者在生理上相互依存，相互为用。在病理上也可相互影响而致气血同病。气的虚衰或升降出入异常，则必然影响及血；同样，血的亏耗或运行失常，也必然影响及气。

一般而言，气血互根互用功能失调的常见病理变化主要有气滞血瘀、气虚血瘀、气不摄血、气随血脱、气血两虚等方面。

1. 气滞血瘀　是指气机郁滞，血行瘀阻，气滞和血瘀同时存在的一种病理变化。多由情志内伤，抑郁不遂，气机阻滞而致血瘀；或外邪侵袭引起肝气久郁不解所致；或因闪挫外伤等因素，伤及气血，因而气滞和血瘀同时形成。

肝主疏泄，具有条达气机、调节情志的功能，肝的疏泄功能对气机调畅起着关键作用，故气滞血瘀多与肝的生理功能异常密切相关。此外，由于心主血脉而行血，故在心的生理功能失调时，则多见血瘀导致气滞病证。

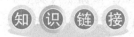

你知道吗？很多女性都有气滞血瘀的情况，女性气滞血瘀患者多为性格内向的人，遇到不顺心的事情没办法疏解，肝气郁结，时间久了就容易导致月经不调、有血块等，从而出现顽固性头痛、抑郁症、脑梗死、心肌梗死、胆囊炎、肠功能紊乱、乳腺小叶增生、痛经、子宫肌瘤，甚至恶性肿瘤等。

2. 气虚血瘀　是指气虚而运血无力，血行瘀滞，气虚与血瘀并存的一种病理变化。气能行血，气虚则推动无力而致血瘀。轻者，气虚无力，但尚能推动，只不过血行迟缓，运行无力；重者，在人体某些部位，因气虚较甚，无力将血运行至该处发挥濡养作用，则见人体某部瘫软不用，甚至萎缩。

此种病证，多先见气虚，而后瘀血渐生。如心气虚，行血无力，可见全身血瘀，出现青紫者不少；亦有年高者，气暴虚，不能运血于经络，血瘀则肢体失养，而致半身瘫痪者。临床治疗，皆宜重用补气药，并参以活血化瘀之品。

3. 气不摄血　是指气虚不足，统摄血液功能减退，以致血不循经，溢出脉外，从而导致各种失血的一种病理变化。

多由久病伤脾，脾气虚损，中气不足，脾不统血；亦可因肝气不足，收摄无力，肝不藏血；二者同虚，则统藏失司，皆可导致各种出血证候。

气不摄血，临床多表现为各种出血证，如吐血、衄血、斑疹、尿血、便血、崩漏等；同时兼见气虚证候，如面白无华、气短乏力、脉虚无力、舌淡胖等。

4. 气随血脱　指在大量出血的同时，气随血液的突然流失而急剧散脱，从而形成气血并脱的一种危重病理变化。临床可见于外伤出血、妇女崩漏、产后大出血等病证中。

由于气血相互依存，血为气的载体，当血液大量亡失之时，则气无所依附，乃随之暴脱而散亡。气脱阳亡，无以温煦固摄，则可见冷汗淋漓；阳气虚衰不达四末，故见四肢厥冷；气血两脱，无以上荣头目，清窍失养，故见晕厥；血脉失于气血之充盈，故脉见芤脉，或见沉细而微的脉象。

5.气血两虚　是指气虚与血虚两者同时并存，组织器官失养而致人体机能衰退的一种病理变化。多因久病亏损，气血两伤导致；或因气虚，血液生化不足；或因失血，气随血耗而致气血两虚。

其病理表现是或先有失血，气随血衰；或先因气虚，血液无以生化而日渐亏少，从而形成气血两虚病机病证。

临床上可同时见到面色苍白、眼睑口唇淡白、神疲乏力、呼吸气短、食欲不振、头昏眼花、心悸怔忡、失眠多梦、肢体痿软、肌肉瘦削、舌淡嫩、脉细弱无力等气血不足证候。

【考纲摘要】

1.气的失常。

2.血的失常。

3.气血关系失调。

项目三　疾病传变

传变，是指疾病在机体脏腑经络等组织中的转移和变化。从本质上讲，传变即是疾病在其发展过程中不同时间、不同层次上机体阴阳、脏腑经络、气血津液代谢失调等病理矛盾的复杂联系和变化，是疾病过程中各种病理变化的衔接、重叠和转化，反映了疾病过程中各种病理变化的演变发展规律。本部分内容主要叙述了病位传变、病性转化与疾病转归三个方面的内容。

一、病位传变

病位，指疾病发生的部位或场所。病位传变，是指在疾病的发展变化过程中，其病变部位发生相对转移和变化的病理过程。人是一个有机的整体，人体的脏腑经络、肢体官窍，以及精、气、血、津液等，都可以成为病变所在的部位，但不同类别的病证，各有其不同的病位传变规律。从总体上讲，病位传变涉及病邪的表里出入和病变部位在脏腑之间的传递转移两个方面。

一般而言，外感病发于表，其病位主要是由表入里、由浅入深，或里病出表，故外感病的主要传变形式是表里之间的传变。内伤病起于脏腑，常由有病脏腑波及其他脏腑，故其传变形式主要是脏腑之间的传变。

（一）表里出入

1.表邪入里　是指在外感疾病中，外邪侵袭人体，首先留于肌体的肌肤卫表层次，而后则在一定条件下内传入里，影响脏腑功能的病理传变过程。常见于外感疾病的初期和中期，是疾病向纵深发展的标志。

造成表邪入里的因素有两方面：一为邪气过盛，或护理不当，或疾病初起失治、误治等，以致表邪不解，迅速传变入里。如外感风寒初起失治、误治，使在表之邪不解，可内传入里，影响肺胃功能，出现高热、口渴、喘咳、便秘等症，即为表邪入里。其二是正气不足，抗邪能力减退，不能阻止病邪的深入，遂内传入里。如肺卫素虚，复感外邪，传入于里，伤及脏腑，而见多种病证，亦为表邪入里。

2.里病出表　是指病邪原本在脏腑经络等较深层次，之后由于正邪交争，病邪从里透达于肌表的病理传变过程。

造成里病出表的因素有两个方面：一是机体自身的因素，通过自身正气的作用，虽病在脏腑，但通过自身调节，使邪气从内排出体外。二多为治疗、护理得当，通过调整脏腑的阴阳，机体抗邪能力增强，使邪气由内向外透达。如温热疾病，内热炽盛，出现汗出热解或随疹透发，邪出而安等，即为里病出表。

表里传变的发展趋势如何，取决于邪正双方力量的对比。一般来说，表邪入里，多为邪气较盛，机体正气不足以抗邪的结果；里病出表，则为机体正气来复，抗邪有力，有使邪气外出的趋势。表邪内传入里，表示病情加重，甚至趋向恶化；里病出表，说明邪有出路，病情减轻，趋向好转。

（二）脏腑之间的传变

人体各脏腑之间是密切联系的，因此在疾病的发展过程中，某一脏腑的病理变化，常常或迟或早，或轻或重，或间接或直接地影响其他脏腑使之发生相应的病理变化，这就是脏腑之间的传变。这是人体疾病较为普遍的一种传变形式，包括脏与脏、腑与腑、脏与腑之间的传变三种情况。

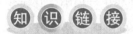

《素问·玉机真脏论》："五脏相通，移皆有次，五脏有病，则各传其所胜。"

1.脏与脏之间的传变　是指病位传变发生于五脏之间。中医学常应用五行生克制化规律来说明五脏之间的相互影响，脏与脏之间的传变多是按五行乘侮、五行母子相及规律传变，这是内伤疾病最常见的病位传变形式。由于五脏之间通过经络相互联系，在生理功能上密切配合，在精气血津液的生成、运行、输布中相互依存、相互为用，故在病理变化中必然相互影响。因此，五脏之间存在着普遍而复杂的生理联系和病理影响，一脏有病，常常会波及他脏而发生传变。但是具体的病变又因各脏之间生理功能和生理联系的不同而产生各有特点的病理变化。

以心与其他四脏的病理传变为例。在心与肺之间，主要是心主血脉与肺主气、司呼吸病变的相互影响；心与脾之间，主要是心主血与脾生血病变的影响；心与肝之间，主要是心主血、肝藏血，心主神、肝主疏泄（情志）病变的相互影响；心与肾之间，主要是心阳与肾阴之间水火失济与精血亏损病变的相互影响。

2.腑与腑之间的传变　即发生在六腑之间的病位传变。其传变主要与其结构和功能关系密切。由于六腑皆为空腔性器官，共同参与饮食物的受纳、消化、传导及其代谢产物的排泄过程，并始终维持着虚实更替的动态变化，故其中一腑发生病变，势必影响到其他腑，从而发生病位的传变。如大肠传导失司，腑气不通，便闭不行，则可使胃失和降，胃气上逆而见嗳气、恶心、呕吐等症；若胃中湿热蕴结，熏蒸于胆，致使胆汁外溢，则出现口苦、泛酸、黄疸等症。由此可见，任何一腑的气滞不通及其引起的气机上逆，均可破坏六腑整体"泻而不藏，实而不满"的生理特性，从而使病位在六腑间发生相应的转移变化。

3.脏与腑之间的传变　是指病位传变发生在脏与腑之间，或脏病及腑，或腑病及脏。脏与腑之间的传变，主要通过脏腑的表里关系进行。如心火下移小肠，可致尿赤、尿痛；大肠传导失职，可致肺失肃降而咳喘；胃纳失职可以导致脾失健运，出现腹满、泄泻；肝病可以及胆，形成肝胆俱病；肾虚气化失司，可以导致膀胱贮尿排尿功能失调等。

知识链接

《素问·咳论》："五脏之久咳，乃移于六腑。脾咳不已，则胃受之……肝咳不已，则胆受之……肺咳不已，则大肠受之……心咳不已，则小肠受之，小肠咳状……肾咳不已，则膀胱受之。"

以上所述，是内脏疾病相互传变的一般规律，对临床有着重要的指导意义。但能否传变，与脏腑的正气强弱和功能状态有关。脏腑正气虚弱，则易受邪而发生传变；脏腑正气充实，则不易受邪而难发生传变。此外，病邪的强弱、病证的性质、治疗是否及时得当等，都会影响疾病在脏腑之间的传变。

二、病性转化

病性，即病变的性质或属性。一切疾病及其各阶段的证候，其基本性质不外乎寒、热、虚、实四种。疾病是一个复杂的矛盾运动过程，随着致病因素、病理改变和机体反应性的不断变化，疾病的性质也会随之发生变化。而疾病在整个发展过程中，可能出现两种情况：一是病变始终保持着发病时的原有属性，只发生程度的改变；二是改变了其发病时的原有性质，发生性质上的转化。第二种情况里，疾病性质发生变化的病理过程，即为病性转化，包括虚实转化和寒热转化两种形式。

（一）虚实转化

虚实转化，是指在疾病过程中，由于邪气伤正，或正虚而实邪结聚，病证性质由实转虚或因虚致实的病理变化。疾病的虚实性质，取决于邪正的盛衰，由正邪在疾病过程中所处的主次关系而决定。疾病过程中正邪双方处于不断的斗争和消长之中，所以，当正邪双方力量对比发生变化，并达到矛盾主要方面与次要方面互易其位的程度时，疾病的虚实性质也会发生根本性转变，或由实转虚，或因虚致实。

（二）寒热转化

寒热转化，是指疾病的性质由寒转化为热或由热转化为寒的病理变化。阴阳的偏盛偏衰，表现出"阳胜则热""阴胜则寒"及"阳虚则寒""阴虚则热"等病理特点，所以疾病的寒热性质，是机体阴阳失调病机的集中反映。在疾病发展的过程中，阴和阳是不断消长变化的，当阴阳达到一个极限水平时，病证的性质就可能发生转化，或由寒化热，或由热化寒，即所谓"重阴必阳""重阳必阴"及"寒极生热""热及生寒"。

1. 由寒化热　是指疾病或病证的性质本来属寒，继而又转变成热性的病理变化。如太阳表寒证，疾病初起恶寒重、发热轻、无汗、脉浮紧，表证不解，入里化热，出现壮热、不恶寒反恶热、心烦口渴、汗出、脉洪大的阳明里热证。又如虚寒性哮喘病，初起不发热、咳嗽、痰稀而白，继而转见发热、胸痛、咳嗽、痰黄黏稠，即提示病性已由寒化热。

2. 由热转寒　是指疾病或病证的性质本来属热，继而转变成寒性的病理变化。如便血患者，初起血色鲜红、肛门灼热、口干舌燥、大便秘结，为一派实热之象，若日久不愈，血去正伤，阳气亦衰，则见血色暗淡或紫暗、脘腹隐痛、痛时喜温喜按、畏寒肢冷、大便溏薄、舌淡、脉细无力，说明病性已由热转寒。

一般来说，外感病的病性转化较为迅速，内伤杂病的病性转化则较为缓慢。病性寒热转化的一般规律为：阳盛阴虚体质，易化热、化燥；阴盛阳虚体质，则易化寒、化湿。受邪脏腑经络属阳者，多从阳化热、化燥；受邪脏腑经络属阴者，多从阴化寒、化湿。此外，治疗失当，也是导致病性转化的重要因素。误治伤阳，则易化寒；误治耗阴，则易化热。

【考纲摘要】

1. 疾病传变的形式。

2. 病性转化。

三、疾病转归

疾病转归，指疾病发展的最后结局。疾病的转归，主要有痊愈、缠绵、后遗、死亡等四种情况。

疾病的转归如何，决定于邪正盛衰的状态。在疾病过程中，正气与邪气不断地进行着斗争，产生邪正盛衰的病理变化，这种变化不仅关系到疾病的发生和病证的虚实性质，而且直接影响到疾病的转归。在一般情况下，正胜邪退，则疾病趋向于好转而痊愈；邪胜正衰，则疾病趋向恶化，甚至死亡。疾病的转归除痊愈和死亡外，尚有缠绵、后遗等形式。

（一）痊愈

痊愈，即病愈，是指疾病的病理状态完全消失，病人健康完全恢复。痊愈是疾病转归中正胜邪退，正气来复的最佳结局，也是许多疾病最常见的一种转归。疾病能否痊愈与痊愈的快慢，除依赖于患者的一般健康情况、抗病能力外，及时、正确、积极的治疗也是十分重要的。

（二）死亡

死亡，是机体生命活动和新陈代谢的终止。死亡可分为生理死亡（自然死亡）、病理死亡和意外死亡。因各种疾病造成的死亡，即为病理死亡，占死亡人数的绝大多数。病理死亡是在邪正斗争及其盛衰变化的过程中，形成邪胜正衰，使疾病逐渐恶化而导致的一种不良结局。

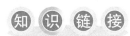

知识链接

死亡的三个阶段：

①临终期（濒死阶段）；

②临床死亡期（可逆性死亡阶段）；

③生物学死亡期（不可逆死亡阶段）。

（三）缠绵

缠绵，即久病迁延不愈。是病理过程转化为慢性迁延性的表现。

缠绵状态的基本病机为正虚邪恋。由于在邪正斗争过程中，正气虽未至溃败，但已因邪气的损伤而削弱，而邪气经过正气的奋力抗争而趋于衰微。因此，邪正双方势均力敌，处于非激烈性抗争的一种相持不下的病理状态。其具有病变表现不甚剧烈、疾病持久不愈的特点。

缠绵状态下，其病理具有相对的稳定性，但同时又具有演变可能的不稳定性，可因调摄、护理、治疗不当，而使其病情加重或恶化。所以应积极进行治疗，设法打破缠绵状态的病理僵局，争取疾病的痊愈或好转。

（四）后遗

后遗，又称后遗症，是指疾病的病理过程基本结束，但原有疾病所造成的形态或功能的异常残留而不能自复。如小儿麻痹症后遗的肢体瘫痪、中风后遗的半身不遂等，虽经百般调治，也终难康复，因此被视为疾病的一种结局。

后遗与缠绵不同，后遗是病因、病理演变的终结，是疾病的一种转归；而缠绵则是疾病的迁延或慢性过程，为疾病的自然延续。

此外，还有一种伤残，主要指外伤所致的人体某种组织结构难以恢复的损伤或残缺。

【考纲摘要】

邪正盛衰与疾病转归。

复习思考

一、A 型题

1. 疾病的发生，最终取决于（　　）

A. 邪正相争 　　　　B. 正气虚弱 　　　　C. 邪气亢盛

D. 邪胜正负 　　　　E. 正胜邪负

2. 下列除哪一项外，均属于正气的范畴（　　）

A. 肾中精气抗邪能力 　　B. 元气的抗病能力

C. 卫气的卫外功能 　　D. 机体"阴阳调和"的能力

E. 保健抗衰老的药物

3. 所谓"实"，主要是指邪气亢盛，而此时机体的正气则处于（　　）

A. 正气未衰，抗邪有力 　　B. 正气已衰，但不严重

C. 正气受损，但尚有抗病能力 　　D. 正气不足，无力抗邪

E. 正气虚损，兼夹实邪

4. "大实有羸状"的病机是（　　）

A. 虚中夹实 　　　　B. 实中夹虚 　　　　C. 由实转虚

D. 真虚假实 　　　　E. 真实假虚

5. "至虚有盛候"的病机是（　　）

A. 实中夹虚 　　　　B. 虚中夹实 　　　　C. 真虚假实

D. 真实假虚 　　　　E. 因虚致实

6.阴偏衰的病机是指（　　　）

　　A.阳气亢盛，阴气相对不足

　　B.阳热病邪侵袭而伤阴

　　C.阴气和精津液不足，机能虚性亢奋

　　D.精血津液亏乏，阳不敛阴

　　E.阳热盛极，格阴于外

7.“格阴”病证的本质是（　　　）

　　A.阴寒内盛　　　　　　　B.阳热内盛　　　　　　　C.寒湿伤表

　　D.暑湿伤表　　　　　　　E.以上都不是

8.何种气血关系失调，可出现人体某部瘫软不用，甚至萎缩（　　　）

　　A.气滞血瘀　　　　　　　B.气虚血瘀　　　　　　　C.气不摄血

　　D.气随血脱　　　　　　　E.气血两虚

9.气逆最常见于哪组器官（　　　）

　　A.心肝肺　　　　　　　　B.脾肝胃　　　　　　　　C.肺肝肾

　　D.肺脾肾　　　　　　　　E.肺肝胃

10.下列哪项不是形成血虚的主要原因（　　　）

　　A.失血过多，血脉空虚

　　B.脾胃虚弱，化生血液功能减退

　　C.久病不愈，慢性消耗

　　D.饮食营养不足，化源缺乏

　　E.劳力过度

11.因虚致实，其病证是（　　　）

　　A.虚证　　　　　　　　　B.实证　　　　　　　　　C.真虚假实证

　　D.真实假虚证　　　　　　E.虚实夹杂证

12.患者持续高热，突然出现体温下降，面色苍白，四肢厥冷，脉微欲绝。其病理属于（　　　）

　　A.阳长阴消　　　　　　　B.阴胜则寒　　　　　　　C.重阳必阴

　　D.重阴必阳　　　　　　　E.寒热错杂

13.症见身热口渴，但欲加衣被，其证可能为（　　　）

　　A.寒热错杂证　　　　　　B.真寒假热证　　　　　　C.由热转寒证

　　D.真热假寒证　　　　　　E.实中夹虚证

14.脾气虚兼见水肿的病机为（　　　）

A. 虚中夹实　　　　　　B. 实中夹虚　　　　　　C. 真虚假实

D. 真实假虚　　　　　　E. 以上均非

15. 热结大肠，大便不通，反见面色苍白，四肢逆冷，其病机为（　　　）

A. 实　　　　　　　　　B. 实中夹虚　　　　　　C. 真实假虚

D. 由实转虚　　　　　　E. 以上均非

16. 疾病的基本病机，主要是指（　　　）

A. 经络的功能失调　　　B. 脏腑的功能失调　　　C. 卫气营血的功能失调

D. 阴阳、气血的功能失调　E. 三焦的功能失调

17. 邪正盛衰决定着（　　　）

A. 病证的寒热　　　　　B. 病位的表里　　　　　C. 脏腑的盛衰

D. 病证的虚实　　　　　E. 气血的盛衰

18. 病证的虚实变化主要取决于（　　　）

A. 气血的盛衰变化　　　B. 阴阳的盛衰变化　　　C. 气机升降的失调

D. 正气与邪气的盛衰变化　E. 脏腑功能活动的盛衰

19. "实"的病机最根本的是（　　　）

A. 邪气亢盛，正气未衰　B. 脏腑功能亢进紊乱　　C. 气滞血瘀

D. 痰浊壅盛　　　　　　E. 水液潴留

20. 从邪正斗争看疾病的转归，下列哪项是错误的（　　　）

A. 正盛邪衰则病退

B. 邪盛正衰则病进

C. 邪盛正未衰则病变为实

D. 正虚邪衰则病危

E. 正气衰竭，邪气独盛则死亡

21. 实邪结聚，气血不能外达的病机是（　　　）

A. 由实转虚　　　　　　B. 虚实夹杂　　　　　　C. 真虚假实

D. 真实假虚　　　　　　E. 因虚致实

22. 在下列形成"阳偏盛"的病机中，最主要的是（　　　）

A. 感受阳邪，从阳化热

B. 情志内伤，五志过极化火

C. 气郁化火

D. 瘀热在里

E. 痰食积滞，郁而化热

23. 在下列阴阳失调病机中，最易出现虚阳外越的是（　　）

A. 阴损及阳　　　　　　B. 阳损及阴　　　　　　C. 阴盛格阳

D. 阳盛格阴　　　　　　E. 阴虚阳亢

24. 阳偏衰的病机是指（　　）

A. 阳气虚损，功能减退或衰弱

B. 脏腑功能减退

C. 阴寒伤阳，阴盛阳虚

D. 阳气虚损，导致精血津液不足

E. 阴寒积聚，阳气受抑而不升

25. 患者先有阴虚内热病证，后又出现畏寒肢冷、大便溏泄，其病机是（　　）

A. 阴损及阳　　　　　　B. 阳损及阴　　　　　　C. 阴盛格阳

D. 阳盛格阴　　　　　　E. 阴阳亡失

26. 下列的病理状态，除哪项外均有症状与本质不符的表现（　　）

A. 至虚有盛候　　　　　B. 格阴　　　　　　　　C. 大实有羸状

D. 格阳　　　　　　　　E. 悬饮

27. 气陷的病理表现，下列哪项是不确切的（　　）

A. 内脏下垂　　　　　　B. 腰腹胀满重坠　　　　C. 里急后重

D. 子宫脱垂　　　　　　E. 久泻脱肛

28. 不属于气机失调的病理是（　　）

A. 气逆　　　　　　　　B. 气虚　　　　　　　　C. 气滞

D. 气闭　　　　　　　　E. 气陷

29. 正不敌邪或正气持续衰弱以致正气不能内守者，可称为（　　）

A. 气滞　　　　　　　　B. 气陷　　　　　　　　C. 气脱

D. 气闭　　　　　　　　E. 气逆

30. 引起气滞的原因有（　　）

A. 食积　　　　　　　　B. 情志内郁　　　　　　C. 痰湿

D. 血瘀　　　　　　　　E. 以上都对

二、B 型题

A. 阳胜则热　　　　　　B. 阴胜则寒　　　　　　C. 阴虚则热

D. 阳虚则寒　　　　　　E. 阴胜则阳病

31. 外感寒邪出现恶寒发热、无汗脉紧，此为（　　）

32. 久病体虚出现畏寒肢冷、溲清便溏，此为（　　）

A. 实热证   B. 虚热证   C. 实寒证

D. 虚寒证   E. 阴阳两虚证

33. 阴偏衰所致的证候是（   ）

34. 阴阳互损所致的证候是（   ）

A. 实寒证   B. 虚寒证   C. 实热证

D. 虚热证   E. 真寒假热证

35. "阳胜则热"表现为（   ）

36. 阴盛格阳表现为（   ）

A. 血瘀   B. 气脱   C. 出血

D. 血热   E. 气陷

37. 气不摄血会导致（   ）

38. 大出血会引起（   ）

A. 气滞   B. 气逆   C. 气陷

D. 气闭   E. 气脱

39. 气虚无力升举，内脏下垂，称为（   ）

40. 气的出入受阻，脏腑经络气机闭塞，称为（   ）

三、问答题

1. 何谓基本病机？主要包括哪些方面？

2. 形成虚实错杂病机的原因是什么？

3. 疾病演变有哪些基本规律？

4. 何谓气虚？其形成原因主要有哪些？

5. 试述阳偏衰病机的概念、形成原因和临床表现。

四、案例分析

李某，男，61 岁。腹泻反复发作已 3 年。现每日清晨必泻一次，伴有腹痛，泻后则安。神疲乏力，食少，腹胀，畏寒肢冷，腰膝酸软，面色㿠白，舌淡胖，苔白滑，脉沉细。请做出病机分析。

扫一扫，看课件

模 块 九

诊 法

【学习目标】

　　知识目标：能准确叙述望神、望色、望舌的内容和临床意义；正常脉象的特征，常见病脉的脉象特征及主病；不同部位疼痛的特点和意义。能叙述问寒热、问汗、问饮食与口味、问二便的内容及其临床意义。能概述问诊的方法及注意事项；寸口脉诊的方法；问头身胸脘腹的内容及其临床意义。

　　能力目标：学会运用望、闻、问、切4种诊断方法，收集病情资料，并进行综合分析，为辨证提供依据。

　　素质目标：引导学生思考，培养学生良好的中医学思维习惯和实际解决问题的能力。

　　诊法，是中医诊察疾病的方法，包括望、闻、问、切。医生运用视觉观察患者全身和局部神、色、形、态的变化，称为望诊；凭借听觉和嗅觉辨别患者的声音和气味的变化，称为闻诊；仔细询问患者或陪诊者，了解疾病的发生发展过程、目前症状及其与疾病有关的情况，称为问诊；切按患者脉搏和触按患者的皮肤、脘腹、四肢及其他部位，称为切诊。

知 识 链 接

　　《难经·六十一难》将四诊概括为："望而知之谓之神，闻而知之谓之圣，问而知之谓之工，切而知之谓之巧。"

　　人体是一个以五脏为中心的有机整体，局部的变化可以影响全身，内脏的病变也可以通过形体、五官、脉象等反映到体表，即所谓"有诸内者，必形诸外"。所以运用四诊诊察疾病显现于外的各种征象，就可以找到疾病产生的原因、性质及其内在联系，从而为辨

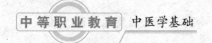

证论治提供依据。

望、闻、问、切四诊各有其独特的作用和意义，不能相互取代，必须将它们有机地结合起来，只有"四诊合参"才能全面、系统、真实地了解病情，从而做出正确的判断，不致贻误病情。

【考纲摘要】

1. 中医诊病的方法。
2. 中医临床正确判断疾病所采用的综合手段与方法。

项目一 望 诊

望诊，是指医生运用视觉对病人的神、色、形、态、舌象及分泌物、排泄物色、质的异常变化进行有目的的观察，借以了解健康状况、测知内脏病情的方法。

中医学在长期的医疗实践中，逐步认识到人体是一个有机的整体，内在脏腑、气血、经络及津液等的病理变化，必然会通过外在的表现反映出来。因此，观察人体全身、局部等方面的变化，不仅可以了解机体的健康状态，还可以作为判断脏腑、气血等病理变化的依据。所以《灵枢·本脏》中说："视其外应，以知其内脏，则知所病矣。"

知 识 链 接

《望诊遵经》提出："治病必先知诊，诊病必先知望。"

望诊因其具有直观、快捷、获取信息量大等优点，被列为四诊之首。望诊时，应注意以下几个方面：一是选择合适的光线，以自然光线为佳，注意避开有色光线；二是要充分暴露受检部位，以便进行完整、清楚、细致的观察；三是诊室温度适宜；四是实施检查时注意保护受检者的隐私。

望诊的主要内容包括全身望诊（望神、色、形、态）、局部望诊（望头面、五官、躯体、四肢和皮肤等）、望排出物（望痰涎、呕吐物、大小便）、望舌（望舌质、舌苔）、望小儿指纹等。

一、全身望诊

（一）望神

神有广义和狭义之分：广义的神是指人体生命活动的外在表现，是人体脏腑功能活动的综合反映，它可以从精神、意识、思维、目光、呼吸、声音、语言、形体、动态，以及舌象和脉象等多方面反映出来；狭义的神，是指人的精神、意识、思维活动。所谓望神，是通过观察人体生命活动的整体表现来判断脏腑气血阴阳的盛衰和疾病的轻重及预后。由于目为五脏六腑之精气所注，其目系通于脑，为肝之窍，心之使，故"神藏于心，外候在目"。因而望眼神是望神的重点。

神的判断：临床上一般将神的表现，按其盛衰分为得神、少神、失神及假神4种，以此作为判断病情轻重及预后的重要依据。其临床表现和意义如下（表9-1）。

1. 得神　又称"有神"，是精气充足，神气旺盛的表现。临床表现为神志清楚，语言清晰；目光明亮，精彩内含；面色荣润，表情自然；反应灵敏，动作灵活；呼吸均匀，肌肉不削等。多见于健康人，或虽病但脏腑功能不衰，正气未伤，提示病轻易治，预后良好。

2. 少神　又称"神气不足"，是精气不足，轻度失神的表现。临床表现为精神不振，健忘嗜睡；目光乏神；面色淡白无华；肌肉松弛，倦怠乏力，动作迟缓；少气懒言，食欲减退等。多见于虚证或疾病恢复期的患者，提示正气亏虚，五脏精气受损，机体功能较弱。

3. 失神　又称"无神"，是正气大伤，精亏神衰或邪盛神乱的重病表现，可见于久病虚证或重病实证。

（1）精亏神衰而失神　临床表现为两目晦暗，目无光彩，面色无华，晦暗暴露，精神萎靡，意识模糊，骨枯肉脱，形体羸瘦，反应迟钝，手撒尿遗。提示精气大伤，机能严重衰退，多见于慢性久病之人，预后不良。

（2）邪盛神乱而失神　临床表现为神昏谵语，循衣摸床，撮空理线；或猝倒神昏，两手握固，牙关紧闭。提示邪气亢盛，热扰神明；或肝风夹痰蒙蔽清窍，阻闭经络。皆属精气失调，机能严重障碍，多见于急性病人，预后不良。

4. 假神　是指久病或重病患者在垂危阶段突然出现暂时"好转"的假象。表现为本来神志不清，精神衰惫，却突然神志清醒，精神转佳，想见亲人；本来不愿言语，语声低弱，却突然言语不休，声音洪亮；本来目光晦暗，却突然目光转亮而浮光外现；本来面色晦暗枯槁，却突然两颧泛红如妆；本来饮食甚少或多日不进饮食，却突然能够进食且食欲大增等。多见于病情恶化，危在旦夕，提示脏腑精气极度衰竭，正气将脱，阴阳即将离决，常为临终前的先兆表现，古人将其喻为"回光返照"或"残灯复明"。

从得神发展到少神，再由少神发展到失神甚至假神，说明脏腑精气由充足转为亏损，提示病情逐渐加重，预后不良。

若由失神发展到少神，甚至得神，说明脏腑精气逐渐恢复，提示病情逐渐好转，预后良好。

表 9-1　得神、少神、失神、假神鉴别要点

观察项目	得神	少神	失神	假神
神志	神志清楚	精神不振	精神萎靡	突然神志清楚
两目	灵活明亮	晦滞乏神	晦暗无神	突然目光转亮
语言	语言清晰	懒言	语言错乱	言语不休，想见亲人
面色	面色荣润	面色少华	面色无华	突然两颧泛红如妆
动作	动作灵活	动作迟缓	动作失灵	动作艰难，反应迟钝
饮食	饮食正常	食欲不振	不能饮食	突然食欲大增

【考纲摘要】

1. 望诊的内容。

2. 得神、少神、失神、假神临床表现与意义。

（二）望色

望色，又称"色诊"，是医生通过观察患者皮肤色泽变化来诊察疾病的方法。色即皮肤的颜色，包括青、赤、黄、白、黑 5 种颜色的变化；泽即皮肤的光泽，指肤色荣润或枯槁的光泽变化。在全身皮肤中，由于人体面部的血络丰富，皮肤薄嫩外露，最易反映体内气血盛衰的变化，所以望色以观察面部色泽为主。

1. 常色　指人体在健康状态下呈现的面部皮肤色泽。中国人正常的面色特点是红黄隐隐，明润含蓄。红黄隐隐是面部红润之色隐现于皮肤之内，由内向外透发；明润含蓄是面部皮肤光明润泽，神采内含。常色是人体精气充盛、气血调和、脏腑功能正常的外在表现。但由于体质禀赋、季节、气候及环境等因素的影响，个体面色会略有差异，可能有偏红、偏黑、偏白、偏黄的不同，但不论呈现何种颜色，总以明润含蓄为正常。

2. 病色　指人体在疾病状态下呈现的面部异常色泽变化。病色的特点是晦暗、暴露。晦暗，即面部皮肤枯槁晦暗而无光泽，是脏腑精气已衰，胃气不能上荣的表现；暴露，即某种面色异常明显地显露于外，是病色外现或真脏色外露的表现。病色一般有青、赤、黄、白、黑 5 种，分别提示不同脏腑和不同性质的疾病。

（1）青色　主寒证、痛证、瘀血证、惊风证。

青色由寒凝气滞，经脉阻滞而成。寒则气血凝滞，不通则痛，气滞血瘀，经脉受阻，所以青色多见于寒证、痛证、瘀血。肝主风，青为肝色，故风证亦见面色青。临床上，阴寒内盛，心腹疼痛，可见面色苍白；心气不足，推动无力，血行不畅，可见面色青灰、口

唇青紫；小儿高热，面色青紫，尤其鼻柱、眉间及口唇四周较为明显，常为惊风先兆。

（2）赤色　主热证，也可见于戴阳证。

赤色为血色。血得热则行，热盛而血脉充盈，血色上荣，故面色赤红。满面通红，多为阳盛之实热证；午后两颧潮红，多为阴虚火旺的虚热证。久病重病之人，面色苍白，两颧却时时泛红如妆，为虚阳外浮的戴阳证，属真寒假热的危重表现。

（3）黄色　主脾虚、湿证。

黄色为脾虚湿盛或脾失健运，气血生化不足，肌肤失养的表现。面黄枯槁，称为萎黄，多为脾胃虚弱，气血不足；面黄虚浮，称为黄胖，多为脾虚湿盛所致。面、目、全身俱黄者，称为黄疸。黄而鲜明如橘色者，属阳黄，多为湿热所致；黄而晦暗如烟熏者，属阴黄，多为寒湿所致。

（4）白色　主虚证、寒证、失血证。

白色为气血虚弱或阳气不足，无力推动血液上荣于面的表现。面色淡白者，多为气虚；面色淡白无华，伴见唇舌色淡者，多为血虚或失血证；面色㿠白者，多为阳虚证；面色苍白伴见剧烈疼痛者，多为实寒证；突见面色苍白伴冷汗淋漓者，多为阳气暴脱。

（5）黑色　主肾虚证、寒证、水饮、痛证及瘀血证。

黑色为阴寒水盛之色，面色黑而暗淡者多为肾阳虚；面色黑而干焦者多为肾阴虚；眼眶周围发黑者，多为肾虚水饮或寒湿带下；面色黧黑而肌肤甲错者，多为内有瘀血。

【考纲摘要】

五色主病的临床表现及其意义。

（三）望形体

望形体是指通过观察患者形体的强弱胖瘦等情况以诊察病情的方法。人体的形体强弱与内脏在生理功能和病理变化上都有着极其密切的关系，所以审察形体有助于疾病的诊断和治疗。

1.体强　指身体强壮。表现为骨骼健壮、胸廓宽厚、肌肉充实、皮肤润泽等，是强壮的征象。形体强壮者，说明气血旺盛，脏腑精气充足，抗病力强。体强之人一般不容易患病，即使患病，病后恢复能力也较强，预后较好。

2.体弱　指身体衰弱。表现为骨骼细小、胸廓狭窄、肌肉消瘦、皮肤干枯等，是衰弱的征象。同时精神不振，食少乏力，说明气血虚衰，脏腑精气不足，抗病力弱。体弱之人容易患病，患病后恢复能力较弱，预后较差。

3.体胖　指形体肥胖。其形体特点是头圆、颈短粗、肩宽平、胸厚短圆、大腹便便等。若胖而能食，肌肉坚实，神旺有力者，多属形气有余，是精力充足、身体健康的表现；若胖而食少，肉松皮缓，神疲乏力者，多属形盛气虚，是阳气不足、多痰多湿的表现，易患痰饮、中风等病证，所以有"胖人多痰"之说。

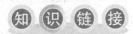

测测你的体重是否正常

想要了解自己身体的胖瘦及营养状况，可以采用国际通用的身体质量指数（BMI）来进行判断。身体质量指数（BMI）＝体重（kg）/身高^2（m^2）。2000 年国际肥胖特别工作组提出亚洲成年人 BMI 正常范围为 18.5~23.9，最理想的体重指数为 22；< 18.5 为消瘦；≥ 24 为超重；24~25.9 为轻度肥胖；26~29.9 为Ⅰ度肥胖；≥ 30 为Ⅱ度肥胖。

4.体瘦　指形体消瘦。其特点是头颈细长、肩狭窄、胸窄平坦、腹部瘦瘪、形体瘦长等。若体瘦食多，属中焦有火；体瘦食少，属中气虚弱；体瘦颧红，伴潮热盗汗、口咽干燥者，多属阴虚火旺的表现，易患肺痨等病；久病重病，卧床不起，骨瘦如柴者，为脏腑精气衰竭，病属危重。形瘦之人，多气火有余，且阴虚居多，所以有"瘦人多火"之说。

（四）望姿态

望姿态，指通过观察患者的动静姿态、体位变化和肢体异常动作以诊察病情的方法。一般来说，"阳主动，阴主静"。凡喜动者为阳证、热证、实证；喜静者为阴证、寒证、虚证。如卧时面常向外，身轻自能转侧，多属阳证、热证、实证；卧时面常向里，身重不能转侧，多属阴证、寒证、虚证。

知识链接

《望诊遵经》提到姿态望法：如患者畏缩多衣，必是恶寒，非表寒即里寒；常欲揭衣被，则知其恶热，非表热便是里热。伏首畏光，多为目疾；仰首喜光，多为热病。阳证多欲寒，欲得见人；阴证则欲得温，欲闭户独处，恶闻人声。

此外，对一些特殊姿态的观察，有助于某些疾病的诊断。如喘息抬肩，不能平卧多为哮喘；发热患者眼睛、四肢不停地颤动，为发痉先兆；头摇不能自主，手足蠕动，为肝风内动；半身不遂、口眼㖞斜为中风；关节肿胀屈伸困难，行动不便，多属痹证；循衣摸床，撮空理线，或久病卧床不起，忽然烦躁，坐卧不安，多为危重证候。

【考纲摘要】

1. 形体强弱胖瘦的临床表现及其意义。

2. 姿势异常（动静姿态、异常动作）的临床表现及其意义。

二、局部望诊

局部望诊，又称分部望诊，是在全身望诊的基础上，根据病情和诊断的需要，对患者的某些局部进行深入、细致观察，以测知病情的一种诊察方法。

局部望诊的内容，包括望头面、五官、颈项、躯体、四肢、二阴及皮肤等。

（一）望头面

1. 望头　主要观察头的大小、外形和动态变化。头的大小可以通过头围（头部通过眉间和枕外隆凸的横向周长）来衡量，一般新生儿约34cm，6个月时约42cm，1周岁时约45cm，2周岁时约47cm，3周岁时约48.5cm，5周岁以后接近成人。明显超出此范围者为头颅过大，反之为头颅过小，均属于病态。头围是测量脑和颅骨的重要指标，也可用来判断婴儿的某些脑部疾病。

（1）头大　小儿头颅膨大呈圆形，颜面较小，伴智力低下者，多因先天不足，肾精亏损，水液停聚于脑所致，多见于先天性脑积水。

（2）头小　小儿头颅狭小，头顶尖圆，颅缝早合，伴智力低下者，多因肾精不足，颅骨发育不良所致。

（3）方颅　小儿前额左右突出，头顶平坦，颅呈方形，多因肾精不足或脾胃虚弱，颅骨发育不良所致，多见于佝偻病患儿。

望头除了观察头形，小儿还应该注意囟门的大小及闭合情况。囟门是婴幼儿颅骨接合处尚未完全闭合所形成的骨间隙，有前囟和后囟之分。后囟呈三角形，在出生后2~4个月内闭合，前囟呈菱形，在出生后12~18个月内闭合。是临床观察小儿生长发育状况的重要部位之一。如小儿囟门突起，又称"囟填"，多属实证，多因热邪炽盛或颅内水液停聚所致；小儿囟门凹陷，又称"囟陷"，多属虚证，多因吐泻伤津、气血不足和先天肾精亏虚，脑髓失充所致；小儿囟门迟闭，骨缝不合，多为先天肾精不足，或后天脾胃虚弱，发育不良的表现，多见于佝偻病患儿，常兼有"五迟""五软"等表现。

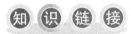

　　　　五迟指立迟、行迟、发迟、齿迟、语迟；五软指头项软、口软、手软、足软、肌肉软。

2. 望面 主要是观察颜面部的色泽和形态，由于面部色泽已在望色一节中讲过，此处主要讲述颜面的形态异常。

（1）面肿 面部浮肿，皮色不变，多见于水肿病。水肿有阳水和阴水之分，阳水是眼睑颜面先肿，发病迅速，多由外感风邪，肺失宣降所致；阴水是下肢、腹部先肿，发病缓慢，多由脾肾阳虚，水湿泛滥所致。

（2）腮肿 一侧或两侧腮部以耳垂为中心肿起，边缘不清，局部灼热疼痛，多为痄腮，因外感温毒所致，多见于儿童，有一定的传染性。若颧下颌上耳前发红肿胀疼痛，张口受限，伴有寒热者，称为发颐，多因阳明热毒上攻所致。

（3）口眼㖞斜 又称"面瘫"，表现为口目歪斜而不能闭合。若单见口眼㖞斜而无半身不遂者，为风邪中络所致，其病较轻；若口眼歪斜兼见半身不遂者，为肝阳化风，风痰阻闭经络所致，其病较重。

（4）特殊面容 "惊恐貌"多见于小儿惊风、狂犬病等，"苦笑貌"多见于新生儿脐风、破伤风等。

3. 望发 发为血之余，肾其华在发，因此通过观察头发的色泽、发质和疏密，就可以了解气血的盈亏和肾气的盛衰。发黑浓密润泽者，是肾气盛而气血充足的表现；发黄干枯，稀疏易落者，多属气血不足；头发突然呈片状脱落，显露圆形或椭圆形光亮头皮，称为斑秃，又称"鬼剃头"，多为血虚受风所致。青壮年头发稀疏易脱，兼见腰膝酸软、头晕耳鸣者，多为精血不足；若兼见头皮发痒、多屑、多脂者，多为血热。小儿发结如穗，枯黄无泽，兼面黄肌瘦者，多为疳积病。

（二）望五官

目、耳、口、鼻、舌五官，分别与五脏相连。所以观察五官的异常变化，可以了解相应脏腑的病变。因望舌有专节论述，所以此节主要介绍目、耳、鼻、口唇、齿龈和咽喉等望诊内容。

知识链接

《灵枢·五阅五使》说："鼻者肺之官也，目者肝之官也，口唇者脾之官也，舌者心之官也，耳者肾之官也。"

1. 望目 目为肝之窍、心之使；五脏六腑之精气皆上注于目，因而目与五脏六腑皆有密切的联系。《灵枢·大惑论》将目的不同部位分属于五脏：瞳仁属肾，黑睛属肝，两眦血络属心，白睛属肺，眼睑属脾（图9-1、表9-2）。因此，通过望目不仅可以诊察相应脏腑的病变，也可以对某些疾病的诊断起到见微知著的重要作用。望目时应注意其神、色、形、态的异常改变。

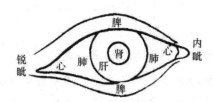

图 9-1　目部脏腑分属示意图

表 9-2　目部五脏五轮分区

脏腑	部位	轮名	五行属性
心	内外眼角血络部分	血轮	火
肺	白睛部分	气轮	金
脾	上下眼睑	肉轮	土
肝	黑睛部分	风轮	木
肾	瞳孔	水轮	水

（1）目神　眼睛黑白分明，精彩内含，神光充沛，视物清晰，是目有神，虽病但易治。反之，白睛暗浊，黑睛色滞，失却光彩，浮光暴露，视物模糊，是目无神，病属难治。

（2）目色　全目赤肿为肝经风热；目眦赤红为心火上炎；白睛赤红为肺火；眼睑红肿湿烂为脾经湿热；白睛变黄为黄疸；目眦淡白为血虚；目胞暗晦为肾虚。

（3）目形　目胞浮肿如新卧起之状，是水肿病初起的征象。眼窝凹陷，多见于吐泻之后，多因吐泻伤津所致。此象若见于久病重病患者，多属脏腑精气衰竭，病重难治。眼突而喘多为肺胀；眼突颈肿多为瘿病。

（4）目态　两目上视，白多黑少，不能转动者，为"戴眼"，多见于惊风、癫痫等；两目凝视前方不能转动者，称为"瞪目直视"，为脏腑精气将绝，病情危重；黑睛斜向一侧，称为"横目斜视"，为肝风内动的表现，也可见于先天性斜视；瞳仁散大属肾精耗竭，多见于危重患者，为濒死的先兆，也可见于中毒患者；瞳仁缩小，属肝胆火炽，或肝肾劳损，亦可见于中毒。

2.望耳　耳为肾之窍，为"宗脉之所聚"，手足少阳、手足太阳及足阳明经都分布于耳或耳的周围，此外，耳郭上还有全身脏器的反应点，所以耳与全身都有着极为密切的联系。因此，通过望耳可以诊察全身，尤其是肾和胆的病变。望耳时主要是观察耳郭的色泽、形态及耳道的异常变化。

知 识 链 接

耳郭上的一些特定部位与全身各部有一定的联系，其分布大致像一个在子宫内倒置的胎儿，头颅在下，臀足在上。当身体的某些部位有了病变时在耳郭的相应部位，就可能出现充血、变色、丘疹、水疱、脱屑、糜烂或明显的压痛等病理改变，可供诊断时参考。

（1）色泽　耳郭色泽红润，是正常人气血充足的表现。耳轮淡白，多属气血亏虚；耳轮红肿，多为肝胆湿热或热毒上攻；耳轮青黑，多见于阴寒内盛或有剧痛者；耳轮焦黑干枯，多为肾精亏耗；小儿耳背有红络，耳根发凉，多为麻疹先兆。

（2）形态　耳郭外形厚大是肾气充盛的表现；耳郭瘦薄多属肾气不足；耳轮肿大，多为邪气充盛；耳轮干枯萎缩，多为肾精耗竭；耳轮甲错，多为久病血瘀。

（3）耳道　耳道内流出脓液，其色或黄或青，其质或稠或稀，称为脓耳。其有虚实之别，涉及肝、胆、肾三经。实证多因风热上扰或肝胆湿热所致；虚证多因肾阴虚损，虚火上炎所致。耳道内局部红肿疼痛，为耳疖，多因邪热搏结耳窍所致。

3. 望鼻　肺气通于鼻，鼻为肺之窍，是呼吸的通道，且足阳明胃经分布于鼻的两旁，所以通过望鼻可以诊察肺、脾胃等脏腑的病变。望鼻时应注意观察鼻的色泽、形态及鼻道的异常变化。

知 识 链 接

《伤寒杂病论》中提到："鼻头色青，腹中痛，苦冷者死。鼻头色微黑者，有水气；色黄者，胸上有寒；色白者，亡血也。"

（1）色泽　鼻色红黄隐隐，明润光泽，是胃气充足的表现。鼻色淡白多属气血两虚或血虚；色赤多属肺脾蕴热；色黄多属湿热；色青多属阴寒腹痛；色微黑多属肾虚寒水内停。鼻端微黄明润，见于新病，虽病而胃气未伤，属病轻；鼻头晦暗枯槁，是脾胃虚衰，胃气失和的重症表现。

（2）形态　鼻端红肿生疖，多属胃热或血热；鼻头色赤有小丘疹，久之色紫变厚或肿大，称"酒齄鼻"，多因肺胃热壅；鼻翼扇动，多见于哮喘；鼻柱溃陷，多见于梅毒、麻风病。

（3）鼻道　鼻流清涕，多属外感风寒或阳气不足；鼻流浊涕，多属外感风热或肺胃蕴热；鼻流黄浊涕或黄绿色脓涕、气腥臭者多为鼻渊，为肺蕴湿热秽毒或胆经蕴热上攻于鼻窍所致；鼻腔出血，称为"鼻衄"，多因肺胃蕴热，灼伤鼻络所致。

4. 望口唇　脾开窍于口，其华在唇，手足阳明经均环绕口唇，所以通过望口唇可以诊察脾胃及相关脏腑和经络的病变。望口唇主要观察口唇的色泽和形态的异常变化。

（1）色泽　唇色红润，是胃气充足、气血调匀的表现。唇色淡白多属血虚；唇色深红多属热盛；唇色淡红，为虚为寒；唇色鲜红者，多为阴虚火旺；唇色青紫，多为气滞血瘀；环口黑者，是肾气将绝或水气内停；小儿环口发青，常为惊风先兆；口唇樱红多为煤气中毒。

（2）形态　口唇糜烂，多因脾胃湿热上蒸或食积生热；口唇干燥，为津液已伤；口角流涎，小儿多为脾气虚弱，成人多为中风后遗症；小儿口腔、舌上满布片状白屑，状如鹅口者，称"鹅口疮"，多因湿热秽浊之气上蒸于口所致。

5. 望齿龈　齿为骨之余，骨为肾所主；龈护于齿，为手足阳明经分布之处，所以通过望齿龈可以诊察肾与胃肠的病变及津液的盈亏情况。望齿龈应注意观察齿龈的色泽、润燥等异常变化。

（1）望齿　牙齿洁白润泽而坚固，是肾气充盛、津液充足的表现。牙齿干燥，多为胃阴已伤；牙齿光燥如石，多为阳明热甚，津液大伤；牙齿燥如枯骨，多为肾阴枯竭，津不上荣，见于温热病的晚期，属病重；牙齿稀疏松动，齿根外露，多为肾虚，虚火上炎所致；牙齿枯黄脱落，多为骨绝，属病重；牙关紧闭，多属肝风内动；咬牙啮齿，多为热极生风；睡中啮齿，多因胃热、虫积或消化不良所致，亦可见于正常人。

（2）望龈　牙龈淡红而润泽，是胃气充足、气血调匀的表现。牙龈淡白，多属血虚或气血两虚；红肿疼痛，多为胃火亢盛。牙龈萎缩，多属肾虚或胃阴不足。牙龈出血，称为"齿衄"，兼牙龈红肿疼痛者，多为胃火灼伤齿络，若不红不痛而微肿者，多属脾气虚而血失统摄，或胃阴虚，虚火上炎所致。

6. 望咽喉　喉为肺之门户，咽内通于胃，是呼吸及进食的通道；足少阴肾经循喉咙挟舌本，与咽喉关系密切，所以通过望咽喉可以诊察肺、胃、肾的病变。望咽喉时应注意观察其色泽、形态等的异常变化。

（1）红肿　若咽部深红，肿痛较甚者，多为肺胃热盛所致；咽部嫩红，肿痛不甚者，多为肾阴亏虚、虚火上炎所致；咽部淡红漫肿，疼痛轻微者，多为痰湿凝聚所致；咽喉部一侧或两侧喉核红肿突起，形如乳头，或如蚕蛾，表面或有黄白色脓样分泌物，咽痛不适者，称为"乳蛾"，多为肺胃热盛，壅滞喉核所致；咽喉部红肿高突，疼痛剧烈，吞咽困难，身发寒热者，为喉痈，多因风热痰火壅滞所致。

少商穴是治疗咽喉肿痛的特效穴，具体位置在手拇指末节桡侧，距指甲角 0.1 寸，可以用三棱针点刺放血。

（2）溃烂　咽部溃烂，分散表浅，周围色红，为肺胃之热轻浅；若溃烂成片或洼陷，周围红肿，多为肺胃火毒壅盛，蒸灼肌膜所致；咽部溃腐，浅表分散，反复发作，周围淡红，多属虚火上炎；若成片洼陷，周围淡白或苍白，久不愈者，多为气血不足，肾阳亏损，邪毒内陷所致。

（3）伪膜　咽部溃烂表面覆盖一层黄白或灰白色膜称为"伪膜"。伪膜松厚容易拭去者，多为胃热所致，病情较轻；若伪膜坚韧不易拭去，强剥出血，或剥后复生者，多为"白喉"，因外感时行疫邪所致，属烈性传染病。

【考纲摘要】

1. 望头发的主要内容及其临床意义。

2. 面肿、腮肿及口眼㖞斜的临床表现及其意义。

3. 目的脏腑分属，望目色、目形、目态的主要内容及其临床意义。

4. 望口唇、齿、龈的主要内容及其临床意义。

5. 望咽喉的主要内容及其临床意义。

（三）望颈项

颈项是连接头面与躯干的部分，其前面称为颈，后面称为项。正常人颈项直立，两侧对称，颈项内有气管、食管、脊髓和主要动脉，是饮食、呼吸、气血津液运行的要道，也是经脉上达头面的必经之处，所以通过望颈项可以诊察全身脏腑气血的病变。望颈项时应注意观察其外形和动态的异常变化。

1. 外形　主要观察有无肿瘤、结节及其部位、形态和大小等。

（1）瘿瘤　颈前喉结处有肿块突起，或大或小，或单侧或双侧，可随吞咽上下移动，皮色不变，称为"瘿瘤"，多因肝郁气结痰凝所致，或与地方水土失调有关。

（2）瘰疬　颈项侧颌下，皮里膜外，肿块如豆，累累如串珠，称为"瘰疬"，多因肺肾阴虚，虚火灼液，结成痰核，或因外感风热时毒，气血痰浊壅滞于颈部所致。

2. 动态　主要观察颈项部的动静姿态。正常人颈项转动自如。若观察颈部血脉搏动等情况，卧位时比较明显。

（1）项强　后项部筋脉肌肉拘紧或强硬，俯仰转动不利，伴头痛、恶寒、脉浮，多为风寒侵袭太阳经脉，经气不利所致；伴高热神昏，甚则抽搐，多属热极生风；醒后突觉项强不舒、肩背疼痛者，称为"落枕"，多因睡姿不当或风寒客于经络，或颈部肌肉劳损所致。

（2）项软　指颈项软弱，抬头无力。小儿项软，多因先天不足，肾精亏损，或后天失养，发育不良，可见于佝偻病患儿；若久病、重病颈项软弱，头垂不抬，眼窝深陷，多为脏腑精气衰竭之象，属病危。

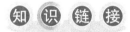

　　针灸治疗落枕疗效显著，临床上可以根据压痛点出现的不同部位选取相应的穴位进行针刺治疗：如压痛点明显处在手阳明经上，取合谷穴；在手少阳经上，取外关穴；在手太阳经上，取后溪穴；在足少阳经上，取足临泣穴。

（3）颈脉搏动　安静状态下颈侧人迎脉搏动明显，多见于肝阳上亢或血虚重症患者；半卧位或坐位时颈脉明显充盈怒张，平卧时更甚，多见于心阳衰微、水气凌心的患者。

（四）望躯体

1.望胸胁　胸属上焦，内藏心肺等重要脏器，为宗气所聚。胸廓前有乳房，属胃经，乳头属肝经，另外，胸胁也是肝胆经循行之处，所以通过望胸胁可以诊察心、肺、肝胆、乳房的病变及宗气的盛衰。

正常人的胸廓呈椭圆形，两侧对称，左右径大于前后径（比例约为1.5：1），小儿和老人左右径略大于前后径或几乎相等，两侧锁骨上下窝对称。

胸胁异常情况常见的有以下几种。

（1）扁平胸　胸廓前后径明显缩小，不及左右径的一半，呈扁平状。多见于肺肾阴虚或气阴两虚的患者。

（2）桶状胸　胸廓前后径增加，与左右径几乎相等甚或超过左右径，呈圆桶状。多见于久病咳喘的患者，多因伏饮积痰，阻遏肺气，病久伤及肾气，肾不纳气，日久胸廓变形所致。

（3）佝偻胸　有鸡胸、漏斗胸和肋如串珠等不同的表现。胸骨下部明显向前突出，肋骨侧壁凹陷，形似鸡胸者，称为"鸡胸"；胸骨下段及与其相连的肋软骨向内凹陷，形成漏斗状者，称为"漏斗胸"；肋骨与肋软骨连接处变厚增大，状如串珠者，称为"肋如串珠"。此三者常见于小儿佝偻病，多因先天不足，肾精亏虚，或后天失养，脾胃虚弱，骨骼失于充养所致。

（4）胸不对称　一侧胸廓塌陷，肋间变窄，多见于肺痿、肺部手术后等患者；若一侧胸廓膨隆，肋间变宽，多见于悬饮病或气胸患者。

2. 望腹部　腹部指躯干正面剑突以下至耻骨以上的部位，属中下焦，内藏肝、胆、脾、胃、肾、大肠、小肠、膀胱、胞宫等脏器。所以通过望腹部可以诊察相应脏腑的病变和气血的盛衰。望诊时应注意观察其形态的异常变化。

正常人腹部平坦对称，直立时腹部可稍微隆起，约与胸平齐，仰卧时则稍凹陷。腹部过度膨隆或凹陷均为异常现象。

（1）腹部膨隆　仰卧时前腹壁明显高于胸耻连线。若单见腹部肿大，四肢消瘦者多为鼓胀，多因肝郁脾虚，气滞血瘀，水湿内停所致；若腹部胀满，周身浮肿者，多为水肿病，多因肺脾肾三脏功能失调，水邪停聚，泛滥肌肤所致；若小儿腹大青筋暴露，形体消瘦，多为疳积。

（2）腹部凹陷　仰卧时前腹壁明显低于胸耻连线，也称为"舟状腹"。若见于新病，多为吐泻太过、津液大伤；若见于久病，伴形体消瘦者，多为脏腑精血耗竭，属病危之象。

3. 望腰背部　背以脊柱为主干，为胸中之府、心肺之外围，与心肺关系密切。腰为身体运动的枢纽，为肾之府。另外，督脉、足太阳膀胱经也广泛分布于腰背部，所以通过望腰背部可以诊察相关脏腑经络的病变。望诊时应注意观察其形态的异常变化。

正常人腰背部两侧对称，俯仰转侧自如，直立时脊柱居中，颈腰段稍向前弯曲，胸骶段稍向后弯曲，但无左右侧弯。

疾病状态下，腰背部可出现以下几种异常改变。

（1）脊柱侧弯　脊柱的某一段偏离正中线，向左或向右弯曲，使脊柱形成弧形或"S"形，多因小儿发育期坐姿不当所致，也可见于先天禀赋不足、发育不良的患儿和一侧胸部有疾病的患者。

（2）脊柱后突　脊柱过度后弯，致使前胸塌陷，背高如龟，称为"龟背""驼背"，若见于小儿，多因先天不足，肾精亏虚，或后天失养，骨髓失充，督脉虚损，脊柱弯曲变形所致；若见于成年人，多为脊椎疾患。

（3）脊疳　指患者极度消瘦，以致脊骨突出如锯齿，多为脏腑精气亏损之象，多见于慢性重病患者。

（4）腰部拘急　腰部疼痛，活动受限，转侧不利，多因寒湿侵袭，经气受阻，或跌仆闪挫，血脉瘀滞所致。

（五）望四肢

四肢为两上肢和两下肢的总称，具体包括上肢的肩、臂、肘、腕、掌、指和下肢的髀、股、膝、胫、踝、跗、趾。五脏与四肢均有联系，而脾与四肢的关系尤为密切。手足是人体十二经脉的主要循行部位，而手指端和足趾端又是人体阴经和阳经的交会之处，因此，通过望四肢可以诊察五脏六腑和经脉的病变。望诊时应注意观察四肢形色和动态的异常变化。

1. 外形

（1）四肢肿胀　四肢浮肿发胀，表现为四肢同时肿胀，或肿胀偏于一侧，或仅见上肢或下肢，或见于单一肢体。若四肢关节肿胀，灼热疼痛者，多见于热痹，多因湿热郁阻经络，气血运行不畅所致；膝部肿大，股胫肌肉消瘦，形如鹤膝，称为"鹤膝风"，多因气血亏虚，寒湿久留，侵入下肢，流注关节所致；若足跗肿胀，按之有凹痕久不平复者，多见于水肿病。

（2）下肢畸形　直立时两踝并拢而两膝分离不能靠拢者，称为"膝内翻"，又称"O"形腿或罗圈腿；直立时两膝相碰而两足内踝分离不能靠拢者，称为"膝外翻"，又称"X"形腿。踝关节呈固定型内收位，称"足内翻"；呈固定型外展位，称"足外翻"。上述畸形皆因先天不足，或后天失养，脾肾虚弱，发育不良所致，常见于佝偻病。

（3）手指变形　手指关节呈梭状畸形，活动受限，称为"梭状指"，多因风湿久蕴，筋脉拘挛，痰瘀阻络所致；指趾末端增生、肥厚，呈杵状膨大，称为"杵状指"，多因久病咳喘，心肺气虚，血瘀痰阻所致。

（4）青筋暴露　小腿脉络曲张，形似蚯蚓。常见于长时间站立或负重者，多因寒湿内侵，瘀血阻络所致。

2. 动态　动态变化常见的有肢体痿废、半身不遂、四肢抽搐等，此部分内容可参阅全身望诊中望姿态内容。

（六）望二阴

二阴是前阴和后阴的总称。前阴为生殖和排尿器官，后阴指肛门，为排便之门户。前阴为宗脉之所聚，又为太阴、阳明及冲任脉汇合处，肝经环绕阴器；后阴通于大肠，肺与大肠互为表里；肾开窍于二阴，司二便，主生殖。可见前后二阴与脏腑经络的关系极为密切，因此通过望二阴可以诊察相关脏腑经络的病变。

1. 望前阴　望男性前阴应着重观察阴茎、阴囊和睾丸是否正常，注意观察有无硬结、肿胀、溃疡等异常变化；对女性前阴的诊察要有明确的适应证，主要由妇科医生负责检查，如果是男医生则需要在女护士的陪同下进行。

前阴常见的异常变化有以下几种。

（1）阴肿　男性阴囊或女性阴户肿胀，称为"阴肿"。阴肿不痛不痒，多见于全身水肿的局部表现，属水肿重症；阴囊肿胀，因小肠坠入而引起，称为"疝气"，多因肝郁、寒湿、湿热或久立劳累所致；阴户红肿疼痛，甚则破溃流水者，多因外受邪毒引发。

（2）阴痒 男性阴囊或女性大小阴唇瘙痒灼痛，湿润或有渗液，反复发作，易成慢性，多由肝经湿热下注所致；若日久患处皮肤粗糙变厚，呈苔藓样变，多为阴虚血燥之证。

（3）阴缩 阴茎、阴囊或阴户收缩入腹者，称为"阴缩"，多为外感寒邪，侵袭肝经，凝滞气血，肝脉拘急收引所致。

（4）阴挺 又称"子宫脱垂"，指妇女阴户中有物下坠或突出阴道口外，多因脾虚中气下陷，或产后劳伤所致。

2.望后阴 应主要观察肛门部位有无红肿、痔疮、裂口等异常变化。观察时应嘱咐患者取侧卧位，双腿尽量前屈靠近腹部，使肛门充分暴露。必要时可借助相关仪器进行检查。

后阴常见的异常变化有以下几种。

（1）肛痈 肛门周围局部红肿疼痛，甚至破溃流脓，多由湿热下注或外感邪毒引发。

（2）肛裂 肛门周围皮肤裂口，便时疼痛出血，多因热结肠燥，燥屎撑裂所致。

（3）肛痔 肛门内外生有紫红色柔软肿块，突出如痔者，统称为"痔疮"。生于肛门齿线之外的称为"外痔"，生于肛门齿线以内的称为"内痔"，内外皆有的称为"混合痔"。多由肠中湿热蕴结或血热肠燥，或久坐、负重、便秘等，使肛门局部血络瘀滞所致。

（4）脱肛 直肠黏膜或直肠反复脱出肛门外，伴肛门松弛。轻者大便时脱出，便后可以缩回；重者脱出后不能自己缩回，需用手慢慢还纳。多因脾虚中气下陷所致，多见于老人、产妇及习惯性便秘的患者。

【考纲摘要】

1. 望颈项的主要内容及其临床意义。

2. 望四肢的主要内容及其临床意义。

（七）望皮肤

皮肤又称为皮毛、肌肤，为一身之表，内合于肺，又有卫气循行其间，有保护机体、抵御外邪的作用。外邪侵袭，皮毛首当其冲，脏腑气血通过经络荣养皮肤，脏腑气血的病变也可通过经络反映于体表。因此，通过望皮肤可以诊察邪气的性质和脏腑气血的病变。望诊时应注意观察皮肤色泽和形态的异常变化。

正常人皮肤柔韧，润泽光滑，是脏腑功能正常、气血充盛、营卫和调的表现。皮肤常见的异常变化有以下几个方面。

1. 色泽异常

（1）发黄 面目、皮肤、爪甲俱黄者，称为"黄疸"。其黄色鲜明如橘色者，属阳黄，多因湿热蕴结所致；黄色晦暗如烟熏者，属阴黄，多因寒湿阻遏所致。

（2）发赤 皮肤发赤，色如涂丹，边缘清楚，灼热肿胀者，称为"丹毒"。发于头面部者称为"抱头火丹"；发于腰部者称为"缠腰火丹"；发于小腿、足部者称为"流火"；发于全身、游走不定者称为"赤游丹"。一般来说，发于上部者多因风热化火所致，发于下部者多因湿热化火所致，但外伤染毒也可引发。

（3）发黑 皮肤色黑而晦暗，多属肾阳虚，温运无力，血行不畅而引起；若色黑而干焦，多由肾阴亏虚，肌肤失养所致。

（4）白斑 皮肤局部明显变白，呈现大小不等的斑片，与正常皮肤界限清楚，不痛不痒者，称为"白癜风"。多因风湿侵袭，气血失和，肌肤失养所致。

2. 形态异常

（1）润燥 皮肤润泽，为营血充足，津液未伤的表现；皮肤干枯无华，甚至皲裂、脱屑，多为营血亏虚，津液大伤所致；皮肤干枯粗糙，状若鱼鳞，称为"肌肤甲错"，多因瘀血内停，肌肤失养所致。

（2）肿胀 全身皮肤浮肿，按之不起，称为"水肿"，多因肺、脾、肾三脏功能失调，水湿内停，外渗于肌肤所致；若皮肤肿胀，按之即起，为"气胀"。

3. 皮肤病证

（1）斑疹 斑和疹均为全身性疾病在皮肤方面的症状表现，虽然两者常常并称，但实质是有差别的。

①斑色深红或青紫，点大成片，平铺于皮肤，摸之不碍手，压之不退色。斑有阳斑和阴斑的不同，多由热邪亢盛，内迫营血，或脾气亏虚，血失统摄所致。

②疹色红，点小如粟，高出皮肤，抚之碍手，压之退色。疹有麻疹、风疹、隐疹等不同（表9-3），多因外感风邪，或外感时邪疫毒，或风寒、风热之邪侵袭营卫所致。

一般而言，斑较疹重，若斑疹同见则属于邪盛病重的表现。

表9-3 麻疹、风疹、隐疹鉴别

分类	临床表现	临床意义
麻疹	疹色桃红，形似麻粒，先见于耳后发际颜面，渐延及躯干四肢，后按发出顺序逐渐消退	外感风热时邪
风疹	疹色淡红，细小稀疏，皮肤瘙痒，症状轻微	外感风邪
隐疹	皮肤上突然出现淡红或淡白色丘疹，形状不一，小似麻粒，大如花瓣，皮肤瘙痒，搔之融合成片，出没迅速	外感风邪或过敏

（2）水疱 ①白痦：又名白疹，是皮肤上出现的白色小疱疹，晶莹如粟，高出皮肤，擦破流水，颈胸多发，偶见于四肢，面部不发。多因外感湿热郁于肌表，汗出不彻所致，

常见于湿温病。②水痘：小儿皮肤出现粉红色斑丘疹，很快变成椭圆形的小水疱，晶莹透亮，大小不等，分批出现，皮薄易破，浆液稀薄，常兼有轻度恶寒发热。多因外感时邪，内蕴湿热所致。③湿疹：周身或局部皮肤出现红斑、瘙痒，迅速形成丘疹、水疱，破后渗液，形成红色湿润糜烂面。多因湿热蕴结，复感风邪，郁于肌肤而发。

（3）疮疡　指致病因素侵袭人体后引起的皮肤化脓性疾病。因致病因素的不同临床表现各异，常见的有痈、疽、疔、疖等。

①痈：肌肤局部红肿高起，根盘紧束，灼热疼痛者，称为"痈"，属阳证，多由热毒内蕴，气血瘀滞，热盛肉腐而成。

②疽：患处漫肿无头，肤色不变，不热少痛者，称为"疽"，属阴证，多由气血虚而寒痰凝滞，或五脏风毒积热，攻注于肌肉，内陷筋骨所致。

③疔：初起患部如粟米状，根脚坚硬较深，麻木或发痒，顶白而痛者，称"疔"，好发于颜面手足部，多因外感风热或内生火毒而发。

④疖：患处形小而圆，生于皮肤浅表，红肿热痛不甚，出脓即愈者，称为"疖"，多由外感热毒或湿热内蕴所致。

【考纲摘要】

1. 望皮肤色泽的内容及其临床意义。

2. 望斑疹的内容及其临床意义。

3. 望水疱的内容及其临床意义。

4. 望疮疡的内容及其临床意义。

三、望排出物

望排出物是指医生通过观察患者的分泌物、排泄物和某些排出体外的病理产物的形、色、质、量的变化来诊察疾病的方法。排泄物是指人体排出的代谢废物，如大便、小便等；分泌物主要是指人体官窍所分泌的液体，如泪、涕、唾、涎等，它们在生理情况下有濡养官窍的作用，在病理情况下分泌量增大，也成为排出体外的排泄物。此外，还有某些病变时所产生的其他病理产物，如痰液、呕吐物等，也属于排出物的范畴。

一般来说，排出物色白质稀者，多属寒证、虚证；排出物色黄质稠者，多属热证、实证。

（一）望痰、涕、唾、涎

1. 望痰　痰是肺和呼吸道排出的病理性黏液，通过观察痰的形质及气味和排出量等可以诊察脏腑的病变和病邪的性质。

痰白清稀量多者，为寒痰，多因寒邪伤阳，气不化津或脾阳不足，湿聚成痰；痰白清稀而多泡沫者，为风痰，多因痰湿伏肺，外受风寒所致；痰白量多易咯者，为湿痰，多因脾虚失运，水湿内停，聚而成痰；痰黄质黏稠，甚则结块者，为热痰，多因邪热犯肺，灼津成痰；痰少质黏，难于咯出者，为燥痰，多因燥邪犯肺，耗伤肺津，或肺阴虚，虚火灼津成痰；痰中带血，或咯血者，为血痰，多因火热灼伤肺络所致。咯吐腥臭脓痰或脓血者，多见于肺痈，多因热毒蕴肺，腐败酿脓所致。

2. 望涕　涕是鼻腔分泌的黏液，涕为肺之液。通过观察涕的色、质及量的变化可以诊察肺的病变。

鼻塞流清涕，为外感风寒；鼻流黄涕或浊涕，为外感风热；鼻流清涕，量多如注伴鼻痒、喷嚏频作者，多为"鼻鼽"，因风寒束于肺卫所致；久流浊涕，质稠、量多、气腥臭者，为鼻渊，多因外感风热或湿热蕴阻肺窍所致。

3. 望涎唾　涎唾是口腔中的黏液与唾液，其中清稀水样的为涎，黏稠泡沫状的为唾。涎为脾之液，唾为肾之液，均由口腔分泌，有濡润口腔、协助进食和促进消化的作用。所以，通过观察涎唾可以诊察肾和脾胃的病变。

口流清涎量多者，多属脾胃虚寒；口中时吐黏涎者，多为脾胃湿热；睡中流涎，多为胃中有热，或宿食内停；经常吐唾者，多为胃中有寒，或胃有宿食，也多见于肾虚的患者；小儿口角流涎，涎渍颐下，称为"滞颐"，多因脾虚不能摄津所致，也可见于胃热或虫积。

（二）望呕吐物

呕吐是胃失和降，气逆于上的表现，外感、内伤均可引起。通过观察呕吐物形、色、质、量的变化，可作为了解胃的病变和疾病性质的依据。

呕吐物清稀无臭，多属寒呕，多因脾胃阳虚或寒邪犯胃所致；呕吐物秽浊酸臭，多属热呕，多因邪热犯胃、胃失和降所致；呕吐物酸腐，夹有未消化食物，多属伤食，多因暴饮暴食，损伤脾胃，食滞不化所致；呕吐清水痰涎，伴口干不欲饮、苔腻胸闷，多属痰饮，多因脾失健运，水饮内停，胃失和降所致；呕吐黄绿苦水，多属肝胆湿热或郁热。

（三）望二便

大小便的产生和排泄与机体多个脏腑功能活动有关，因此，通过观察二便形、色、质、量的异常变化，有助于了解相关脏腑的病变。

1. 望大便　大便的形成与脾、胃、肠的功能活动密切相关，同时还受到肝的疏泄、肾阳的温运及肺的宣降功能的影响。所以通过观察大便形、色、质、量等的异常变化，可以诊察相应脏腑的功能状态及疾病的性质。

大便清稀水样，多属寒湿泄泻；大便清稀，完谷不化，多属脾虚泄泻或肾虚泄泻；大便黄褐如糜，多属湿热泄泻；大便干燥硬结，甚则燥结如羊屎，多属肠燥津亏，多因热盛伤津所致；大便出血，先血后便，血色鲜红，多为热伤肠络而出血；先便后血，血色暗红或黑褐，是热灼胃络而出血，或气虚不摄所致；大便夹有黏冻、脓血，多为痢疾或肠癌；大便灰白色，多见于阻塞性黄疸。

2. 望小便　小便的形成与体内的津液代谢直接相关，受肾和膀胱的气化、肺的通调、脾的运化和三焦决渎功能的直接影响。所以观察小便的异常变化，可以了解体内的津液代谢情况及相应脏腑的功能状态。

小便清长或夜尿多，多见于虚寒证，多因阳虚气化无力，气不化津，排尿失摄所致；小便短黄，多见于实热证，多因热盛伤津所致；尿中带血，多见于尿血、血淋，多因热伤血络，或脾肾不固，或湿热蕴结膀胱所致；尿有砂石，多见于石淋，多因湿热内蕴，煎熬尿中杂质结成砂石所致；小便浑浊如米泔，多见于尿浊、膏淋，多因脾肾亏虚，清浊不分，或湿热下注，气化不利，不能制约脂液下流所致。

【考纲摘要】

1. 望痰、涕的内容及其临床意义。
2. 望呕吐物的内容及其临床意义。
3. 望大便、小便的内容及其临床意义。

四、望舌

望舌，又称舌诊，是指医生通过观察患者舌质和舌苔的变化以诊察病情的方法。舌诊是望诊的重要组成部分，也是中医学特色诊法之一。

（一）舌诊的原理

舌与脏腑经络关系密切。舌为心之苗，为脾之外候，舌苔是由胃气熏蒸谷气，上承于舌面而成，所以五脏六腑中，舌与心和脾胃的关系最为密切。此外，其他脏腑也都通过经络直接或间接地与舌产生联系。如手少阴心经之别系舌本；足太阴脾经连舌本、散舌下；足少阴肾经夹舌本；足厥阴肝经络舌本；足太阳之筋，其支者，别入结于舌本；足少阳之筋，入系舌本……因而脏腑一旦发生病变，必然会通过舌象的异常变化反映出来。

（二）脏腑在舌面上的分布

脏腑的病变反映于舌面，有一定的规律性，对此历代医家有不同的划分方法，常用的有两种：一是以五脏划分：舌尖属心肺，舌边属肝胆，舌中属脾胃，舌根属肾，此法用于诊察相应脏腑的病变（图9-2）；二是以胃经划分：舌尖属上脘，舌中属中脘，舌根属下脘，此法常用于胃病的诊断。

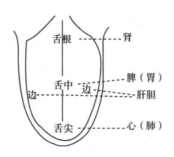

图 9-2　脏腑舌面部位分属

（三）望舌方法和注意事项及舌的生理变异

1.望舌方法　望舌时，一般要求患者采取坐位或仰卧位，头略上扬，尽量张口，自然地将舌伸出口外，舌体放松，舌尖略向下，舌面平展，充分暴露舌体。伸舌时间不宜过长，以免影响舌面气血的流通，从而引起舌色的改变。一般望舌时先看舌尖，再看舌中、舌边，最后看舌根部；先观察舌质，后观察舌苔。

2.注意事项　在舌诊过程中为了获得准确的信息，必须注意排除各种虚假舌象。望舌时应注意以下几点。

（1）光线　望舌应以充足柔和的自然光线为佳，如在夜间或暗处，尽量用日光灯，光线要直接照射到舌面上，避免有色光源对舌色的影响。

（2）时间　望舌最好在饭前进行，避免因饮食而改变舌苔的厚薄、润燥和颜色，从而影响舌诊的正确性。

（3）染苔　某些食物或药物会使舌苔染色，称为"染苔"。染苔多浮于舌苔表面，一般可在短时间内自行退去，或经揩舌、刮舌除去。如有疑问，可询问饮食、服药情况加以确认。

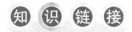

常见的染苔食物和药物

在日常生活中，有些食物或药物可以使舌苔着色，从而掩盖病情，影响医生的诊断。如话梅、橄榄等能使舌苔染黑；黄连、橘子等可将舌苔染黄；吸烟可使舌苔染灰；饮用牛奶、豆浆、椰汁等能使舌苔变白、变厚；长期服用抗生素，可产生黑腻苔或霉腐苔等，我们要引起重视，注意鉴别。

3.舌象的生理变异

（1）年龄因素　儿童为稚阴稚阳之体，脾胃不健，但生长发育很快，往往处于代谢旺盛而营养相对不足的状态，故舌质多淡嫩而舌苔偏少。老年人精亏血少，脏腑功能低下，气血运行迟缓，舌色多暗红。

（2）体质因素　因先天体质禀赋的不同，舌象可以出现一些生理性差异。如肥胖之人舌体多胖大且舌色偏淡，消瘦之人舌体略瘦小且舌色偏红。其次，先天性裂纹舌、齿痕舌、地图舌等，除有相应病理表现外，一般多无临床意义，但不排除对某些疾病的易感性和好发性。

（3）性别因素　舌象一般与性别无明显关系，但女性在经前期可因舌蕈状乳头充血而使舌质偏红，属生理现象。

（4）气候因素　夏季气候炎热潮湿，舌苔多略黄而厚腻；秋季气候干燥，舌苔多微干而欠润；冬季严寒，舌常湿润。

（四）正常舌象

正常舌象为舌体柔软、活动自如，舌色淡红而鲜明，舌面上铺有颗粒均匀、干湿适中、不黏不腻的薄白苔，可以简单概括为"淡红舌，薄白苔"。正常舌象说明脏腑功能正常，气血津液充盈，胃气旺盛。

【考纲摘要】

1. 舌诊原理。
2. 舌诊方法与注意事项。
3. 正常舌象的特点与舌象的生理变异。

（五）舌诊内容

舌诊的内容主要包括望舌质和望舌苔两个方面。舌质，又称舌体，是舌的肌肉脉络组织。舌苔是舌体上附着的一层苔状物。望舌质包括观察舌的色、形、态等方面的变化；望舌苔包括观察苔质、苔色两方面的变化。

1. 望舌质　主要是观察舌质的颜色和形态两个方面的异常变化，可以反映脏腑气血的病变。

（1）舌色

淡红舌：舌色淡红润泽，白中透红者为淡红舌，为气血调和之象，多见于健康人。外感病见之，为病情轻浅；内伤杂病，若见舌色淡红明润，提示阴阳平和，气血充盈，病情尚轻，或为疾病转愈之佳兆。

淡白舌：舌色较正常浅淡者为淡白舌，主寒证、虚证。其中，淡白光莹，舌体瘦薄，为气血两虚；淡白湿润，舌体微胖，属阳虚水湿内停。

红舌：舌色较正常深者为红舌，主热证。舌红苔厚者，多为实热证；如鲜红无苔或少苔，则为阴虚有热；鲜红而干，多为热盛伤津；舌尖红为心火；舌两边红赤，多为肝胆热盛。

绛舌：舌色深红者称为绛舌，主热盛。其中，舌绛有苔，多属邪热入于营血；绛而少苔或有裂纹，则为阴虚火旺。

青紫舌：淡白舌中泛现紫色者，称为淡紫舌；绛舌中泛现紫色者，称为绛紫舌；舌体局部出现青紫色斑点，大小不等，不高出舌面者，称为斑点舌。其中，大者称瘀斑，小者为瘀点，主血瘀、热极、寒极、酒毒。全舌青紫，多为全身性气血瘀滞；舌有紫色斑点者，是瘀血阻滞于局部；舌色淡紫或紫暗而湿润，多为阳气虚衰，运血无力，或阴寒内盛，血脉瘀滞所致；酒毒内蕴也可见肿胀之紫舌，多见于酒癖患者。

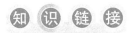

淡白舌是虚寒证，气血两亏瘦薄形；

红舌主热分虚实，色泽干燥与润湿；

绛舌里热色深红，干裂芒刺热入营；

青紫舌干属热极，淡紫湿润寒盛医；

青紫而暗有斑点，血瘀疼痛位不移。

（2）舌形

老嫩：舌质纹理粗糙或皱缩，坚敛而不柔软，舌色较暗者，为苍老舌；舌质纹理细腻，浮胖娇嫩，舌色浅淡者，为娇嫩舌。老舌多见于实证；嫩舌多见于虚证。实邪亢盛，正邪剧争，气血壅滞，则使舌质显得坚敛苍老；气血不足，不能充盈舌体，或阳虚不化，津液内停，则使舌体显得浮胖娇嫩。

胖瘦：舌体较正常胖大的为胖大舌。舌胖而淡白，边有齿印者，多属气虚或脾肾阳虚；舌体胖大而深红，多是心脾热盛；舌体瘦小而薄，称瘦薄舌，多为阴血不足的表现；舌瘦薄红绛而干，是久病津液耗伤，病情较重。

裂纹：舌体上出现各种形状的裂沟，称裂纹舌。若舌红绛而有裂纹，多为热盛伤阴；舌淡白而有裂纹，多属气血不足。也有部分正常人，终年舌体有较深裂沟，应该注意加以区别。

点刺：点，是指突起于舌面的红色或紫红色星点，其中大者为星，称红星舌；小者为点，称红点舌。刺，是指舌乳头突起如刺，摸之棘手的红色或黄黑色点刺，称为芒刺舌。多为脏腑热极，血分热盛。芒刺干燥，多属邪热亢盛；舌尖有芒刺，多属心火亢盛；舌体两边有芒刺，多系肝胆郁热。

齿痕：舌体的边缘见牙齿的痕迹，称齿痕舌。多因舌体胖大而受齿缘压迫所致，故齿痕舌常与胖大舌同见。多属脾虚。若舌质淡白而润，多为脾虚而寒湿壅盛。

（3）舌态　主要是观察舌体动态的变化。

强硬：舌体强硬，运动不灵，屈伸不便，或不能转动，致使语言謇涩，称为"舌强"。若见于外感热病，多属热入心包，痰浊内阻；见于杂病者，多为中风征兆。

痿软：舌体软弱无力，不能随意伸缩回旋，称为痿软。多是阴液亏损，或气血俱虚。舌痿软而淡白无华者，多属于气血虚衰，舌体失养所致；舌红干而渐痿者，为肝肾阴亏，舌肌筋脉失养所致。

歪斜：舌体偏斜于一侧，称为歪斜。多是中风或中风之先兆。

颤动：舌体震颤不定，不能自主，称为舌体颤动。久病中见舌颤，属气血两虚；外感热病中见之，多属热极生风或虚风内动。

短缩：舌体紧缩不能伸长，称为短缩，多是危重证候的反映。舌淡或青而湿润短缩，多属寒凝筋脉；舌胖而短缩，属痰湿内阻；舌红绛而短缩，多属热病津伤。

吐弄：舌体伸长，吐露口外者，称为吐舌；舌在口内外伸缩不已，或舐舔口唇上下左右，掉动不停者，称为弄舌。两者多见于小儿，属心脾有热或动风先兆，也见于智力发育不全者。

（4）望舌下脉络

舌系带两侧各有一条纵行的大络脉，称为舌下络脉。正常的舌下络脉，其管径不超过2.7mm，长度不超过舌尖至舌下肉阜连线的3/5，颜色暗红，脉络无怒张、紧束、弯曲、增生，排列有序。绝大多数为单支，极少有双支出现。

舌下脉络的形色变化可反映气血的运行情况。如舌下络脉色紫，脉形粗张，弯曲柔软，或周围有结节者，为气滞血瘀所致；色青或淡紫，脉形直而紧束者，常由寒凝血瘀，或阳虚血滞所致；舌底见瘀血丝，其色多青或紫，在脉络之间有紫色瘀点，甚至出现明显的瘀血舌底，见于各种瘀血证的早期或郁证。

【考纲摘要】

1. 舌色变化（淡白、淡红、红、绛、青紫）的特征与主病。
2. 舌形变化（老嫩、胖瘦、点刺、裂纹、齿痕）的特征与主病。
3. 舌态变化（强硬、痿软、颤动、歪斜、吐弄、短缩）的特征与主病。
4. 舌下络脉变化的特征与临床意义。

2. 望舌苔　主要观察苔色和苔质两个方面的异常变化，可以反映病邪的深浅、疾病的轻重及发展变化情况。

（1）苔色

白苔：一般常见于表证、寒证、湿证，亦可见于热证。薄白苔，常见于风寒表证；薄白苔而舌质偏红，是风热表证。舌淡苔白而润，常见于里寒证。若舌上满布白苔，有如白粉积聚，是由于外感秽浊不正之气，毒热内盛所致，常见于瘟疫。

黄苔：主热证、里证。淡黄为热轻；深黄为热重；焦黄为热极。微黄为外感风热，或表证开始化热入里；黄而厚腻，为湿热或痰热；黄厚而干，是胃热伤津。

灰苔：主里证，常见于里热证，也可见于寒湿证。灰苔可由白苔转化而来，也可与黄苔同时并见。苔灰而干，多为热甚伤津；若苔灰而润，则为寒湿内阻或痰饮内停。

黑苔：主里证，主热极或寒盛。黑苔多由灰苔或焦黄苔发展而来，常见于疾病的严重阶段。若苔黑而燥裂，甚则生芒刺，多为热极津枯；苔黑而润滑，则多属阳虚寒盛。

（2）苔质

厚薄：苔质的厚薄，以"见底"和"不见底"为标准，即透过舌苔能隐隐见到舌体的为薄苔，不能见到舌体的为厚苔。一般而言，疾病初起，病邪在表，病情较轻者，舌苔多薄；而病邪传里，病情较重，或内有饮食痰湿积滞者，则舌苔多厚。

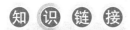

舌苔厚薄变化提示的临床意义

舌苔由薄增厚，提示病邪渐盛，或表邪入里，为病进；反之由厚变薄，提示正气胜邪，或内邪消散外达，为病退。

若由无苔逐渐生苔，是胃气来复，病情好转；若病中舌苔突然消失，为胃气已伤，病情加重。

润燥：润燥是机体津液盈亏和输布情况的反映。舌面干燥少津，称为燥苔，多为热盛伤津或津不上润；苔面水分过多，称为滑苔，多为阳虚阴盛，水湿内停所致。

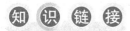

舌苔润燥变化提示的临床意义

舌苔由润变燥，表示津液已伤，热势加重，或邪从热化；若舌苔由燥转润，则是热邪渐退或正气渐复之象，表示病情好转。

腐腻：苔质疏松而厚，颗粒粗大，有如豆腐渣，刮之易去，称为腐苔，多为阳热有余，蒸腾胃中腐浊邪气上升而成，常见于食积、痰浊等病。若舌面覆盖着一层浊而滑腻的苔垢，颗粒细腻而致密，刮之难去，称为腻苔，多见于湿浊内蕴，阳气被遏，气机阻滞的病变，如痰饮、湿浊等病证。

剥落：舌苔全部或部分脱落，脱落处光滑无苔，称为剥苔。舌苔不规则地剥脱，边缘凸起，界限清楚，形似地图，部位时有转移者，称为地图舌。舌苔剥脱处，舌面不光滑，仍有新生苔质颗粒或舌乳头可见者，称为类剥苔。舌苔全部剥脱，舌面光洁如镜者，称为镜面舌，是剥苔中最严重者。常见于胃气不足，胃阴枯竭或气血两虚。

舌红苔剥者，多为阴虚；舌淡苔剥或类剥苔，多为血虚或气血两虚；镜面舌色红绛者，为胃阴枯竭，胃无生发之气；若舌苔部分脱落，未剥脱处仍有腻苔者，为正气已虚而痰浊未化，病情较为复杂。舌苔从全到剥，是胃气阴不足，正气渐衰的表现；舌苔剥脱后，复生薄白新苔，为邪去正胜，胃气渐复之佳兆。

真假：舌苔紧贴于舌面，刮之难去，刮后仍留有苔迹，不露舌质，称为有根苔，此属真苔。若舌苔不紧贴舌面，苔易刮脱，刮后无垢而舌质光洁者，称为无根苔，即是假苔。真假苔对辨别疾病的轻重、预后有重要意义。判断舌苔真假，以有根、无根为标准。有根苔是有胃气的征象，提示气血有源，预后良好；无根苔提示胃气衰败，气血乏源，预后不良。

【考纲摘要】

1. 苔质变化（厚薄、润燥、腐腻、剥落、真假）的特征与主病。
2. 苔色变化（白、黄、灰黑）的特征与主病。

（六）舌象分析要点及舌诊的临床意义

1. 舌象分析要点

（1）舌的神气与胃气的综合判断　舌神是对舌质的色泽和动态的观察；舌的胃气主要是对舌苔有根无根的观察。舌象有神气、有胃气，表明正气未衰，病情较轻，或病情虽重，预后良好；舌象无神气、无胃气，反映正气已虚，或不易恢复，病情较重，预后较差。

（2）舌质与舌苔的综合判断　舌质与舌苔的变化，所反映的生理病理意义各有所侧重，舌质主要反映脏腑气血津液的盛衰，舌苔主要反映病邪的性质与胃气的盛衰。一般情况下，舌质与舌苔的变化是统一的，其主病往往一致。如舌质红，舌苔黄燥，两者都主热，综合判断也为热证。但在临床实践中，舌质与舌苔的变化并不是统一的，有时甚至出现相反的状况。如舌质淡白，舌苔黄腻，淡白舌多主虚寒，黄腻苔常为湿热之征，舌色与舌苔所反映的病性相反。因舌质主要反映正气，舌苔主要反映病邪，所以平素脾胃虚寒者，复感湿热之邪便可见上述舌象。

常见的舌质、舌苔相反的舌象的辨证要点为：淡白舌白燥苔，主脾肺气虚证或燥邪伤肺证；淡白舌黄滑苔，主素体阳虚，感受湿热；淡白舌黄燥苔，主气血两虚兼气分热盛；红舌黄滑腻苔，主胃肠湿热；绛舌白粉苔，主瘟疫邪陷营分；青紫舌黄滑苔，主寒凝血脉、痰食内停。

（3）舌象的动态分析　在疾病发展过程中，舌象亦随之相应变化，通过对舌象的动态观察，可以了解疾病的进退、顺逆等。如外感病中，舌苔由薄变厚，表明病邪由表入里；舌苔由白转黄，为病邪化热之象；舌色转红，舌苔干燥，为邪热充斥，气营两燔；舌苔剥落，舌质光红，为热入营血，气阴俱伤。内伤杂病的发展过程中舌象也会出现一定的变化规律。如中风患者舌质淡红，舌苔薄白，表示病情较轻，预后良好；若舌色由淡红转红，再转暗红、红绛、紫暗，舌苔由白转黄腻或焦黑，表明风痰化热，瘀血阻滞。反之，舌色由暗红、紫暗转为淡红，舌苔渐化，提示病情趋向稳定、好转。掌握舌象变化与疾病发展的关系，便可更好地认识疾病演变的规律，为早期诊断、早期治疗提供重要的依据。

2. 舌诊的临床意义

（1）判断正邪盛衰　诊察舌质的神、色、形、态的变化是判断正气盛衰的重要依据。如舌质红润，主气血旺盛；舌质淡白，为气血两虚；舌色暗滞，运动失灵，为失神，提示脏气衰败，正气大伤，预后不良。舌苔的有无可判断胃气的存亡。如舌苔有根，是胃气充足；舌苔无根或光剥无苔，是胃气衰败。

（2）区别病邪性质　不同性质的病邪，可引起舌象的不同改变。如热邪可致舌红绛，舌苔黄或灰黑而干燥；寒邪可致舌淡紫，苔白或灰黑而滑腻；燥邪可致舌红少津；湿浊、痰饮、食积内阻或外感秽浊之气，均可见舌苔厚腻；内有瘀血，则舌紫暗或有斑点，或舌下脉络怒张。

（3）辨别病位浅深　随着邪气入侵人体部位的加深，舌象亦会发生相应的变化。如苔薄说明病位尚浅，主病邪在表；苔厚提示病位已深，主病邪入里。舌红则邪尚在气分；舌绛紫则邪已深入营血。

（4）推断病势进退　对舌象的动态观察，可测知疾病进退趋势。如苔色由白转黄，由黄转灰黑，苔质由薄转厚，由润转燥，多为病邪由表入里，由轻变重，由寒化热，邪热内盛，津液耗伤，为病进。反之，若舌苔由厚变薄，由黄转白，由燥变润，为病邪渐退，津液复生，病情向愈。若舌苔骤增骤退，多为病情骤变所致。如薄苔突然增厚，是邪气急骤入里的表现；若满舌厚苔突然消退，是邪盛正衰、胃气暴绝的表现，二者皆为恶候。

（5）估计病情预后　舌荣有神，舌面有苔，舌苔正常者，为邪气未盛，正气未伤，胃气未败，预后较好；舌质枯晦，舌苔无根，舌态异常者，为正气亏虚，胃气衰败，病情多凶险。

【考纲摘要】

1. 舌质和舌苔的综合诊察。
2. 舌诊的临床意义。

五、望小儿指纹

望小儿指纹，是指通过观察 3 岁以内小儿食指掌侧前缘浅表络脉的形色变化以诊察疾病的方法，又称望小儿食指络脉。

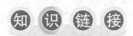 知 识 链 接

望小儿指纹法始见于唐代王超的《水镜图诀》，由《灵枢·经脉》的"诊鱼际络脉法"发展而来，对诊断小儿疾病发挥着极其重要的作用。

（一）望小儿指纹的原理及意义

食指掌侧前缘络脉与寸口脉同属于手太阴肺经，而寸口为脉之大会，最能反映人体脏腑气血阴阳的盛衰变化，所以诊小儿食指络脉与诊寸口脉的意义相同。3 岁以内的小儿寸口脉位短小，切脉时只能"一指定三关"，加之诊脉时不易配合，容易哭闹，从而影响诊脉的准确性。而小儿皮肤薄嫩，食指络脉易于显现，便于观察，所以常以望小儿指纹来代替小儿脉诊。

（二）望小儿指纹的方法

望小儿指纹时，让家属抱小儿面向光亮，医生先用左手拇指和示指固定小儿示指末端，再用右手拇指的侧缘在小儿示指掌侧前缘从指尖向指根部轻推几次，用力适中，使指纹显露，便于观察。

（三）正常小儿指纹

小儿指纹按指节分为三关：示指第一节（掌指横纹至第二节横纹之间）为风关，第二节（第二节横纹至第三节横纹之间）为气关，第三节（第三节横纹至指尖）为命关（图 9-3）。

正常小儿指纹为红黄隐隐，或略带紫色，隐现于风关之内，其形态呈单支且粗细适中。

（四）病理小儿指纹

观察病理小儿指纹时，应注意其纹位、纹色、纹态、纹形等方

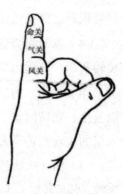

图 9-3 小儿指纹三关

面的变化，其辨别要领可概括为"浮沉分表里，红紫辨寒热，淡滞定虚实，三关测轻重"。

1. 浮沉分表里　指纹浮现明显，为病位较浅，可见于外感表证；指纹沉隐不显，为病位较深，可见于内伤里证。

2. 红紫辨寒热　指纹鲜红，多属外感表证；指纹紫红，多属里热证；指纹色青，多主疼痛、惊风；指纹紫黑，为血络郁闭，病属危重；指纹色深暗者多属实证，为邪气亢盛。

3. 淡滞定虚实　指纹浅淡而纤细，分支不显者，多属虚证、寒证；指纹浓滞而增粗，分支显见者，多属实证、热证。

4. 三关测轻重　指纹的长短反映病情的轻重，病情越重，指纹越长。指纹仅显于风关，是邪气入络，邪浅病轻；指纹达于气关，是邪气入经，邪深病重；指纹达于命关，为邪入脏腑，病情严重；指纹透过三关直达指尖者，称为"透关射甲"，提示病情凶险，预后不良。

【考纲摘要】

1. 望小儿指纹的方法及其正常表现。

2. 小儿指纹病理变化的临床表现及其意义。

项目二　闻　诊

闻诊是医生通过听声音和嗅气味来诊察疾病的方法。听声音是指听患者在疾病过程中所发出的语声、语言、咳嗽、呼吸、呃逆、呕吐、太息等声响；嗅气味是指嗅病体发出的异常气味及排出物和病室的异常气味。

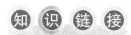

　　　　　闻诊包括两方面，声音气味俱当辨；
　　　　　语音变化与强弱，清浊钝锐仔细断；
　　　　　呕吐气味痰涕汗，经带恶露与二便；
　　　　　诸多变化皆参详，虚实寒热都可判。

一、听声音

听声音是指听患者言语气息的高低、强弱、清浊、缓急等变化，以及脏腑病变所致的如咳嗽、呕吐、肠鸣等异常声响，来判断疾病。

（一）正常声音

正常声音是指人在正常生理状态下发出的声音，简称"常声"，是脏腑和调、气血充盛的表现，表现为发声自然、音调和谐、言语清晰、言与意符、应答自如等。常声因个体的禀赋、性别、年龄等不同而存在差异，如男性声音多低而浊、女性声音多高而清、儿童则声尖清脆、老人则声音浑厚而低沉。常声与情感变化密切相关，如发怒时声音忿而急、高兴时声音多欢悦而顺畅、悲伤时声音悲惨而断断续续。

（二）异常声音

异常声音又称病变声音，是指疾病病理变化在语声、语言及人体其他声响方面的表现。

1. **语声** 患者语声的有无，语调的高低、强弱、清浊、钝锐，以及有无异常声响与病邪性质、正气盛衰有密切关系。一般而言，语声高亢洪亮有力、声音连续而多言者，多属实证、热证、阳证，为阳气充盛、功能亢奋之表现；语声低微细弱、声音断续而懒言者，多属虚证、寒证、阴证，为先天禀赋不足、气血虚弱的表现。语声异常有：

（1）声重 是指声音沉闷而不清晰，又称声音重浊。多由于外感风寒、痰湿阻滞，导致肺气失于宣降，鼻窍不通所致。

（2）嘶哑 嘶哑是指发声嘶哑或声哑不能发音者。突然嘶哑，多属实证，多由外感风寒或风热，或痰浊壅肺，使肺失清肃，邪壅清窍所致，谓之"金实不鸣"；久病声音嘶哑或失音，多属虚证，多由精气内伤，肺肾阴虚，虚火上灼于肺，以致肺津枯损，声音难出，谓之"金破不鸣"；也有因暴怒争吵或持续高声喧讲，耗伤气阴，喉咙失润，导致喑哑或失音者；妊娠后期出现喑哑或失音者，称为"子喑"，因胞胎阻碍经脉，肾精不能上荣所致。

（3）呻吟 是指病痛难忍所发出之声。新病呻吟，且声音高亢而有力者，主剧痛、实证；久病呻吟，且声低无力者，为虚证。

（4）惊呼 是指患者突然发出的惊叫声。声尖锐，表情惊骇，多为剧痛或惊恐所致；小儿阵发惊呼，多为惊风；痫病发作时，口中作猪羊样叫声，多由肝风夹痰上逆所致。

2. **语言** 言为心声，语言是神明活动的表现之一，心病则语言错乱，言与意不符。故语言的异常变化，主要反映心神的病变。

（1）谵语 是指神识不清，语无伦次，声高有力。多属热扰心神之实证。多见于急性热病的极期，常因热入心包、痰热扰心、热入血室、肠热腑实所致。

（2）郑声 是指神识不清，语言重复，时断时续，声音低弱。为久病脏气衰竭，心神散乱所致，属虚证。多见于久病、重病后期或亡阴、亡阳证中。

（3）独语 是指自言自语，喃喃不止，见人则止，首尾不续。多因心气虚弱，神气不足，或气郁痰阻，蒙蔽心神所致，属阴证。可见于癫病、郁病。

（4）错语 是指患者神识清楚而语言时有错乱，语后自知言错。虚证多由心脾两虚、心神失养所致；实证多因痰浊、瘀血、气郁等阻遏心神所致。

（5）狂言　是指精神错乱，狂躁妄言，语无伦次，骂詈不避亲疏。多因情志不遂，气郁化火，痰火扰心所致，属阳热实证。

（6）语言謇涩　是指神志清楚，思维正常，但语言不流利，吐词不清晰，简称言謇。每与舌强并见，多因风痰阻络所致。

3.呼吸　闻呼吸是指观察患者呼吸频率的快慢、气息的强弱粗细、呼吸音的清浊等。正常的呼吸为16~20次/分，且均匀通畅，不疾不徐。呼吸气粗而疾快，声高有力，多属热证、实证；呼吸气微而缓慢，声音低弱，多属虚证、寒证。

（1）喘　是指呼吸困难，短促急迫，甚则张口抬肩，鼻翼扇动，不能平卧。发作急骤，气粗声高，胸中胀闷，呼出为快，为实喘，多因肺失肃降，肺气上逆所致；发作徐缓，声低气怯，气短不续，动则喘甚，深吸为快，为虚喘，多因肺肾气虚所致。

（2）哮　是指呼吸急促，喉间伴有痰鸣声，是反复发作性的痰鸣气喘性疾患。多因痰饮内伏，复感外邪诱发，或因久居寒湿之地，或过食酸咸生冷所诱发。哮有寒哮、热哮之分。

哮必兼喘，喘不必兼哮。喘以气息急迫、呼吸困难为主；哮以喉间哮鸣声为特征。临床上哮与喘常同时出现，所以哮喘并称。

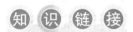

喉中哮鸣

喉中哮鸣是指痰邪阻于气道，肺气不利而呼吸鸣响有声，是痰湿壅盛的特征。因痰湿稀稠、痰量多少及气机壅滞的程度不同而鸣响不同，所以有"痰声辘辘""哮鸣""鼾声""水鸡声"等不同名称。一般情况下，痰量多质稀，气流冲击，可闻辘辘之声；量多黏稠，留滞于气道，可闻声低如鼾；气机阻塞，喘息不利，可闻哮鸣如哨音。哮鸣不仅见于哮喘，也可见于其他疾病如癫痫、中风等病证。

（3）少气　是指呼吸微弱而声低，气少不足以息，言语无力的症状，又称气少。属诸虚劳损，多由久病体虚或肺肾气虚所致。

（4）气短　是指呼吸短促而不相接续，气少不足以息的轻度呼吸困难。似喘而不抬肩，息促而不接续，气急而无痰鸣，自觉短促，其他病证不显。气短见于多种疾病，分有虚实。实证气短息粗，胸部窒闷，胸腹胀满，多由痰饮、瘀血、胃肠积滞或气滞等阻于胸腹所致；虚证气短息微，形瘦神疲，头晕乏力，多由肺气不足、元气大虚所致。

4.咳嗽　是指肺失肃降、肺气上逆作声的一种症状，包括咳声与嗽痰。古人认为，有声无痰谓之咳，有痰无声谓之嗽，有痰有声谓之咳嗽。咳嗽病在肺，但他脏病变累及肺亦可出现咳嗽。咳声重浊，属实证，多由寒痰湿浊停聚于肺所致；咳声低微，属虚证；咳声不扬，痰稠色黄，不易咯出，多属热证；咳声沉闷，痰多易咯，多由痰湿阻肺所致；干咳无痰或少痰，多由燥邪犯肺或阴虚肺燥所致。咳声短促，呈阵发性、痉挛性，连续不断，咳声终止时有如鸡鸣样回声，称为顿咳，又称百日咳，多见于小儿，多由风邪与伏痰搏结所致。咳声如犬吠，伴声音嘶哑、呼吸困难，见于白喉，多由肺肾阴虚、疫毒攻喉所致。

5.呕吐　是指胃失和降，胃气上逆迫使胃内容物从口中而出的表现。有声有物为呕，有物无声为吐，有声无物为干呕。但临床上难以截然分开，一般统称为呕吐。呕声微弱，吐势徐缓，呕吐物清稀者，为虚证、寒证；呕声壮厉，吐势较猛，呕吐物呈黏痰黄水，或酸或苦，为实证、热证。呕吐呈喷射状者，多由热扰神明，或因头颅外伤，颅内有瘀血、肿瘤等所致。呕吐酸腐味的食糜，属于食滞胃脘，胃气上逆所致。对于一些较为特殊的呕吐，须四诊合参，综合判断。如共同进餐后皆发呕吐，可能是食物中毒；呕吐、下利、腹痛并作，多为霍乱或类霍乱；朝食暮吐或暮食朝吐，称为反胃，多由脾肾阳虚所致；口干欲饮，饮后即吐，称为水逆证，多由痰饮内停所致。

6.呃逆　是指因胃气上逆，导致膈肌拘挛，从咽部发出的一种不由自主的冲击声，声短而频，呃呃作响，古称“哕”，俗称“打呃”。偶尔呃逆，呃声不高不低，短暂且可自愈，多因饮食刺激，或偶感风寒，一时气逆所致，不属病态。若呃逆频作，每分钟数次，甚至每分钟10~20次，不能自已，则属病态。凡新病呃逆，其声响亮有力者，多因寒邪或热邪客胃所致；久病、重病呃逆不止，声低气怯无力者，因胃气衰败所致，为危候。

7.嗳气　是指胃中气体上出咽喉而发出的长而缓的声音，古称“噫”，俗称“打饱嗝”。总因胃失和降，胃气上逆所致。嗳气酸腐，兼脘腹胀满者，多因宿食内停所致。嗳气频作而响亮，嗳后胁脘胀减，并随情志变化而增减者，多因肝气犯胃所致。嗳气声低沉断续，兼纳差食少者，多因胃虚气逆所致。嗳气频作，兼脘腹冷痛，得温痛减者，多因寒邪直中脾胃所致。

8.太息　是指患者情绪抑郁时，因胸胁胀闷不畅而发出的长吁短叹声，又称叹息。多因情志不遂，肝气郁结所致。

9.喷嚏　是指肺气上冲于喉鼻而突然爆发的声响。新病喷嚏频作，兼恶寒发热、鼻流清涕者，多因外感风寒，鼻窍不利所致；久病阳虚之人，突然出现喷嚏，多因阳气来复，为病趋好转之佳兆。

10.鼻鼾　是指熟睡或昏迷时鼻内发出的较大鼻息声，多因息道不利所致。昏睡不醒，鼾声不绝者，多因神志昏迷，气冲息道所致，见于热入心包，或中风入脏之危候。若熟睡鼾声而无其他明显症状，多由慢性鼻病或睡姿不当引起，体胖、年老之人较常见。

11. 肠鸣　是指胃肠运动产生的声响，又称腹鸣。正常情况下，肠鸣音低弱而缓和，一般难以闻及，借助听诊器可在脐部听得较为清楚，4~5 次 / 分。根据肠鸣所发生部位和声音判断病位与病性：鸣响在脘腹部，辘辘如饥肠，得温得食则减，多由中气不足，胃肠虚寒所致；肠鸣发自胃脘，如囊裹水，振动有声，起立行走或以手抚按，其声则辘辘下行，多由水饮停聚于胃，阻滞中焦气机所致；肠鸣完全消失，且腹部胀满疼痛拒按者，为胃肠气滞不通之重症。

【考纲摘要】

1. 谵语、郑声、独语、错语、狂言、言謇的临床表现及其意义。

2. 咳嗽、喘、哮的临床表现及其意义。

3. 呕吐、呃逆、嗳气的临床表现及其意义。

4. 太息的临床表现及其意义。

二、嗅气味

嗅气味包括嗅辨病体气味和病室气味。病体之气是病体所散发出的各种异常气味，包括口气、汗、痰、涕、呕吐物、二便、经、带、恶露等的异常气味；病室之气是由病体本身或其排出物所发出。嗅气味可判断疾病的寒热虚实。正常人能进行正常新陈代谢，故不产生异常气味。

1. 口气　是指从口中散发出的异常气味。正常人呼吸或讲话时，口中无异常气味散出。

（1）口气酸臭，伴食欲不振、脘腹胀满者，多属食积胃肠。

（2）口气臭秽者，属胃热；口气腐臭，或兼咳吐脓血，多因内有溃腐脓疡。

（3）口气臭秽难闻、牙龈腐烂者，为牙疳。

2. 汗气　是指汗液散发出的气味。汗气腥膻，多由湿热久蕴皮肤，津液受到蒸变所致；汗气臭秽，多属瘟疫病热毒内盛之征；腋下汗气阵阵膻臊难闻，称为"狐臭"，多由湿热郁蒸所致。

3. 痰　正常状态下，人体排出少量痰，一般无异常气味。咳痰黄稠臭秽，多属肺热壅盛；咳吐脓血腥臭痰者，多为痰热壅肺，血腐化脓所致；咳吐痰涎清稀味咸，无异常气味者，为寒饮停肺所致。

4. 涕　鼻流清涕，无异常气味者，为外感风寒；久病鼻流黄涕，稠结成块，闻之有腥臭味，多属肺热壅盛所致；鼻流浊涕，腥秽如鱼脑者，为鼻渊，多属湿热上蒸。

5. 呕吐物　清稀无臭味者，多属胃寒；气味腐臭秽浊者，多属胃热；呕吐未消化食物，气味酸腐者，为食滞胃脘；呕吐脓血而腥臭者，多为内有痈疡。

6. 大便　大便臭秽难闻者，多属肠有郁热；大便溏泻而腥者，多属脾胃虚寒；大便泄泻，臭如败卵，或夹有未消化食物，矢气酸臭者，是食积化腐下趋的表现。

7. 小便　小便臊臭，黄赤混浊者，多属膀胱湿热；尿甜并散发烂苹果气味者，为消渴病。

8. 经带　妇女经血臭秽者，多属热证；经血味腥者，多属寒证。带下黄稠而臭秽者，多属湿热；带下清稀而腥者，多属寒湿；带下色白，清稀如涕，无臭味，属脾虚湿注；带下奇臭而色杂者，常见于癌肿，病多危重。产后恶露臭秽者，多属湿热或湿毒下注。

9. 病室之气　病室气味是由病体本身及其排出物气味散发于室内而成。病室有尸臭味，是脏腑败坏，病属危重；病室有血腥气味，多属失血证或手术后；病室有腐臭气味，提示病者多患溃腐疮疡之疾；病室闻及尿臊气，多见于水肿病晚期患者；病室闻及烂苹果气味，多见于消渴病晚期患者，即西医学所称的"酮体味"。

【考纲摘要】

1. 口气、排泄物之气味异常的临床意义。
2. 病室气味异常的临床意义。

项目三　问　诊

问诊是医生通过对患者或陪诊者进行有目的、有步骤的询问，了解疾病的发生、发展、诊断与治疗经过、现在症状和其他与疾病有关的情况，以诊察疾病的方法。

一、问诊的意义及方法

（一）问诊的意义

临床问诊的重要意义在于以下三个方面。

第一，因为疾病的很多情况，如疾病发生、发展、变化过程及诊治经过，患者的自觉症状、既往病史、生活习惯、饮食嗜好等，只有通过问诊才能获得。

第二，尤其是某些疾病早期，或患者缺乏客观体征，仅有自觉症状时，问诊就显得尤为重要。

第三，通过问诊还可了解患者的思想动态，以便及时进行开导。

知 识 链 接

问诊获得的与疾病有关的资料，是医生分析病情、判断病位、掌握病性、正确辨证不可缺少的重要依据。

（二）问诊的方法及注意事项

问诊时，首先抓住患者主要病情，确定主诉，围绕主诉有目的、有步骤地询问。

问诊应选择较安静适宜的环境进行，以免受到干扰，对某些病因不便告人的患者，应单独询问，使患者能无拘束地叙述病情。询问病情，宜直接向患者询问，若因病重或意识不清等而不能自述时，可向知情人或陪诊者询问，但当患者能陈述时，应及时加以核实或补充，以使资料尽量准确、可靠。医生应有爱心，视患者如亲人，关心体贴患者。在问诊时，对患者要既严肃认真，又和蔼可亲，仔细询问、耐心听取患者陈述，使患者感到亲切，主动陈述病情。如遇病情较重，或较难治愈的患者，要正面开导、鼓励患者。医生切忌有悲观失望的言行或表情，以免给患者带来不良刺激，增加思想负担，而使病情加重。如发现患者叙述病情不够清楚，有疑问的地方，可对患者进行必要的提示、追问或启发，但绝不可凭个人主观意愿去暗示、套问患者，以避免所获病情资料片面或失真，影响正确的诊断。问诊时应重视患者主诉，因为主诉是患者最为痛苦的病情，要善于围绕主诉内容，深入询问。既要重视主症，还应注意了解伴随症状和过去的情况等，力求做到重点突出、了解全面，充分掌握疾病的所有资料。对危急患者，应以抢救为先，扼要地询问，重点检查，争取时机，迅速抢救，待病情缓解后，再进行详细询问，完善病史资料，防止延误抢救时机。

二、问诊的内容

问诊内容主要包括一般情况、主诉、现病史、既往史、个人生活史、家族史等。询问时，应根据就诊对象，如初诊或复诊、门诊或住院等实际情况，进行有针对性的、灵活的、有主次的询问。

（一）一般情况

一般情况包括姓名、性别、年龄、婚否、民族、职业、籍贯、工作单位、现住址等。通过对一般情况的询问，一是对患者诊断和治疗负责，便于书写病历，查阅、联系和随访。二可使医生获得与疾病有关的资料，为诊断治疗提供依据，特别是为地方病、职业病、传染病、妇科病、男性病、儿科病及老年病的诊断与治疗提供依据。

（二）主诉

主诉是患者就诊时急需解决的最痛苦的症状、体征及持续时间。主诉是患者就诊的主要原因，也是疾病的主要矛盾所在，一般有一两个症是主症。通过主诉常可初步估计疾病的范畴和类别、病势的轻重缓急。因此，主诉具有重要的诊断价值。

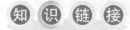

　　主诉：恶寒发热 3 天，加重 1 天。

询问主诉时应注意：一是要在众多症状中，抓住其中 1~3 个主要症状，作为主诉；二是以主诉为中心，进一步询问其部位、性质、程度、时间等，不能笼统、含糊，并询问有关兼症和病史，再结合其他三诊的资料，做出正确诊断；三是不能把病名列为主诉。

（三）现病史

现病史是指围绕主诉从起病到此次就诊时疾病的发生、发展、变化和诊治经过及现在症状。问现病史一般包括以下内容：

1.起病情况　主要包括起病时的环境、时间、起病原因或诱因、最初的症状及其性质、部位，当时曾做何处理等。医生通过询问患者的起病情况，对辨别病因、病位、病性有重要作用。

2.病变过程　疾病的演变过程是指从起病到就诊时病情的主要变化。包括某时段出现的症状、性质及程度如何、何时出现新的病情、何时好转或加重、病情变化有无规律等，一般按疾病时间先后顺序进行询问。通过询问病变过程，对了解疾病邪正斗争情况，以及病情发展趋势有重要作用。

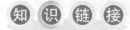

　　伤寒病由恶寒发热、头痛逐渐出现壮热不寒、多汗烦渴、脉洪大者，为表邪已化热入里，转为阳明里实热证。

3.诊治经过　询问患者此次就诊前曾做过的诊疗情况。如疾病过程中做过哪些检查、检查结果怎样，何医院作过何种诊断、诊断的依据是什么，经过哪些治疗，所用药物、剂量、疗程、治疗的效果及反应如何等。了解既往诊断和治疗的情况，对当前诊断与治疗有重要参考意义。

4.现在症状　是问诊之核心内容，是指患者就诊时所感觉的痛苦或不适及与疾病相关的全身状况。虽属问现病史范畴，因其包括的内容较多，是问诊的主要内容，故另列一节专门介绍。

（四）既往病史

既往病史又称过去病史，主要包括患者的既往健康状况和既往患病情况。

1.既往健康状况 过去健康状况是可能与现患疾病有一定联系的相关身体状况，可作为分析判断病情的参考依据。

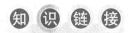

素体健壮，现患疾病多为实证；素体衰弱，现患疾病多为虚证；素体阴虚，易感温燥之邪，多为热证；素体阳虚，易受寒湿之邪，多为寒证。

2.既往患病情况 患者既往所患疾病，可能与现患疾病有密切关系，必须询问。如是否患过黄疸、疟疾、白喉、麻疹、肺痨等传染病，何时何地接受过何种预防接种，有无药物或其他物品的过敏史，做过何种手术治疗等都应询问。询问既往病史对诊断、治疗现患疾病有一定作用。

（五）个人生活史

个人生活史，主要包括生活经历、精神情志、生活起居、饮食嗜好、婚姻生育等。询问患者上述情况，在诊断上具有十分重要的意义。

1.生活经历 询问患者的出生地、居住地及经历地，应注意某些地方病或传染病的流行区域，以便判断所患疾病是否与此相关。

2.饮食起居 了解患者饮食嗜好和生活起居情况，对分析判断病情有一定意义。饮食嗜好、生活起居如有不当，不仅影响健康，甚至会导致疾病产生。

3.精神情志 人的精神情志变化为正常生活之反应，如过激可致脏腑气血功能紊乱，从而引发疾病。同时，人的精神情志变化，对某些疾病的发生与发展亦有重要影响。因此，通过询问了解患者的性格特征、情绪倾向和精神状况及其与疾病的关系等，有助于对病情进行诊断，并可提示医生对因精神情志刺激所导致的疾病，在药物治疗的同时，辅以心理疏导，将有助于治疗。

4.婚姻生育 对成年男女患者，应注意询问婚否、结婚年龄、配偶健康状况、有无传染病或遗传病等。育龄期女性，还应询问初潮年龄或绝经年龄，月经周期，行经天数和带下的量、色、质等变化；询问妊娠次数、生产胎数，以及有无流产、早产、难产等。

（六）家族史

家族史是指询问患者的直系亲属，如父母、子女，以及有血缘关系的人和配偶的健康及患病情况。必要时应注意询问直系亲属死亡原因。询问其家族病史，对诊断现患疾病有重要诊断学意义。

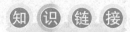

　　某些遗传性疾病，如癫、狂、痫病等，常与血缘有关。有些传染性疾病，如肺痨等，与生活接触有关。

【考纲摘要】

主诉的概念与询问主诉时的注意事项。

三、问现在症状

　　问现在症状是指对患者就诊时所感到的一切痛苦和不适，以及与其病情相关的全身情况进行详细询问。

　　现在症状是患者当前病理变化的反映，是诊病辨证的主要依据。通过问诊掌握现在症状，了解疾病目前主要矛盾，围绕着主要矛盾进行辨证，从而揭示疾病本质，对疾病做出正确的诊断。问现在症状是问诊的主要内容，对确诊病情有重要作用。

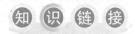

明·张景岳《十问歌》

一问寒热二问汗，三问头身四问便，
五问饮食六胸腹，七聋八渴俱当辨，
九问旧病十问因，再兼服药参机变。
妇女尤必问经期，迟速闭崩皆可见。
再添片语告儿科，天花麻疹全占验。

（一）问寒热

　　问寒热是指询问患者有无怕冷或发热的感觉。寒与热是疾病常见症状之一，是问诊的重点内容，是辨别病邪性质和机体阴阳盛衰的重要依据。

　　寒是指患者有怕寒冷的主观感觉，根据其临床表现不同，又有恶寒、恶风、畏寒、寒战之别。恶寒是指患者自觉怕冷，多加衣被或近火取暖，仍不能缓解；恶风是指患者遇风觉冷，避风则缓解；畏寒是指患者身寒怕冷，加衣覆被或近火取暖而寒冷能缓解；寒战是指恶寒严重伴全身发抖的症状。热是指发热，包括患者体温升高或体温正常而患者自觉全身或某一局部发热。体温升高是指体温高于正常（我国标准：腋表36.8℃，口表37.1℃，肛表37.5℃）者。

寒与热的产生，取决于病邪性质和机体阴阳盛衰两个方面，是正邪交争、阴阳盛衰的反映。所以，通过询问患者的怕冷与发热的情况，可辨别病变的性质和阴阳盛衰的变化。临床常见的寒热症状有恶寒发热、但寒不热、但热不寒、寒热往来等。

1.**恶寒发热** 是指患者恶寒与发热同时出现，是诊断外感表证的重要依据。古语云："有一分恶寒，便有一分表证。"外邪侵袭肌表，卫阳被遏，肌腠失煦则恶寒；邪气外束，玄府闭塞，卫阳失宣，则郁而发热。在外感病中，恶寒是主症，是发热的前奏。由于感受外邪的性质不同，所以寒热症状及兼症又有轻重的区别，可分为以下三种类型：

（1）恶寒重发热轻 是指患者感觉怕冷明显，并有轻微发热的症状。为表寒证的特征，是外感风寒之邪所致。

（2）发热重恶寒轻 是指患者感觉发热较重，同时又有轻微怕冷的症状。为表热证的特征，是外感风热之邪所致。

（3）发热轻而恶风 是指患者感觉有轻微发热，并有遇风觉冷、避之可缓的症状，较恶寒轻，称之恶风。为伤风表证的特征，是外感风邪所致。

通过外感表证的寒热轻重，不仅可判断病邪性质，而且可诊察邪正盛衰。如邪正俱盛者，恶寒发热皆较重；邪轻正衰者，恶寒发热均较轻；邪盛正衰者，多为恶寒重而发热轻。

2.**但寒不热** 是指患者只感到怕冷而不觉发热的症状，可见于里寒证。究其原因，多为素体阳虚，不能温煦肌表，或寒邪直中，伤及阳气所致。根据发病急缓、病程长短及兼症，可分为两种类型：

（1）新病恶寒 多为感受寒邪较重，腠理密闭，阳气郁遏，肌表失于温煦所致。患者突然恶寒，四肢不温，或腹部冷痛，或咳喘痰鸣，脉沉实有力，为里实寒证。若恶寒伴全身发抖，称寒战，多为邪正剧烈相争所致，见于瘟疫、伤寒和疟疾等病。

（2）久病畏寒 多因阳气虚衰，形体失于温煦所致。患者经常畏寒肢冷、得温可缓，舌淡嫩，脉沉迟无力等，为里虚寒证。

3.**但热不寒** 患者只觉发热，不觉怕冷，或反恶热的，称为但热不寒。可见于里热证。根据发热的轻重、时间、特点及兼症等不同，可分为壮热、潮热、微热3种类型。

（1）壮热 高热（体温39℃以上）持续不退，不恶寒反恶热，称为壮热。常兼面赤、汗多、烦渴饮冷、脉洪大等热盛症状，见于里实热证。多因风寒入里化热，或风热内传，邪正相搏，阳热炽盛，充斥内外所致。

（2）潮热　患者定时发热，或定时热甚，如潮汐之有定时，称为潮热。临床常见3种类型：

日晡潮热：是指患者常于申时，即日晡（下午3~5时）时发热明显或热势加甚。其特点为热势较高，兼见口渴冷饮、腹满硬痛、大便秘结等症，属阳明腑实证。由于阳明经气旺于日晡之时，加之胃肠燥热而形成。

湿温潮热：是指患者午后发热明显。特点是身热不扬，常兼头身困重等症，常见于湿温病。湿邪遏制，热难透达，湿郁热蒸，故身热不扬；午后阳气入里，与中焦湿热相合故午后热甚。

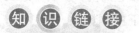

身热不扬具体表现为肌肤初扪之不觉很热，但扪之稍久即感灼手。

阴虚潮热：是指患者午后及夜间发热。特点是五心烦热，骨蒸发热，常兼盗汗、颧红、舌红少津等症，又称"骨蒸潮热"，属虚热证。由于阴液亏损，阴不制阳，机体阳气偏亢，午后阳气渐入于里，夜晚卫阳行于里，使体内偏亢的阳气更盛，故午后及夜间发热。

（3）微热　是指体温不高，一般不超过38℃，或体温正常仅自觉发热。其特点是发病时间较长，病因与病证较复杂，热势长期不退。常见于以下几种情况：

气虚发热：指长期低热，烦劳则甚，兼少气懒言、自汗、神疲乏力、脉虚等症。为脾胃虚损，清阳不升，郁而发热。

温病后期发热：指低热，手足心热甚于手足背，兼咽干、神疲、脉虚等症。为热邪伤阴，余邪未尽。

小儿夏季热：指在炎热夏季，小儿长期低热不已，兼烦躁、口渴、无汗、多尿等症，至秋凉时常自愈。多因小儿气阴不足，不能适应夏季炎热气候所致。

4.寒热往来　是指恶寒与发热交替发作，即热时自热而不寒，寒时自寒而不热，又称往来寒热。是邪正相争，互为进退的病理表现，属半表半里证，可见于少阳病和疟疾。临床上有以下两种类型：

（1）发无定时　是指患者时冷时热，一日数发无定时，多见于少阳病。其病理机制是外感病邪达半表半里阶段时，邪正相争，相持不下，邪胜则恶寒，正胜则发热，所以恶寒与发热交替发作。

（2）发有定时　是指寒战与高热交替发作，休作有时，每日发作1次，或二三日发作1次，兼头痛剧烈、口渴、多汗等症，常见于疟疾。其病机是疟邪侵入人体，伏藏于半表半里之间，入与阴争则寒，出与阳争则热，故寒战与高热交替出现，休作有时。

知识链接

少阳病临床表现：寒热往来，口苦，咽干，目眩，胸胁苦满，不欲饮食，脉弦。

【考纲摘要】

1. 十问歌。
2. 恶寒发热的临床表现及其意义。
3. 但寒不热与但热不寒的临床表现及其意义。
4. 三种潮热的临床特点。
5. 寒热往来的临床表现及其意义。

（二）问汗

正常汗出有调整阴阳、滋润皮肤、调节体温等作用。正常人在体力活动、进食辛辣、气候炎热、衣被过厚、情绪激动等情况下可见汗出，属生理现象。若当汗出而无汗，不当汗出而汗多，或仅见身体的某一局部汗出，属病理现象。通过询问患者汗出的异常情况，对判断病邪的性质及人体阴阳盛衰有重要的意义。询问时，应注意了解患者有汗无汗，出汗的时间、多少、部位及其兼症等。

1. 汗出有无　在疾病过程中，特别是外感病，汗的有无是判断病邪性质和卫阳盛衰的重要依据。里证问汗对判断疾病性质有重要意义。

（1）无汗　表证无汗，多属风寒表证，因寒性收引，寒邪袭表，腠理致密，玄府闭塞所致。里证无汗，多因津血亏虚，化汗乏源，或阳气虚，无力化汗所致。

（2）有汗　表证有汗，多见于风邪犯表证和风热表证，由于风性开泄，热性升散，故风邪、热邪袭表，使肌腠疏松，玄府不能密闭而汗出。里证有汗，多见于里实热证，如风热内传或寒邪入里化热，或其他原因导致里热炽盛，迫津外泄，汗出量多；亦可见于里虚证，如阳气亏虚，肌表不固，或阴虚内热，蒸津外泄。

2. 特殊汗出　指具有某些特征（出汗的时间、出汗的状况等）的病理性汗出。见于里证。主要有下列几种：

（1）自汗　指日间经常汗出，活动尤甚的症状。多见于气虚证和阳虚证。因阳气亏虚，不能固护肌表所致，动则耗伤阳气，故活动后汗出尤甚。

（2）盗汗　指入睡后汗出，醒后即止的症状。多见于阴虚证。因阴虚阳亢而生内热，入睡则卫阳由表入里，肌表不固，内热加重，蒸津外泄而汗出；醒后卫阳由里出表，内热减轻而肌表得以固密，故汗止。若气阴两虚，常自汗、盗汗并见。

（3）绝汗　指在病情危重的情况下，出现大汗不止的症状。常是亡阴或亡阳的表现，又称"脱汗"。

（4）战汗　指病人先恶寒战栗而后汗出的症状。是邪正相争，病变发展的转折点。若汗出热退，脉静身凉，提示邪去正复，疾病向愈；若汗出而身热不退，烦躁不安，脉来急疾，提示邪盛正衰，病情恶化。

3. 局部汗出　指身体的某一部位汗出。有以下几种：

（1）头汗　又称但头汗出。指汗出仅见于头部，或头颈部。多由于上焦热盛；中焦湿热上蒸；病危虚阳上越；进食阳旺等导致。

（2）半身汗　指病人仅一侧身体汗出的症状。或左侧，或右侧，或见于上半身，或见于下半身。汗出常见于健侧。多见于痿病、中风及截瘫病人。多因风痰、痰瘀、风湿等阻滞经络，营卫不能周流，气血失和所致。

（3）手足心汗　指手足心汗出的症状。手足心微汗出，多为生理现象。若手足心汗出量多，则为病理性汗出。可因阴经郁热熏蒸；中焦湿热郁蒸；阳明燥热内结，热蒸迫津外泄；脾虚运化失常，津液旁达四肢而引起。

（4）心胸汗　指心胸部易出汗或汗出过多的症状。多见于虚证。伴心悸、失眠、腹胀、便溏者，多为心脾两虚；伴心悸心烦、失眠、腰膝酸软者，多为心肾不交。

（5）阴汗　指外生殖器及其周围汗出的症状。多因下焦湿热郁蒸所致。

【考纲摘要】

1. 特殊汗出（自汗、盗汗、绝汗、战汗）的临床表现及其意义。

2. 局部汗出（头汗、半身汗、手足心汗、阴汗）的临床表现及其意义。

（三）问疼痛

疼痛是临床上最常见的自觉症状之一，机体各个部位都可发生疼痛。其机理分为虚实：一为"不通则痛"，属因实而致痛，多因感受外邪、气滞血瘀、痰浊凝滞或食滞、虫积等，阻滞脏腑经络，闭塞气机，使气血运行不畅所致；二为"不荣则痛"，属因虚而致痛，多因气血不足或阴精亏损，使脏腑经络失养所致。问疼痛，应注意询问疼痛的部位、性质、程度、时间、诱发因素和伴随症状等。

1. 问疼痛的部位

（1）头痛　是指整个头部或头颅某一部位的疼痛。由于"头为诸阳之会"，根据头痛部位，可确定病在何经。如前额连眉棱骨痛者，属阳明经；后枕痛连项者，属太阳经；两侧头痛者，属少阳经；颠顶痛者，属厥阴经等。

知 识 链 接

外感头痛：发病急，病程短，头痛较剧，痛无休止者，属实证。
内伤头痛：发病慢，病程长，头痛较缓，时痛时止者，属虚证。

（2）胸痛　是指胸部正中或两侧疼痛，胸痛多为心肺病变。在进行问诊时，首先应注意分辨胸痛的确切部位。如"虚里"部位憋闷，或痛彻臂内，痛如针刺者，多为血瘀心脉之真心痛；胸痛而咳吐脓血腥臭痰者，多属于肺痈；腋下肋间饱满疼痛，多为悬饮所致等。

（3）胁痛　指胁的一侧或两侧疼痛。由于两胁为足厥阴肝经、足少阳胆经循行所过的部位，肝胆又位居右胁部，所以胁痛多与肝胆病变有密切关系。临床上的肝郁气滞、肝胆湿热、肝胆火盛及悬饮等病证，常有胁痛。

（4）脘痛　是指上腹部剑突下疼痛，又称胃脘痛。由于六腑以通为用，胃以和降为顺，所以寒热、食积、气滞等原因，引起胃失和降，气机不畅，可致胃脘疼痛。临床应注意辨别脘痛的寒热虚实：一般进食后痛势加剧或拒按者，多属实证；进食后疼痛缓解或喜按者，多属虚证。胃脘冷痛，得温则减者为寒证；胃脘灼痛，喜凉恶热者为热证。

知 识 链 接

胃火炽盛：胃脘灼痛，消谷善饥。
胃阴虚：胃脘隐隐灼痛，饥不欲食。
食滞胃脘：胃脘胀痛，嗳气酸腐。

（5）腹痛　范围较广，可分为大腹、小腹、少腹等部位。各种原因均可导致腹痛。腹痛多与各部所属脏腑病变有关。如腹痛即泻，泻后痛减，为肝郁脾虚；腹痛下痢脓血，多为大肠湿热痢疾；少腹绞痛，有砂石、血尿，多为石淋；右下腹绞痛，反跳痛，多为肠痈；大腹隐痛，喜温喜按，食少便溏者，多属脾胃虚弱证。

（6）背痛　是指背脊部疼痛，多与督脉、足太阳经、手三阳经病证有关。若背痛不可俯仰者，多因督脉损伤所致；背痛连及项部，常因风寒之邪客于太阳经所致；肩背作痛，多为风湿阻滞，经气不利所致。

（7）腰痛　是指腰脊正中或腰部两侧疼痛。腰部中间为脊骨，两侧为肾所在部位，故腰痛多与肾病有关。腰脊或腰骶部冷痛重者，多属寒湿痹证；腰脊刺痛，不能俯仰转侧，有外伤史，为瘀血阻络所致；腰脊两侧以空痛为主者，多属肾虚；若腰脊疼痛，动则即发，为习惯性腰痛，多属经络阻滞；腰部绞痛或钝痛、叩击痛，伴尿有砂石、尿血，多为石淋。

（8）四肢痛　是指四肢关节、肌肉、筋脉疼痛。上肢疼痛，痛连肩背，手指麻木，为寒瘀阻络或气血亏损所致，多见于颈椎病；下肢大关节疼痛，多为风寒湿痹或热痹；指、趾小关节疼痛，多为寒湿凝滞，气滞血瘀所致；小腿肌肉挛痛，多为寒邪内侵，气血郁滞所致；若独见足跟或胫膝酸痛，则多属肾虚，多见于年老体衰之人。

（9）周身疼痛　是指头身、腰背、四肢等部均觉疼痛。应注意询问发病时间和病程长短。凡新病周身疼痛，伴外感见症，多属实证，以感受风寒湿邪居多；若久病卧床不起而周身作痛，伴虚弱见症，则属虚证，乃气血亏虚，失其荣养所致。

知识链接

行痹：痛势走窜，游走不定，以感受风邪为主，属风痹证。
痛痹：疼痛剧烈，以感受寒邪为主，属寒痹证。
着痹：疼痛沉重不移，以感受湿邪为主，属湿痹证。
热痹：四肢关节红肿热痛，或见结节红斑，由湿热蕴结所致。

2. 问疼痛的性质

（1）胀痛　是指疼痛伴有胀满的感觉，是气滞致痛的特征。常时发时止，或有排气后暂舒的特点。常见于胸、胁、脘、腹、四肢等处。但头目胀痛则多见于肝阳上亢或肝火上炎的病证。

（2）刺痛　是指疼痛如针刺之状，是瘀血致痛的特征。其特点是疼痛范围小，多固定不移，按之痛甚或拒按。以胸、胁、脘、腹、头部等处较为常见。

（3）走窜痛　是指痛处游走不定，或走窜攻痛。其特点是痛处不固定，时此时彼，或感觉不到确切的疼痛部位。其中胸胁脘腹疼痛而走窜不定的，常称为窜痛，多因气滞所致；肢体关节疼痛而游走不定的，常称为游走痛，多见于风湿痹证之风痹。

（4）绞痛　是指疼痛剧烈如刀绞。其范围较刺痛大，且多疼痛难忍。多因有形实邪阻闭，或寒邪凝滞，致气滞血瘀而成。如心脉痹阻的"真心痛"、结石阻塞引起的小腹痛或腰痛、蛔厥或寒侵肠胃所致的脘腹痛，往往都具绞痛的特点。

（5）掣痛　是指患病之处抽掣或牵引他处而痛，或称彻痛。其特点是疼痛常呈放射状，或有起止点，有牵扯感。多因经脉失养或经脉阻滞所致。

（6）灼痛　是指疼痛有灼热感且喜冷，是热邪致痛之特征。常因火邪窜络或阴虚火旺，组织被灼所致。常见于两胁、胃脘、肌表等处。

（7）冷痛　是指疼痛伴冷感而喜暖，是寒邪致痛之特征。因寒邪阻络所致者，属实证；阳气不足，脏腑、肢体失于温煦而致者，属虚证。常见于腰脊、脘腹及四肢关节等处。

（8）隐痛　是指疼痛不甚剧烈，尚可忍耐，但绵绵不休。一般多由精血亏损，或阳气不足，阴寒内盛，机体失却充养、温煦而致。常见于头、脘腹等部位。

（9）重痛　是指疼痛并有沉重之感，是湿邪致痛之特征。多因湿邪困阻气机而致。由于湿性重浊黏滞，湿阻经脉，气机不畅，故令人有沉重而痛的感觉。常见于头部、四肢、腰部及全身。

（10）空痛　是指疼痛有空虚之感，是因虚致痛之特征。多由气血精髓亏虚，组织器官失其荣养所致。一般多见于头部或小腹部，头部空痛多属肾虚，小腹空痛多属血虚。

（11）固定痛　是指痛处固定不移，多为寒邪凝滞或血行不畅所致。如肢体关节疼痛固定不移，多属寒湿痹证；胸胁脘腹等处固定作痛，多由血瘀所致。

（12）酸痛　是指疼痛而有酸软感，多为湿邪所致，但腰膝酸痛则多属肾虚。

总之，凡新病疼痛，痛势较剧，持续不解，痛而拒按，多属实证；久病疼痛，痛势较轻，时痛时止，痛而喜按，多属虚证。

【考纲摘要】

1.疼痛的性质及其临床意义。

2.问头痛、胸痛、胁痛、胃脘痛、腹痛、腰痛的要点及其临床意义。

（四）问头身胸腹不适

问头身胸腹不适，是指"十问"中问头身、问胸腹部分除疼痛以外的其他不适的症状。

1.头晕　是患者自觉头脑有眩晕之感，轻者闭目即止，重则自觉身体或景物旋转，站立不稳，是临床常见症状之一。若头晕而胀，烦躁易怒，舌红脉弦数者，多为肝火上炎；头晕胀痛，耳鸣，腰膝酸软，舌红少苔，脉弦细，每因恼怒而加剧者，多为肝阳上亢；头晕面白，神疲体倦，舌淡，脉细，每因劳累而加重者，多为气血亏虚，营血不能上荣，清阳不升；头晕且重，如物裹缠，胸闷呕恶，舌苔白腻者，多为痰湿内阻，清阳不升所致；若外伤后头晕刺痛者，多属瘀血阻滞，脉络不通。

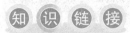

　　头晕的致病原因较复杂，故应注意对本症引发或加重的因素及兼症进行询问。

　　2.胸闷　是指胸部有痞塞满闷感，也称胸痞。多与心、肺、肝等脏病变有关。如胸闷伴心悸气短者，多属心气不足或心阳不振；胸闷伴心痛如刺者，多属心血瘀阻；胸闷痰多者，多属痰湿内阻，肺气壅滞；胸闷胁胀，善太息，多属肝气郁结。

　　3.心悸　是指患者经常自觉心跳、心慌、悸动不安，甚至不能自主的一种症状。多是心神或心脏病变的反应。心悸包括惊悸和怔忡。因惊而发，心悸时作时止者，谓之"惊悸"，病情较轻；不因惊而发，心跳剧烈，无休止者，谓之"怔忡"，病情较重。

　　心悸兼头晕、眼花、失眠、健忘、面色无华者多属心血亏虚；心动悸、脉结代者，为心阳气虚，鼓搏乏力；心中烦热、睡眠梦扰、舌红少苔者，多属阴虚火旺，内扰心神；心悸、胸闷、尿少、水肿、脉沉紧者，多属水气凌心；心悸兼胸痛、舌紫脉涩者，多属心脉瘀阻。

　　4.胁胀　是指胁的一侧或两侧有胀满不舒的感觉。胁胀多见于肝胆及其经脉之病变。如胁胀易怒，多为情志不舒，肝气郁结；胁胀灼痛，目黄口苦，舌苔黄腻，多属肝胆湿热。

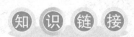

　　胁胀多见于肝胆及其经脉之病变，其原因为肝胆居于右胁，其经脉分布于两胁。

　　5.脘痞　是指患者自觉胃脘部胀闷不舒，或称脘胀，是脾胃病变的反映。如脘痞、嗳腐吞酸者，多为饮食伤胃；脘痞、食少、便溏者，多属脾胃虚弱。

　　6.腹胀　是指自觉腹部胀满痞塞，如物支撑。腹胀主要是由各种原因引起胃肠气机不畅所致。腹部时胀时减，喜按，属虚，多主脾胃虚弱，健运失司；持续胀满，拒按，属实，多因食积胃肠或实热内结，阻塞气机所致。若腹胀如鼓、皮色苍黄、腹壁青筋暴露者，称为鼓胀，为各种原因致使肝、脾、肾功能失常，气、血、水互结，聚于腹内而成；小儿腹胀伴腹大、面黄肌瘦、纳呆，多为疳积。

7.身重　是指身体有沉重如负重物之感，转侧挪动困难。如风邪外袭，肺失宣降，通调水道功能失司，水泛肌肤则见身重，甚则浮肿；或脾气虚弱，失于健运，脾为湿困，阳气被遏，见身重困倦、神疲、气短等症。此外，温热邪气耗伤气阴，机体失于濡养亦可出现身重。

知识链接

　　身重多由肺、脾、肾功能失调，水湿停滞于肌肤、骨节所致。

8.麻木　是指患者肌肤知觉减退，甚至消失，或称不仁，多见于头面四肢。麻木多因气血亏虚，肝风内动，或湿痰瘀血痹阻经络，使经络、肌肤失于营养所致。

9.疲乏　是指患者精神困倦，肢体懈怠无力。多与气血不足、脾胃虚弱、水湿内停等有关。病机多为机体组织失养或气机阻滞。如疲乏兼纳差、便溏，多属脾虚湿困；疲乏兼少气懒言、头晕自汗、心悸，多属气血亏虚；疲乏兼少气懒言、口渴心烦、身热汗出、尿赤，多属暑热伤气。

【考纲摘要】

问头晕、胸闷、心悸、脘痞、腹胀、麻木、疲乏的要点及其临床意义。

（五）问耳目

耳为肾之窍，目为肝之窍，且诸多经脉循行于耳目周围。耳能听声辨音，目能视物察色，均为身体的感觉器官。询问耳目情况，可了解耳目局部病变，也可推断全身脏腑经络的病理变化，对疾病诊断有着重要作用。

知识链接

　　肾开窍于耳，手足少阳经分布于耳，耳又为宗脉之所聚；目为肝之窍，五脏六腑之精气皆上注于目。

1.问耳　重点询问耳鸣、耳聋、重听。听力减退，轻者为重听，重者为耳聋。耳聋常由耳鸣发展而来，耳鸣、耳聋可同时出现，亦可单独出现。除耳部病变引起外，全身疾病亦可见，多与心肾、肝胆有关。

（1）耳鸣　是指患者自觉耳中鸣响，妨碍听觉。可见于单侧或双侧，可持续或阵发。耳鸣有虚实之分：突发耳鸣，声大如潮，按之鸣声不减者，多属实证，多因肝胆火盛，上扰清窍所致；若渐发耳鸣，声小如蝉，按之鸣声减轻或暂止者，多属虚证，多因肝肾阴虚，肝阳上扰，或肾精亏虚，髓海不充，或气虚下陷，清阳不升，耳窍失养所致。

（2）耳聋　是指听力减退或消失。一般耳暴聋者，多属实证，常因肝胆火逆上壅于耳，清窍失灵。若温病出现耳聋，多因热邪蕴结上焦，蒙蔽清窍。久病耳渐聋者，多属虚证，因精气虚衰，不能上充清窍所致。此外，年老耳渐聋者，是衰老现象，多是精衰气虚之故。外伤、某些药物（如链霉素）亦可致聋，幼儿期往往可由聋致哑。

（3）重听　是指听力减退，听音不清，声音重复。日久渐致者，多属虚证，多因肾精虚衰，耳窍失荣所致，多见于老年体弱患者；突发者，多属实证，因痰浊上扰或风邪上袭耳窍所致。

2.问目　目病繁多，这里简要介绍目痛、目眩、目昏等几个常见症状。

（1）目痛　是指单眼或双眼发痛。目痛剧者，多属实证，为肝火上炎所致；若目痛微者，多由阴虚火旺所引起。

知 识 链 接

　　肝火上炎→目痛难忍，兼面红耳赤、口苦、烦躁易怒。

　　风热之邪上行→目赤肿痛、羞明眵多者，多为暴发火眼或天行赤眼。

（2）目痒　是指眼睑、眦内或目珠有痒感，轻者揉拭则止，重者极痒难忍。一般目痒重者，多属实证。如两目痒如虫行，畏光流泪，有灼热感，多因肝经之火上扰所致；如两目微痒而势缓者，多因血虚，目失濡养所致。

（3）目眩　是指视物旋转动荡，如坐舟船，或眼前如有蚊蝇飞动之感。目眩的病机有虚有实。风火上扰清窍，或痰湿上蒙清窍所引起的目眩属实，多兼有面赤、头胀、头痛、头重、呕恶等邪壅于上的征象；中气下陷，清阳不升，或肝肾不足，精亏血虚，以致目窍失于充养所致的目眩属虚，常伴有神疲、气短或头晕、腰酸、耳鸣等虚性征象，多见于年老体弱，或久病体衰之人。

（4）目昏、雀盲、歧视

①目昏：是指视物昏暗，模糊不清。

②雀盲：是指白昼视力正常，每至黄昏视物不清，如雀之盲，即"夜盲证"。

③歧视：是指视一物成二物而不清。

目昏、雀盲、歧视三者均为视力不同程度减退的病变，各有特点，其病因、病机基本相同，多由肝肾亏虚，精血不足，目失充养而致。常见于久病或年老、体弱之人，亦见于用眼过度之人。

【考纲摘要】

1. 耳鸣、耳聋的临床表现及其意义。

2. 目眩的临床表现及其意义。

3. 目昏、雀盲的临床表现及其意义。

（六）问睡眠

睡眠是人体的正常生理现象。在正常情况下，卫气昼行于阳经，阳气盛则醒，夜行于阴经，阴气盛则眠。临床常见的睡眠异常有失眠和嗜睡。

1. 失眠　是以经常不易入睡，或睡而易醒不能再睡，或睡中多梦，或睡眠不深时易惊醒，甚则彻夜不眠为特征的证候，又称不寐或不得眠。失眠是以持久不能获得正常睡眠（睡眠时间不够，睡眠质量不好），以及醒后仍不能消除疲劳、恢复体力和精力为诊断依据，且常伴多梦。失眠有虚实之分，虚证多为阴虚火旺、心脾血虚、心胆气虚所致，实证多因心火、肝火、痰热、食积、瘀血等致心神不宁而发。

知识链接

睡眠与人体卫气循行、阴阳盛衰、气血盈亏及心肾功能相关。询问睡眠的临床意义即在于此。

2. 嗜睡　是指神疲困倦，睡意很浓，不论昼夜，经常不自主地入睡，又称多寐、多眠睡。嗜睡总的病机为阳虚阴盛，多见于痰湿内盛、中气不足、阳气衰微等证。若大病后神疲而嗜睡，是正气未复的表现。

知识链接

重病患者日夜沉睡，但能唤醒，偶能对答，旋即复睡，称昏睡。多为昏迷先兆，当与嗜睡鉴别。

1. 失眠的临床表现及其意义。

2. 嗜睡的临床表现及其意义。

（七）问饮食口味

问饮食口味是指对患者口渴、饮水、进食与口味等的询问。饮食是人的基本生命现象之一，是维持生命活动的基本条件，脾胃及多个脏腑参与了饮食物的摄纳与消化吸收，是后天水谷精气补充之源。询问患者饮食口味，对临床诊断有重要作用。

1. 口渴与饮水 口渴是指有干渴的感觉，饮水是指实际饮水的多少。口渴与饮水，在疾病过程中主要反映津液的盛衰和输布状况。

（1）口不渴 是指不觉口干而不欲饮水，提示津液未伤，多见于寒证、湿证。由于寒湿之邪不耗津液，津液未伤，故口不渴而不欲饮。亦可见于热病，但为热未伤津之证。

（2）口渴多饮 是指口渴而饮水较多，是体内津液损伤的基本表现，多属燥证、热证。如口干微渴，兼发热恶风、咽喉肿痛者，多为外感温热病初期，伤津较轻；大渴喜冷饮，兼有面赤、汗出、脉洪数者，多属热入阳明气分，津液大伤；口渴多饮、小便量多、体渐消瘦者，为消渴病；口渴喜冷饮，兼潮热、盗汗，为阴虚火旺，津液被灼伤所致。

（3）渴不多饮 是指口虽渴但饮水不多。病机复杂，多见于阴虚、湿热、痰饮、瘀血及热入营分等证。阴虚内热，伤津不重，故渴不多饮；湿热、痰饮、瘀血内停，阻遏气机，气不化津，津不上承，故渴不多饮；热入营分，蒸腾营阴上承，故虽渴而不多饮。

2. 食欲与食量 食欲是指进食的需求程度和进食的欣快感觉，食量是指进食数量。脾胃及相关脏腑功能正常，则食欲旺盛，食量适中。脾胃及相关脏腑功能失调，常致食欲与食量异常。

（1）食欲减退 包括不欲食、纳少与纳呆。

①不欲食：是指不想进食，或食之无味，食量减少，又称食欲不振。

②纳少：是指进食量减少，常由不欲食所致。

③纳呆：是指无饥饿感和进食需求，即无食欲。

食欲减退是疾病过程中常见的病理现象。如新病是脾胃初伤，胃气尚旺，故病情较轻，预后良好；久病兼有神疲倦怠、面色萎黄、舌淡脉虚者，多属脾胃虚弱，胃气大伤；食少纳呆，伴有头身困重、脘闷腹胀、舌苔厚腻者，多由湿盛困脾或饮食停滞，脾胃运化失司所致。

（2）厌食 是指厌恶食物，或恶闻食气，又称恶食。若兼嗳气酸腐、脘腹胀满，多属饮食不节，食滞胃脘，腐熟功能失常，多见于食积。厌食油腻，兼胸闷呕恶、脘腹胀满者，多属脾胃湿热。厌食油腻厚味，伴胁肋胀痛灼热、身热不扬者，多为肝胆湿热。孕妇若有厌食反应，多因妊娠后冲脉之气上逆，胃失和降所致，一般属生理现象；但严重者为妊娠恶阻，是妊娠期常见的疾患。

（3）多食易饥　是指食欲过于旺盛，食后不久即感饥饿，进食量多，或称消谷善饥，多为胃火炽盛，腐熟太过所致。若消谷善饥，形体反见消瘦，伴口渴多饮、小便多，多见于消渴病；兼颈前肿块、心悸多汗者，属瘿病；兼大便溏稀者，属胃强脾弱，即胃腐熟功能过亢，而脾运化水谷功能减弱。

知识链接

《灵枢·师传》说："胃中热则消谷，令人悬心善饥。"

（4）饥不欲食　是指虽有饥饿感，但不想进食，或进食不多，多因胃阴不足，虚火内扰所致。虚火内扰则易于饥饿，阴虚胃弱受纳腐熟功能减退，故不欲食。此外，蛔虫内扰亦可见之。

（5）饮食偏嗜　常人由于地域与生活习惯的不同，常有饮食偏嗜，一般不会引起疾病。若偏嗜太甚，则有可能导致病变。如偏嗜肥甘，易生痰湿；偏食生冷，易伤脾胃；过食辛辣，易病燥热等。若嗜食生米、泥土等，称为嗜食异物，常见于小儿，多属虫病。妇女妊娠期间，偏嗜酸辣等食物，一般不属病态。

此外，在疾病过程中，食欲恢复，食量渐增，是胃气恢复，疾病向愈之佳象；若食欲逐渐不振，食量渐减，是脾胃功能逐渐衰弱的表现。久病重病患者，一般食少无味，甚至不能食，如突然欲食或暴食，称为"除中"，是脾胃之气将绝的征象，也是"回光返照"的一种表现。

3. 口味　是指口中有异常的味觉。由于脾开窍于口，其他脏腑之气亦可循经脉上至口，故口味异常，常是脾胃功能失常或其他脏腑病变的反映。

（1）口淡　是指口中无味，味觉减退。常兼食少纳差、神疲乏力、便溏等，多为脾胃气虚，或见于寒证。

（2）口苦　是指自觉口中有苦味，属火热之证。多见于肝胆火旺，胆气上逆。

（3）口甜　是指口中有甜味而黏腻，兼舌苔黄腻，多为湿热困脾；若口甜而涎沫稀薄，兼舌苔薄白，多属脾虚。

（4）口酸　是指自觉口中有酸味，甚则闻之有酸腐气味。多因肝胃郁热、肝胃不和或食滞不化，腐化生酸所致。

（5）口涩 是指口有涩味如食生柿子的感觉，常伴舌燥。为燥热伤津，或脏腑阳热偏盛，气火上逆所致。

（6）口咸 是指自觉口中有咸味，多与肾虚及寒水上泛有关。

（7）口黏腻 是指口中黏腻不爽，常伴舌苔厚腻，多由湿浊停滞、痰饮食积等所致。口黏腻常与味觉异常同见，如黏腻而甜多为脾胃湿热；黏腻而苦多属肝胆湿热。

【考纲摘要】

1. 口渴与饮水：口渴多饮、渴不多饮的临床表现及其意义。

2. 食欲与食量：食欲减退、厌食、消谷善饥、饥不欲食、除中的临床表现及其意义。

3. 口味：口淡、口甜、口黏腻、口酸、口涩、口苦、口咸的临床表现及其意义。

（八）问二便

问二便应注意询问大小便的性状、颜色、气味、时间、量的多少、排便次数、排便时的感觉及兼有症状等。其中颜色、气味等内容，已在望诊、闻诊中讨论，这里着重介绍二便的性状、次数、便量、排便感等内容。

知 识 链 接

《景岳全书》曰："二便为一身之门户，无论内伤外感，皆当察此，以辨其寒热虚实。盖前阴通膀胱之道，而其利与不利、热与不热，可察气化之强弱……后阴开大肠之门，其通与不通、结与不结，可察阴阳之虚实。"

1. 问大便 健康人一般每日或隔日大便一次，成形色黄，干湿适中，排便通畅，便内无脓血、黏液及未消化的食物等，排便时无不适之感。大便异常主要包括便次、便质及排便感的异常。

（1）便次异常

①便秘：是指大便秘结不通，或蹲厕时间延长，或欲便而艰涩不畅，便次减少，又称大便难。多由肠道热结，或阴血内耗，或津液亏少，使肠道燥化太过、肠失濡润而传导异常所致；也可见于气虚传送无力或阳虚寒凝，腑气不通者。便秘有虚实之分：实证多为邪滞肠道，腑气不通；虚证多为气血阴阳不足，肠失濡润或推动乏力。

②泄泻：是指便次增多，便质稀薄，甚至便稀如水样。多因内伤饮食、感受外邪，或机体阳气不足、情志失调等，使脾失健运，小肠清浊不分，大肠燥化不及与传导亢进所致。一般新病泄急者多属实证，久病泄缓者多属虚证。临床应注意询问大便的性状及兼症

以审证求因。例如，泻下黄褐稀水，肛门灼热，腹痛，舌红苔黄腻，多属大肠湿热；黎明前腹痛作泄，泄后即安，兼形寒肢冷、腰膝酸软者，谓之"五更泄"，因脾肾阳虚，寒湿积滞所致。

（2）便质异常　除便秘、泄泻必然伴有便质的干燥或稀薄之外，常见的便质异常还有以下几种：

①完谷不化：是指大便中经常含有较多未消化的食物。多为脾胃虚寒或肾阳虚衰所致。

②溏结不调：是指大便时干时稀。多因肝郁脾虚，肝脾不调而致。若大便先干后稀，多属脾胃虚弱。

③便脓血：是指大便中夹有脓血黏液，多见于痢疾。多因湿热积滞交阻于肠，脉络受损，气血瘀滞化为脓血所致。

（3）排便感异常

①肛门灼热：是指排便时肛门有灼热感。多因大肠湿热下注或大肠郁热下迫直肠所致，见于热泻或湿热痢。

②里急后重：是指腹痛窘迫，时时欲便，肛门重坠，便出不爽。腹痛窘迫，时时欲便谓之里急；肛门重坠，便出不爽谓之后重。多因湿热内阻，肠道气滞所致，为痢疾主症之一。

③排便不爽：是指排便不通畅，总有滞涩难尽之感。实证多因大肠湿热、肝郁乘脾、食滞肠道阻滞气机所致，虚证多为脾虚气陷所致。

④滑泻失禁：是指大便不能控制，滑出不禁，甚则便出而不自知，又称滑泻。多因脾肾虚衰、肛门失约所致。

⑤肛门气坠：是指肛门有下坠之感，甚则脱肛，常于劳累或排便后加重，多属脾虚中气下陷。多见于久泻或久痢不愈的患者。

2. 问小便　健康成人在日间排尿 3~5 次，夜间 0~2 次，昼夜总尿量为 1000~1800mL。尿次和尿量受饮水、温度、出汗、年龄等因素的影响。

小便为津液所化，询问小便有无异常变化，可诊察体内津液的盈亏和有关脏腑气化功能是否正常。一般应询问尿量、次数及排尿异常感觉等。

（1）尿量异常

①尿量增多：是指尿量、尿次明显多于常人。若小便清长量多，畏寒喜暖者，属虚寒证；若消瘦，多饮，多食，多尿，属消渴病。

②尿量减少：是指尿量、尿次明显少于常人。多由热盛、汗下吐泻伤津，致化源不足；或因肺脾肾功能失调，气化不利，水湿内停所致。

（2）尿次异常

①小便频数：是指排尿次数增多，时欲小便，简称尿频。如新病小便频数，短赤而急迫，是下焦湿热，膀胱气化不利；小便频数，量多色清，夜间尤甚，多因肾阳不足，肾气不固，膀胱失约所致。

②癃闭：小便不畅，点滴而出者称癃；小便不通，点滴不出者称闭。二者合称癃闭。因肾阳不足，阳不化水，或由气化无力，开阖失司所致者，多属虚证；若因湿热下注，或有瘀血、结石阻塞而成者，多属实证。

（3）排尿感异常

①小便涩痛：是指小便排出不畅而痛，或伴急迫、灼热等感觉，多因湿热蕴结下焦，膀胱气化不利所致，见于淋证。

②余沥不尽：是指排尿后仍有少许尿液点滴流出，又称尿后余沥。多因肾气虚弱，肾关不固，开阖失司所致，常见于老年或久病体衰者。

③小便失禁：是指在清醒时小便不能随意控制而自遗。多因肾气不足，膀胱失约，不能制约水液所致。若神昏而小便自遗，属神无所用，膀胱失约的危重证候。

④遗尿：是指睡眠中小便自行排出，俗称尿床。多属肾气不足，膀胱虚衰，失于固摄。遗尿亦可见于3岁以下健康儿童。

【考纲摘要】

1. 大便异常（便次、便质、排便感觉）的临床表现及其意义。
2. 小便异常（尿次、尿量、排尿感觉）的临床表现及其意义。

（九）问妇女

月经、带下、妊娠、产育等虽属妇女的生理特点，但其异常变化，不仅是妇科常见疾患，也是全身病理的反映。因此，妇女即使患一般疾病，也要询问经、带、妊、产等情况，但在非妊、产期只是作为个人生活史了解。

1. 问月经　月经是指有规律的、周期性的子宫出血。一般每月一次，信而有期，故又称月汛、月水或月信。问月经应注意了解月经的周期，行经的天数，月经的量、色、质，有无闭经或行经腹痛，末次月经日期，以及初潮或绝经年龄等。

正常月经是：13~15岁初潮，周期为28天左右，行经一般3~5天，经量中等（50~100mL），经色正红无块，在妊娠期及哺乳期月经不来潮，绝经年龄为49岁左右。

（1）经期异常

①月经先期：是指月经周期提前八九天以上，并连续提前两个月经周期以上者，又称月经超前。多因气虚统摄无权，冲任不固；或因肝郁血热，阳热炽盛，阴虚火旺，热扰冲

任所致。

②月经后期：是指月经周期错后八九天以上，并连续延后两个月经周期以上者，又称经迟。有虚实之分，虚证多因营血亏损，血源不足，使血海不能按时蓄满；实证多因气滞血瘀，冲任不畅，或因寒凝血瘀，冲任受阻而致。

③经期错乱：是指月经或前或后，差错在八九天以上，并连续错前或错后两个月经周期以上者，又称月经先后不定期。多因肝郁气滞，或脾肾虚损，或瘀血阻滞，以致冲任不调，血海蓄溢失常所致。

（2）经量异常

①月经过多：是指月经量较常量明显增多，周期基本正常者。多因血热，冲任受损；或因脾肾气虚，冲任不固；或因瘀阻胞络，络伤血溢等引起。

②月经过少：是指月经周期基本正常，经量较常量明显减少，甚或点滴即净者。多因营血衰少，血海亏虚；或肾气亏虚，精血不足，血海不盈；或寒凝、血瘀；或痰湿阻滞引起。

③崩漏：是指不在行经期间，阴道内大量出血，或持续下血，淋沥不止者。病势急、出血量多的称崩，或称崩中；病势缓、出血量少的称漏，或称漏下。崩与漏在病势上虽有缓急之分，但发病机理基本相同，其形成的原因与"月经过多"基本相同。

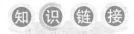

"漏者崩之渐，崩者漏之甚"，故统称为崩漏。

④闭经：是指女子年逾 18 周岁仍未初潮，或已行经，未受孕、不在哺乳期，而又停经超过 3 个月以上者。多因气虚血亏，血海空虚；或气滞血瘀，或寒凝痰阻，胞脉不通而致。

（3）经色、经质异常　经色指月经的颜色，经质指月经的性状。正常月经颜色正红；经质不稀不稠，不夹杂血块。若色淡红质稀，为血少不荣；色深红质稠，乃血热内炽；经色紫暗，夹有血块，兼小腹冷痛，属寒凝血瘀。

（4）痛经　是指经期或行经前后，出现周期性小腹疼痛，或痛引腰骶，甚至剧痛不能忍受者，又称经行腹痛。若经前或经期小腹胀痛或刺痛，多属气滞或血瘀；小腹冷痛，遇温则减轻者，多属寒凝或阳虚；经期或经后小腹隐痛，多属气血两虚，胞脉失养所致。

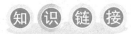

女子在经前全身微有不适，乳房略胀，小腹微胀，脉滑数，心情烦躁，

经行后症减或消失，月经过后身体轻爽，是正常现象。

2.带下　指妇女阴道内的一种少量乳白色、无臭的分泌物，具有润泽阴道的作用。若带下过多，淋沥不断，或有色、质的改变，或有臭味，即为病理性带下。问带下，应注意询问带下的量、色、质和气味等。一般而言，带下色白清稀，无臭，多属虚证、寒证；带下色黄或赤，稠黏臭秽，多属实证、热证。临床常见的带下异常有：

（1）白带　是指带下色白量多，质稀如涕，淋沥不绝，属寒湿，多因脾肾阳虚，寒湿下注所致。

（2）黄带　是指带下色黄，质黏臭秽，属湿热，多因湿热下注所致。

（3）赤白带　是指白带中混有血液，赤白杂见，多属肝经郁热，或因湿热下注而成。

【考纲摘要】

1.经期、经量异常的临床表现及其意义。

2.闭经、痛经、崩漏的临床表现及其意义。

3.带下异常（白带、黄带）的临床表现及其意义。

（十）问小儿

儿科古称"哑科"，不仅问诊困难，而且准确性较差，故医生主要通过询问陪诊者来获得有关疾病的资料。小儿除一般问诊外，还需注意其生理病理特点，着重询问下列几个方面的内容：

1.出生前后情况　新生儿（出生后至1个月）的疾病多与先天因素或分娩情况有关，故应着重询问妊娠期及产褥期母亲的营养健康状况，有何疾病，曾服何药，分娩时是否难产、早产等，以了解小儿的先天情况。婴幼儿（1个月～3周岁）发育较快，需要的营养远较成人为多，而脾胃功能又较弱，如喂养不当，易患营养不良、腹泻及五软、五迟等病。故应重点询问喂养方法及坐、爬、立、走、出牙、学语的迟早情况，从而了解小儿后天营养状况和生长发育是否正常。

知 识 链 接

小儿在生理上具有脏腑娇嫩、生机蓬勃、发育迅速的特点，在病理上具有发病较快、变化较多、易虚易实的特点。

2.预防接种、传染病史　小儿6个月～5周岁之间，从母体获得的先天免疫力逐渐消失，而后天的免疫功能尚未形成，故易感染水痘、麻疹等急性传染病。预防接种可帮助小儿建立后天免疫功能，以减少感染。患过某些传染病，如麻疹，常可获得终身免疫力，而不会再患此病。故询问预防接种情况、传染病史、传染病接触史，可为确定诊断提供依据。

3. 问发病原因 小儿脏腑娇嫩，抵抗力弱，调节功能低下，易受气候及环境影响，感受六淫之邪而导致外感病，出现发热恶寒、咳嗽、咽痛等症；小儿脾胃薄弱，消化力差，极易伤食，出现呕吐、泄泻等症；婴幼儿脑神发育不完善，易受惊吓，而见哭闹、惊叫等。所以了解小儿致病原因，应注意围绕上述情况进行询问。

项目四　切　诊

切诊是指医生用手在患者的体表进行触、摸、按、压，以诊察疾病的方法。切诊分为脉诊和按诊两部分。

一、脉诊

脉诊又称切脉，是指医生用手指切按患者的动脉搏动，体验脉动应指的形象，以了解和判断疾病的诊察方法，为中医诊病之特色方法。

脉诊主要靠医生手指的触觉来体验分辨，学习脉诊既要掌握脉学的基本理论和知识，又要掌握脉学基本技能，反复训练，细心体会，做到"心明指辨"。

知 识 链 接

　　　　脉诊历史悠久，受历代医家重视。《黄帝内经》记载了"三部九候"之脉诊方法，《难经》有"独取寸口"的记载，张仲景的《伤寒论》论述病理脉象 26 种，王叔和的《脉经》提出 24 脉，李时珍的《濒湖脉学》载有 27 脉，李士材的《诊家正眼》载脉 28 种，各种教材多以 28 脉论述。

（一）脉象形成的原理

脉象是脉动应指的形象，与脏腑气血功能活动有密切的关系。脉即血脉，为血府，内行气血，由心所主。脉象的形成原理，可以通过以下几个方面来认识：

1. 脏腑与血脉的关系 心、脉是形成脉象的主要脏器。心脏搏动是生命活动的标志，也是形成脉象的动力。心脏搏动把血液排入脉管而成脉搏跳动。全身血脉与心脏连通，形成一个密闭的循环系统，心脏是血在脉内循行的枢纽。心脏不停跳动，推动着血在全身脉管中如环无端、周流不息地循行，成为血行动力。血在脉管中的循行之所以能形成脉象变化，全赖于心脏正常搏动，脉象的至数、节律与心脏搏动一致。

血液在脉中运行不息，环周不休，除心脏的主导作用外，还必须依赖其他脏腑协调配合。

肺朝百脉，助心行血，全身的血液都要通过脉管而流经于肺，通过肺的呼吸进行清浊之气的交换，且肺主气，通过肺气的敷布，血液才能布散全身。

脾胃为后天之本、气血生化之源。脾主统血，血液的循行有赖脾气的统摄。切脉时感知指下从容徐和软滑，是谓有"胃气"，临床中根据胃气之盛衰，判断疾病预后之善恶，故有"脉以胃气为本"之说。

肝藏血，主疏泄以贮藏血液和调节全身血流量。如肝功能失调，可影响气血正常运行，引起脉象变化。

肾藏精，精化气，是人体阴阳之根，各脏腑组织功能活动的原动力，且精可化血，是生成血液的物质基础之一。肾气充足，脉搏重按不绝，尺脉有力，谓之"有根"脉。

脉为血之府，是血液运行的通道，约束和促进血液沿着一定的方向和路径循行。血液的运行必须依赖于脉，脉是血液向全身运行的唯一通路。因此，脉管通畅、完整无损和约束血行的功能健全，是保证血液正常循行的重要前提，也是脉象形成不可缺少的条件。

总之，脉象是在全身各脏腑相互协调的作用下，血液在脉内循行过程中所表现出来的综合反应。人体脏腑组织发生障碍都会直接或间接地影响血液的运行，血行的失常会敏感地反映到脉象上来。脉象是全身功能活动状态的综合反应，因而通过诊脉，可从脉象的细微变化察知相关脏腑病变。

2. 气血与血脉的关系　脉乃血府，赖血以充，赖气以行。心脏搏动的强弱、节律赖气以调节，血液的运行靠宗气来推动；而血为气之载体，脉管自身的功能亦需要血的濡养。因此，气血在脉管内运行是脉象形成的物质基础。

（二）脉诊的部位

关于诊脉记载较多，从遍诊法到现今常用的寸口诊法，反映出了中医脉诊学的发展历程。如《黄帝内经》记载的三部九候法及张仲景《伤寒杂病论》记载的三部诊法。但现已很少应用，以下仅对寸口诊法加以介绍。

寸口诊法始见于《黄帝内经》，《难经》有"独取寸口"之记载。寸口又称为气口或脉口，在腕后桡动脉所在的部位。寸口分寸、关、尺三部，以腕后的高骨（桡骨茎突）为标志，高骨内后侧的部位为关，关部之前（腕端）为寸，关部之后（肘端）为尺。两手各有寸、关、尺三部，统称两手六部脉。寸、关、尺三部又各分浮、中、沉三候，这就是寸口诊法的三部九候诊脉方法。

寸、关、尺反映五脏六腑之病变。李时珍说："两手六部皆肺经之脉，特取此以候五脏六腑之气耳，非五脏六腑所居之处也。"目前关于寸、关、尺三部分候脏腑，多数中医学者认为：左寸候心与膻中，右寸候肺与胸中；左关候肝、胆与膈，右关候脾与胃；左尺候肾与小腹（膀胱、小肠），右尺候肾（命门）与小腹（大肠）。

知 识 链 接

　　《黄帝内经》三部九候法：切脉部位有头、手、足三部，每部又分为天、地、人，三而三之，合而为九。

　　《伤寒杂病论》三部诊法：包括人迎、寸口、趺阳三脉。其中以寸口候十二经，以人迎、趺阳分候胃气。

　　《难经·十八难》指出：三部者，寸、关、尺也；九候者，浮、中、沉也。

　　独取寸口诊病的原理：一是因寸口为手太阴肺经原穴太渊所在，十二经脉之气汇聚于此，故称为"脉之大会"；二是因"肺朝百脉"，故寸口脉气能够反映五脏六腑气血状况；三是寸口脉在腕后，肌肤薄嫩，脉易暴露，切按方便。故此历代医家均重视诊脉"独取寸口"。

知 识 链 接

　　《难经·一难》曰："十二经脉中皆有动脉，独取寸口，以决五脏六腑死生吉凶之法，何谓也？然，寸口者，脉之大会，手太阴之动脉也。"

（三）诊脉的方法与注意事项

1. 时间　诊脉的最佳时间是清晨，较易诊得真实脉象。临床诊病中，患者不只限于平旦之时就诊，要尽量排除干扰，使其调匀呼吸，气血平静，同时保持诊室安静，保证切脉的准确性。

　　一侧寸口诊脉的时间应在 1 分钟以上，古人认为必满五十动，始知五脏的盛衰变化，两侧寸口诊脉时间一般为 3~5 分钟。

2. 体位　诊脉时常让患者采取正坐位或仰卧位，手臂自然放平，大致与心脏处于同一水平，手心向上，直腕，在腕关节下垫上脉枕，以利于气血运行，便于切脉。

3. 指法　即医生诊脉时的操作手法，是脉诊的基本功。指法通常有三指平布法、移指法、一指直压法，后两种多用于儿科，包括布指与运指。

（1）布指　动作要领三指平齐，运用指目，中指定关，布指同身。

①三指平齐：是指医生诊脉时手指指端要平齐，手指略呈弓形倾斜，与受诊者寸口部位体表约呈45°。用右手按诊患者的左手，用左手按诊患者的右手。

②运用指目：是指运用指端和指腹交界棱起处与两指甲角连线之间的部位（如同眼睛一样，故称指目），体察脉象的变化。

③中指定关：是指医生下指时，首先用中指指目按在腕后高骨（桡骨茎突）内侧关部，再用示指按在关前的寸部，无名指放在中指之后的尺部上。

④布指同身：是指对身高臂长的患者布指略疏，若患者个矮臂短则布指略密，总以适中为度，部位取准为要。

（2）运指　即手指的具体动作，是对诊者三指诊脉运动规律的总结。常有举、按、寻、单按、总按等。

①举：是指医生用指轻按在皮肤上，又称浮取或轻取。手指用力适中，按至肌肉以体察脉象，称为中取。

②按：是指医生用指重按在筋骨间，也称沉取或重取。

③寻：是指医生指力从轻到重，从重到轻，左右前后推寻，以探求脉动最明显的特征。

举、按、寻是诊脉时运用指力的轻重和挪移，以探求、辨别最佳脉象的指法，是临床必须掌握的切脉技巧。

④总按：是指医生三指用同样的指力按诊三部脉象。

⑤单按：是指医生用一指单按寸、关、尺中的一部，以重点体会某一部位的脉象特征。

在临床诊脉时单按、总按应结合使用。

此外，还有循法、推法。循法是指医生用指端沿脉道的轴向上下指指相移的诊脉法，以体会脉动范围的长短和脉搏来势的虚实；推法是指医生用指端对准脉脊后，顺应脉搏的动势，左右内外微微推动，进一步体会脉率快慢，了解脉搏的力量和趋势。

4. 平息　平者，调匀之意；一呼一吸谓之息。诊脉时，医生先要调匀呼吸，使呼吸自然均匀，用 呼 吸作为计算患者脉率至数的时间单位。平息的意义还在于医生调匀呼吸时，有助于注意力集中。

【考纲摘要】

1. 脉象形成原理。

2. 诊脉部位。

3. 诊脉方法。

（四）脉象要素及平脉特征

1.脉象要素　在历代中医脉学专著中，脉象的名称及描述繁多，且不同类型的兼脉更多。因此，将脉象按其要素归类概括，可达到执简驭繁之目的，且便于学习、记忆。

脉象要素是构成脉象属性和特性的重要因素。脉象要素主要从位、数、形、势四个方面进行归类。位，指脉搏位置的深浅；数，指脉搏的至数（每息跳动的次数）和节律；形，指脉形的粗细、长短、脉管的硬度（含紧张度）及脉搏往来的流利度；势，指脉搏力量的强弱，且与脉的硬度和流利度密切相关。任何一种脉象都具有"位、数、形、势"四种属性，即具有深浅、至数、节律、粗细、长短、强弱、硬度（含紧张度）和流利度等八个方面的特征。这些要素和特征以一定的方式进行组合和变化，就形成了多种多样的脉象形态。了解脉象的四大要素和八种特征，将有利于掌握平脉及28脉的脉象特征。

2.平脉（正常脉象）

（1）平脉脉象特征　平脉是指正常人在生理条件下出现的脉象，又称正常脉象，简称常脉。平脉的表现：三部有脉，一息四至或五至（相当于70~80次/分），不浮不沉，不疾不徐，不大不小，从容和缓，柔和有力，节律整齐，尺脉沉取有一定的力量，并随生理活动和气候环境的不同而有相应的变化。平脉具有有神、有胃、有根三大特征。

知 识 链 接

《素问·平人气象论》曰："人一呼脉再动，一吸脉亦再动，呼吸定息，脉五动，闰以太息，命曰平人，平人者不病也。"

①有神：脉象特征是节律整齐、柔和有力。不论何种病脉，只要节律不乱和有柔和之象，仍可判断为有神，但有神伤程度之不同。诊察脉象神之有无，可判断气血与心神的得失。脉贵有神，心主血而藏神，脉为血之府，血脉为神之基，神为血脉之用，血气充足，心神健旺，脉象自然有神。

②有胃：脉象特征是从容、和缓、流利。即使是病脉，不论浮沉迟数，但有柔和有力之象，便是有胃气。诊察脉象胃气的盛衰，对判断疾病进退凶吉有一定的临床意义。人以胃气为本，脉亦以胃气为本，胃气充则健，胃气少则病，无胃气则亡。

③有根：脉象特征是沉取应指有力，尺部尤显。诊察脉象根之有无，可判断肾精肾气的盛衰。肾为先天之本，是人体脏腑组织功能活动的原动力，肾气足，生机旺盛，气血经脉流畅，脉象必然有根。

总之，脉之有胃、有神、有根的特点，实乃精、气、神在脉象中的综合反应，辨识其常变很有临床意义。

（2）平脉生理性变异　正常脉象也会随着人体内外环境因素的影响而有相应的生理性变异，是人体全身功能状态的综合反映。因此，脉象和人体内外环境的关系十分密切。

①四季气候：由于受气候的影响，故平脉应四季而变，表现为春微弦、夏微洪、秋微浮、冬微沉。此为应时之脉，属生理现象，反之则为病。

②地理环境：也能影响脉象。南方地势低下，气温偏高，空气湿润，人体肌腠疏松，脉多细而略数；北方地势较高，气温偏寒，空气干燥，人体肌肤紧缩，故脉多表现沉实。

③年龄：年龄越小，脉搏越快，婴儿每分钟脉动 120~140 次，五六岁的幼儿每分钟脉动 90~110 次，年龄渐长则脉象渐趋和缓、脉率逐渐减慢。青壮年脉搏有力，老年人气血虚弱，精力渐衰，脉搏较弱。

④性别：妇女的脉象较男子的脉象濡弱而略快，妊娠后常见滑数而冲和的脉象。

⑤体格：身躯高大之人脉位较长；矮小之人脉位较短。瘦人肌肉较薄，脉象常浮；肥胖之人，皮下脂肪较厚，脉象常沉。

⑥情志：情绪波动也会使脉象发生相应的变化，这种一过性的脉象变化也属于生理性变异而非病脉。如喜乐之时，其脉较缓；恼怒之时，脉象弦急；惊恐之下，气机暂时逆乱而见动脉等。这些变异之脉象，随着情绪的平静恢复之后也就趋于正常。

⑦饮食：在进食之后脉多有力；饮酒之后脉多数而有力；饥饿时脉象稍缓而无力。

⑧劳逸：在剧烈运动或强体力劳动或运动持重之后，脉多急疾；安卧或入睡之后，脉多迟缓。运动员脉多缓而有力。

此外，有些人血脉循行走向异常，脉不见于寸口，从尺部斜向手背，称"斜飞脉"；若脉完全显现于寸口的背侧，称"反关脉"；还有出现于腕部其他位置者，均属桡动脉解剖位置异常，不属病脉。

【考纲摘要】

1. 正常脉象的表现。
2. 正常脉象的特点（胃、神、根）。
3. 脉象要素。

（五）常见脉象及其临床意义

疾病反映于脉象的变化叫病脉。一般说来，除了正常生理变化及个体生理变异状态外之脉象，均属病脉。由于医生诊脉体会及对脉象的命名方法并不完全一致，目前多数学者主张以浮、沉、迟、数、虚、实六脉为纲，统领 28 脉。

1. 浮类脉　此类包括浮脉、洪脉、芤脉、革脉、濡脉、散脉 6 种。其共同的脉象特征是脉位表浅，轻取即可体察脉象。

（1）浮脉

【脉象特征】轻取即得，重按稍减而不空。

【临床主病】主表证。浮而有力为表实证，浮而无力为表虚证。

【脉理分析】浮，有漂浮之意。浮脉主表，外邪袭表，卫气奋起抗邪，脉气随之鼓动于外，脉搏应指而浮。浮缓有汗者为中风，浮紧无汗者为伤寒，浮虚为伤暑，浮数为风热。

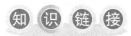

《脉诀》曰："轻手可举，泛泛在上，如水漂木。"

（2）洪脉

【脉象特征】洪脉极大，状如洪水，来盛去衰，滔滔满指。

【临床主病】主邪热亢盛。

【脉理分析】洪脉脉幅宽大，邪热亢盛，充斥脉道，脉道扩大，气盛血涌，因而搏指有力。凡久病气虚，或虚劳、失血、久泄病证而见之，必浮取盛大，沉取无根，多属邪盛正衰之危候。

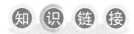

洪脉与大脉的区别

大脉脉体阔大，但无汹涌之势（这是与洪脉区别的要点）。大脉主邪盛病进，又主虚。辨邪正的盛衰，区别在于大脉的有力无力。

（3）芤脉

【脉象特征】浮大中空，如按葱管。

【临床主病】主失血、伤阴、失精。

【脉理分析】芤脉浮大而软，应指无力，按之中空，其脉体上下或两边皆实。由于突然失血过多，血量骤然减少，营血不足，无以充脉，或津液大伤，脉不得充，血失阴伤，阳无所附而散于外，故见之。

（4）革脉

【脉象特征】浮而搏指略弦，中空边坚，如按鼓皮。

【临床主病】主亡血、失精、小产、崩漏等证。

【脉理分析】革脉浮取即得，其脉形是按之表坚而内虚（即脉管管壁坚实，脉管内空虚），如鼓皮内虚空而外绷急之状。多因正气不固，精血不能内藏，阳气无所依附，浮越于外，以致脉象中空边硬而浮。

（5）濡脉

【脉象特征】浮而细软，不任重按，重按不显。

【临床主病】主诸虚证，又主湿证。

【脉理分析】濡，即浮软之意，如絮浮水，轻手相得，重按不显，又称软脉。精血亏虚，脉失所荣可见之。湿邪太盛，脉道受到抑遏，气血失其通畅者，亦可见之。

（6）散脉

【脉象特征】浮散无根，稍按则无，至数不齐。

【临床主病】主元气离散。

【脉理分析】散脉是指脉搏浮甚无根的状态。故曰："散似杨花无定踪。"散脉的形成是因心力衰竭，阳气离散而不能内敛，气血耗散殆尽，脏腑衰竭。

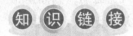

散脉为正气耗散，脏腑之气将绝的危候。

2. 沉类脉　此类脉包括沉脉、伏脉、牢脉 3 种。其共同的脉象特点是脉位深，须沉取才能体会脉之特点。

（1）沉脉

【脉象特征】轻取不应，重按始得，"举之不足，按之有余"。

【临床主病】主里证。有力为里实，无力为里虚。

【脉理分析】邪郁于里，气血内困则脉沉有力；脏腑虚弱，正气不足，阳气虚陷，不能升举，脉气鼓动无力，故脉沉而无力。

（2）伏脉

【脉象特征】重力推筋着骨始得，甚者伏而不见，脉位较沉脉更深。

【临床主病】主邪闭、厥证，也主痛极。

【脉理分析】伏者，潜藏伏匿之意。伏脉的形成，一是邪气闭塞，脉气不能宣通，脉道潜伏不显，脉多伏而有力；一是久病重病，气血虚损，不能鼓动脉气外行，故深伏筋骨之间，脉多伏而无力。两手脉深伏，伴太溪、跌阳脉不见者，属险证。

（3）牢脉

【脉象特征】兼具沉、实、大、弦、长五脉之象，坚牢不移。

【临床主病】主阴寒内盛、疝气癥瘕。

【脉理分析】牢指坚实，牢固之意。因阴寒内积，致使阳气沉潜于里，固结不移，或疝气癥瘕阻滞气机，脉气困阻于内所致。若牢脉见于失血、阴虚等证，则属危重征象。

3. 迟类脉　此类脉包括迟脉、缓脉、涩脉、结脉、代脉 5 种脉象。其共同的脉象特点是至数一息不足四至，脉率少于正常人的脉率。

（1）迟脉

【脉象特征】脉来迟慢，一息脉动三四至（相当于脉搏每分钟 60 次以下）。

【临床主病】主寒证。有力为实寒，无力为虚寒。

【脉理分析】多因阳气虚损，无力鼓动，致使脉来迟慢；或寒凝气滞，阳气失其温运，故脉来迟慢。亦可见于里实热证，因邪热内聚，阳气受到郁遏，阻滞血脉的正常运行，故可见之，但按之实而有力。

（2）缓脉

【脉象特征】一息四至，来去怠缓或脉形弛缓，缺乏紧张度。

【临床主病】主湿病，也主脾胃虚弱。

【脉理分析】不紧不急为缓。湿性黏滞，气机为湿所困，或脾胃虚弱，气血不足以充盈鼓动，故脉见来去怠缓。若有病之人脉象转缓，是正气恢复的征象。

（3）涩脉

【脉象特征】脉细而迟，往来艰涩不畅，如轻刀刮竹。

【临床主病】主伤精、血少、气滞血瘀、痰食内停。

【脉理分析】涩，艰滞也。津血亏损，血脉不充，或气虚无力推动血行，脉道失其濡润，以致脉气往来艰涩，故脉涩而无力。痰食胶固，气血阻滞，血流被遏，以致脉气往来艰涩困难，故脉涩而有力。

（4）结脉

【脉象特征】脉来缓慢，时有一止，止无定数。

【临床主病】主阴盛气结、寒痰血瘀、癥瘕积聚。

【脉理分析】因气血痰食，积滞不散，阻碍血行，以致心阳涩滞，血脉运行不畅，故脉来结而有力；或因气血渐衰，心阳不振，脉气运行无力而涩滞，故见结而无力。

（5）代脉

【脉象特征】脉来迟中一止，止有定数，良久复来。脉搏间歇时间较长。

【临床主病】主脏气衰微，也主风证、痛证、七情惊恐、跌仆损伤。

【脉理分析】脏气衰微，元气不足，以致脉气不相接续，故脉来时有中止，止有定数，脉势软弱，常见于心脏器质性病变；或因突然惊恐、跌仆损伤，致使脉气不能相接。不论虚实，总以脉气不能接续为主要机理。

知识链接

　　风证、痛证、七情惊恐、跌仆损伤诸病见代脉，是因病而致脉气不能衔

　接，脉亦见歇止。体质异常或妇女妊娠，也可见到代脉，这些都与脏气衰微，

　或一脏无气之代脉有所不同，不可概作病脉论。

4. **数类脉**　此类脉包括数脉、促脉、动脉、疾脉4种脉象。此类脉象的共同特点是脉率快，脉象来去较急。

（1）数脉

【脉象特征】一息脉来五至以上（每分钟90次以上），来去较快。

【临床主病】主热证。有力为实热，无力为虚热。

【脉理分析】因邪热亢盛，气血运行加速，故数而有力；久病阴虚，阴虚内热，则脉数无力或细数；虚阳外浮，则脉数大无力，按之豁然内空。

（2）促脉

【脉象特征】脉来数而时有一止，止无定数。

【临床主病】主阳盛实热及气血、痰饮、宿食停滞，亦主气血虚衰。

【脉理分析】因血随气行，热则气血行速，故脉来急数，数而时止。也可因气郁、血瘀、食滞、痰饮之邪，阻滞血行而见数中时止。促而细小无力者为心力衰竭，真元衰败，阴血衰少之故，多为虚脱之象。

（3）动脉

【脉象特征】脉来滑数有力，应指跳突如豆，但搏动的部位短小。动脉具有滑、数、短三种脉象的特征。

【临床主病】主惊，主痛。

【脉理分析】痛则阴阳失和，气血冲动，而呈滑数有力的脉象。惊则气血紊乱，脉行躁动难安，故可见之。

（4）疾脉

【脉象特征】脉来急疾，一息七八至（每分钟140次以上）。

【临床主病】主阳极阴竭、元气将脱。

【脉理分析】疾脉是真阴枯竭于下，孤阳偏亢于上，气虚已极之象。伤寒、温病在热极时脉疾急而按之益坚者，是亢阳无制，真阴垂绝之候，其疾必兼躁扰之象。若脉疾而按之鼓指无力，为元阳将脱之征。痨瘵病见疾脉是危候。

5. 虚类脉　此类脉包括虚脉、细脉、短脉、弱脉、微脉 5 种。此类脉的共同特点是脉势弱，应指无力。

（1）虚脉

【脉象特征】三部脉举之无力，按之空虚，应指松软。

【临床主病】主虚证。

【脉理分析】不足为虚。气虚无力推动血行，则脉搏动无力，血虚不足以充盈脉管，按之空虚。故虚脉可见之于气虚、血虚、气血两虚及脏腑诸虚。

（2）细脉

【脉象特征】脉细如线，应指明显。

【临床主病】主气血两虚、诸虚劳损，又主湿病。

【脉理分析】气虚无力推动血行，营血亏少不能充盈脉管，以致脉管收缩变细，故脉体细小而软弱无力，形细如线。当湿邪所伤，阻遏脉道，亦可见之。若温热病，神昏谵语而见细数脉，是邪热深入营血或邪陷心包的征象。

（3）短脉

【脉象特征】首尾俱短，不满本位。只出现在寸或关部，尺脉常不显。

【临床主病】短而有力为气郁，短而无力为气虚。

【脉理分析】气虚无力鼓动血行，致使脉管搏动短小而且应指无力，即所谓"短则气病"。也有因血瘀气滞，或痰滞食积，阻遏脉气的运行，以致脉气不能伸展而见之，但短而有力。故短脉不可概作不足论之。

（4）弱脉

【脉象特征】极软而沉细。切脉时沉取方得，细而无力。

【临床主病】主气血不足之证。

【脉理分析】脉为血之府，气血亏少，不能充盈脉道，故脉道缩窄，脉形细；气血不足，无力鼓动脉搏，故见脉位深而应指无力。

（5）微脉

【脉象特征】极细极软，按之欲绝，似有似无，模糊不清。

【临床主病】主阳衰气少、阴阳气血诸虚之证。

【脉理分析】气血不足，脉道失充，故有形细特点。阳气衰微，鼓动无力，故应指力极弱。轻取似无者是阳气衰，重按似无者是阴血枯竭；久病脉微是正气将绝；新病脉微多是阳气暴脱。

6. 实类脉　此类脉包括实脉、滑脉、紧脉、长脉、弦脉 5 种。其共同特征是脉位较长，应指有力，均主实证。

（1）实脉

【脉象特征】脉满本位，三部举按均有力。脉来充盛有力，其势来盛去亦盛。

【临床主病】主实证。

【脉理分析】邪气亢盛，正气不虚，正邪相搏，气血壅盛，充盈脉管，故脉道坚实，应指有力。平人也可见之，为正气充实，脏腑功能正常之象。

（2）滑脉

【脉象特征】往来流利，如盘走珠，应指圆滑。

【临床主病】主痰饮、食滞、实热。

【脉理分析】实邪郁滞体内，致使气实血涌，血流加快，冲动脉管，故致脉来流利圆滑。平人之脉滑而冲和，是营卫充实之象。妇女妊娠期亦可见之，为气血充盈而调和的表现。

（3）紧脉

【脉象特征】脉来绷急，状如牵绳转索。

【临床主病】主寒，主痛，主宿食。

【脉理分析】寒邪侵犯人体，阻遏阳气，寒邪与正气相争，以致脉道约束拘急，故见脉来绷急而劲，状如绳索。脉见浮紧为寒邪束表，沉紧为里寒。剧痛、宿食见之，也是寒邪、积滞与正气相搏，气机收引，脉道紧束，故见脉来绷急，状如切绳。

（4）长脉

【脉象特征】脉形长，首尾端直，超过本位。

【临床主病】主肝阳有余、阳盛内热等有余之证。

【脉理分析】若脉长而和缓，是中气充足，气机运行畅通，气血并无亏损之平人脉象。若肝阳亢盛，则脉长而弦硬。气逆热炽，痰涎内窒者，则长而兼滑兼数。长而牢者为积聚。

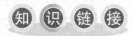

知 识 链 接

脉长而洪数为阳毒内蕴；脉长而洪大为热深、癫狂。

（5）弦脉

【脉象特征】端直以长，如按琴弦。脉势较强而硬。

【临床主病】主肝胆病、诸痛、痰饮、疟疾。

【脉理分析】肝主疏泄，调畅气机，脉以柔和为贵。邪气犯肝，疏泄失职，气机不利，疼痛或痰饮，可阻滞气机，故脉气紧张而见之。少阳胆气不利，也见之。

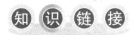

张仲景说："疟脉自弦。"虚劳内伤，中气不足，肝病乘脾，亦常见弦脉；若弦而坚劲，如循刀刃，便是胃气全无，为真脏脉，病多难治。

【考纲摘要】

1.常见脉象的脉象特征及鉴别（浮脉、沉脉、迟脉、数脉、虚脉、实脉、洪脉、细脉、滑脉、涩脉、弦脉、紧脉、缓脉、濡脉、弱脉、微脉、结脉、促脉、代脉、散脉、芤脉、革脉、伏脉、牢脉、疾脉、长脉、短脉、动脉）。

2.常见脉象的临床意义。

（六）脉象鉴别、相兼脉和真脏脉

1.相似脉的鉴别

（1）类比法　　是指将相似脉归类，然后在同一类脉象之间进行比较鉴别。

①浮脉与芤脉、革脉、散脉：四种脉象的脉位均表浅，轻取皆可得。不同的是浮脉举之有余，重按稍减而不空，脉形不大不小；芤脉浮大无力，中间独空，如按葱管；革脉是浮取弦大搏指，外急中空，如按鼓皮；散脉是浮而无根，至数不齐，脉力不匀。

②芤脉与革脉：都有中空之象。但芤脉浮大中空，如按葱管（脉管较软）；革脉浮大搏指，弦急中空，如按鼓皮（脉管较硬）。

③沉脉与伏、牢脉：三者脉位均较深，轻取不应，重按始得。伏脉较沉脉部位更深，须推筋着骨始得；牢脉沉取实大弦长，坚牢不移。

④迟脉与缓脉：两者均有脉来缓慢之感。迟脉一息不足四至；缓脉稍快于迟，一息四至，脉来有怠缓之感。

⑤数脉与滑、疾脉：滑脉与数脉有相似之处，滑脉流利通畅，圆滑似数。但滑指形与势变化，脉率多正常；数指至数而言，一息五至以上。数、疾以息计，疾脉更快于数。

⑥实脉与洪脉：两者在脉势上都是充实有力，但洪脉状若波涛汹涌，盛大满指，来盛去衰，脉位较浅，浮取明显；实脉长大坚实，应指有力，举按皆然，来去俱盛。

⑦细脉与微、弱、濡脉：四者都是脉形细小且软弱无力。细脉形小而应指明显；微脉则极细极软，按之欲绝，有时至数不清，起落模糊；弱脉沉细而无力；濡脉浮细而无力，即脉位与弱脉相反，轻取可以触知，重按反不明显。

⑧弦脉与长、紧脉：弦脉与长脉均有首尾端直，指下挺然，直起直落之感。但长脉超过本部，如循长竿，长而不急；弦脉紧张度较高，如按琴弦。弦脉与紧脉，二者脉气均紧张，但弦脉如按琴弦，无绷急之势，紧脉如按在拉紧的绳索上，脉势绷急，其紧张度比弦脉高。

⑨短脉与动脉：二者在脉形上均有短缩之象。但短脉是长度短缩且涩，常不满三部；动脉其形如豆，常兼滑数有力。

知 识 链 接

《医术》曰："短类于动而衰于动，动脉形滑而且数，短脉形涩而必迟。"

⑩结、代、促脉：三者都属于节律失常而有歇止的脉象。但结、促脉都是不规则的间歇，歇止时间短；而代脉则是有规则歇止，且歇止的时间较长，这是结、促脉与代脉不同之处。结脉与促脉虽都有不规则的间歇，但结脉是迟而歇止，促脉是数而歇止。

（2）对举法　是将相反之脉归类进行比较鉴别的方法。多采用浮、沉、迟、数、虚、实等脉进行归类，然后在同一类脉象之间进行比较鉴别。

①浮与沉：是从脉位鉴别。浮脉轻取即得，重按反而减弱，脉位显现部位浅，主表证，属阳。沉脉轻按不及，重按始得，脉位显现部位深，主里证，属阴。

②迟与数：是从至数言，即从脉率鉴别。迟脉一息不足四至，少于常人脉率，主寒证；数脉一息五至以上，较常人脉率快，主热证。

③虚与实：是从脉势强弱言，即应指有力无力。虚脉三部举按均无力，主虚证；实脉三部举按均有力，主实证。

④长与短：是指脉位应指时能否充满在寸、关、尺三部而言。长脉是脉象的头尾超过寸、关、尺三部，多主阳盛实热之证；短脉是脉象的头尾俱短，不能满部，主气病。

⑤滑与涩：是从脉气的流利度鉴别。滑脉是脉象应指圆滑流利，在指下一滚即过，应指来去时间短，主痰饮、食积、热证；涩脉是脉象应指艰涩不流利，有如刀刮嫩竹，主气滞血瘀、伤精少血。

⑥洪与微：是从脉势盛衰鉴别。洪脉是脉满指下，冲涌有余，主热盛；微脉是脉象细小，应指无力，无论是脉形或至数，均模糊不清，主虚极。

⑦缓与紧：是从脉之弛张度鉴别。缓脉指脉体松软，指下有迟滞怠慢之感，来去时间较长，但至数并不见迟，主湿；紧脉是脉管紧束，绷急，故脉象应指有急劲之势，左右弹指，如绞绳索，主寒。

⑧结与促：二者虽在节律上表现出不规则歇止，但结脉是迟中一止，主阴盛气结，多见于实证；促脉是数中一止，主阳热炽盛之实证。

2. 相兼脉与主病　在前述 28 脉中，有些脉本身就是几种脉组合而成，如牢脉由沉、实、大、弦、长五脉合成。相兼脉，是指两种或两种以上单因素脉同时兼夹组成的脉，简称兼脉、合脉。临床上有二合脉、三合脉、四合脉（如沉数滑实为四合脉）之分。

相兼脉的主病，往往是各脉主病的总和。如沉迟脉主里寒证、浮数脉主表热证、沉细而数主里虚热证。余类推。现将常见的相兼脉和主病列举如下：

（1）浮紧脉　主外感寒邪之表寒证，或风痹疼痛。

（2）浮缓脉　主风邪伤卫，营卫不和，太阳中风的表虚证。

（3）浮数脉　主风热袭表之表热证。

（4）浮滑脉　主风痰或表证夹痰，常见于素体痰盛而又感受风邪者。

（5）沉迟脉　主里寒证，常见于中焦阳虚、阴寒凝滞的病证。

（6）沉弦脉　主肝郁气滞或水饮内停。

（7）沉涩脉　主血瘀，尤常见于阳虚而致的寒凝血瘀证。

（8）沉缓脉　主脾肾阳虚，水湿停滞证。

（9）洪数脉　主气分热盛，多见于外感热病。

（10）弦紧脉　主寒、主痛，常见于寒凝肝脉或肝郁气滞等病证。

（11）弦数脉　常见于肝郁化火或肝胆有热之证。

（12）弦细脉　主肝肾阴虚，或血虚肝郁，或肝郁脾虚证。

（13）滑数脉　主痰热或内热食积证。

（14）弦滑数脉　主肝火夹痰，或风阳上扰、痰火内蕴证。

3. 真脏脉　脉无胃、无神、无根，称为真脏脉，或称为怪脉、鬼祟脉、败脉、死脉、绝脉等，多见于疾病的后期，脏腑之气衰竭，胃气败绝病证。古代医家在《黄帝内经》的基础上将真脏脉归类为"七绝脉"，包括釜沸脉、鱼翔脉、虾游脉、屋漏脉、雀啄脉、解索脉、弹石脉等。各文献中多认为真脏脉是患者病入膏肓，无可救药，必死无疑。但随着医学科学不断发展，对真脏脉有了新认识，真脏脉绝大部分都是心律失常时的脉象特征，多为心脏器质性病变造成，提示疾病极其危重，需全力抢救。

【考纲摘要】

1. 相兼脉的概念与主病。

2. 真脏脉的概念与临床意义。

（七）诊妇人脉和小儿脉

1. 诊妇人脉

（1）诊月经脉　妇人左关尺部忽洪大于右手，无口苦、发热、腹胀等症状，可能为经期或月经将至之常脉。寸关脉调和而尺脉弱或细涩，月经多不利。如闭经见尺脉虚细而涩，为精亏血少之虚闭；尺脉弦涩，则为气滞血瘀之实闭；脉弦滑者，多为痰湿阻于胞宫。如行经期前后出现异常脉象，称为月经病脉。若脉来滑数，多为血热致月经先期；脉来迟涩，多为寒凝致月经后期，可伴经行腹痛等。

（2）诊带下脉　带下病多为脾湿所致，故脉多滑或濡。若滑数或弦数，多主湿热，带下色黄臭秽，可兼有外阴瘙痒；若见沉迟而滑，主寒湿盛，故带下清稀；若沉细而弱，主阳气不足，故带下清稀量多。

（3）诊妊娠脉　妇人婚后，平素月经正常，突然月经停止，脉来滑数冲和，兼见偏食，或见清晨呕恶者，是怀孕的早期征象。妊娠脉特点是少阴脉（尺部）脉动加强，滑疾有力，是聚血养胎、胎气旺盛的征象。凡孕妇脉沉而涩，多为精血不足，胎元受损；涩而无力，多主阳虚、死胎。

知 识 链 接

《素问·平人气象论》曰："妇人手少阴脉动甚者，妊子也。"

《素问·阴阳别论》曰："阴搏阳别，谓之有子。"

（4）临产脉　孕妇将产的脉象特点，一是尺脉"急转如切绳转珠"，二是中指顶节两旁脉动较平时明显而剧烈，均主即将临产。

知 识 链 接

《医存》曰："妇人两中指顶节之两旁，非正产时则无脉，不可临盆，若此处脉跳，腹连腰痛，一阵紧一阵，乃正产时也。"

2. 诊小儿脉　小儿脉与成人脉不同。小儿寸口部位短小，脉气未充，寸关尺三部难分，加之小儿容易哭闹，脉象特征难于把握，故诊小儿脉时，除望食指络脉外，"一指定三部诊法"是诊小儿脉的基本方法。

（1）一指定三部诊法　多用于 3 岁以下的小儿，医生用左手握住小儿手，用右手大拇指按在高骨脉位上，不分三部只定至数；对 4 岁以上的小儿，则以高骨中线为关，用一指向两侧转滚寻觅三部；7~8 岁可挪动拇指诊三部；9~10 岁以上，依次下指，依寸、关、尺三部诊脉；15 岁以上，可按成人三部诊法进行。

（2）小儿脉象特征及主病

【脉象特征】小儿 3 岁以下，一息七八至为平脉；5~6 岁时，一息六至为平脉，七至以上为数脉，四五至为迟脉。

【临床主病】小儿只诊浮沉、迟数、强弱、缓急，以辨别阴阳、寒热、表里、虚实，不详求 28 脉。浮数为阳，沉迟为阴，强弱可测虚实，缓急可辨邪正。数主热，迟主寒。沉滑主痰食，浮滑主风痰。紧主寒，缓主湿，大小不齐是为滞。

【考纲摘要】

1. 小儿正常脉象的特点。
2. 常见小儿病脉的临床意义。

（八）脉诊的临床意义及脉证从舍

1. 脉诊的临床意义

（1）探求病因　各种病因均可引起脉象发生相应变化；反之，从某些特征性脉象中，就可推求出病因。如见浮脉即可判断为风袭，浮紧为风寒之邪为患，浮数为风热之邪为患。

（2）确定病位　疾病千变万化，就病位的浅深而论，不在表即在里，而脉象的浮沉就可以反映病位的浅深（即浮主表、沉主里）；就脏腑定位而言，除可通过左、右三部脉的变化识别外，有些脉象还可直接进行脏腑定位，如在一般情况下，弦脉多主肝病、洪脉多主阳明胃热等。

（3）判断病性　疾病的性质不外寒、热、虚、实，而迟、紧脉多主寒证，数、滑脉多主热证，虚、弱、细、微之脉多主虚证，实、洪、弦、长之脉多主实证。

（4）推断转归　根据脉象的动态变化，还可推断疾病的转归和预后。如久病之脉渐趋和缓有力，提示正气渐复，乃邪退病愈之佳兆；久病诸虚、失血伤津等证而突见洪、实、芤、革及怪脉等，则示邪盛正衰，正气将绝之危候。

知识链接

《景岳全书·脉神章》曰："若欲察病之进退吉凶者，但当以胃气为主，察之之法，如今日尚和缓，明日更弦急，知邪气之愈进，邪愈进则病愈甚矣。今日甚弦急，明日稍和缓，知胃气之渐至，胃气至则病渐轻矣。即如顷刻之间，初急后缓者，胃气之来也；初缓后急者，胃气之去也，此察邪正进退之法也。"

2. 脉症顺逆与从舍 脉症顺逆是指脉与症在病机上的一致和不一致。在通常情况下，疾病所表现于外的症状和脉象在反映疾病本质方面是一致的，即有什么性质的病症，就会产生与其性质相一致的症状和脉象，称脉症相应。但在某些特殊的情况下，疾病的本质与某些症状或者脉象在属性上发生分离，甚至相反，称脉症不相应。从判断疾病的顺逆来说，脉症相应为顺，不相应为逆。如实证而脉见洪、数有力，属脉证相应，为顺，提示邪盛正亦盛，多易治疗，预后良好；若实证反见细、微无力之脉，属脉证相反，为逆，提示邪盛正衰，邪易内陷，治疗困难，预后不良。

脉症不相应，是一个真与假的问题，或症真脉假，或症假脉真，此时必须在辨明疾病本质的前提下，确定脉症的真假从而决定取舍，或舍脉从症或舍症从脉。

（1）舍脉从症 症真脉假时，必须舍脉从症。如在阳明腑实证中，见腹胀满硬痛拒按、大便燥结、舌红苔黄厚焦燥，而脉反见沉细。症所反映的均属阳明腑实，邪热内结的疾病本质，是真热；脉反沉（主里）细（主虚），与症所反应的实热病机相矛盾，属假象，故当舍脉从症而论治。

（2）舍症从脉 症假脉真时，必须舍症从脉。如《伤寒论》中说："伤寒，脉滑而厥热者，里有热，白虎汤主之。"本证的病机乃热邪炽盛，壅闭于里。脉所反映的是真热；而四肢厥冷的症所反映的是寒，与全身热邪郁闭的真正病机相反，属假象。此时应舍症从脉论治，张仲景用白虎汤治之。

脉有从舍，说明脉象只是疾病临床诊断的重要依据，但不是唯一的依据，只有四诊合参，综合判断，才能从舍得宜，辨证精当。

二、按诊

按诊是医生用手触摸、按压患者某些部位，以了解局部冷热、润燥、软硬、压痛、痞块或其他异常变化，从而推断疾病部位、性质和病情轻重等情况的一种诊病方法。

（一）按诊的方法与意义

根据按诊的目的和准备检查的部位不同，应采取不同的体位和手法。诊前首先需选择好体位，然后充分暴露按诊部位。一般患者应取坐位或仰卧位。患者取坐位时，医生可面对患者而坐或站立进行，用左手稍扶病体，右手触摸按压某一局部，多用于皮肤、手足、腧穴的按诊。按胸腹时，患者须采取仰卧位，全身放松，两腿自然伸直，两手臂放在身旁。医生站在患者右侧，用右手或双手对患者身体某些部位进行切按。在切按腹内肿块或腹肌紧张度时，可让患者屈起双膝，使腹肌松弛或做深呼吸，以便于切按。按诊的手法主要有触、摸、按、叩四法。

触是以手指或手掌轻轻接触患者局部皮肤，如额部、四肢及胸腹部的皮肤，以了解肌肤的凉热、润燥等情况的一种按诊方法。

摸是以手指稍用力寻抚局部，如胸腹、腧穴、肿胀部位等，来探明局部的感觉情况，有无疼痛，以及肿物的形态、大小等，以辨病位及虚实。

按是以重手按压或推寻局部，如胸腹、肿物部位，以了解深部有无压痛或肿块及肿块的形态、质地、大小、活动程度、肿胀程度、性质等，以辨脏腑虚实和邪气的性质。

以上三法的区别表现在指力轻重不同，所达部位浅深有别。触者用手轻触皮肤；摸者稍用力达于肌层；按则重指力诊筋骨或腹腔深部。临床操作时可综合运用。一般是先触摸，后按压，由轻而重，由浅入深，先远后近，先上后下地进行诊察。

叩即叩击法，是医生用手叩击患者身体某部，使之震动产生叩击音、波动感或震动感，以此来确定病变的性质和程度的一种检查方法。叩击法有直接叩击法和间接叩击法两种。

直接叩击法是医生用中指指尖或并拢的二、三、四、五指的掌面直接敲击体表部位。例如，对鼓胀患者可进行直接叩诊，若叩之如鼓者为气臌，叩之音浊者为水臌。也可将手放于患者腹部两侧对称部位，用一侧手叩击，若对侧手掌感到有震动波者，是有积水的表现。

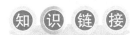

《素问·至真要大论》说："诸病有声，鼓之如鼓，皆属于热。"

间接叩击法是医生用左手掌平贴在体表，右手握成空拳叩击左手背，边叩边询问患者叩击部位的感觉，有无局部引痛，以推测病变部位和程度。如腰部有叩击痛，除考虑可能与局部骨骼疾病有关外，主要与肾脏疾病有关。

按诊时应注意：医生举止要稳重大方，态度要严肃认真，手法要轻巧柔和，避免突然暴力或冷手按诊。争取患者的主动配合，使患者能准确地反映病位的感觉。要边检查边注意观察患者的表情变化，以了解病痛所在的准确部位及程度。

按诊是切诊的一部分，通过按诊不仅可以进一步探明疾病的部位、性质和程度，同时也使一些病证表现进一步客观化，它是对望、闻、问诊所获资料的补充和完善，为全面分析病情、判断疾病提供重要的指征和依据。

（二）按诊的内容

按诊的运用相当广泛，临床上常用的有按肌肤、按手足、按胸胁、按脘腹、按腧穴等。

1. **按肌肤**　是通过诊察肌肤的寒热、润燥、滑涩、疼痛、肿胀、疮疡等不同情况，来分析疾病的寒热虚实及气血阴阳盛衰的诊断方法。

（1）诊寒热　按肌肤的寒热可了解人体阴阳的盛衰、表里虚实和邪气的轻重。总体而言，肌肤寒冷、体温偏低者为阳气衰少；若四肢厥冷而大汗淋漓、面色苍白、脉微欲绝者为亡阳之征。肌肤灼热，体温升高者为阳气盛，多为实热证。若汗出如油，四肢肌肤尚温而脉躁疾无力者，为亡阴之征。身灼热而肢厥为阳热盛，格阴于外所致，属真热假寒证。外感病汗出热退身凉，为表邪已解。皮肤无汗而灼热者，为热甚。身热初按热甚，久按热反转轻者为热在表；久按其热反甚者为热在里。局部病变从按肌肤之寒热可辨证之阴阳。皮肤不热，红肿不明显者，多为阴证；皮肤灼热而红肿疼痛者，多为阳证。

（2）诊润燥滑涩　通过触摸皮肤的滑润和燥涩，可以了解汗出与否及气血津液的盈亏。如皮肤干燥者为无汗或津伤，湿润者为身已出汗；肌肤滑润者为气血充盛，肌肤枯涩者为气血不足。新病皮肤多滑润而有光泽，为气血未伤之表现。久病肌肤枯涩者，为气血两伤。肌肤甲错者，多为血虚失荣或瘀血所致。

（3）诊疼痛　通过触摸肌肤疼痛的程度，可以分辨疾病的虚实。如肌肤濡软，按之痛减者，为虚证；硬痛拒按者，为实证。轻按即痛者，病在表浅；重按方痛者，病在深部。

（4）诊肿胀　用手按压肌肤肿胀程度，以辨别水肿和气肿。按之凹陷，不能即起者，为水肿；按之凹陷，举手即起者，为气肿。

（5）诊疮疡　触按疮疡局部的凉热、软硬，来判断证之阴阳寒热。若肿硬不热者，属寒证；肿处灼手而压痛者，属热证。根盘平塌漫肿者，属虚证；根盘紧束而高起者，属实证。患处坚硬多无脓，边硬顶软的已成脓。

2. **按手足**　通过触摸患者手足部位的冷热，来判断疾病的寒热虚实。凡手足俱冷者，是阳虚寒盛，属寒证；手足俱热者，多为阳热炽盛，属热证。但亦有因阳热太盛，阳气闭郁于内，不得外达而四肢厥冷的里热证，即热深厥亦深的表现，应注意鉴别。热证见手足热者，属顺候；热证反见手足逆冷者，属逆候。

诊手足时，还可做比较诊法。如手足心与手足背比较，若手足背热甚者多为外感发热，手足心热甚者多为内伤发热。手心热与额上热比较，若额上热甚于手心热者为表热，手心热甚于额上热者为里热。

在儿科方面，以小儿指尖冷主惊厥，中指独热主外感风寒，中指指尖独冷者为麻痘将发之象。

此外，诊手足寒温对判断阳气存亡、推测疾病预后，亦具有重要意义。若阳虚证，四肢犹温，为阳气尚存，病虽重尚可治疗；若四肢厥冷，多预后不良。

3. 按胸胁　根据病情的需要，有目的地对前胸和胁肋部进行触摸、按压或叩击，以了解局部及内脏病变的情况。前胸部即缺盆（锁骨上窝）至横膈以上。侧胸部又称胁部，即胸部两侧，由腋下至第11、12肋骨端的区域。胸内藏心肺，胁内包含肝胆。所以胸胁按诊除排除局部皮肤、经络、骨骼之病变外，主要是用以诊察心、肺、肝、胆等脏腑的病变。按胸胁包括按胸部和按胁部两部分。

（1）按胸部　胸为心肺之所居，按胸部可以了解心肺及虚里的病变情况。前胸高起，叩之膨膨然，其音清者，多为肺胀，亦见于气胸；若按之胸痛，叩之音浊者，常为饮停胸膈或痰热壅肺；胸部外伤则见局部青紫肿胀而拒按。

虚里位于左侧第4、5肋间，心尖搏动处，为诸脉之所宗。诊虚里是按胸部的重要内容。按虚里可测知宗气之强弱、疾病之虚实、预后之吉凶。尤以危急病证寸口脉难凭时，诊虚里更具有重要的诊断价值。诊虚里时，患者取仰卧位，医生站其右侧，用右手平抚于虚里部，注意诊察动气之强弱、至数和聚散。正常情况下，虚里搏动不显，仅按之应手，其搏动范围直径为2~2.5cm，动而不紧，缓而不怠，节律清晰，是心气充盛，宗气积于胸中，为平人无病的征象。

知 识 链 接

《素问·平人气象论》说："胃之大络，名曰虚里，贯膈络肺，出于左乳下。其动应衣，脉宗气也。盛喘数绝者，则病在中，结而横有积矣，绝不至曰死。"

虚里按之其动微弱者为不及，是宗气内虚之征。搏动迟弱，或久病体虚而动数者，皆为心阳不足。若动而应衣为太过，是宗气外泄之象。按之弹手，洪大而搏，或绝而不应者，是心气衰绝，证属危候。孕妇胎前产后，虚里动高者为恶候。虚损劳瘵之病，虚里日渐动高者为病进。

虚里搏动数急而时有一止，为中气不守。胸高而喘，虚里搏动散漫而数者，为心肺气绝之兆。虚里动高，聚而不散者，为热甚，多见于外感热邪或小儿食滞、痘疹将发之时。

（2）按胁部　肝胆位居右胁，肝胆经脉分布两胁，故按胸胁主要是了解肝胆疾病。按胁部除在胸侧腋下至肋弓部位进行按、叩外，还应由中上腹部向肋弓方向轻循，并按至肋弓下，以了解肋内脏器等状况。胁痛喜按，胁下按之空虚无力为肝虚；胁下肿块，刺痛拒按为气滞血瘀；右胁下肿块，按之表面凹凸不平，应警惕肝癌；右胁胀痛，摸之有热感，拒按者，多为肝痈；疟疾后左胁下可触及痞块，按之硬者为疟母。

4. 按脘腹　膈以下为腹部。胃脘相当于上腹中部（在剑突下的部位称心下），脐上部位称大腹，亦称脐周部位为脐腹，脐下部位至耻骨上缘称小腹，小腹的两侧称为少腹。按脘腹的主要内容如下：

（1）按胃部（含心下）　胃脘痞满，按之较硬而痛者属实证，主实邪聚结胃脘；按之濡软无痛者属虚证，主胃腑虚弱；按之有形而胀痛，推之辘辘有声，为胃中有水饮。

（2）按大腹　按腹部肌肤觉凉者，多属寒证；肌肤灼热者，多属热证。腹痛喜按痛减为虚；腹痛拒按者属实。腹满按之饱满充实有弹性、有压痛者，多为实满；腹满按之虚软无弹性、无压痛者，多为虚满。腹部高度胀大，如鼓之状，称为鼓胀，其鉴别方法为：医生两手置于腹部两侧对应位置，一手轻轻叩拍腹壁，另一手有波动感，按之如囊裹水者为水臌；另一手无波动感，且叩击音如鼓音者，为气臌。

（3）按小腹和少腹　右少腹痛剧，按之痛甚或有反跳痛者，为肠痈；左少腹作痛伴便秘，按之累累有硬块者，为肠中宿粪。腹部肿块，按诊时要注意大小、形状、硬度、压痛和移动度。凡肿块推之不移，痛有定处者，为癥积，病在血分；推之可移，痛无定处或聚散不定者，为瘕聚，病在气分。

5. 按腧穴　指按压身体上某些特定穴位，通过穴位的变化和反应来判断内脏某些疾病的方法。腧穴是脏腑经络之气转输之处，是内脏病变反映于体表的反应点。按腧穴要注意发现穴位上是否有结节或条索状物，其异常反应主要为有无压痛或其他敏感反应，然后结合望、闻、问诊所得资料，综合分析判断内脏疾病。如肺俞穴若摸到结节，或按中府穴有明显压痛者，为肺病的反应；按上巨虚穴有显著压痛者，为肠痈（阑尾炎）的表现；肝病患者在肝俞或期门穴常有压痛等。按压这些特定腧穴，具有重要的诊断价值。

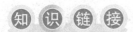

诊断脏腑病变的常用腧穴

肺病：中府、肺俞、太渊

心病：巨阙、膻中、大陵

肝病：期门、肝俞、太冲

脾病：章门、太白、脾俞

肾病：气海、太溪

大肠病：天枢、大肠俞

小肠病：关元

胆病：日月、胆俞

胃病：胃俞、足三里

膀胱病：中极

【考纲摘要】

1. 按诊的方法与注意事项。

2. 按肌肤手足的内容及其临床意义。

3. 按腹部辨疼痛、痞满、积聚的要点。

4. 按胸部虚里的内容及其临床意义。

5. 按腧穴的内容及其临床意义。

复习思考

一、A 型题

1. 望神最主要是可以判断（　　　）

　　A. 气血的盛衰　　　　　　B. 津液的盈亏　　　　　　C. 病性的寒热

　　D. 精气的盛衰　　　　　　E. 邪正的强弱

2. 出现少神的原因是（　　　）

　　A. 精气充盛，体健神旺

　　B. 精气大伤，功能衰减

　　C. 精气不足，功能减弱

　　D. 虽病而精气未衰，预后良好

　　E. 脏腑精气极度衰竭

3. 病人本来毫无食欲，久不能食，突然索食，且食量大增，此为（　　　）

　　A. 得神　　　　　　　　　B. 少神　　　　　　　　　C. 失神

　　D. 假神　　　　　　　　　E. 神乱

4. 面色随四季时令不同而微有变化，夏天的面色相应为（　　　）

　　A. 稍白　　　　　　　　　B. 稍赤　　　　　　　　　C. 稍青

　　D. 稍黄　　　　　　　　　E. 稍黑

5. 面色白虚浮，多属于（　　　）

    A. 阳虚水泛   B. 血虚   C. 阴寒内盛

    D. 气虚   E. 阳气暴脱

6. 下列哪项不是青色主病（　　　）

    A. 寒证   B. 血瘀   C. 疼痛

    D. 惊风   E. 水饮

7. 戴阳证的面色是（　　　）

    A. 满面通红   B. 两颧潮红   C. 面色苍白

    D. 面色萎黄   E. 平素面色苍白，时见泛红如妆

8. 下列各项，属实热证的是（　　　）

    A. 头颅过大   B. 头颅过小   C. 囟填

    D. 囟陷   E. 解颅

9. 按五轮学说之两目白睛是（　　　）

    A. 风轮   B. 血轮   C. 肉轮

    D. 水轮   E. 气轮

10. 两目眦赤痛，其病因为（　　　）

    A. 心火   B. 肺火   C. 脾有湿热

    D. 外感风热   E. 肝经风热

11. 唇内和口腔肌膜出现灰白色小溃疡，周围红晕，局部灼痛者称为（　　　）

    A. 鹅口疮   B. 口糜   C. 口疮

    D. 口噤   E. 口喎

12. 煤气中毒的口唇色为（　　　）

    A. 暗黑   B. 青紫   C. 紫红

    D. 深红   E. 樱桃红

13. 咽部深红，肿痛明显者，属（　　　）

    A. 阴虚证   B. 气虚证   C. 血虚证

    D. 实热证   E. 湿热证

14. 颈侧颌下有肿块如豆，累累如串珠，是为（　　　）

    A. 颈瘿   B. 颈瘘   C. 颈痈

    D. 甲亢   E. 瘰疬

15. 肌肤甲错，多属下列哪项所致（　　　）

    A. 气滞   B. 血虚   C. 血瘀

D. 血热　　　　　　　　　E. 津亏

16. 斑的临床表现应除外（　　　）

A. 多点大成片　　　　　B. 平铺于皮肤　　　　　C. 抚之不碍手

D. 按压退色　　　　　　E. 色深红或青紫

17. 皮肤出现红斑，迅速形成丘疹、水疱，破后渗液，出现红色湿润之糜烂面者，是为（　　　）

A. 阴疽　　　　　　　　B. 水痘　　　　　　　　C. 黄水疮

D. 风疹　　　　　　　　E. 湿疹

18. 痰少而黏，难于咯出者，多属（　　　）

A. 寒痰　　　　　　　　B. 湿痰　　　　　　　　C. 热痰

D. 燥痰　　　　　　　　E. 风痰

19. 咯痰白滑，量多易出者，属（　　　）

A. 燥痰　　　　　　　　B. 寒痰　　　　　　　　C. 热痰

D. 湿痰　　　　　　　　E. 肺痈之痰

20. 鼻流浊涕，质稠量多，气味腥臭的临床意义是（　　　）

A. 外感风热　　　　　　B. 湿热蕴阻　　　　　　C. 外感风寒

D. 风寒束肺　　　　　　E. 燥邪犯肺

21. 邪热犯胃而致呕吐，呕吐物的特点是（　　　）

A. 呕吐物清稀　　　　　B. 呕吐物酸臭　　　　　C. 伴食物残渣

D. 伴暗红色血　　　　　E. 呕吐黄绿苦水

22. 望小儿指纹一般适用于几岁以内的儿童（　　　）

A. 5 岁　　　　　　　　B. 6 岁　　　　　　　　C. 1 岁

D. 3 岁　　　　　　　　E. 10 岁

23. 小儿指纹沉隐的临床意义是（　　　）

A. 表证　　　　　　　　B. 里证　　　　　　　　C. 实证

D. 虚证　　　　　　　　E. 热证

24. 小儿指纹紫红属（　　　）

A. 里热证　　　　　　　B. 里实证　　　　　　　C. 里虚证

D. 里寒证　　　　　　　E. 血瘀证

25. 下列连舌本、散舌下的经脉是（　　　）

A. 手少阴经　　　　　　B. 足太阴经　　　　　　C. 足少阴经

D. 足厥阴经　　　　　　E. 手太阴经

26. 判断心肺的病变，可以观察（　　　）

　　A. 舌面　　　　　　　　B. 舌尖　　　　　　　　C. 舌边

　　D. 舌中　　　　　　　　E. 舌根

27. 舌根所候的脏腑是（　　　）

　　A. 肝胆　　　　　　　　B. 脾胃　　　　　　　　C. 三焦

　　D. 心肺　　　　　　　　E. 肾

28. 下列哪项不属于舌象的生理变异因素（　　　）

　　A. 情志　　　　　　　　B. 年龄　　　　　　　　C. 性别

　　D. 气候　　　　　　　　E. 体质

29. 正常舌象中下列哪一项不对（　　　）

　　A. 舌体柔软　　　　　　B. 舌色鲜红　　　　　　C. 大小适中

　　D. 舌苔薄白　　　　　　E. 舌质干湿适中

30. 下列除哪项外，均属望舌体内容（　　　）

　　A. 舌的颜色　　　　　　B. 舌的形质　　　　　　C. 舌的动态

　　D. 舌下络脉　　　　　　E. 舌苔的质地

31. 下述哪项不是淡白舌的主病（　　　）

　　A. 血虚　　　　　　　　B. 阳虚　　　　　　　　C. 寒证

　　D. 阴虚　　　　　　　　E. 气血两虚

32. 邪热深入营血所表现的舌象是（　　　）

　　A. 红舌　　　　　　　　B. 青舌　　　　　　　　C. 绛舌

　　D. 淡舌　　　　　　　　E. 紫舌

33. 阳虚湿盛的舌象是（　　　）

　　A. 舌红苔白滑　　　　　B. 舌淡嫩苔白滑　　　　C. 舌绛苔黏腻

　　D. 舌红瘦苔黑　　　　　E. 舌边红苔黑润

34. 舌边见有芒刺多是（　　　）

　　A. 心火亢盛　　　　　　B. 肝胆火旺　　　　　　C. 胃肠热盛

　　D. 阴虚火旺　　　　　　E. 脾胃热盛

35. 舌红而肿胀满口，边有齿痕者，是为（　　　）

　　A. 阳虚水停　　　　　　B. 脾气虚弱　　　　　　C. 气血不足

　　D. 邪热炽盛　　　　　　E. 湿热痰浊

36. 舌伸长于口外，内收困难为（　　　）

　　A. 舌痿软　　　　　　　B. 舌麻痹　　　　　　　C. 舌纵

D. 吐舌　　　　　　　　E. 强硬舌

37. 歪斜舌的临床意义为（　　　）

A. 伤阴　　　　　　　　B. 血虚　　　　　　　　C. 中风

D. 气虚　　　　　　　　E. 热盛

38. 观察舌苔的厚薄，主要了解（　　　）

A. 邪气的深浅　　　　　B. 津液的存亡　　　　　C. 胃气的有无

D. 湿浊的消长　　　　　E. 病情的预后

39. 舌苔的形成原因主要是（　　　）

A. 邪气过盛　　　　　　B. 正气不足　　　　　　C. 胃气熏蒸

D. 湿热下注　　　　　　E. 津液上行

40. 舌底络脉青紫曲张主病（　　　）

A. 脾胃湿热　　　　　　B. 血分热盛　　　　　　C. 气滞血瘀

D. 痰浊内阻　　　　　　E. 津液亏虚

41. 白厚腻苔的临床意义是（　　　）

A. 阴虚火旺　　　　　　B. 里热炽盛　　　　　　C. 外感寒湿

D. 阳虚内寒　　　　　　E. 湿浊食积

42. 舌苔有根无根的临床意义是（　　　）

A. 气血盈亏　　　　　　B. 胃气有无　　　　　　C. 邪气盛衰

D. 津液存亡　　　　　　E. 脏腑虚实

43. 神识不清，语无伦次，声高有力，称为（　　　）

A. 郑声　　　　　　　　B. 谵语　　　　　　　　C. 独语

D. 错语　　　　　　　　E. 语言謇涩

44. 独语、错语的共同病因是（　　　）

A. 风痰阻络　　　　　　B. 热扰心神　　　　　　C. 心气大伤

D. 心气虚弱　　　　　　E. 痰火扰心

45. 呼吸困难，短促急迫，甚则鼻翼扇动，不能平卧，称为（　　　）

A. 哮　　　　　　　　　B. 喘　　　　　　　　　C. 短气

D. 少气　　　　　　　　E. 气粗

46. 顿咳常见于（　　　）

A. 青年　　　　　　　　B. 老年　　　　　　　　C. 小儿

D. 男性　　　　　　　　E. 女性

47. 下列哪项不是哮病发生的原因（　　　）

A. 痰饮内伏　　　　　　B. 外邪诱发　　　　　　C. 情志内伤

D. 过食酸咸生冷　　　　E. 久居寒湿之地

48. 大便溏泻而腥者，为（　　　）

　　A. 肠有郁热　　　　　　B. 脾胃虚寒　　　　　　C. 宿食停滞

　　D. 湿热蕴肠　　　　　　E. 脾肾虚寒

49. 肝气郁结者多见（　　　）

　　A. 太息　　　　　　　　B. 少气　　　　　　　　C. 嗳气

　　D. 短气　　　　　　　　E. 夺气

50. 带下黄稠而臭秽者，多属（　　　）

　　A. 寒湿　　　　　　　　B. 瘀血　　　　　　　　C. 气滞

　　D. 湿热　　　　　　　　E. 癌肿

51. 下列哪项不是问诊的注意事项（　　　）

　　A. 安静环境　　　　　　B. 关爱病人　　　　　　C. 用医学术语

　　D. 重视主诉　　　　　　E. 危重病人，抢救为先

52. 下述何项唯有通过问诊获知（　　　）

　　A. 面赤　　　　　　　　B. 胁胀　　　　　　　　C. 苔白

　　D. 汗出　　　　　　　　E. 水肿

53. 外感风寒之邪初期的临床表现为（　　　）

　　A. 寒热俱重　　　　　　B. 发热重恶寒轻　　　　C. 寒热俱轻

　　D. 恶寒重发热轻　　　　E. 但寒不热

54. 病人午后发热明显，特点是身热不扬，属于哪项发热（　　　）

　　A. 日晡潮热　　　　　　B. 湿温潮热　　　　　　C. 阴虚潮热

　　D. 微热　　　　　　　　E. 气虚发热

55. 自汗的临床意义是（　　　）

　　A. 血虚　　　　　　　　B. 阴虚　　　　　　　　C. 气滞

　　D. 气虚　　　　　　　　E. 痰盛

56. 外感热病中，正邪相争，提示病变发展转折点的是（　　　）

　　A. 盗汗　　　　　　　　B. 战汗　　　　　　　　C. 自汗

　　D. 大汗　　　　　　　　E. 绝汗

57. 因精血不足所致的疼痛是哪项（　　　）

　　A. 掣痛　　　　　　　　B. 绞痛　　　　　　　　C. 胀痛

　　D. 隐痛　　　　　　　　E. 重痛

58. 血瘀致痛的临床表现是（　　　）

 A. 胀痛   B. 刺痛   C. 重痛

 D. 走窜痛   E. 空痛

59. 颠顶部位头痛属于（　　　）

 A. 阳明头痛   B. 少阳头痛   C. 厥阴头痛

 D. 太阳头痛   E. 少阴头痛

60. 胸闷心痛如刺，多属下列哪项（　　　）

 A. 肺阴虚   B. 心血瘀阻   C. 痰热阻肺

 D. 心气不足   E. 风寒束肺

61. 结石阻滞胆管所引起上腹痛的疼痛性质属于（　　　）

 A. 刺痛   B. 胀痛   C. 绞痛

 D. 掣痛   E. 灼痛

62. 胁胀多与哪些脏腑有关（　　　）

 A. 心肺   B. 脾胃   C. 胃肠

 D. 肾   E. 肝胆

63. 脘痞，纳呆呕恶，苔腻的临床意义是（　　　）

 A. 湿邪困脾   B. 寒邪犯胃   C. 脾肾阳虚

 D. 脾胃气虚   E. 热邪犯胃

64. 视物旋转动荡，或眼前如有蚊蝇飞动之感者为（　　　）

 A. 目痛   B. 目痒   C. 目眩

 D. 歧视   E. 目昏

65. 厌食，脘腹胀痛，嗳腐食臭的临床意义是（　　　）

 A. 脾胃气虚   B. 湿邪困脾   C. 肝胆湿热

 D. 脾胃阳虚   E. 食滞胃脘

66. 厌食油腻，胁肋胀痛，舌苔黄腻，可见于（　　　）

 A. 胃腑食滞   B. 脾胃湿热   C. 肝胆湿热

 E. 肝胃不和   D. 痰湿内蕴

67. 肝脾不调证可出现下列哪项表现（　　　）

 A. 里急后重   B. 肛门灼热   C. 溏结不调

 D. 完谷不化   E. 脓血便

68. 肛门气坠，其常见病因为（　　　）

 A. 肺气虚弱   B. 中气下陷   C. 湿热蕴脾

D. 肝胃蕴热　　　　　　　E. 肾气亏虚

69. 月经淡红、质稀、量少的临床意义是（　　　）

　　A. 气虚　　　　　　　　B. 血虚　　　　　　　　C. 血热

　　D. 寒凝　　　　　　　　E. 气郁

70. 按寸口脉分候脏腑，左关脉可候（　　　）

　　A. 心与膻中　　　　　　B. 肾与小腹　　　　　　C. 脾与胃

　　D. 肺与胸中　　　　　　E. 肝胆与膈

71. 诊脉时，医者手指与受诊者体表所成角度为（　　　）

　　A. 60°　　　　　　　　　B. 90°　　　　　　　　　C. 30°

　　D. 45°　　　　　　　　　E. 70°

72. 医生手指用力由轻到重，由重到轻，左右前后推寻以体察脉象的方法称为（　　　）

　　A. 举法　　　　　　　　B. 按法　　　　　　　　C. 寻法

　　D. 循法　　　　　　　　E. 推法

73. "有神"之脉象的临床表现是（　　　）

　　A. 从容和缓　　　　　　B. 不疾不徐　　　　　　C. 不浮不沉

　　D. 脉率整齐　　　　　　E. 尺部沉取有力

74. "有根"之脉象的临床表现是（　　　）

　　A. 从容和缓　　　　　　B. 不疾不徐　　　　　　C. 不浮不沉

　　D. 脉率整齐　　　　　　E. 尺部沉取有力

75. 数脉的特征是（　　　）

　　A. 一息五至　　　　　　B. 一息四至　　　　　　C. 一息八至

　　D. 一息七至以上　　　　E. 一息五至以上，不足七至

76. 迟脉的临床意义是（　　　）

　　A. 痰饮　　　　　　　　B. 虚热证　　　　　　　C. 寒证

　　D. 血瘀　　　　　　　　E. 气滞

77. 具有脉形宽大，来盛去衰特征的是（　　　）

　　A. 大脉　　　　　　　　B. 芤脉　　　　　　　　C. 洪脉

　　D. 牢脉　　　　　　　　E. 实脉

78. 脉来数而时有一止，止无定数。其脉是（　　　）

　　A. 代脉　　　　　　　　B. 数脉　　　　　　　　C. 结脉

　　D. 促脉　　　　　　　　E. 弦脉

79. 往来流利，应指圆滑，如盘走珠。其脉是（　　　）

A. 动脉　　　　　　　　　B. 濡脉　　　　　　　　　C. 洪脉

D. 实脉　　　　　　　　　E. 滑脉

80. 肝胆病常见的脉象是（　　　　）

A. 滑脉　　　　　　　　　B. 紧脉　　　　　　　　　C. 细脉

D. 促脉　　　　　　　　　E. 弦脉

81. 结脉与促脉的主要不同点，在于（　　　　）

A. 脉位的浮沉　　　　　　B. 脉力的大小　　　　　　C. 脉形的长短

D. 脉率的齐否　　　　　　E. 脉率的快慢

82. 弦脉的脉象特征是（　　　　）

A. 如按葱管　　　　　　　B. 如水漂木　　　　　　　C. 如按琴弦

D. 如按鼓皮　　　　　　　E. 如循刀刃

83. 里寒证的脉象是（　　　　）

A. 沉迟脉　　　　　　　　B. 浮紧脉　　　　　　　　C. 沉涩脉

D. 芤弦脉　　　　　　　　E. 沉微脉

84. 右少腹痛剧，按之痛甚或有反跳痛者，当属下列哪项（　　　　）

A. 肠痈　　　　　　　　　B. 气滞　　　　　　　　　C. 痞证

D. 虫积　　　　　　　　　E. 鼓胀

85. 腹大而胀，叩之如鼓者为（　　　　）

A. 气臌　　　　　　　　　B. 水臌　　　　　　　　　C. 食积

D. 癥积　　　　　　　　　E. 瘕聚

86. 诊断疼痛虚实的方法是（　　　　）

A. 疼痛的部位　　　　　　B. 痛时姿势　　　　　　　C. 痛处的颜色

D. 痛处皮肤温度　　　　　E. 痛处喜按或拒按

87. 按肌肤尚温，并见汗出如油，脉躁疾无力者为（　　　　）

A. 亡阳证　　　　　　　　B. 亡阴证　　　　　　　　C. 实热证

D. 表热证　　　　　　　　E. 湿热证

二、B 型题

A. 面色荣润，含蓄不露　　B. 面色少华，精神不振　　C. 面色无华，反应迟钝

D. 喃喃自语，哭笑无常　　E. 突然言语不休，想见亲人，但烦躁不安

88. 失神的表现是（　　　　）

89. 假神的表现是（　　　　）

A. 青色、赤色　　　　　　B. 青色、黑色　　　　　　C. 黄色、黑色

D. 赤色、白色   E. 赤色、黑色

90. 主瘀血证的面色有（　　　）

91. 主水湿内停证的面色有（　　　）

A. 痛极   B. 血瘀   C. 虚热

D. 热极   E. 煤气中毒

92. 口唇青黑，多属（　　　）

93. 口唇樱桃红色，多属（　　　）

A. 寒痰   B. 热痰   C. 湿痰

D. 燥痰   E. 咯血

94. 痰白清稀者，多为（　　　）

95. 痰白滑量多者，多为（　　　）

A. 外感表证   B. 里实热证   C. 痛证、惊风

D. 血络郁闭   E. 脾虚、疳积

96. 小儿指纹青色，主病是（　　　）

97. 小儿指纹鲜红，主病是（　　　）

A. 心脾有热   B. 瘀痰阻络   C. 热盛伤津

D. 气血亏虚   E. 寒凝筋脉

98. 吐弄舌主病为（　　　）

99. 歪斜舌主病为（　　　）

A. 花剥苔   B. 类剥苔   C. 燥苔

D. 糙苔   E. 地图舌

100. 舌苔不规则脱落，边缘突起，界限清楚的是（　　　）

101. 舌苔干燥，粗糙，津液全无的是（　　　）

A. 舌苔的润燥   B. 舌苔的厚薄   C. 舌苔的颜色

D. 舌苔的腻腐   E. 舌苔有根无根

102. 辨别病邪的性质可依据（　　　）

103. 辨别邪气的深浅可依据（　　　）

A. 舌红绛少苔   B. 舌红苔黄腻   C. 舌红苔薄黄

D. 舌红有裂纹   E. 舌红绛有芒刺

104. 阴虚内热证的舌象表现是（　　　）

105. 邪热内蕴证的舌象表现是（　　　）

A. 郑声   B. 谵语   C. 独语

D. 错语　　　　　　　　E. 狂言

106. 自言自语，喃喃不止，见人则止，首尾不续者，称为（　　　）

107. 患者神识清楚而语言时有错乱，语后自知言错者，称为（　　　）

A. 哮　　　　　　　　B. 喘　　　　　　　　C. 短气

D. 少气　　　　　　　E. 夺气

108. 呼吸急促似喘，喉间有哮鸣音，称为（　　　）

109. 呼吸短促而不相接续，气短不足以息，称为（　　　）

A. 寒湿泄泻　　　　　B. 肠有郁热　　　　　C. 痢疾

E. 肠痈　　　　　　　D. 食积化腐下趋

110. 大便臭秽难闻者，多属（　　　）

111. 大便臭如败卵，或夹有未消化食物者，为（　　　）

A. 发热恶寒　　　　　B. 但热不寒　　　　　C. 发热恶风

D. 寒热往来　　　　　E. 但寒不热

112. 里热证为（　　　）

113. 里寒证为（　　　）

A. 阴虚证　　　　　　B. 血虚证　　　　　　C. 阳虚证

D. 津亏证　　　　　　E. 气脱证

114. 自汗多见于（　　　）

115. 盗汗多见于（　　　）

A. 太阳经　　　　　　B. 少阳经　　　　　　C. 阳明经

D. 少阴经　　　　　　E. 厥阴经

116. 两侧头痛属于（　　　）

117. 前额连眉棱骨痛属于（　　　）

A. 食欲减退　　　　　B. 多食易饥　　　　　C. 饥不欲食

D. 偏嗜异物　　　　　E. 厌食

118. 胃强脾弱多致（　　　）

119. 胃阴不足多致（　　　）

A. 洪脉　　　　　　　B. 濡脉　　　　　　　C. 浮脉

D. 虚脉　　　　　　　E. 细脉

120. 举之无力，按之空虚的脉象是（　　　）

121. 浮细无力而软的脉象是（　　　）

A. 脉迟而时有一止，止无定数

B. 脉数而时有一止，止无定数

C. 脉短如豆，滑数有力

D. 脉来时有一止，止有定数，良久复来

E. 脉来绷急，状如绳索

122. 促脉的脉象特征是（   ）

123. 紧脉的脉象特征是（   ）

A. 洪脉   B. 芤脉   C. 弦脉

D. 濡脉   E. 涩脉

124. 失血常见脉象为（   ）

125. 血瘀常见脉象为（   ）

A. 痰饮   B. 血分   C. 水分

D. 寒凝   E. 气分

126. 腹部肿块推之不移，痛有定处的临床意义是病在（   ）

127. 腹部肿块推之可移，痛无定处的临床意义是病在（   ）

三、简答题

1. 何谓五色主病？试述五色主病的内容。

2. 简述斑与疹的区别。

3. 正常舌象有什么特征？

4. 喘与哮的鉴别。

5. 简述产生疼痛的病机。

6. 表证如何辨汗？临床意义是什么？

7. 简述洪脉、滑脉、弦脉的脉象特征及主病。

8. 通过按诊怎样鉴别腹胀之虚实？

四、案例分析

1. 患者谢某，女，35岁，食生冷食物后不久腹部突发绞痛，疼痛难忍，请结合望诊相关知识分析该患者会呈现的病理面色。

2. 患者涂某，男，44岁，现食欲不振，肚子胀满，舌面上有一层像垢物一样黏黏厚厚、不易刮去的舌苔，请结合舌诊相关知识分析该患者舌苔及其成因。

3. 患者，男，40岁，高热39℃，并见面赤口渴、大汗出、脉洪大，请结合问诊相关知识分析其证候。

扫一扫，看课件

模 块 十

辨 证

【学习目标】

知识目标：能准确叙述八纲辨证、脏腑辨证、气血津液辨证的基本知识及常见证型的临床表现；能叙述八纲辨证、脏腑辨证、气血津液辨证的病因病机；能概述六经辨证、卫气营血辨证、三焦辨证的变化规律及证候特点。

能力目标：学会运用八纲辨证、脏腑辨证、气血津液辨证的基本知识，从四诊资料中提炼出病机并进行病案分析，能够判断出病因、病位、病性、病势等。

素质目标：引导学生学习和运用辨证的方法，去分析、解决问题，形成自主学习意识，在学习中体会到成功的愉悦。

辨证论治是中医诊断和治疗疾病的基本原则，"论治"主要建立在"辨证"的基础上。辨证，就是分析、辨别疾病的证候性质，也是中医认识和诊断疾病的方法。

"辨"是识别、分析；"证"即证候，指的是机体在疾病发展过程中某一阶段的病理概括，它包括了病变的部位、原因、性质，以及邪正关系，反映出疾病在其发展过程中某一阶段病理变化的本质。

辨证是以阴阳、五行、脏腑、经络、精气血津液等学说为理论依据，将整体观念作为指导思想，对四诊所收集的资料（症状与体征等）进行综合、分析、归纳，在辨明疾病发生的原因、病变的部位、疾病的性质及邪正盛衰的基础上确立证候及诊断，为治疗提供依据。因此，辨证的过程实际上是认识疾病的过程。

历代医家通过长期的临床实践，逐渐发展形成了八纲辨证、脏腑辨证、气血津液辨证、六经辨证、卫气营血辨证、三焦辨证等方法。这些辨证方法，虽有各自的特点和侧重，但在临床实际应用中则是互相联系、相互补充的。

八纲辨证，为各种辨证方法的纲领。脏腑辨证是各种辨证方法的基础，主要应用于杂病。气血津液辨证，是分析气血津液的病理变化，并结合脏腑辨证进行证候分析的一种辨证方法。六经辨证、卫气营血辨证和三焦辨证，主要用于外感疾病。其中，六经辨证是适用于外感病中"伤寒病"的辨证方法；卫气营血辨证和三焦辨证是适用于外感病中"温热病"的辨证方法。

项目一 八纲辨证

八纲，指阴、阳、表、里、寒、热、虚、实八个纲领。八纲辨证是把通过四诊所得的病情资料，进行综合分析，以探求疾病的性质、病变的部位、病势的轻重、个体反应的强弱、正邪盛衰的变化情况，归纳为阴、阳、表、里、寒、热、虚、实八类基本证候的一种辨证方法。

疾病的临床表现错综复杂，但基本上可以用八纲进行归纳判断。例如判断病位的浅深，可分为表证与里证；分析疾病的性质，可分为寒证与热证；判别邪正的盛衰，可分为实证与虚证；归纳疾病的类别，可分为阴证与阳证。这样，运用八纲辨证就能将错综复杂的临床表现，归纳为表里、寒热、虚实、阴阳四对纲领性证候，从而找出疾病的关键，确定其类型，预测其趋势，为进一步治疗指出正确方向。其中，阴阳两纲又可以概括其他六纲，即表、热、实证为阳；里、寒、虚证属阴，所以说阴阳是八纲中的总纲。

知 识 链 接

张介宾（号景岳）的《景岳全书·传忠录》中"阴阳篇""六变篇"，即以"二纲六变"作为辨证的纲领。近代医家祝味菊在《伤寒质难》中说："所谓'八纲'者，阴、阳、表、里、寒、热、虚、实是也。"正式提出"八纲"的名称。

八纲是分析疾病共性的辨证方法，是各种辨证的纲领。在诊断过程中，有提纲挈领的作用，适用于临床各科的辨证，而且它们之间不是孤立的，相互之间存在密切联系。但是八纲辨证尚不够具体，临诊时必须在八纲的基础上结合其他辨证方法加以分析。如以八纲为基础，结合脏腑病变的特点，可分支为脏腑辨证；结合气血津液病变的特点，可分支为气血津液辨证；结合温病的特点，则分支出卫气营血辨证等。任何一种辨证，都离不开八纲，所以说八纲辨证是各种辨证的纲领。

八纲证候之间是相互联系而不可分割的，而疾病的变化往往不是单纯的，而是经常会出现表里、寒热、虚实交织在一起的复杂情况，如表里同病、虚实夹杂、寒热错杂。在一定的条件下，疾病还可以出现不同程度的转化，如表邪入里、里邪出表、寒证化热、热证转寒、实证转虚、因虚致实等。在疾病发展到一定阶段时，还可以出现一些与疾病性质相反的假象，如真寒假热、真热假寒、真虚假实、真实假虚等。阴证、阳证也是如此，阴中有阳，阳中有阴，疾病可以由阳入阴、由阴出阳，又可以从阳转阴、从阴转阳。因此，临床进行八纲辨证，不仅要熟练地掌握各类证候的特点，还要注意它们之间的相兼、转化、错杂、真假，才能正确而全面认识疾病、诊断疾病。

【考纲摘要】

八纲辨证的概念

一、表里

表里是辨别病位内外、病势浅深和进退的一对纲领。表里辨证，在外感病辨证中具有重要意义。可以察知病情的轻重，明确病变部位的深浅，预测病理变化的趋势。

知 识 链 接

《景岳全书·传忠录》说："表证者，邪气之自外而入者也。"又说："里证者，病之在内、在脏也。"

表与里是相对的概念，如皮肤与筋骨相对而言，皮肤属表，筋骨属里；脏与腑相对而言，腑属表，脏属里；经络与脏腑而言，经络属表，脏腑属里等。

一般而论，从病位上看，身体的皮毛、肌腠、经络相对为外，脏腑、骨髓相对为内。因此，从某种角度上说，外有病属表，病较轻浅；内有病属里，病较深重。从病势上看，外感病发病，病邪由表入里，是病情逐渐加重，为势进；病邪由里出表，是病情逐渐减轻，为势退。因此前人有"病邪入里一层、病深一层，出表一层、病轻一层"的认识。表里辨证可以说明病情的轻重浅深及病机变化的趋势，通过表里辨证可以掌握疾病的演变规律，取得治疗上的主动。

（一）表证

表证是指外感六淫侵入皮毛、口鼻及较浅表的经络时所产生的证候。多见于外感病的初期，一般起病急、病程短，存在感受外邪的因素。

【临床表现】以恶寒（或恶风），发热，头身疼痛，舌苔薄白、脉象浮为主。可兼见鼻塞、流涕、咳嗽、打喷嚏、咽喉痒痛、骨节酸痛等症状。表证为外感病的初期阶段，以发热恶寒并见、舌苔变化不明显、脉浮为临床特征。

【证候分析】六淫邪气客于皮毛肌表，阻遏卫气的正常宣发，郁而发热。卫气被遏，失其正常的"温分肉，肥腠理"的功能，肌表得不到正常的温煦，故出现恶风寒的症状。表邪未入里，舌象可无明显变化而仅呈薄白苔。外邪袭表，正气抗邪，脉气鼓动于外，故脉浮。邪气郁滞经络，气血流行不畅，以致头身疼痛或骨节酸痛。肺主皮毛，鼻为肺窍，邪气从皮毛、口鼻而入，内应于肺，肺气失宣，出现鼻塞、流涕、打喷嚏、咽喉痒痛、咳嗽等症状。

（二）里证

里证是疾病病位深入于内（脏腑、气血、骨髓）所出现的一类证候。它与表证相对而言，多见于外感病的中后期或内伤疾病。里证的成因常见三种情况：一是表邪内传入里，侵犯脏腑所致；二是外邪直接侵犯脏腑而发病；三是情志内伤、饮食失宜、劳逸失度等因素，损伤脏腑，引起功能失调，气血逆乱而致病。

里证的范围广，除了表证以外，其他疾病都可以说是里证。里证的特点也归纳为两点，一是病位深在，二是病情严重。

【临床表现】里证的病因复杂，范围广泛，症状繁多，常以或寒或热，或虚或实的形式出现，详细内容见各节辨证。现仅举几类常见症脉分析如下：

壮热不恶寒，或但寒不热，或微热潮热，烦躁神昏，口渴引饮，或畏寒肢冷，蜷卧神疲，口淡多涎。大便秘结、小便短赤，或大便溏泄、小便清长，腹痛呕恶，舌红苔黄或厚腻，脉沉等。

【证候分析】以上所列仅是寒热虚实各里证中可能出现的一些常见的症脉。就热型与寒象来看，里证当是但热不寒或但寒不热，热可以是壮热恶热、微热潮热。热邪内传入里，或寒郁化热入里，里热炽盛，则见壮热。病不在表故不恶寒。微热潮热常见于内伤阴虚，虚火上炎。寒象表现为畏寒，得衣被可以缓解，是由于机体阳气不足或寒邪内侵，损伤阳气的结果。烦躁神昏是热扰心神的表现。热邪灼伤津液，故口渴引饮，小便短赤。大便秘结，可由于热结肠道，津液枯竭，传导失司所致。阳气不足者多见蜷卧神疲，虚寒者可见口淡多涎，脾虚不运者可见大便溏泻等。腹属阴，为脏腑所居之处，该部症状常见腹痛呕吐、便秘溏泄、小便短赤或清长，均是里证的标志。舌红苔黄或厚腻、脉沉均为疾病在内之象。

附：半表半里证

外邪由表内传，尚未入里，或里邪透表，尚未至表，邪正相搏于表里之间，称半表半里证。在六经辨证中称为少阳病。

【临床表现】其表现为寒热往来，胸胁苦满，心烦喜呕，默默不欲饮食，口苦，咽干，目眩，脉弦等。寒热往来为半表半里证的特征性热型。

（三）表证与里证的鉴别

辨别表证和里证，主要是审察其寒热、舌象、脉象等变化（表 10-1）。

表 10-1　表证和里证鉴别

证别	寒热	内脏症状	舌象	脉象	病程
表证	恶寒发热	不明显	苔薄白	浮	短
里证	但寒不热、但热不寒	以内脏症状为主	有明显变化	沉	长

【考纲摘要】

1. 表证与里证的概念。

2. 表证与里证的临床表现、辨证要点。

3. 表证与里证的鉴别要点。

二、寒热

寒热是辨别疾病性质的两个纲领。寒热较突出地反映了机体在疾病中阴阳的偏盛与偏衰、病邪性质的属阴属阳，而阴阳是决定疾病性质的根本，所以寒热是辨别疾病性质的纲领。阴盛或阳虚表现为寒证；阳盛和阴虚表现为热证。即所谓"阳盛则热，阴盛则寒，阳虚则寒，阴虚则热"，所以张介宾认为"寒热者，阴阳之化也"。寒热辨证在治疗上有重要的意义。《素问·至真要大论》有"寒者热之"和"热者寒之"之说，两者治法正好相反，所以寒热辨证必须确切无误。

（一）寒证

寒证是感受寒邪，或由于阳虚阴盛所产生的一类证候。多由外感寒邪，或过食生冷，或内伤久病，阳气不足，阴寒内盛所致。

由于寒证的病因与病位不同，又可分为几种不同的证型。如感受寒邪，有侵犯肌表，有直中内脏，故有表寒、里寒之别。内寒的成因有寒邪入侵者，有自身阳虚者，故又有实寒、虚寒之分。这里先就寒证的共性进行分析。

【临床表现】各类寒证临床表现不尽一致，但常见的有恶寒喜暖，肢冷蜷卧，面色白，口淡不渴，痰、涎、涕清稀，小便清长，大便稀溏，舌淡苔白而润滑，脉迟或紧等。以冷、白、清、润、迟为临床特征。

【证候分析】机体阳气不足，或为外寒所伤，无法发挥其正常的温煦形体的作用，故见形寒肢冷，蜷卧，面色白。阴寒内盛，津液未伤，故口淡不渴。阳虚不能温化水液，以致痰、涎、涕、尿等分泌物、排泄物皆为澄澈清冷。寒邪伤脾，或脾阳久虚，运化失职而见大便稀溏。阳虚不化，寒湿内生，则舌淡苔白而润滑。阳气虚弱，鼓动血脉运行之力不足，故脉迟；寒主收引，受寒则脉道收缩而拘急，故见紧脉。

（二）热证

热证是感受热邪，或由于阴虚阳盛所产生的一类证候。外感火热之邪，或寒湿郁而化热；或七情过激，五志化火；或过食辛燥，积蓄为热，均能导致阳热亢盛（实热）。阴液耗损导致阴虚阳亢亦可表现为热证（虚热）。这里仅就热证的共性进行分析。

【临床表现】各类热证的表现也不尽一致，常见的有恶热喜冷，面红目赤，口渴喜冷饮，烦躁不宁，痰、涕黄稠，吐血衄血，小便短赤，大便干结，舌红苔黄而干燥，脉数等。以热、赤、黄、干、稠、数为临床特征。

【证候分析】阳热偏盛，故见恶热喜冷。火性上炎，则见面红目赤。火热伤阴，津伤须饮水自救，故口渴饮冷；津液不足则小便短赤，大便干结。热扰心神，则烦躁不宁。津液被阳热煎熬，则痰、涕等分泌物黄稠。火热之邪灼伤血络，迫血妄行，则吐血衄血。舌红苔黄为热证，舌干少津为伤阴。阳热亢盛，血行加速，故见脉数。

（三）寒证与热证的鉴别

辨别寒证与热证，不能孤立地根据某一症状作判断，应对疾病的全部表现进行综合观察、分析，尤其是对寒热的喜恶、口渴与否、面色的赤白、四肢的凉温，以及二便的色质、舌象与脉象等方面应细致观察（表10-2）。

表10-2　寒证与热证鉴别

证别	寒热	面色	口渴	四肢	二便	舌象	脉象
寒证	恶寒喜热	苍白	不渴	冷	小便清长、大便稀溏	舌淡苔白润	迟或紧
热证	恶热喜冷	红赤	口渴喜冷饮	热	小便短赤、大便干结	舌红苔黄干	数

【考纲摘要】

1. 寒证与热证的概念。
2. 寒证与热证的临床表现、鉴别要点。

三、虚实

虚实是辨别邪正盛衰的两个纲领。虚指正气不足，实指邪气盛实。通过虚实辨证，可以掌握患者邪正盛衰的情况，为治疗提供依据，实证宜攻，虚证宜补。只有辨证准确，才能攻补适宜。

知 识 链 接

《素问·通评虚实论》说："邪气盛则实，精气夺则虚。"《景岳全书·传
忠录》亦说："虚实者，有余不足也。"

（一）虚证

虚证是指人体正气虚弱而产生的不足、衰退等一系列证候的统称。虚证的形成，有先
天不足和后天失调两个方面，但以后天失调为主。如饮食不节，后天之本不固；七情劳
倦，内伤脏腑气血；产育过多，房事过度，耗伤肾之真元之气；或是久病失治、误治，损
伤正气等，均可形成虚证。虚证多见于慢性疾病或病变的后期，一般病程长，也有疾病骤
变而至虚弱者。由于虚证的临床表现相当复杂，在此介绍一些共同的、有规律性的表现。

【临床表现】各种虚证的临床表现极不一致，很难全面概括，常见表现有面色淡白或
萎黄，精神萎靡，身疲乏力，心悸气短，自汗，形寒肢冷，小便失禁，大便滑脱，舌淡胖
嫩，脉虚弱沉迟。或为五心烦热，消瘦颧红，盗汗潮热，口咽干燥，舌红少苔脉细数。虚
证以阴、阳、气、血、精、津虚损及脏腑功能减退为特征。

【证候分析】虚证的病机主要表现在伤阴或伤阳两个方面。若伤阳者，以阳气虚衰的
表现为主。由于阳气不足，失于温运并固摄无权，所以见面色淡白、形寒肢冷、神疲乏
力、心悸气短、大便滑脱、小便失禁等现象。若伤阴者，以阴精亏损的表现为主。由于阴
不制阳，阳热相对亢盛，机体濡养、滋润的功能减退，故见手足心热、心烦心悸、面色萎
黄或颧红、潮热盗汗等现象。阳亢无以制阴则阴寒偏盛，故舌胖嫩、脉虚沉迟；舌红干少
苔、脉细数，为阴虚有热的虚热证表现。

（二）实证

实证指邪气亢盛，正气未衰所产生的有余、亢盛的一系列证候的统称。实证的成因有
三个方面：一是外邪入侵人体；二是由于脏腑功能失调，以致瘀血、痰饮、水湿等病理产
物停留于体内所致；三是因食积、虫积于体内生成。随着外邪性质的差异、致病之病理产
物的不同，而有各自不同的证候表现。

由于实证的表象也是多种多样的，所以也只介绍一些共同的表现。

【临床表现】由于病因不同，实证的临床表现亦极不一致，常见的有发热面赤，腹胀
疼痛拒按，烦躁不安，甚至神昏谵语，胸闷不适，呼吸气粗，痰涎壅盛，大便秘结，或下
利，里急后重，小便不利，或淋沥涩痛，舌质苍老，舌苔厚腻，脉实有力。

实证因邪气亢盛，正邪交争剧烈所致，可见有余、亢盛的临床表现，以及体内有痰
饮、水湿、瘀血、结石、虫积、宿食等有形病理产物壅聚停积于体内等症状。

【证候分析】邪气过盛，正气与之抗争，阳热亢盛，故发热面赤。实邪扰心，或蒙蔽心神，故烦躁，甚则神昏谵语。邪阻于肺，则宣降失常而胸闷、喘息气粗。实邪积于肠胃则腑气不通，见大便秘结、腹胀痛拒按。湿热下攻，可见下利、里急后重。水湿内停，气化不得，所以小便不利。湿热下注膀胱，致小便淋沥涩痛。邪正相争，搏击于血脉，故脉盛有力。湿热蒸腾则舌苔多见厚腻。

（三）虚证与实证的鉴别

虚证和实证的鉴别，一般主要抓住病程的长短、体质强弱、精神的好坏、声音气息的强弱、痛处喜按与拒按，以及二便、舌象、脉象的改变等几个方面（表10-3）。

表10-3 虚证与实证鉴别

证别	病程	体质	精神	声息	疼痛	大便	小便	舌象	脉象
虚证	长	多弱	萎靡	声低息微	喜按	稀溏，或滑泄清长，或失禁		质嫩苔少	无力
实证	短	多强	亢奋	声高气粗	拒按	干结或下利，不利或淋沥涩痛		舌质苍老苔厚腻	有力

【考纲摘要】

1. 虚证与实证的概念

2. 虚证与是证的临床表现、鉴别要点

四、阴阳

阴阳是八纲辨证的总纲。在诊断上，可根据临床上证候表现的病理性质，将一切疾病分为阴阳两类。

在临床上，由于表里寒热虚实之间有时是相互联系交织在一起的，不能截然划分。因此，阴证和阳证之间有时也不是截然分开的，往往出现阴中有阳、阳中有阴的复杂证候。

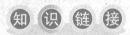

　　古人对阴阳辨证非常重视，《素问·阴阳应象大论》说："善诊者，察色按脉，先别阴阳。"《景岳全书·传忠录》亦说："凡诊病施治，必须先审阴阳，乃医道之大纲。阴阳无谬，治焉有差？医道虽繁，而可以一言蔽之者，曰阴阳而已。"

以阴阳命名的证候，除了阴证、阳证以外，还有阴虚、阳虚及亡阴亡阳等证。现分述如下。

（一）阴证和阳证

1.阴证　凡符合"阴"的一般属性的证候，称为阴证。如里证、寒证、虚证均属于阴证范围。

【临床表现】不同的疾病，所表现的阴性证候不尽相同，各有侧重，一般常见面色暗淡，精神萎靡，身重蜷卧，形寒肢冷，倦怠无力，语声低怯，纳差，口淡不渴，大便稀溏，小便清长，舌淡胖嫩，脉沉迟或弱或细涩。本证以抑郁、功能减退、清冷、晦暗等为主要特点。

【证候分析】精神萎靡、乏力、声低是虚证的表现，形寒肢冷、口淡不渴、大便溏、小便清长是里寒的表现。舌淡胖嫩，脉沉迟、弱、细涩为虚寒舌脉。

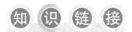

案例分析（请你坐诊）

魏某，男，32岁，近几日进食火锅、辣椒等辛辣食物，导致痔疮复发，出现大便燥结，排便时肛门灼痛，有鲜血滴下，小便短黄，口渴，舌红苔黄，脉滑。试用八纲分析其病位、病性、病机，并用八纲进行诊断。

辨析：病位为里；病因为过食辛辣；病性属实热；病机是由于过食辛辣，内生实热，故有口渴、小便短黄、大便燥结、肛门灼痛、舌红苔黄、脉滑等症；热邪迫血妄行，则见大便时滴鲜血。

八纲诊断：里实热（阳）证。

2.阳证　凡符合"阳"的一般属性的证候，称为阳证。如表证、热证、实证均属于阳证范围。

【临床表现】不同的疾病表现的阳性证候也不尽相同。一般常见的有面色红赤，恶寒发热，肌肤灼热，神烦，躁动不安，语声粗浊，呼吸气粗，喘促痰鸣，口干渴饮，大便秘结，小便涩痛短赤，舌红苔黄，脉象浮数、洪大或滑实。本证以亢奋、躁动、功能亢进等为主要特点。

【证候分析】阳证是表证、热证、实证的归纳。恶寒发热为表证的特征，面色红赤、神烦躁动、肌肤灼热、口干渴饮为热证的表现。语声粗浊、呼吸气粗、喘促痰鸣、大便秘结等，又是实证的表现。舌红苔黄、脉洪大数滑实均为实热之征。

3.阴证和阳证的鉴别　按四诊对照，见表10-4。

表10-4　阴证和阳证鉴别（按四诊对照）

证别	望诊	闻诊	问诊	切诊
阴证	面色苍白或暗淡，身重蜷卧，倦怠无力，萎靡不振，舌质淡而胖嫩，舌苔润滑	语声低微，静而少言，呼吸怯弱，气短	大便气腥臭，饮食减少，口中无味，不烦不渴，或喜热饮，小便清长短少	腹痛喜按，身寒足冷，脉象沉微细涩，弱迟无力
阳证	面色潮红或通红，喜凉，狂躁不安，口唇燥裂，舌质红绛，苔色黄或老黄，甚则燥裂，或黑而生芒刺	语声壮厉，烦而多言，呼吸气粗，喘促痰鸣，狂言叫骂	大便或硬或秘结，伴有奇臭，恶食，口干，烦渴引饮，小便短赤	腹痛拒按，身热足暖，脉象浮洪数大，滑实而有力

（二）阴虚和阳虚

1.**阴虚证**　是指体内津液精血等阴液亏少而无以制阳，滋养、濡润等作用减退所表现出的虚热证候，属虚证、热证的性质。

【临床表现】形体消瘦，头晕目眩，口燥咽干，心悸失眠，舌红少苔，脉细；甚或五心烦热，潮热盗汗，颧红，舌红绛，脉细数等。

【证候分析】阴精亏损，对机体的滋养和濡润作用减弱，故见形体消瘦、头晕目眩、口燥咽干、心悸失眠、舌红少苔、脉细等症。若阴虚不能制阳，导致阳气相对偏盛而生虚热，除见阴精不足的虚象外，还可见五心烦热、潮热盗汗、颧红、舌红绛、脉细而数等阴虚火旺的现象。

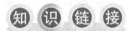 知 识 链 接

案例分析（请你坐诊）

患者王某，男，58岁。平素有高血压病史，现症见眩晕耳鸣、面红头胀、腰膝酸软、失眠多梦、时有遗精或性欲亢进、舌红、脉沉弦细。其病机是什么？

解析: 结合患者症状及舌脉表现，分析为阴不足，阴不制阳，使阳升发太过，血随气逆，故阳亢于上，而致阴虚阳亢。

2.**阳虚证**　是指体内阳气亏损，机体温煦、推动、蒸腾、气化等作用减退所表现的虚寒证候，属虚证、寒证的性质。

【临床表现】神倦乏力，少气懒言，蜷卧嗜睡，畏寒肢冷，口淡不渴，尿清便溏，或尿少肿胀，面色白，舌质淡胖，脉沉迟无力。

【证候分析】神倦乏力，少气懒言，蜷卧嗜睡，为功能衰减之气虚症状。若阳虚不能

制阴，导致阴相对偏盛而生虚寒，除见阳气不足之虚象外，还见畏寒肢冷、口淡不渴、尿清便溏，或尿少肿胀、面色白、舌质淡胖、脉沉迟无力等寒自内生、水湿内盛的证候。

（三）亡阴与亡阳

亡阴亡阳通常见于疾病的危重阶段，若辨证不准确，或救治不及时，易导致死亡。亡阴与亡阳是两个性质不同的病证，亡阴的根本原因是机体内大量脱失津液，从而导致亡阴。亡阳的主要病因是机体阳气亡脱。因为气可随津脱，也可随血脱，所以亡阳也常见于汗、吐、下太过及大出血之后，同时，许多疾病的危笃阶段也可出现亡阳。由于阴阳是依存互根的，所以亡阴可导致亡阳，而亡阳也可以导致亡阴，最终出现同损俱亡。

1. 亡阴　是机体阴液衰竭所表现的一种危重证候。

【临床表现】大汗出，汗热而黏，肌肤热，手足温，口渴喜冷饮，躁扰不安，呼吸短促难以接续，舌红而干，脉细数疾但按之无力。

【证候分析】本证的病因常见于三个方面：一是高热、大汗、大吐、大泻、大出血等致阴液迅速丧失。二是阴亏日久，渐至枯竭。三是阳虚日久，反致阴液耗竭。阴液衰竭则真阴外脱，故见汗出；阴虚则热，故出现汗热而黏、肌肤热、渴喜冷饮等一系列虚热之象；阴液大量脱失，阳气无所依附而浮越，故躁扰不安、呼吸短促难续；舌红干、脉细数疾而无力为阴亏内热之象。

2. 亡阳　是机体阳气暴脱所表现的一种危重证候。

【临床表现】大汗淋漓，汗冷而清稀，肌肤凉，四肢厥冷，神识淡漠或昏不知人，口淡不渴，或喜热饮，气息微弱，舌淡暗，脉微欲绝。

【证候分析】亡阳的病因亦有三个方面：一是邪气极盛，暴伤阳气。二是阳虚日久，渐至亡脱。三是亡阴导致亡阳。阴阳离决，虚阳上越，津随阳泄则大汗淋漓；阳衰则寒，故见四肢厥冷、神识昏迷、口淡不渴等一系列虚寒之象；虚阳外越，故脉见浮数而空，甚则微细欲绝。

3. 亡阴与亡阳证的鉴别　亡阴与亡阳证病情危重，变化急剧，临证须及时发现，准确辨证（表 10-5）。

表 10-5　亡阴与亡阳鉴别

证别	汗出	寒热	面色	四肢	神志	呼吸	口渴	舌象	脉象
亡阴	汗热	身热恶热	潮红	温和	躁扰不安	喘息气短	口渴	红干	细数疾
亡阳	汗冷	身冷畏寒	苍白	厥冷	神识昏迷	气息微弱	不渴淡润	淡暗	微欲绝

【考纲摘要】

1. 阴证与阳证的概念。

2. 阴证与阳证的鉴别要点。

3. 阳虚证、阴虚证的临床表现。

4. 亡阳证、亡阴证的临床表现与鉴别要点。

五、八纲证候间的关系

八纲中，表里寒热虚实阴阳，各自概括一方面的病理本质。然而病理本质的各个方面是互相联系着的，即寒热病性、邪正相争不能离开表里病位而存在，反之也没有可以离开寒热虚实等病性而独立存在的表证或里证。因此，用八纲来分析、判断、归类证候，并不是彼此孤立、绝对对立、静止不变的，而是相互间可有兼夹、错杂，可有中间状态，并随病变发展而不断变化。临床辨证时，不仅要注意八纲基本证候的识别，更应把握八纲证候之间的相互关系，只有将八纲联系起来对病情做综合性的分析考察，才能对证候有比较全面、正确的认识。

八纲证候间的相互关系，主要可归纳为证候相兼、证候错杂、证候转化、证候真假四个方面。

（一）证候相兼

广义的证候相兼，是指各种证候的相兼存在。本处所指为狭义的证候相兼，即指在疾病某一阶段，其病位无论是在表、在里，但病情性质上没有寒与热、虚与实相反的证候存在。

表里、寒热、虚实各自是从不同的侧面反映疾病某一方面的本质，故不能互相之间概括、替代，而临床上的证候，又不可能只涉及病位或病因病性的某一方面。因而在辨证时，论病位之在表在里，必然要区分其寒热虚实性质；论病性之属寒属热，必然要辨别病位在表或在里、邪盛或正虚；论病情之虚实，必察其病位之表里、病性之寒热。

八纲辨证在临床上常见的相兼证候有表实寒证、表实热证、里实寒证、里实热证、里虚寒证、里虚热证等，其临床表现一般是有关纲领证候的相加。按理尚应有表虚寒证、表虚热证、表里虚寒证、表里虚热证。但所谓表虚，除卫表不固证（卫阳不固，偏于虚寒）外，以往常是将表证有汗出者，称之为"表虚"，表证无汗者，称之为表实。其实表证的有无汗出，只是在外邪的作用下，毛窍的闭与未闭、邪正相争的不同反应而已，毛窍未闭、肤表疏松而有汗出，不等于疾病的本质属虚。所以，表虚寒证、表虚热证、表里虚寒证、表里虚热证，实际上是阳气虚衰所致的里虚寒证，阴液亏少所致的里虚热证等。

"证候相兼"，是从表里病位、寒热病性、虚实病性等不同角度，对病情进行综合辨别。

（二）证候错杂

证候错杂是指疾病某一阶段的证候，不仅表现为表里同时受病，而且呈现寒、热、虚、实的性质相反，因而证候显得相互矛盾、错杂。

八纲中表里寒热虚实的错杂关系，表现为表里同病、寒热错杂、虚实夹杂，临床辨证应对其进行综合考察。证候间的错杂组合关系有四种情况：第一类是表里同病而寒热虚实性质并无矛盾，如表里实寒证、表里实热证等。第二类是表里同病，且寒热性质相同，但虚实性质相反的证候，如表实寒里虚寒证、表实热里虚热证。第三类是表里同病，且虚实性质相同，但寒热性质相反的证候，有表实寒里实热证，即"寒包火"证。第四类是表里同病，且寒与热、虚与实的性质均相反的证候，除可有表实寒里虚热证外，其余组合临床极少见到。

在表里同病的情况下，疾病的证候一般都是由内在的病理本质所决定，如内有积热或阳气偏亢者，其外感表证多从热化；内在阳气不足者，犯外感病时，很少见表热证候。所以，表里寒热虚实的错杂证候，虽然从理论上尚可组合为表虚寒里实寒证、表虚热里实热证、表实热里实寒证、表虚热里虚寒证、表虚寒里虚热证、表实热里虚寒证、表虚热里实寒证、表虚寒里实热证等，但临床实践中一般很少见到这种真正的证候。

此外，由于里证的范围极广，故虽为里证，也可有脏腑病位之别，可表现为寒热虚实证候的错杂。因此，临床上的证候是极其错综复杂的。

证候的错杂，势必给辨证与治疗带来困难，因此临床应当认真辨析。同时应认识错杂的证候中存在着矛盾的两个方面，都反映着疾病的本质，因而不可忽略。临床辨证当辨析表里病位的缓急，寒热虚实病性的主次，以便采取正确的治疗。

（三）证候转化

证候转化是指疾病在其发展变化过程中，其病位、病性，或邪正盛衰的状态发生变化，由一种证候转化为对立的另一种证候。

八纲中相互对立的证候之间，在一定条件下，可以发生相互转化。证候转化，大多是指一种证候转化为对立的另一种证候，本质与现象均已变换，因此它与证候的相兼、错杂、真假等概念皆不相同。但应看到，在证候转化这种质变之前，往往有一个量变的过程，因而在真正的转化之先，又是可以呈现出相兼、夹杂之类证候关系的。

1. 表里出入（见病机模块之项目三"疾病传变"部分）

2. 寒热转化（见病机模块之项目三"疾病传变"部分）

3. 虚实转化（见病机模块之项目三"疾病传变"部分）

（四）证候真假

某些疾病在病情危重阶段，可以出现一些与疾病本质相反的"假象"，以掩盖病情的真象。所谓"真"，是指与疾病的内在本质相符的证候；所谓"假"，是指疾病表现的某些不符合常规认识的所谓假象，即与病理本质所反映的常规证候不相符的某些表现。对于证候的真假必须认真辨别，才能去伪存真，抓住疾病的本质，对病情做出准确的判断，否则往往造成误诊。

1. **寒热真假** 当病情发展到寒极或热极的时候，有时会出现一些与其病理本质相反的"假象"症状与体征，如"寒极似热""热极似寒"，即所谓真寒假热、真热假寒。

（1）**真热假寒** 是指内有真热而外见某些假寒征象的证候。真热假寒证常有热深厥亦深的特点，故可称作热极肢厥证，亦称阳盛格阴证。其产生机理，是由于邪热内盛，阳气郁闭于内而不能布达于外。故其外在表现可有四肢凉甚至厥冷、恶寒甚或寒战、神识昏沉、面色紫暗、脉沉迟（或细数）等似为阴寒证的表现，但其本质为热，故必有高热、胸腹灼热、口鼻气灼、口臭息粗、口渴引饮、小便短黄、舌红苔黄而干、脉搏有力等里实热证的表现。

（2）**真寒假热** 是指内有真寒而外见某些假热征象的证候。真寒假热证实际是虚阳浮越证，亦称阴盛格阳证、戴阳证。其产生机理，是由于久病而阳气虚衰，阴寒内盛，逼迫虚阳浮游于上、格越于外。故其外虽可有自觉发热，或欲脱衣揭被，面色浮红如妆，神志躁扰不宁，口渴咽痛，脉浮大或数等颇似阳热证的表现，但因其本质为阳气虚衰，故必有胸腹无灼热，下肢必厥冷，小便清长（或尿少浮肿），或下利清谷，舌淡等里虚寒的证候表现。口虽渴但不欲饮，咽虽痛但不红肿，虽躁扰不宁但必疲乏无力，脉虽浮大或数但按之必无力，面色虽时有潮红但并非满面红赤等，亦可知其"热"为假象。

对于寒热真假的辨别，《温疫论》下卷指出："捷要辨法，凡阳证似阴，外寒而内必热，故小便血赤；凡阴证似阳者，格阳之证也，上热下寒，故小便清白。但以小便赤白为据，以此推之，万不失一。"确为经验之谈。

2. **虚实真假** 虚证与实证，都有真假疑似的情况。《内经知要》所谓："至虚有盛候。""大实有羸状。"就是指证候的虚实真假。

（1）**真实假虚** 是指本质为实证，反见某些虚羸现象。如热结肠胃、痰食壅积、湿热内蕴、瘀血停蓄等，由于大积大聚，以致经脉阻滞，气血不能畅达，因而表现出一些类似虚证的假象，如神情默默、倦怠懒言、身体羸瘦、脉象沉细等。但仔细观察，则可见虽默默不语却语时声高气粗；虽倦怠却动之觉舒；虽羸瘦而胸腹硬满拒按；虽脉沉细而按之有力，故知病变的本质属实，虚为假象。《顾氏医镜》所说："聚积在中，按之则痛，色红气粗，脉来有力，实也，甚至默默不欲语，肢体不欲动，或眩晕昏花，或泄泻不实，是大实有羸状。"便是真实假虚之证。

（2）**真虚假实** 是指本质为虚证，反见某些实盛现象。如脏腑虚衰，气血不足，运化无力，因而出现腹部胀满、呼吸喘促、二便闭涩等症。但仔细观察，则可发现虽腹部胀满而有时缓解，或内无肿块而喜按；虽喘促而气短息弱；大便虽闭而腹部不甚硬满，且脉必无力，舌体淡胖，并有疲乏、面色萎黄或苍白等症，故知本质属虚，实只是假象。《顾氏医镜》所说："心下痞痛，按之则止，色悴声短，脉来无力，虚也，甚则胀极而不得食，气不舒，便不利，是至虚有盛候。"便是真虚假实之证。

虚实真假的辨别，杨乘六指出："证有真假凭诸脉，脉有真假凭诸舌。果系实证，则脉必洪大躁疾而重按有力；果系实火，则舌必干燥焦黄而敛束且坚牢也。岂有重按全无脉者，而尚得谓之实证；满舌俱胖嫩者，而尚得谓之实火哉？"（《古今医案按》）可见虚实真假之辨关键在于脉象的有力无力、有神无神，其中尤以沉取之象为真谛；其次是舌质的嫩胖与苍老、言语呼吸的高亢粗壮与低怯微弱；病人整个体质状况、病之新久、治疗经过等，也是辨析的依据。此外，还要注意证候中的可疑之处。

应当指出，临床上反映于虚实方面的证候，往往虚实夹杂者更为常见，既有正气虚方面，又有邪气实的方面。病性的虚实夹杂与虚实真假是难以截然区分的。临床辨证时应区分虚实的孰轻孰重，并分析其间的因果关系。

【考纲摘要】

1. 证候相兼、错杂与转化（寒证转化为热证、热证转化为寒证、实证转虚）的概念。

2. 证候真假（寒热真假、虚实真假）的鉴别要点。

项目二　气血津液辨证

气血津液辨证，是运用气血津液的理论，分析气、血、津液所反映的各科病证的一种辨证诊病方法。

由于气血津液都是脏腑功能活动的物质基础，而它们的生成及运行又有赖于脏腑的功能活动。因此，在病理上，脏腑发生病变，可以影响气血津液的变化；而气血津液的病变，也必然要影响到脏腑的功能。所以，气血津液的病变是与脏腑密切相关的。气血津液辨证应与脏腑辨证互相参照。

一、气病辨证

气的病证很多，《素问·举痛论》中"百病生于气也"，指出了气病的广泛性。但气病临床常见的证候，可概括为气虚、气陷、气滞、气逆、气不固等。

（一）气虚证

气虚证，是指脏腑组织功能减退所表现的证候。常由久病体虚、劳累过度、年老体弱等因素引起。

【临床表现】少气懒言，神疲乏力，头晕目眩，自汗，活动时诸症加剧，舌淡苔白，脉虚无力。

【证候分析】人体脏腑组织功能活动的强弱与气的盛衰有密切关系，气盛则功能旺盛，气衰则功能活动减退。由于元气亏虚，脏腑组织功能减退，所以少气懒言、神疲乏力；气虚清阳不升，不能温养头目，则头晕目眩；气虚毛窍疏松，卫外不固则自汗；劳则耗气，故活动时诸症加剧；气虚无力鼓动血脉，血不上营于舌，而见舌淡苔白；运血无力，故脉象按之无力。本证以全身功能活动低下、少气懒言、语音低弱、神疲乏力、自汗、活动后症状加重为辨证要点（表10-6）。

（二）气陷证

气陷证，是指气虚无力升举而反下陷的证候。多见于气虚证的进一步发展，或劳累用力过度所致。

【临床表现】头晕眼花，少气倦怠，久痢久泄，腹部有坠胀感，脱肛或子宫脱垂或胃等内脏下垂等，舌淡苔白，脉弱。

【证候分析】气虚功能衰退，故少气倦怠。清阳之气不能升举，所以头晕眼花。脾气不健，清阳下陷，则久痢久泄。气陷于下，以致诸脏腑失其升举之力，故见腹部坠胀、脱肛、子宫或胃等内脏下垂等表现。气虚血运无力，则舌淡苔白、脉弱。本证以内脏下垂为主要诊断依据（表10-6）。

表10-6 气虚证和气陷证鉴别

证候	临床表现	病机	辨证要点
气虚证	头晕目眩，神疲乏力，少气懒言，声低息弱，自汗，舌淡嫩，脉虚弱，动则诸症加重剧	元气不足，脏腑功能减退	神疲乏力，少气懒言，自汗，活动时诸症加剧，脉虚
气陷证	头昏眼花，气短神疲，腰腹坠胀，便意频繁，久痢不止，胃、肾、直肠、子宫等脏器下垂，舌淡苔白，脉弱	久泻气虚下陷，升举无力	坠胀，内脏下垂兼有气虚

（三）气滞证

气滞证，是指人体某一脏腑、某一部位气机阻滞，运行不畅所表现的证候。多由情志不舒，或邪气内阻，或阳气虚弱，温运无力等因素导致气机阻滞而成。

【临床表现】胸胁脘腹等处胀闷、疼痛，攻窜阵发。疼痛性质可为窜痛、胀痛、攻痛，且痛胀常随嗳气、肠鸣、矢气而减轻，或随情绪波动而加重或减轻，脉弦。

【证候分析】气机以畅顺为贵，一有郁滞，轻则胀闷，重则疼痛，而常攻窜发作，无论郁于脏腑、经络、肌肉关节，都可反映这一特点。同时由于引起气滞的原因不同，因而胀、痛出现的部位状态也各有不同。如食积阻滞，则脘腹胀闷疼痛；若肝气郁滞，则胁肋窜痛。当然气滞于经络、肌肉，又必然与经络、肌肉部位有关。所以，辨气滞证候尚须与辨因辨位相结合。由于嗳气、矢气可使气机暂时通畅，故胀痛可缓解。情绪波动可影响气机运行，故情志抑郁时病情加重。本证以胸胁脘腹等处胀闷、疼痛，并随情志波动加重或缓解为辨证要点。

（四）气不固证

气不固证是指气虚失其固摄之能，以自汗，或大便、小便、经血、精液、胎元不固为主要表现的虚弱证候。

【临床表现】气短，疲乏，面白，舌淡，脉虚无力；或见自汗不止；或为流涎不止；或见遗尿，余沥不尽，小便失禁；或为大便滑脱失禁；或妇女出现崩漏，或为滑胎、小产；或见男子遗精、滑精、早泄等。

【证候分析】本证因气虚固摄失职所致。气不固，包括不能固摄津液、血液、小便、大便、精液、胎元等。其辨证有气虚的一般证候表现，并有各自"不固"的证候特点。气不摄血则可导致妇女崩漏及各种慢性出血；气不摄津则可表现为自汗、流涎；气虚不能固摄二便，可表现为遗尿、余沥不尽、小便失禁，或大便滑脱失禁；气不摄精则见遗精、滑精、早泄；气虚胎元不固，可导致滑胎、小产。本证以病体虚弱，以疲乏、气短、脉虚及自汗或二便、经、精等的不固为主要辨证要点。

（五）气逆证

气逆证，是指气机升降失常，逆而向上所引起的证候。临床以肺胃之气上逆和肝气升发太过的病变为多见。

【临床表现】肺气上逆，则见咳嗽喘息；胃气上逆，则见呃逆、嗳气、恶心、呕吐；肝气上逆，则见头痛、眩晕、昏厥、呕血等。

【证候分析】肺气上逆，多因感受外邪或痰浊壅滞，使肺气不得宣发肃降，上逆而发喘咳。胃气上逆，可由寒饮、痰浊、食积等停留于胃，阻滞气机，或外邪犯胃，使胃失和降，上逆而为呃逆、嗳气、恶心、呕吐。肝气上逆，多因郁怒伤肝，肝气升发太过，气火上逆而见头痛、眩晕、昏厥，血随气逆而上涌，可致呕血。本证多发于肺、胃、肝等脏腑，以气机逆而向上的症状为辨证要点。

【考纲摘要】

1. 气虚证的临床表现、辨证要点。
2. 气陷证的临床表现、辨证要点。
3. 气滞证的临床表现、辨证要点。
4. 气不固证的临床表现、辨证要点。

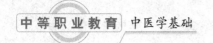

5.气逆证的临床表现、辨证要点。

二、血病辨证

血的病证表现很多，因病因不同而有寒热虚实之别，其临床表现常可概括为血虚、血瘀、血热、血寒四种证候。

（一）血虚证

血虚证，是指血液亏虚，脏腑经脉失养，表现出全身虚弱的证候。血虚证的形成，由禀赋不足，或脾胃虚弱，生化乏源，或各种急慢性出血，或久病不愈，或思虑过度，暗耗阴血，或瘀血阻络新血不生，或因患肠寄生虫病而致。

【临床表现】面白无华或萎黄，唇色淡白，爪甲苍白，头晕眼花，心悸失眠，手足发麻，妇女经血量少色淡、经期错后或闭经，舌淡苔白，脉细无力。

【证候分析】人体脏腑组织赖血液之濡养，血充则肌肤红润、体壮身强，血虚则肌肤失养，面唇爪甲舌体皆呈淡白色。血虚脑髓失养，睛目失滋，所以头晕眼花。心主血脉而藏神，血虚心失所养则心悸，神失滋养而失眠。经络失润致手足发麻，脉道失充则脉细无力。女子以血为本，血液充盈，月经按期而至，血液不足，经血乏源，故经量减少、经色变淡、经期迁延，甚则闭经。本证以面色、口唇、爪甲失其血色及全身虚弱为辨证要点。

（二）血瘀证

血瘀证，是指因瘀血内阻所引起的证候。形成血瘀证的原因：寒邪凝滞，以致血液瘀阻；或由气滞而引起血瘀；或因气虚推动无力，血液瘀滞；或因外伤及其他原因造成血液流溢脉外，不能及时排出和消散。

【临床表现】疼痛如针刺刀割，痛有定处，拒按，常在夜间加剧。肿块在体表者，色呈青紫；在腹内者，质硬，按之不移，称为癥积。出血反复不止，色泽紫暗，夹有血块，或大便色黑如柏油。面色黧黑，肌肤甲错，口唇爪甲紫暗，或皮下紫斑，或肌表丝状如缕，或腹部青筋外露，或下肢筋青胀痛等。妇女常可见经闭。舌质紫暗，或见瘀斑、瘀点，脉象细涩。

【证候分析】由于瘀血阻塞经脉，不通则痛，故疼痛是瘀血证候中最突出的一个症状。瘀血为有形之邪，阻碍气机运行，故疼痛剧烈如针刺，部位固定不移。由于夜间血行较缓，瘀阻加重，故夜间痛甚。积瘀不散而凝结，则可形成肿块，故外见肿块色青紫，内部肿块触之坚硬不消。出血是由于瘀血阻塞络脉，阻碍气血运行，致血涌络破，不循经而外溢，由于所出之血停聚不行，故色呈紫暗，或已凝结而为血块。瘀血内阻，气血运行不利，肌肤失养，则见面色黧黑，肌肤甲错，口唇、舌体、指甲青紫色暗等体征。瘀血内阻，冲任不通，则为经闭。丝状红缕、青筋显露、脉细涩等，皆为瘀阻脉络，血行受阻之征象。舌体紫暗、脉象细涩，则为瘀血之表现。本证以痛如针刺、痛有定处而拒按，以及肿块、唇舌爪甲紫暗、脉涩等为辨证要点。

（三）血热证

血热证，是指脏腑火热炽盛，热迫血分所表现的证候。本证多因烦劳、嗜酒、恼怒伤肝、房事过度等因素引起。

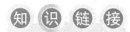

案例分析（请你坐诊）

　　王某，女，平素情绪急躁，又因与人发生争吵，出现月经量多、血色鲜红，身热夜甚，烦躁不寐，小腹不适，舌红苔黄，脉数。诊为何证？试按气血辨证进行分析。

　　辨析：素体肝火内炽，复因五志过急，致使内热伤及冲任，迫血妄行，故见经量多、血色鲜红、小腹不适。夜间卫阳行于内，使体内偏亢的阳气更加亢盛而生内热，故身热夜甚。心主血而藏神，热则血沸神蒙，故烦躁不寐。舌红苔黄、脉数，均为热证。证候诊断为血热证。

【临床表现】咳血、吐血、尿血、衄血、便血，妇女月经先期、量多，心烦，口渴，身热、夜间尤甚，舌红绛，脉滑数。

【证候分析】血热迫血妄行，血络受伤，故表现为各种出血及妇女月经过多等。火热炽盛，灼伤津液，故身热、口渴。火热扰心神则心烦。热迫血行，壅于脉络则舌红绛、脉滑数。血分火热炽盛，有内伤、外感之别。此处所指血热主要为内伤杂病。在外感热病辨证中，有热入血分的"血热证"亦是指血热。但与此处所指的血热在概念上完全不同。外感热病之血热，详见"卫气营血辨证"。本证以出血和全身热象为辨证要点。

（四）血寒证

血寒证，是指局部脉络寒凝气滞，血行不畅所表现的证候。常由感受寒邪引起。

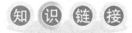

案例分析（请你坐诊）

　　李某，女，16岁，平时喜欢吃寒凉食物，出现月经周期延后，经色紫暗，夹有血块，少腹冷痛，应诊为何证？

辨析：血瘀、血寒及气滞血瘀都可见到月经愆期、色紫暗并有血块，但少腹冷痛则只见于血寒。

【临床表现】手足或少腹冷痛，肌肤色紫暗发凉，喜暖恶寒，得温痛减，妇女月经愆期，痛经，经色紫暗，夹有血块，舌紫暗，苔白，脉沉迟涩。

【证候分析】寒为阴邪，其性凝敛，寒邪客于血脉，则使气机凝滞、血行不畅，故见手足或少腹冷痛。血得温则行，得寒则凝，所以喜暖怕冷、得温痛减。寒凝胞宫，经血受阻，故妇女经期推迟、色暗有块。舌紫暗、脉沉迟涩，皆为寒邪阻滞血脉、气血运行不畅之征。本证以手足局部冷痛、得温痛减及肤色紫暗为辨证要点。

【考纲摘要】

1. 血虚证的临床表现、辨证要点
2. 血瘀证的临床表现、辨证要点
3. 血热证的临床表现、辨证要点
4. 血寒证的临床表现、辨证要点

三、气血同病辨证

气血同病辨证，是用于既有气的病证，同时又兼见血病的一种辨证方法。

气和血具有相互依存、相互资生、相互为用的密切关系，因而在发生病变时，气血常可相互影响，既见气病，又见血病，即为气血同病。气血同病常见的证候，有气滞血瘀、气虚血瘀、气血两虚、气不摄血、气随血脱等。

（一）气滞血瘀证

气滞血瘀证，是指由于气滞不行以致血运障碍，而出现既有气滞又有血瘀的证候。多由情志不遂，或外邪侵袭，导致肝气久郁不解所引起。

【临床表现】胸胁胀满走窜疼痛，情绪急躁，并兼见痞块刺痛拒按，妇女经闭或痛经、经色紫暗夹有血块，乳房痛胀等症，舌质紫暗或有紫斑，脉弦涩。

【证候分析】肝主疏泄而藏血，具有调畅气机、调节情志的功能。情志不遂，则肝气郁滞，疏泄失职，故见性情急躁、胸胁胀满走窜疼痛。气为血帅，气滞则血凝，故见痞块疼痛、拒按，以及妇女闭经痛经、经色紫暗有块及乳房胀痛等症。脉弦涩，为气滞血瘀之征。本证以病程较长和肝经部位疼痛及痞块为辨证要点。

（二）气虚血瘀证

气虚血瘀证，是指既有气虚之象，同时又兼有血瘀的证候。多因久病气虚，运血无力而逐渐形成瘀血内停。

【临床表现】面色淡白或晦滞，身倦乏力，少气懒言，常见胸胁疼痛、痛处不移、拒按，舌淡暗或有紫斑，脉沉涩。

【证候分析】面色淡白、身倦乏力、少气懒言，为气虚。气虚运血无力，血行缓慢，导致瘀阻络脉，故面色晦滞。血行瘀阻，不通则痛，故疼痛拒按、痛处不移。临床以心肝病变为多见，故疼痛出现在胸胁部位。气虚舌淡，血瘀紫暗，沉脉主里，涩脉主瘀，是为气虚血瘀证的常见舌脉。本证虚中夹实，以气虚和血瘀的证候表现为辨证要点。

（三）气血两虚证

气血两虚证，是指气虚与血虚同时存在的证候。多由久病不愈，气虚不能生血，或血虚无以化气所致。

【临床表现】头晕目眩，少气懒言，乏力自汗，面色淡白或萎黄，心悸失眠，舌淡而嫩，脉细弱。

【证候分析】少气懒言、乏力自汗，为脾肺气虚之象；心悸失眠，为血不养心所致。血虚不能充盈脉络，见唇甲淡白、脉细弱。气血两虚不得上荣于面、舌，则见面色淡白或萎黄、舌淡嫩。本证以气虚与血虚的证候共见为辨证要点。

（四）气不摄血证

气不摄血证，又称气虚失血证，是指因气虚而不能统摄血液，气虚与失血并见的证候。多因久病气虚，失其摄血之功所致。

【临床表现】吐血，便血，皮下瘀斑，崩漏，气短，倦怠乏力，面色白而无华，舌淡，脉细弱。

【证候分析】气虚则统摄无权，以致血液离经外溢。溢于胃肠，则为吐血、便血；溢于肌肤，则见皮下瘀斑。脾虚统摄无权，冲任不固，渐成月经过多或崩漏，但血色淡而质薄。气虚则气短、倦怠乏力，血虚则面白无华。舌淡、脉细弱，皆为气血不足之征。本证以出血和气虚证共见为辨证要点。

（五）气随血脱证

气随血脱证，是指大出血时所引起阳气虚脱的证候。多由内脏、脉道突然破裂，或外伤，或妇女血崩、分娩等引起。

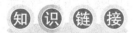

案例分析（请你坐诊）

于某，女，29 岁。因分娩大出血，突然出现面色苍白，四肢厥冷，大汗淋漓而致晕厥，舌淡，脉浮大而散。诊为何证？试按气血津液辨证进行分析。

辨析：气血有相互依存的关系，大量出血则气无所附，而随之外脱。气脱阳亡，不能上荣于面，则面色苍白；不能温煦四肢，则手足厥冷；不能温固肌表，则大汗淋漓。神随气散则晕厥。血失气脱，舌体失养则舌淡。阳气浮越外亡，故见脉浮大而散。

辨证：气随血脱证。

【临床表现】大出血时突然面色苍白、四肢厥冷、大汗淋漓，甚至晕厥，舌淡，脉微细欲绝，或浮大而散。

【证候分析】大量出血，则气无所依附，气脱阳亡，不能上荣于面，则面色苍白；不能温煦四肢，则手足厥冷；不能温固肌表，则大汗淋漓。神随气散，神无所主，则为晕厥。血失气脱，正气大伤，舌体失养，则色淡；脉道先充而微细欲绝，阳气浮越外亡，脉见浮大而散，病情更为险恶。本证以大量出血时，随即出现气脱为辨证要点。

【考纲摘要】

气滞血瘀、气虚血瘀、气血两虚、气不摄血、气随血脱的临床表现和辨证要点。

四、津液病辨证

津液病辨证就是分析、判断疾病中有无津液亏虚或水液停聚的证候存在。津液是体内各种正常水液的总称。津液是血液的组成部分，津液属于"阴"的范畴，故津液与血、阴等概念的关系密切。津液的生成、输布与排泄，主要与肺、脾、肾等脏腑的气化作用密切相关。津液具有滋润、濡养和平衡阴阳等功能。

津液的病变，可以由各种病因的直接损耗而导致，亦可间接由脏腑功能的失常而形成。津液的生成不足或丧失过多，就会出现津液亏虚的证候，不能起到滋养濡润的作用，而外燥为病与津液亏虚也密切相关。津液的输布、排泄障碍，会导致水液停聚，从而表现为湿、水、饮、痰等病理变化，并进而影响脏腑的功能。

（一）津液不足证

津液不足证，是指由于津液亏少，失去其濡润滋养作用所出现的以燥化为特征的证候。多由燥热灼伤津液，或因汗、吐、下及失血等所致。

【临床表现】口渴咽干，唇燥而裂，皮肤干枯无泽，小便短少，大便干结，舌红少津，脉细数。

【证候分析】由于津亏则使皮肤、口唇、咽等失去濡润滋养，故呈干燥不荣之象。津伤则尿液化源不足，故小便短少；大肠失其濡润，故见大便秘结。舌红少津、脉细数皆为津亏内热之象。本证以皮肤、口唇、舌咽干燥及尿少，便干为辨证要点。

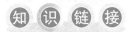

案例分析（请你坐诊）

胡某，男，36岁，曾发高热，热退而见口鼻、皮肤干燥，唇舌干燥，舌紫绛边有瘀斑、瘀点。请分析其病机。

解析：津液渗注于脉中成为血液的重要成分，因疾病影响导致津液亏损，不仅水分丢失，也使机体的精微营养物质受损，运行不畅，因此根据患者表现可判断为津亏血瘀。

（二）水液停聚证

水液停聚证，是指水液输布、排泄失常所引起的痰饮水肿等病证。凡外感六淫、内伤脏腑皆可导致本证发生。

1. 痰饮

（1）痰证　是指水液凝结而生痰，质地稠厚，停聚于脏腑、经络、组织之间而引起的病证。常由外感六淫、内伤七情，导致脏腑功能失调而产生。

【临床表现】咳嗽咯痰，痰质黏稠，胸脘满闷，纳呆呕恶，头晕目眩，或神昏癫狂，喉中痰鸣，或肢体麻木，见瘰疬、瘿瘤、乳癖、痰核等，舌苔白腻，脉滑。

【证候分析】本证临床表现多端，所以古人有"诸般怪证皆属于痰"之说。痰阻于肺，宣降失常，肺气上逆，则咳嗽咯痰；痰湿中阻，气机不畅，则见脘闷、纳呆、呕恶等；痰浊蒙蔽清窍，清阳不升，则头晕目眩；痰迷心神，则见神昏，甚或发为癫狂；痰停经络，气血运行不利，可见肢体麻木；停聚于局部，则可见瘰疬、瘿瘤、乳癖、痰核等。苔白腻、脉滑皆痰湿之征。在辨证上除掌握不同病变部位表现的特有症状外，一般可结合下列表现作为辨证依据：呕吐痰涎，或神昏时喉中痰鸣，或肢体麻木，或见痰核，苔腻，脉滑。

（2）饮证　是指水饮停滞于脏腑组织之间所表现的病证。多由脏腑功能衰退等原因引起。

【临床表现】咳嗽气喘，痰多而稀，胸闷心悸，甚或倚息不能平卧，或脘腹痞胀，水声辘辘，泛吐清水，或头晕目眩，小便不利，肢体浮肿，沉重酸困，苔白滑，脉弦。

【证候分析】饮停于肺，肺气上逆则见咳嗽气喘、胸闷或倚息不能平卧；水饮凌心，心阳受阻则见心悸；饮停胃肠，气机不畅则脘腹痞胀、水声辘辘，胃气上逆，则泛吐清水；水饮留滞于四肢肌肤，则肢体浮肿、沉重酸困、小便不利；饮阻清阳，则头晕目眩；饮为阴邪，故苔见白滑；饮阻气机，则脉弦。本证主要以饮停心肺、胃肠、胸胁、四肢的病变为主，饮停部位不同，症状也不同，苔白腻、脉弦为舌脉特征。

2. 水停证　是指体内水液因气化失常而停聚，以肢体浮肿，小便不利，或腹部痞胀，舌淡胖等为主要表现的证候。

【临床表现】头面、肢体甚或全身水肿，按之凹陷不起，或为腹水而见腹部膨隆、叩之音浊，小便短少不利，身体困重，舌淡胖，苔白滑，脉濡缓等。

【证候分析】本证多因风邪外袭，或湿邪内困，亦可因房劳伤肾，或久病肾虚等，影响肺、脾、肾的气化功能，使水液运化、输布失常而停聚为患。此外，瘀血内阻，经脉不利，亦可影响水液的运行，使水蓄腹腔等部位，而成血瘀水停。

水为有形之邪，水液输布失常而泛溢肌肤，故以水肿、身体困重为主症；水液停聚腹腔，而成腹水，故见腹部膨隆，叩之音浊；膀胱气化失司，水液停蓄而不泄，故见小便不利；舌淡胖、苔白滑、脉濡，是水湿内停之征。

根据形成水停的机理、脏器的不同，临床常见的水停证有风水相搏（风袭水停）证、脾虚水泛证、肾虚水泛证、水气凌心证等。

根据水停部位及性质的不同，水停证可分为阳水和阴水（表10-7）。

（1）阳水　发病较急，水肿性质属实者，称为阳水。多为外感风邪，或水湿浸淫等因素引起。

【临床表现】眼睑先肿，继而头面，甚至遍及全身，小便短少，来势迅速。皮肤薄而光亮，并兼有恶寒发热、无汗，舌苔薄白，脉象浮紧；或兼见咽喉肿痛，舌红，脉象浮数；或全身水肿，来势较缓，按之没指，肢体沉重而困倦，小便短少，脘闷纳呆，呕恶欲吐，舌苔白腻，脉沉。

【证候分析】风邪侵袭，肺卫受病，宣降失常，通调失职，以致风遏水阻，风水相搏，泛溢于肌肤而成水肿。风为阳邪，上先受之，风水相搏，故水肿起于眼睑头面，继而遍及肢体。若伴见恶寒、发热、无汗、苔薄白、脉浮紧，为风水偏寒之征；如兼有咽喉肿痛、舌红、脉浮数，是风水偏热之象。若由水湿浸渍，脾阳受困，运化失常，水泛肌肤，阻塞不行，则渐致全身水肿。水湿内停，三焦决渎失常，膀胱气化失司，故见小便短少。水湿日甚而无出路，泛溢肌肤，所以肿势日增，按之没指。身重困倦、脘闷纳呆、泛恶欲呕、舌苔白腻、脉象沉缓等，皆为湿盛困脾之象。本证以发病急，来势猛，先见眼睑头面、上半身肿甚为辨证要点。

（2）阴水　发病较缓，水肿性质属虚者，称为阴水。多因劳倦内伤、脾肾阳衰、正气虚弱等因素引起。

【临床表现】身肿，腰以下为甚，按之凹陷不易恢复，脘闷腹胀，纳呆食少，大便溏稀，面色白，神疲肢倦，小便短少，舌淡，苔白滑，脉沉缓。或水肿日益加剧，小便不利，腰膝冷痛，四肢不温，畏寒神疲，面色白，舌淡胖，苔白滑，脉沉迟无力。

【证候分析】由于脾主运化水湿，肾主水，所以脾虚或肾虚，均能导致水液代谢障碍，下焦水湿泛滥而为阴水。阴盛于下，故水肿起于足部，并以腰以下为甚，按之凹陷不起；脾虚及胃，中焦运化无力，故见脘闷纳呆、腹胀便溏；脾主四肢，脾虚水湿内渍，则神疲肢困；腰为肾之府，肾虚水气内盛，故腰膝冷痛；肾阳不足，命门火衰，不能温养肢体，故四肢厥冷、畏寒神疲；阳虚不能温煦于上，故见面色白。舌淡胖、苔白滑、脉沉迟无力，为脾肾阳虚、寒水内盛之象。本证以发病较缓，足部先肿，腰以下肿甚，按之凹陷不起为辨证要点。

表 10-7　阳水与阴水比较

类型	虚实	病程	病势	浮肿部位	皮肤颜色	凹陷性	兼症
阳水	实	短	急	头面明显	薄而光亮	按之易复	多兼风寒或风热表证
阴水	虚	长	缓	下肢为甚	白灰滞	按之难复多	兼脾肾阳虚之症状

【考纲摘要】

1.痰证的临床表现、辨证要点。

2.水停证的临床表现、辨证要点。

3.津液亏虚证的临床表现、辨证要点。

项目三　脏腑辨证

脏腑辨证，是根据脏腑的生理功能、病理表现，对疾病证候进行归纳，借以推究病机，判断病变的部位、性质及正邪盛衰情况的一种辨证方法，是临床各科的诊断基础，是辨证体系中的重要组成部分。

脏腑病证是脏腑功能失调反映于外的客观征象，由于各脏腑的生理功能不同，所以它反映出来的症状、体征也不相同。根据脏腑不同的生理功能及其病理变化来分辨病证，这是脏腑辨证的理论依据。所以熟悉各脏腑的生理功能及其病变特点，是进行脏腑辨证的基础。

脏腑辨证是中医学辨证体系中的重要内容之一，也是中医临床各科辨证的必备基础。中医学用于临床的辨证方法较多，如八纲辨证、六经辨证、卫气营血辨证及三焦辨证等，尽管各种辨证方法独具特色，各有侧重，但都与脏腑密切相关，而且脏腑辨证的内容比较系统、完整，生理、病理概念较确切，纲目清楚，内容具体，有利于对辨证思维的指导，也有利于对其他辨证方法所述证候实质的理解。因此，脏腑辨证是临床辨证的基本方法，是整个辨证体系中的重要组成部分。

脏腑辨证主要运用于内、外、妇、儿等科的内伤杂病，具体使用时还应与所属学科特点相结合，与辨病相结合。

一、心与小肠病辨证

心居胸中，心包络围护于外，为心主的宫城。手少阴心经循臂内侧后缘，下络小肠，心与小肠相为表里。心主血脉，又主神志，开窍于舌。小肠分清泌浊，具有化物的功能。

心的病变主要表现为血脉运行失常及精神意识思维改变等方面。如心悸、心痛、失眠、神昏、精神错乱、脉结代或促等症常是心的病变。小肠的病变主要反映在清浊不分、传输障碍等方面，如小便失常、大便溏泄等。

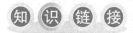

病例分析（请你坐诊）

患者，女，32岁。口舌生疮，心烦失眠，小便黄赤，尿道灼热涩痛，口渴，舌红无苔，脉数。请分析本案例的病位。

解析：本案例的病位在心、小肠。结合心与小肠的表里关系及出现的典型症状，即可分析出本案例的病位。

心的病证有虚实，虚证多由久病伤正、禀赋不足、思虑伤心等因素引起，导致心血虚、心阴虚、心气虚、心阳虚、心阳暴脱；实证多由痰阻、火扰、寒凝、瘀滞、气郁等引起，导致心火亢盛、心脉痹阻、痰蒙心神及痰火扰神等证。

（一）心气虚证

心气虚证是指由于心气不足，鼓动无力，表现以心悸为主症的虚弱证候。

【临床表现】心悸怔忡，胸闷气短，活动后加重，面色淡白或白，或有自汗，舌淡苔白，脉虚。

【证候分析】心气虚，鼓动无力，故见心悸；气虚卫外不固，故自汗；功能活动衰减，故气短、神疲；动则气耗，故活动劳累后诸症加剧；气虚运血无力，气血不充，故面色淡白、舌淡、脉虚。本证以心悸及气虚证为辨证要点。

（二）心阳虚证

心阳虚证是指由于心阳虚衰，鼓动无力，虚寒内生所表现的证候。

【临床表现】心悸怔忡，心胸憋闷或痛，气短，自汗，形寒畏冷，面色白，或面唇青紫，舌质淡胖或紫暗，苔白滑，脉弱或结代。

【证候分析】本证常由心气虚进一步发展而来。心阳虚衰，鼓动无力，心动失常，故轻则心悸，重则怔忡；胸阳不展，故心胸憋闷、气短；温运血行无力，心脉痹阻不通，则见心痛；阳虚温煦失职，故见形寒肢冷；卫外不固则自汗；阳虚运血无力，血行不畅，故见面色白或面唇青紫、脉结代或弱。舌质淡胖或紫暗、苔白滑，为阳虚寒盛之象。本证以心悸怔忡、胸闷或痛及阳虚证为辨证要点。

（三）心阳暴脱证

心阳暴脱证是指心阳衰极，阳气暴脱所表现的危重证候。

【临床表现】在心阳虚证表现的基础上，更见突然冷汗淋漓，四肢厥冷，呼吸微弱，面色苍白，或心痛剧烈，口唇青紫，脉微欲绝，甚或神志模糊，昏迷不醒。

【证候分析】本证常是心阳虚证进一步发展的结果，亦有因寒邪暴伤心阳或痰瘀阻塞心窍所致者。阳气衰亡，不能卫外则冷汗淋漓，不能温煦肢体故四肢厥冷；心阳衰，宗气泄，不能助肺以行呼吸，故呼吸微弱；阳气外亡，温运血行无力，脉道失充，故面色苍白；若血行不畅，瘀阻心脉，则见心痛剧烈、口唇青紫；阳衰，心失温养，神散不收，致神志模糊，甚则昏迷；脉微欲绝，为阳气外亡之征。本证以心阳虚和亡阳的临床表现为诊断依据。

心气虚、心阳虚、心阳暴脱三证的鉴别见表10-8。

表10-8　心气虚、心阳虚、心阳暴脱三证鉴别

证候	相同症	不同症
心气虚	心悸，怔忡，胸闷	面色淡白，神疲体倦，少气懒言，舌淡苔白，脉虚
心阳虚	气短，自汗、活动	畏寒肢冷，心痛，面色白或晦暗，舌淡胖，苔白滑，脉微细
心阳暴脱	后加重	突然冷汗淋漓，四肢厥冷，呼吸微弱，面色苍白，口唇青紫，神昏，脉微欲绝

（四）心血虚证

心血虚证是指心血不足，心失所养而表现的证候。

【临床表现】心悸，头晕，失眠多梦，健忘，面色淡白或萎黄，唇舌色淡，脉细弱。

【证候分析】本证多因脾虚，生血之源匮乏，或失血过多，或久病失养，或劳心耗血所致。心血不足，心失所养，心动失常，故见心悸；血不养心，心神不安，则见失眠、多梦；血虚不能上荣于头面部，故见头晕、健忘、面色淡白或萎黄、唇舌色淡；血少脉道失

充，故脉细无力。本证以心悸、失眠及血虚证为主要辨证依据。

（五）心阴虚证

心阴虚证是指心阴亏损，虚热内扰所表现的证候。

【临床表现】心烦心悸，失眠，多梦，或见五心烦热，午后潮热，盗汗，两颧发红，舌红少津，脉象细数。

【证候分析】本证多因思虑劳神太过，暗耗心阴，或因热病后期，耗伤阴液，或肝肾等脏阴亏累及于心所致。心阴亏少，心失所养，心动失常，故见心悸；心失濡养，且虚热扰心，心神不守，则见心烦、失眠、多梦；阴不制阳，虚热内生，故五心烦热、午后潮热、盗汗、颧红、舌红少津；脉细数，为阴虚内热之象。本证以悸烦不宁、失眠多梦及阴虚证为辨证要点。

心血虚证与心阴虚证鉴别见表10-9。

表10-9　心血虚证与心阴虚证鉴别

证候	相同症	不同症
心血虚	心悸怔忡，失眠	血虚失于濡养：眩晕、健忘，面色淡白无华或萎黄，唇舌色淡，脉细弱
心阴虚	多梦	阴虚火旺：五心烦热，潮热，盗汗，颧红，舌红少津，脉细数

（六）心火亢盛证

心火亢盛证是指心火炽盛，扰动心神所表现的证候。

【临床表现】心烦失眠，面赤口渴，溲黄便干，舌尖红绛，或口舌生疮，脉数有力；甚则狂躁谵语，或见吐血衄血，或见肌肤疮疡，红肿热痛。

【证候分析】心火内炽，心神被扰，则心中烦热、夜寐不安，甚则狂躁谵语；面赤口渴、溲黄便干、脉数有力，均为里热征象；心开窍于舌，心火亢盛，循经上炎，故舌尖红绛或口舌生疮；心火炽盛，血热妄行，见吐血、衄血；火毒壅滞脉络，局部气血不畅则见肌肤疮疡、红肿热痛。本证以心及舌、脉等有关组织出现实火内炽的症状为辨证要点。

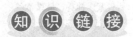

知 识 链 接

案例分析（请你坐诊）

李某，男，25岁，患者于1周前出现心烦多梦，口渴，口角溃疡糜烂，便秘，小便时感灼痛、色赤，舌尖红赤，脉数。请写出主诉，并进行证候分析及病性辨证、确定证名。

主诉：心烦多梦，口角糜烂疼痛1周余。

病性辨证：实证，热证。

辨证分析：患者心烦多梦，是因心火炽盛，内扰于心，神不守舍所致；火邪伤津，故口渴、便秘、尿赤；心火上炎则口角糜烂、舌尖红赤；血行加速，则脉数。

证候诊断：心火亢盛证。

（七）心脉痹阻证

1.心脉痹阻证 是指心脏脉络在各种致病因素作用下导致痹阻不通所反映的证候。

【临床表现】心悸怔忡，心胸憋闷疼痛，痛引肩背内臂，时发时止；若痛如针刺，并见舌紫暗有瘀斑、瘀点，脉细涩或结代，为瘀阻心脉；若为闷痛，并见体胖痰多、身重困倦、舌苔白腻、脉沉滑，为痰阻心脉；若剧痛暴作，并见畏寒肢冷、得温痛缓、舌淡苔白、脉沉迟或沉紧，为寒凝之象；若疼痛而胀且发作时与情志有关、舌淡红、苔薄白、脉弦，为气滞。本证以心胸憋闷作痛、心悸怔忡为辨证要点。

【证候分析】本证常由年高体弱或病久正虚以致瘀阻、痰凝、寒滞、气郁而发作。本证多因正气先虚，阳气不足，心失温养，故见心悸、怔忡；由于阳气不足，血液运行无力，容易继发瘀血内阻、痰浊停聚、阴寒凝滞、气机阻滞等病理变化，以致心脉痹阻，气血不得畅通而发生心胸憋闷疼痛；手少阴心经循臂内，出腋下，故疼痛牵引肩背内臂，时发时止。本证以胸部憋闷疼痛、痛引肩背内臂、时发时止为辨证要点。

2.心脉痹阻证 瘀、痰、寒、气的比较见表10-10。

表10-10 心脉痹阻证瘀、痰、寒、气比较

证候	共有症状	病因	症状特点
血瘀心脉	心悸，怔忡，心胸憋闷疼痛，痛引肩背内臂，时发时止	瘀血内阻	刺痛，舌紫暗有斑点，脉细涩或结代
痰阻心脉		痰浊停聚	闷痛，体胖痰多，身重困倦，苔白腻，脉沉滑
寒凝心脉		阴寒凝滞	突发剧痛，得温痛减，畏寒肢冷，舌淡苔白，脉沉迟或沉紧
气滞心脉		气机郁滞	胀痛，发作常与精神因素有关，舌淡红，苔薄白，脉弦

（八）痰迷心窍证

痰迷心窍证又称痰蒙心神证、痰迷心包证，是指痰浊蒙闭心神所表现的以神志异常为主症的证候。

【临床表现】面色晦滞，脘闷作恶，意识模糊，语言不清，喉有痰声，甚则昏不知人，舌苔白腻，脉滑；或精神抑郁，表情淡漠，神志痴呆，喃喃自语，举止失常；或突然仆地，不省人事，口吐痰涎，喉中痰鸣，两目上视，手足抽搐。

【证候分析】外感湿浊之邪，郁遏中焦，清阳不升，浊气上泛，故见面色晦滞；胃失和降，胃气上逆则脘闷作恶；湿邪酿化成痰，痰随气升则喉中痰鸣；上迷心窍，神识受蒙则意识模糊、语言不清，甚则人事不省；舌苔白腻、脉滑是痰浊内盛之象。精神抑郁、表情淡漠、神志痴呆、喃喃自语、举止失常，多由肝气郁结，气郁生痰，痰浊上蒙心窍所致，属于癫证。突然仆地、不省人事、口吐痰涎、喉中痰鸣、两目上视、手足抽搐，为痰浊夹肝风闭阻心神，属于痫证。本证以神志不清、喉有痰声、舌苔白腻为辨证要点。

（九）痰火扰神证

痰火扰神证又称为痰火扰心证，是指痰火扰乱心神，表现为神志异常的证候。

【临床表现】发热气粗，面红目赤，痰黄稠，喉间痰鸣，躁狂谵语，舌红苔黄腻，脉滑数，或见失眠心烦，痰多胸闷，头晕目眩，或见语言错乱，哭笑无常，不避亲疏，狂躁妄动，打人毁物，力逾常人。

【证候分析】外感热病中，邪热蒸腾充斥肌肤故见高热；火势上炎，则面红目赤、呼吸气粗；邪热灼津为痰，故痰黄稠、喉间痰鸣；痰火扰心，心神昏乱，故躁狂、谵语；舌红苔黄腻、脉滑数均为痰火内盛之象。内伤病中，因痰火扰心而见失眠心烦；痰阻气道则见胸闷痰多，清阳被遏故见头晕目眩。若神志狂乱，气机逆乱，则发为狂证，出现语言错乱、哭笑无常、不避亲疏、狂躁妄动、打人毁物、力逾常人等症状。本证外感内伤皆可见到，其中外感热病以高热、痰盛、神志不清为辨证要点，内伤杂病中，轻者以失眠心烦，重者以神志狂乱成为辨证要点。

（十）小肠实热证

小肠实热证是指小肠里热炽盛所引起的以小便赤涩、灼痛为主症的证候，多由心火下移所致。

【临床表现】心烦口渴，口舌生疮，小便赤涩，尿道灼痛，尿血，舌红苔黄，脉数。

【证候分析】心与小肠相表里，小肠有分清泌浊的功能，使水液入于膀胱。心火下移小肠，故小便赤涩、尿道灼痛；热甚灼伤血络则可见尿血；心火内炽，热扰心神，则心烦；津为热灼则口渴；心火上炎则口舌生疮；舌红苔黄、脉数为里热之征。本证以心火热炽及小便赤涩灼痛为辨证要点。

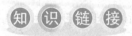

案例分析（请你坐诊）

韩某，女，19岁，学生。

因即将高考而出现情绪紧张，一周前起出现小便赤涩，尿血鲜红，尿道灼痛，并见心烦口渴，夜寐不安，口舌生疮，溃烂灼痛，面赤，舌红苔黄，脉数。请做出诊断，并进行病机分析。

诊断：小肠实热证。

辨析：气郁化火，则心火过亢，热扰心神则心烦不寐；津为热灼则口渴；心火上炎则口舌生疮，溃烂灼痛；心与小肠相表里，心火下移小肠，小肠分清泌浊功能失常，故见小便赤涩、尿道灼痛；热伤血络，迫血妄行，则尿血；舌红苔黄、脉数，均为里热之象。

【考纲摘要】

1. 心气虚、心阳虚证的临床表现、鉴别要点。

2. 心血虚、心阴虚证的临床表现、鉴别要点。

3. 心脉痹阻的临床表现及瘀阻心脉、痰阻心脉、寒凝心脉、气滞心脉四证的鉴别要点。

4. 痰蒙心神、痰火扰神证的临床表现、鉴别要点。

5. 心火亢盛的临床表现。

6. 小肠实热证的临床表现。

二、肺与大肠病辨证

肺居胸中，经脉下络大肠，与大肠相为表里。肺主气，司呼吸，主宣发肃降，通调水道，外合皮毛，开窍于鼻。大肠主传导糟粕。

肺的病变，主要为气失宣降，肺气上逆，或腠理不固及水液代谢方面的障碍，临床上往往出现咳嗽、气喘、胸痛、咯血等症状。大肠的病变主要是传导功能失常，主要表现为便秘与泄泻。

肺的病证有虚实之分，虚证多见气虚和阴虚，实证多见风寒燥热等邪气侵袭或痰湿阻肺。大肠病证有湿热内侵、津液不足等。

（一）肺气虚证

肺气虚证是指肺功能减弱，其主气、卫外功能失职所表现的虚弱证候。

【临床表现】咳喘无力，气少不足以息，动则益甚，体倦懒言，声音低怯，痰多清稀，面色白，或自汗畏风，易于感冒，舌淡苔白，脉虚弱。

【证候分析】肺主气，司呼吸，肺气不足则咳喘气短、气少不足以息，且动则耗气，所以喘息益甚；肺气虚则体倦懒言；肺气虚不能输布津液，聚而成痰，故痰多清稀；面色白为气虚常见症状；肺气虚不能宣发卫气于肌表，腠理不固，故自汗畏风，易于感冒；舌淡苔白、脉虚弱为气虚证。本证一般以咳喘无力、气少不足以息和全身功能活动减弱为辨证要点。

（二）肺阴虚证

肺阴虚证，是指肺阴不足，失于清肃，虚热内生所表现的证候。

【临床表现】干咳少痰，或痰少而黏，口燥咽干，形体消瘦，午后潮热，五心烦热，盗汗，颧红，甚则痰中带血，声音嘶哑，舌红少津，脉细数。

【证候分析】肺阴不足，虚火内生，灼液成痰，胶固难出，故干咳少痰，或痰少而黏；阴液不足，上不能滋润咽喉则口燥咽干，外不能濡养肌肉则形体消瘦；虚热内炽则午后潮热、五心烦热；热扰营阴为盗汗，虚热上炎则颧红；肺络受灼，络伤血溢则痰中带血；喉失津润，则声音嘶哑；舌红少津、脉象细数，皆为阴虚内热之象。本证以肺病常见症状与阴虚内热证共见为辨证要点。

（三）风寒犯肺证

风寒犯肺证，是指由于风寒之邪外袭肺表，肺卫失宣所表现的证候。

【临床表现】咳嗽，痰稀薄色白，鼻塞流清涕，恶寒发热而无汗，苔白，脉浮紧。

【证候分析】感受风寒，肺气被束不得宣发，逆而为咳；寒属阴，故痰液稀薄色白；肺气失宣，鼻窍通气不畅致鼻塞流清涕；邪客肺卫，卫气郁遏则恶寒，正气抗邪则发热，毛窍郁闭则无汗；舌苔白、脉浮紧为感受风寒之征。本证以咳嗽兼见风寒表证为辨证要点（表10–11）。

（四）风热犯肺证

风热犯肺证，是指风热邪气侵犯肺系，肺卫受病所表现的证候。

【临床表现】咳嗽，痰稠色黄，鼻塞流黄浊涕，身热，微恶风寒，口干咽痛，舌尖红苔薄黄，脉浮数。

【证候分析】风热袭肺，肺失清肃则咳嗽；热邪煎灼津液，故痰稠色黄；肺气失宣，鼻窍津液为风热所熏，故鼻塞不通、流黄浊涕；肺卫受邪，卫气抗邪则发热；卫气郁遏故恶风寒；风热上扰，津液被耗则口干咽痛；舌尖候上焦病变，肺为风热侵袭，所以舌尖发红；苔薄黄、脉浮数皆为风热袭表犯肺之征。本证以咳嗽与风热表证共见为辨证要点（表10–11）。

（五）燥邪犯肺证

燥邪犯肺证，是指外界燥邪侵犯肺卫，肺系津液耗伤所表现的证候。

【临床表现】干咳无痰，或痰少而黏，不易咳出。唇、舌、咽、鼻干燥欠润，或身热恶寒，或胸痛咯血，舌红苔白或黄，脉数。

【证候分析】燥邪犯肺，津液被伤，肺不得滋润而失于清肃，故干咳无痰，或痰少而黏，不易咳出；伤津化燥，气道失其濡润，所以唇、舌、咽、鼻都见干燥而欠润；肺为燥邪所袭，肺卫失宣，则见身热恶寒；若燥邪化火，灼伤肺络，可见胸痛咯血；燥邪伤津则舌红；邪偏肺卫苔多白，燥邪袭肺苔多黄；脉数为燥热之象。本证以肺系症状及干燥少津为辨证要点（表 10-11）。

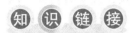

案例分析（请你坐诊）

李某，女，52 岁。最近到北方出差，感到身热，恶风，咳嗽，痰少而黏，不易咳出，并见血丝少许，口鼻干燥，舌尖红，脉浮数。试写出证名，并分析。

分析：燥邪外袭，卫表失和，则身热、恶风；燥邪犯肺，肺失清润，肺气上逆，则咳嗽，痰少而黏，不易咳出；燥邪化火，灼伤肺络，可见咳血丝少许；燥邪伤津，肺系失润，则口鼻干燥；舌尖红、脉浮数为燥邪外袭之象。

辨证：燥邪犯肺证。

表 10-11　风寒犯肺、风热犯肺、燥邪犯肺证鉴别

证候	主症	寒热	兼症	舌象	脉象
风寒犯肺	咳嗽痰稀色白	恶寒重发热轻	鼻塞流清涕，喉痒，身痛无汗	舌苔薄白	浮紧
风热犯肺	咳嗽痰稠色黄	恶寒轻发热重	鼻塞流黄浊涕，身热恶风，口干咽痛	舌尖红苔薄黄	浮数
燥邪犯肺	干咳痰少，口舌咽喉干燥	恶寒发热	无汗或少汗	舌苔薄而干燥	浮数或浮紧

（六）肺热炽盛证

肺热炽盛证是指火热炽盛，壅积于肺，肺失清肃，以咳嗽气粗、鼻翼扇动等为主要表现的实热证候。简称肺热证或肺火证。本证在卫气营血辨证中属气分证，在三焦辨证中属上焦病证。多由外感风热入里或风寒入里化热内盛于肺所致。

【临床表现】发热烦渴，面赤气粗，咳嗽气喘甚则鼻翼扇动，鼻息灼热，胸痛或有咽喉肿痛，小便短黄，大便秘结，舌红苔黄，脉洪数。

【证候分析】热邪犯肺，肺失宣降，气逆于上出现咳嗽气喘、胸痛；火热上炎则发热烦渴、面赤气粗、咽喉肿痛；热伤津液则尿黄、便秘；舌红苔黄，脉数属肺热炽盛。本证以新病势急、咳嗽气粗、鼻翼扇动与火热症状共见为辨证要点。

（七）痰热壅肺证

痰热壅肺证是指痰热互结，壅闭于肺，致使肺失宣降而表现的肺经实热证

【临床表现】咳嗽，咯痰黄稠而量多，胸闷，气喘息粗，甚则鼻翼扇动，或喉中痰鸣，烦躁不安，发热口渴，或咳吐脓血腥臭痰，胸痛，大便秘结，小便短赤，舌红苔黄腻，脉滑数。

【证候分析】本证多因外邪犯肺，郁而化热，热伤肺津，炼液成痰，或素有宿痰，内蕴日久化热，痰与热结，壅阻于肺所致。痰热壅阻于肺，肺失清肃，肺气上逆，故咳嗽、胸闷、气喘息粗，甚则肺气郁闭，则见鼻翼扇动；痰热互结，随肺气上逆，故咯痰黄稠而量多或喉中痰鸣；若痰热阻滞肺络，气滞血壅，肉腐血败，则见咳吐脓血腥臭痰、胸痛；里热炽盛，蒸达于外，故发热；侵扰心神则烦躁不安；灼伤阴津，则见口渴、便秘、小便黄赤；舌红苔黄腻、脉滑数，为痰热内盛之征。本证以咳喘、痰多黄稠与里实热证并见为辨证要点。

（八）寒痰阻肺证

寒痰阻肺证是指寒邪与痰浊交并，壅阻于肺，肺失宣降所表现的证候。

【临床表现】咳嗽痰多，痰质黏稠，或清稀色白，量多，易咯，胸闷，或见喘哮痰鸣，形寒肢冷，舌质淡，苔白腻或白滑，脉濡缓或滑。

【证候分析】本证多因平素有痰疾，又感寒邪，内客于肺，或因寒湿外邪侵袭于肺，或因中阳不足，寒从内生，聚湿成痰，上犯于肺所致。寒痰阻肺，肺失宣降，肺气上逆，故咳嗽、气喘、痰多色白；痰气搏结，上涌气道，故喉中痰鸣而发哮；寒痰凝闭于肺，肺气不利，故胸膈满闷；寒性凝滞，阳气被郁而不达，肌肤失于温煦，故形寒肢冷；舌淡、苔白腻或白滑、脉濡缓或滑，均为寒痰内盛之象。本证以咳喘并见寒痰内盛的表现为辨证要点。

（九）大肠湿热证

大肠湿热证，是指湿热侵袭大肠所表现的证候。

【临床表现】腹痛，下痢脓血，里急后重，或暴注下泻，色黄而臭，伴见肛门灼热，小便短赤，身热口渴，舌红苔黄腻，脉滑数或濡数。

【证候分析】湿热在肠，阻滞气机，故腹痛、里急后重；湿热蕴结大肠，伤及气血，腐化为脓血，故下痢脓血；湿热之气下迫，故见暴注下泻、肛门灼热；热邪内炽，湿痢伤津，故身热口渴、小便短赤；舌红苔黄腻为湿热之象。湿热为病，有湿重、热重之分：湿重于热，脉象多见濡数；热重于湿，脉象多见滑数。本证以腹痛、排便次数增多，或下痢脓血，或下黄色稀水为辨证要点。

（十）大肠津亏证

大肠津亏证，是指津液不足，不能濡润大肠所表现的证候。

【临床表现】大便秘结干燥，难以排出，常数日一行，口干咽燥，或伴见口臭、头晕等症，舌红少津，脉细涩。

【证候分析】大肠津亏，肠道失其濡润而传导不利，故大便秘结干燥，难以排出，甚或数日一行；阴伤于内，口咽失润，故口干咽燥；大便日久不解，浊气不得下泄而上逆，致口臭、头晕；津亏、阴虚有热，故舌红少津；津少脉道失充，故脉来细涩。本证以大便干燥难于排出为辨证要点。

【考纲摘要】

1. 肺气虚、肺阴虚证的临床表现、鉴别要点。
2. 风寒犯肺、寒痰阻肺证的临床表现、鉴别要点。
3. 风热犯肺、肺热炽盛证、痰热壅肺、燥邪犯肺证的临床表现、鉴别要点。
4. 大肠湿热、大肠津亏证的临床表现、鉴别要点。

三、脾与胃病辨证

脾胃共处中焦，经脉互为络属，具有表里的关系。脾主运化水谷，胃主受纳腐熟，脾升胃降，共同完成饮食物的消化吸收与输布，为气血生化之源、后天之本。脾又具有统血，主四肢肌肉的功能。

脾病常见腹胀腹痛、泄泻便溏、浮肿、出血等。胃病常见脘痛、呕吐、嗳气、呃逆等症。

脾胃病证，皆有寒热虚实之不同。脾的病变主要反映在运化功能的失常和统摄血液功能的障碍，以及水湿潴留、清阳不升等方面；胃的病变主要反映在食不消化、胃失和降、胃气上逆等方面。

（一）脾气虚证

脾气虚证，是指脾气不足，运化失健所表现的证候，亦称脾失健运证。

【临床表现】纳少腹胀，饭后尤甚，大便溏薄，肢体倦怠，少气懒言，面色萎黄或白，形体消瘦或浮肿，舌淡苔白，脉缓弱。

【证候分析】脾气虚弱，运化无力，故纳少；水谷内停则腹胀，食入则脾气易困，故腹胀尤甚；水湿不化，流注肠中，则大便溏薄；脾为气血生化之源，脾虚化源不足，不能充达肢体、肌肉，故肢体倦怠、形体消瘦，面部失荣，故面色萎黄；脾气虚，水谷精气化生不足，宗气亦虚，故少气懒言；若脾气虚，水湿不运，泛溢肌肤，则可见浮肿、体胖；舌淡苔白、脉缓弱，为脾气虚弱之征。本证以运化功能减退和气虚证共见为辨证要点。

（二）脾气下陷证

脾气下陷证是指脾气亏虚，升举无力而反下陷所表现的证候，又称为脾虚气陷证、中气下陷证。本证多由脾气虚进一步发展而来，或久泄久痢，或劳累过度所致。

【临床表现】脘腹重坠作胀，食后尤甚，或便意频数，肛门坠重；或久痢不止，甚或脱肛；或子宫下垂；或小便浑浊如米泔，伴见气少乏力、肢体倦怠、声低懒言、头晕目眩，舌淡苔白，脉弱。

【证候分析】脾气上升，能升发清阳和升举内脏，气虚升举无力，内脏无托，故脘腹重坠作胀，食入气陷更甚，脘腹更觉不舒；由于中气下陷，故时有便意、肛门重坠，或下利不止、肛门外脱；脾气升举无力，可见子宫下垂；脾主散精，脾虚气陷致精微不能正常输布而反下流膀胱，故小便浑浊如米泔；中气不足，全身功能活动减退，所以少气乏力、肢体倦怠、声低懒言；清阳不升则头晕目眩；舌淡苔白、脉弱皆为脾气虚弱的表现。本证以脾气虚证和内脏下垂为辨证要点（表10-12）。

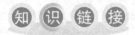

案例分析（请你坐诊）

患者，王某，女，46岁，平素气短乏力，畏寒，食欲不振，时有便溏，于便后出现肛门外脱。请判断其证候。

诊断：中气下陷证。

辨析：患者气虚日久，无力托举内脏，出现脱肛。与中焦脾胃关系密切，又出现内脏位置下垂，为中气下陷证。

（三）脾不统血证

脾不统血证，是指脾气亏虚不能统摄血液，导致以血溢脉外为主要表现的证候。

【临床表现】便血，尿血，肌衄，齿衄，或妇女月经过多、崩漏等，常伴食少便溏、神疲乏力、少气懒言、面色无华、舌淡苔白、脉细弱等症。

【证候分析】脾有统摄血液的功能，脾气亏虚，统血无权，则血溢脉外；溢于肠胃，则为便血；渗于膀胱，则见尿血；血渗毛孔而出，则为肌衄；由齿龈而出，则为齿衄；脾虚统血无权，冲任不固，则妇女月经过多，甚或崩漏；食少便溏、神疲乏力、少气懒言、面色无华、舌淡苔白、脉细弱等症，皆为脾气虚弱之征。本证以脾气虚证和出血共见为辨证要点（表10-12）。

（四）脾阳虚证

脾阳虚证，是指脾阳虚衰，失于温运，阴寒内盛所表现的虚弱证候。

【临床表现】腹胀纳少，腹痛喜温喜按，畏寒肢冷，大便溏薄清稀，或肢体困重，或周身浮肿，小便不利，或白带量多质稀，舌淡胖，苔白滑，脉沉迟无力。

【证候分析】脾阳虚衰，运化失健，则腹胀纳少；中阳不足，寒凝气滞，故腹痛喜温喜按；阳虚无以温煦，所以畏寒而四肢不温；水湿不化流注肠中，故大便溏薄较脾气虚更为清稀，甚则完谷不化；中阳不振，水湿内停，膀胱气化失司，则小便不利；流溢肌肤，则肢体困重，甚则全身浮肿；妇女带脉不固，水湿下渗，可见白带清稀量多；舌淡胖苔白滑、脉沉迟无力，皆为阳虚湿盛之征。本证以脾失健运和寒象表现为辨证要点（表10-12）。

表10-12　脾病虚证鉴别

证候	相同症	不同症	舌象	脉象
脾气虚证	腹胀纳少，食后尤甚，便溏肢倦，食少懒言	或浮肿，或消瘦	舌淡苔白	缓弱
脾阳虚证		腹痛喜温喜按，肢冷尿少，或肢体困重，或浮肿，或带下清稀	舌淡胖苔白滑	沉迟无力
中气下陷证		脘腹坠胀，或便意频数，肛门坠重，或久痢脱肛，或子宫下垂，或小便浑浊如米泔	舌淡苔白	弱
脾不统血证		便血，尿血，肌衄，齿衄，或妇女月经过多、崩漏	舌淡苔白	细弱

（五）寒湿困脾证

寒湿困脾证，是指寒湿内盛，中阳受困而表现的证候。多由饮食不节，过食生冷，淋雨涉水，居处潮湿，以及内湿素盛等因素引起。

【临床表现】脘腹痞闷胀痛，食少便溏，泛恶欲吐，口淡不渴，头身困重，面色晦黄，或肌肤面目发黄，黄色晦暗如烟熏，或肢体浮肿，小便短少，舌淡胖苔白腻，脉濡缓。

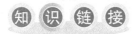

案例分析（请你坐诊）

李某，女，19岁，学生。两日前因过食冷饮，晚上出现腹胀腹泻，夜不安卧，今日病情加重，前来诊治。现面色暗黄不泽，身重困倦，口淡不渴，口腻纳呆，恶心欲呕，脘腹胀满，大便泻下清稀如水，日行7~8次，小便短少，舌淡红，苔白腻，脉迟缓。要求提炼主诉，进行证候分析并进行辨证。

主诉：腹泻3日。

辨析：起病暴急，因过食生冷致病。寒湿内阻脾胃，脾失健运，清浊不分，水湿下走大肠，故泄泻清稀如水，而小便短少；寒湿内困，胃失和降，则口淡不渴，口腻纳呆，泛恶欲吐；湿困则脾气郁滞，故脘腹胀满，面色暗黄不泽，身重困倦。苔白腻、脉迟缓，为寒湿困脾之征象。

辨证：寒湿困脾证。

【证候分析】寒湿内侵，中阳受困，脾气被遏，运化失司，故脘腹痞闷胀痛、食欲减退；湿注肠中，则大便溏薄；胃失和降，故泛恶欲吐；寒湿属阴邪，阴不耗液，故口淡不渴；寒湿滞于经脉，故见头身困重；湿阻气滞，气血不能外荣，故见面色黄晦；脾为寒湿所困，阳气不宣，胆汁随之外泄，故肌肤面目发黄，黄色晦暗如烟熏；湿泛肌肤可见肢体浮肿；膀胱气化失司，则小便短少；舌淡胖苔白腻、脉濡缓，皆为寒湿内盛的表现。本证以脾的运化功能发生障碍和寒湿中阻的表现为辨证要点。

（六）湿热蕴脾证

湿热蕴脾证，是指湿热内蕴中焦所表现的证候。常因感受湿热外邪，或过食肥甘酿湿生热所致。

【临床表现】脘腹痞闷，纳呆呕恶，便溏尿黄，肢体困重，或面目肌肤发黄、色泽鲜明如橘皮，皮肤发痒，或身热起伏，汗出热不解，舌红苔黄腻，脉濡数。

【证候分析】湿热蕴结脾胃，受纳运化失职，升降失常，故脘腹痞闷、纳呆呕恶；脾为湿困，则肢体困重；湿热蕴脾，交阻下迫，则大便溏泄、小便短赤；湿热内蕴，熏蒸肝胆，致胆汁不循常道，外溢肌肤，故皮肤发痒，面目肌肤发黄，其色鲜明如橘皮；湿遏热伏，热处湿中，湿热郁蒸，故身热起伏、汗出而热不解；舌红苔黄腻、脉濡数，均为湿热内盛之象。本证以脾的运化功能障碍和湿热内阻的症状为辨证要点。

（七）胃阴虚证

胃阴虚证，是指胃阴不足所表现的证候。多由胃病久延不愈，或热病后期阴液未复，或平素嗜食辛辣，或情志不遂，气郁化火使胃阴耗伤而致。

【临床表现】胃脘隐痛，饥不欲食，口燥咽干，大便干结，或脘痞不舒，或干呕呃逆，舌红少津，脉细数。

【证候分析】胃阴不足，则胃阳偏亢，虚热内生，热郁胃中，胃气不和，致脘部隐痛、饥不欲食；胃阴亏虚，上不能滋润咽喉，则口燥咽干；下不能濡润大肠，故大便干结；胃失阴液滋润，胃气不和，可见脘痞不舒；阴虚热扰，胃气上逆，可见干呕呃逆；舌红少津、脉象细数，是阴虚内热的征象。本证以胃病的常见症状和阴虚证共见为辨证要点（表10-13）。

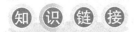

案例分析（请你坐诊）

魏某，男，47岁，因饮食不节，起居失常，致胃脘疼痛已多年。现胃脘疼痛，饥不欲食，食量减少，日渐消瘦，口燥咽干，大便干结，小便短少，舌红少苔，舌苔略黄而少津，脉细数。试诊断其证型，并进行分析。

诊断：胃阴虚证。

辨析：胃脘疼痛，久病不愈，则损伤正气。胃阴不足，虚热内生，热郁胃中，胃气失和，则胃脘疼痛；胃阴虚则胃失濡润，故胃纳失常，导致饥不欲食、食量减少；胃阴不足，津液不能上乘，则口燥咽干；肠失濡润，则大便干结；津液不足，则小便短少。舌红少苔少津、脉细数，为阴虚之象；苔黄为里热之征。

（八）胃热（火）证

胃热证，是指胃火内炽所表现的证候。多因平素嗜食辛辣肥腻，化热生火，或情志不遂，气郁化火，或热邪内犯等所致。

【临床表现】胃脘灼痛，吞酸嘈杂，或食入即吐，或渴喜冷饮，消谷善饥，或牙龈肿痛、齿衄口臭，大便秘结，小便短赤，舌红苔黄，脉滑数。

【证候分析】热炽胃中，胃气不畅，故胃脘灼痛；肝经郁火横逆犯胃，则吞酸嘈杂、呕吐，或食入即吐。胃热炽盛，耗津灼液，则渴喜冷饮；功能亢进，则消谷善饥；胃络于龈，胃火循经上熏，气血壅滞，故见牙龈肿痛、口臭；血络受伤，血热妄行，可见齿衄；热盛伤津耗液，故见大便秘结、小便短赤；舌红苔黄、脉滑数为胃热内盛之象。本证以胃病常见症状和热象共见为辨证要点（表10-13）。

（九）寒滞胃脘证

寒滞胃脘是指寒邪犯胃，阻滞气机，以胃脘冷痛、痛势急剧等为主要表现的实寒证候。又名中焦实寒证。本证多因饮食失宜，过食生冷；或脘腹受凉，感受寒邪，致寒邪犯胃所致。

【临床表现】胃脘冷痛，痛势暴急，遇寒加剧，得温则减，恶心呕吐，吐后痛缓，口淡不渴，或口泛清水，腹泻清稀，或腹胀便秘，面白或青，恶寒肢冷，舌苔白润，脉弦紧或沉紧。

【证候分析】寒邪犯胃，气机郁滞，胃失和降，故胃脘冷痛，甚则剧痛；寒为阴邪，得温则散，遇寒则凝，故得温痛减，遇寒加剧；胃气上逆则恶心呕吐，吐后寒湿可去，气机暂通，故吐后痛缓；寒邪不耗津，故口淡不渴或口泛清水；寒邪伤阳，机体失阳气温养，则形寒肢冷；舌淡苔白滑，脉紧或弦为阴寒内盛之象。本证多有寒冷刺激的诱因，以脘腹冷痛或剧痛与实寒见症为辨证要点（表10-13）

（十）食滞胃脘证

食滞胃脘证，是指食物停滞胃脘不能腐熟所表现的证候。多由饮食不节，暴饮暴食，或脾胃虚弱，运化失健等因素引起。

【临床表现】胃脘胀闷疼痛，嗳气吞酸或呕吐酸腐食物，吐后胀痛得减，或矢气便溏，泻下物酸腐臭秽，舌苔厚腻，脉滑。

【证候分析】胃气以降为顺，食停胃脘致胃气郁滞，则脘部胀闷疼痛；胃失和降而上逆，故见嗳气吞酸或呕吐酸腐食物；吐后实邪得消，胃气通畅，故胀痛得减；食浊下移，积于肠道，可致矢气频频、臭如败卵、泻下物酸腐臭秽；舌苔厚腻、脉滑为食浊内积之征。本证以胃脘胀闷疼痛、嗳腐吞酸为辨证要点（表10-13）。

表10-13 胃病四证鉴别

证候	疼痛	呕吐	口味与口渴	大便	舌象	脉象
胃阴虚证	隐隐灼痛，嘈杂不舒	干呕	口咽干燥	便干	舌红少苔	细数
寒滞胃脘证	冷痛暴急，遇寒则剧	清水	口淡不渴	清稀	苔白滑	弦或沉紧
胃热证	胃脘灼痛	酸水	渴喜冷饮	便结	舌红苔黄	滑数
食滞胃脘证	脘腹胀满疼痛、拒按	酸腐馊食	口中腐臭	酸臭	苔厚腻	滑或沉实

【考纲摘要】

1. 脾气虚、脾阳虚、脾虚气陷、脾不统血证的临床表现、鉴别要点。

2. 湿热蕴脾、寒湿困脾证的临床表现、鉴别要点。

3. 胃阴虚与胃热证、寒滞胃脘与食滞胃脘证的临床表现、鉴别要点。

四、肝与胆病辨证

肝位于右胁，胆附于肝，肝胆经脉相互络属，肝与胆相表里。肝主疏泄，主藏血，在体为筋，其华在爪，开窍于目，其气升发，性喜条达而恶抑郁。胆贮藏、排泄胆汁，以助消化，并与情志活动有关，因而有"胆主决断"之说。

肝的病变主要表现在疏泄失常、血不归藏、筋脉不利等方面。肝开窍于目，故多种目疾都与肝有关。肝的病变较为广泛和复杂，如胸胁少腹胀痛窜痛、情志活动异常、头晕胀痛、手足抽搐、肢体震颤，以及目疾、月经不调、睾丸胀痛等，常与肝有关。胆病常见口苦发黄、失眠和胆怯易惊等情绪的异常。

肝的病证有虚实之分，虚证多见肝血、肝阴不足，实证多见于风阳妄动、肝火炽盛及湿热寒邪侵犯等。

（一）肝血虚证

肝血虚证，是指肝血亏虚，组织器官失养所表现的证候。多因脾肾亏虚，生化之源不足，或慢性病耗伤肝血，或失血过多所致。

【临床表现】眩晕耳鸣，面白无华，爪甲不荣，夜寐多梦，视力减退或雀目，或见肢体麻木、关节拘急不利、手足震颤、肌肉跳动，妇女常见月经量少、色淡，甚则经闭，舌淡白，脉弦细。

【证候分析】肝血不足，不能上荣头面，故眩晕耳鸣、面白无华；爪甲失养，则干枯不荣；血不足以安魂定志，故夜寐多梦；目失所养，所以视力减退，甚至成为雀盲；肝主筋，血虚筋脉失养，则见肢体麻木、关节拘急不利、手足震颤、肌肉跳动等虚风内动之象；妇女肝血不足，不能充盈冲任之脉，所以月经量少色淡，甚至闭经；舌淡白、脉弦细，为血虚常见之征。本证一般以筋脉、爪甲、两目、肌肤等失血之濡养及全身血虚的病理表现为辨证要点。

（二）肝阴虚证

肝阴虚证，是指阴液亏虚而肝失濡养所表现的证候。多由情志不遂，气郁化火，或慢性疾病、温热病等耗伤肝阴引起。

【临床表现】头晕耳鸣，两目干涩，面部烘热，胁肋灼痛，五心烦热，潮热盗汗，口咽干燥，或见手足蠕动，舌红少津，脉弦细数。

【证候分析】肝阴不足，不能上滋头目，则头晕耳鸣、两目干涩；虚火上炎，则面部烘热；虚火内灼，则见胁肋灼痛、五心烦热、潮热盗汗；阴液亏虚不能上润，则见口咽干燥；筋脉失养则手足蠕动；舌红少津、脉弦细数，均为阴虚内热之象。本证一般以肝病症状和阴虚证共见为辨证要点。

（三）肝郁气滞证

肝郁气滞证，是指肝失疏泄，气机郁滞而表现的证候，又称为肝气郁结证。多因情志抑郁，或突然的精神刺激及其他病邪的侵扰而发病。

【临床表现】胸胁或少腹胀闷窜痛，胸闷喜太息，情志抑郁易怒，或咽部梅核气，或颈部瘿瘤，或癥块；妇女可见乳房作胀疼痛，月经不调，甚则闭经。

【证候分析】肝气郁结，经气不利，故胸胁乳房、少腹胀闷疼痛或窜动作痛；肝主疏泄，具有调节情志的功能，气机郁结，不得条达疏泄，则情志抑郁；久郁不解，失其柔顺舒畅之性，故情绪急躁易怒；气郁生痰，痰随气逆，循经上行，搏结于咽则见梅核气，积聚于颈项则为瘿瘤；气病及血，气滞血瘀，冲任不调，故月经不调或经行腹痛；气聚血结，可酿成癥块。本证一般以情志抑郁、肝经所过部位发生胀闷疼痛，以及妇女月经不调等作为辨证要点。

（四）肝火上炎证

肝火上炎证，是指肝经火盛，气火上逆，表现出火热炽盛于上的证候。多因情志不遂，肝郁化火，或热邪内犯等引起。

【临床表现】头晕胀痛，面红目赤，口苦口干，急躁易怒，不眠或常做噩梦，胁肋灼痛，便秘尿黄，耳鸣如潮，吐血衄血，舌红苔黄，脉弦数。

【证候分析】肝火循经上攻头目，气血涌盛络脉，故头晕胀痛、面红目赤；如夹胆气上逆，则口苦口干；肝失条达柔顺之性，所以急躁易怒；火热内扰，神志不安，以致失眠，或常做噩梦；肝火内炽，气血壅滞胁肋则灼热疼痛；热盛耗津，故便秘尿黄；足少阳胆经入耳中，肝热移胆，循经上冲，则耳鸣如潮；火热灼伤络脉，血热妄行，可见吐血、衄血；舌红苔黄、脉弦数，为肝经实火炽盛之征。本证一般以肝脉循行部位的头、目、耳、胁表现的实火炽盛症状为辨证要点。

（五）肝阳上亢证

肝阳上亢证，是指肝肾阴虚，不能制阳，致使肝阳偏亢所表现的证候。多因情志过极或肝肾阴虚，致使阴不制阳，水不涵木而发病。

【临床表现】眩晕耳鸣，头目胀痛，面红目赤，急躁易怒，心悸健忘，失眠多梦，腰膝酸软，头重脚轻，舌红少苔，脉弦有力。

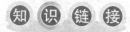

案例分析（请你坐诊）

吴某，男，52岁，3年前因工作紧张而出现头痛、眩晕；逐渐加重，曾服中西药，疗效不明显，近月病情加剧，出现眩晕耳鸣，头痛且胀，面红目赤，急躁易怒，口苦咽干，失眠多梦，腰膝酸软，头重脚轻，步履不稳，舌红少苔，脉弦细数而有力。要求：写出主诉，进行证候分析并辨证。

主诉：眩晕、头痛3年，加重月余。

辨析：因工作紧张而肝气郁结，肝阳上亢，气血上冲而引起头痛、眩晕；气血上逆，血脉充盈，则面红目赤、头胀而痛；肝气亢奋，心神不宁，故见急躁易怒、失眠多梦；阳热伤津，则口苦咽干；肝肾阴亏于下，腰膝失养，则腰膝酸软；上盛下虚，则耳鸣、头重脚轻、步履不稳；舌红少苔、脉弦细数有力，是阴虚阳亢之征。

辨证：肝阳上亢证。

【证候分析】肝肾之阴不足，肝阳亢逆无制，气血上冲，则眩晕、耳鸣、头目胀痛、面红目赤；肝失柔顺，故急躁易怒；阴虚心失所养，神不得安，则见心悸健忘、失眠多梦；肝肾阴虚，经脉失养，故腰膝酸软；阳亢于上，阴亏于下，上盛下虚，故头重脚轻；舌红少苔、脉弦有力，为肝肾阴虚、肝阳亢盛之象。本证一般以肝阳亢于上、肾阴亏于下的证候表现作为辨证要点。

肝气郁结、肝火上炎、肝阴虚、肝阳上亢四证的病机，常可互相转化。如肝气久郁，可以化火；肝火上炎，火热炽盛，可以灼烁肝阴；肝阴不足，可致肝阳上亢；而肝阳亢盛又可化火伤阴。所以在辨证上既要掌握其各自特征，又要分析其内在联系，才能做出准确判断（表 10-14）。

表 10-14　肝气郁结、肝火上炎、肝阴虚、肝阳上亢四证的鉴别

候	性质	症状	舌象	脉象	辨证要点
肝气郁结证	实证	情志抑郁、易怒，胸胁或少腹胀痛、结证窜痛，胸闷，善太息，妇女可见乳房作胀疼痛，痛经，月经不调，甚则闭经，与情志变化有关	苔薄白	弦	情志抑郁，肝经部位胀痛或妇女月经失调
肝火上炎证	实证炎证	头晕胀痛，面红目赤，急躁易怒，或胁肋灼痛，或耳鸣耳聋，或耳内肿痛流脓，或失眠多梦，或吐血、衄血	舌红苔黄	弦数	火热炎上、炽盛于肝经循行部位如头、目、两胁等
肝阴虚证	虚证	两目干涩，视力减退，或胁肋隐隐灼痛，或见手足蠕动，头晕目眩，午后颧红，面部烘热，潮热盗汗，五心烦热，口燥咽干	舌红少苔	弦细而数	目、筋、两胁经络失养和阴虚内热的证候
肝阳上亢证	本虚标实证	头目胀痛，眩晕耳鸣，面红目赤，急躁易怒，失眠多梦，腰膝酸软，头重脚轻	舌红少津	弦而有力，或弦细数	眩晕、面赤、头痛、头重脚轻、腰膝酸软

（六）肝风内动证

肝风内动证，是指患者出现以眩晕欲仆、震颤、抽搐等动摇不定症状为主要表现的证候。

临床上常见肝阳化风、热极生风、阴虚动风、血虚生风 4 种（表 10-15）。

1.肝阳化风证　是指肝阳亢逆无制而表现为动风的证候。多因肝肾之阴久亏，肝阳失潜而暴发。

【临床表现】眩晕欲仆，头摇而痛，项强肢颤，语言謇涩，手足麻木，步履不正，或卒然昏倒，不省人事，口眼歪斜，半身不遂，舌强不语，喉中痰鸣，舌红苔白或腻，脉弦有力。

【证候分析】肝阳化风，上扰头目，则眩晕欲仆，或头摇不能自制；气血随风阳上逆，壅滞络脉，故头痛不止；风动筋挛，则项强肢颤；肝脉络于舌本，风阳扰络，则语言謇涩；肝肾阴虚，筋脉失养，故手足麻木；风动于上，阴亏于下，上盛下虚，所以步履不正；阳亢则灼液为痰，风阳夹痰上扰，清窍被蒙，则见突然昏倒、不省人事；风痰流窜脉络，经气不利，可见口眼歪斜、半身不遂；痰阻舌根，则舌体强硬、不能语言；痰随风升，故喉中痰鸣；舌红为阴虚之象，白苔示邪尚未化火，腻苔为夹痰之征；脉弦有力是风阳扰动的病机反应。本证一般根据患者平素具有肝阳上亢的表现，结合突然出现肝风内动的症状为辨证要点。

2. 热极生风证　是指热邪亢盛引动肝风所表现的证候。多由邪热亢盛，燔灼肝经，热闭心神而发病。

【临床表现】高热神昏，躁犹如狂，手足抽搐，颈项强直，甚则角弓反张，两目上视，牙关紧闭，舌红或绛，脉弦数。

【证候分析】热邪蒸腾，充斥三焦，故高热；热入心包，神志昏聩，则神昏、躁犹如狂；热灼肝经，津液受烁，引动肝风，而见手足抽搐、颈项强直、角弓反张、两目上视、牙关紧闭等筋脉挛急的表现；热邪内伤营血，则舌色红绛；脉象弦数，为肝经火热之征。本证以高热与肝风内动共见为辨证要点。

3. 阴虚动风证　是指阴液亏虚引动肝风表现的证候。多因外感热病后期阴液耗损，或内伤久病，阴液亏虚而发病。

【临床表现】手足蠕动，眩晕耳鸣，口咽干燥，形体消瘦，五心烦热，潮热颧红，舌红少津，脉细数。

【证候分析】阴津亏虚，筋脉失养而挛急，故见手足蠕动；阴虚内热，虚火上扰，则眩晕、颧红、耳鸣；津不上蒸则口咽干燥；阴津不足，肌肤失养则消瘦；虚火内扰，而五心烦热、潮热；舌红少津、脉细数，为阴虚内热之征。本证以动风兼有阴虚内热症状为辨证要点。

4. 血虚生风证　是指血虚筋脉失养所表现的动风证候。多由急慢性出血过多或久病血虚所引起。

【临床表现】手足震颤，肢体麻木，肌肉瞤动，眩晕耳鸣，面色无华，爪甲淡白无华，视力减退，或女子月经量少色淡，甚至错后或经闭，舌质淡白，脉细弱。

【证候分析】肝血不足，血不养筋，筋脉失养，故手足震颤、肢体麻木、肌肉瞤动；

肝血虚，血不上荣，则眩晕耳鸣、面色无华；肝开窍于目，其华在爪，肝血虚，则爪甲淡白无华、视力减退；血虚冲任空虚，则女子月经量少色淡、错后或经闭；舌质淡白、脉细弱，为血虚之象。本证以动风兼见血虚的表现为辨证要点。

表 10-15　肝风四证鉴别

证候	性质	主症	兼症	舌象	脉象	辨证要点
肝阳化风证	上实下虚证	眩晕欲仆，头摇肢颤，语言謇涩或舌强不语，或突然昏倒，不省人事	手足麻木，步履不正	舌红，苔白或腻	弦而有力	肝阳上亢证基础上突然出现风动的症状
热极生风证	热证	手足抽搐，颈项强直，两目上视，牙关紧闭，角弓反张	高热神昏，躁扰如狂	舌质红绛，少津	弦数有力	高热与风动症状共见
阴虚动风证	虚证	手足蠕动	午后潮热，五心烦热，口咽干燥，形体消瘦	舌红少苔	弦细数	手足蠕动与阴虚内热并见
血虚生风证	虚证	手足震颤，肌肉眴动，关节拘急不利，肢体麻木	眩晕耳鸣，面白无华，爪甲不荣	舌淡苔白	细	肢体震颤与血虚并见

（七）肝胆湿热证

肝胆湿热证，是指湿热蕴结肝胆所表现的证候。多由感受湿热之邪，或偏嗜肥甘厚腻，酿湿生热，或脾胃失健，湿邪内生，郁而化热所致。

【临床表现】胁肋胀痛或有痞块，口苦，腹胀，纳少呕恶，大便不调，小便短赤，舌红苔黄腻，脉弦数。或寒热往来，或身目发黄，或阴囊湿疹，或睾丸肿胀热痛，或带浊阴痒等。

【证候分析】湿热蕴结肝胆，肝气失于疏泄，气滞血瘀，故胁肋痛或见痞块；肝木乘土，则脾运失健，胃失和降，故纳少、呕恶、腹胀；胆气上溢，可见口苦；湿热内蕴，湿重于热则大便偏溏，热重于湿则大便干结；膀胱气化失司，则小便短赤；邪居少阳，枢机不利，则寒热往来；胆汁不循常道而外溢肌肤，则身目发黄；肝脉绕阴器，湿热随经下注，则见阴部湿疹或睾丸肿胀热痛，在妇女则见带浊阴痒；舌红苔黄腻、脉弦数，均为湿热内蕴肝胆之征。本证以右胁肋部胀痛、纳呆、尿黄、舌红苔黄腻为辨证要点。

（八）寒凝肝脉证

寒凝肝脉证，是指寒邪凝滞肝脉，以肝经循行部位冷痛为主要表现的证候。多因感受寒邪而发病。

【临床表现】少腹牵引睾丸坠胀冷痛，或阴囊收缩引痛，受寒则甚，得热则缓，舌苔白滑，脉沉弦或迟。

【证候分析】肝经绕阴器，抵少腹，寒凝经脉，气血凝滞，故见少腹牵引睾丸冷痛；寒为阴邪，性主收引，筋脉拘急，可致阴囊收缩引痛；寒则气血凝涩，热则气血通利，故疼痛遇寒加剧、得热则减；阴寒内盛，则苔见白滑；脉沉主里，弦主肝病，迟为阴寒，是为寒滞肝脉之征。本证以少腹牵引阴部坠胀冷痛为辨证要点。

（九）胆郁痰扰证

胆郁痰扰证，是指胆失疏泄，痰热内扰所表现的证候。多由情志不遂，疏泄失职，生痰化火而引起。

【临床表现】头晕目眩耳鸣，惊悸不宁，烦躁不寐，口苦呕恶，胸闷太息，舌苔黄腻，脉弦滑。

【证候分析】胆脉络头目入耳，痰浊上扰故头晕目眩、耳鸣；胆为清净之腑，痰热内扰，则胆气不宁，故见惊悸不宁、烦躁不寐；胆气郁滞，则见胸闷、善太息；热蒸胆气上溢，则口苦；胆热犯胃，胃失和降，则泛恶呕吐；舌苔黄腻、脉象弦滑，为痰热内蕴之征。本证一般以眩晕耳鸣或惊悸失眠、舌苔黄腻为辨证要点。

【考纲摘要】

1. 肝血虚、肝阴虚证的临床表现、鉴别要点。
2. 肝郁气滞、肝火上炎、肝阳上亢证的临床表现、鉴别要点。
3. 肝风内动四证的临床表现、鉴别要点。
4. 寒滞肝脉证的临床表现。
5. 肝胆湿热证的临床表现。
6. 胆郁痰扰证的临床表现。

五、肾与膀胱病辨证

肾左右各一，位于腰部，其经脉与膀胱相互络属，故两者互为表里。肾藏精，主生殖，为先天之本，主骨生髓充脑，在体为骨，开窍于耳，其华在发，主水，并有纳气功能。膀胱具有贮尿、排尿的作用。

肾的病变主要反映在生长发育、生殖功能、水液代谢的异常方面，临床常见症状有腰膝酸软而痛、耳鸣耳聋、发白早脱、牙齿动摇、阳痿遗精、精少不育、女子经少经闭，以及水肿、二便异常等。膀胱的病变主要反映为小便异常及尿液的改变，临床常见尿频、尿急、尿痛、尿闭，以及遗尿、小便失禁等症。

肾藏元阴元阳，为人体生长发育之根，脏腑功能活动之本，一有耗伤，则诸脏皆病。膀胱多见湿热证。

（一）肾精不足证

肾精不足证，是指肾精亏损表现的证候。多因禀赋不足，先天发育不良，或后天调养失宜，或房劳过度，或久病伤肾所致。

【临床表现】男子精少不育，女子经闭不孕，性功能减退。小儿发育迟缓，身材矮小，智力和动作迟钝，囟门迟闭，骨骼痿软。成人未老先衰，发脱齿摇，耳鸣耳聋，健忘恍惚，动作迟缓，足痿无力，精神呆钝等。

【证候分析】肾精主生殖，肾精亏则性功能低下，男子见精少不育，女子见经闭不孕；肾为先天之本，精不足则无以化气生血、充肌长骨，故小儿发育迟缓，身材矮小；无以充髓实脑，致智力迟钝、动作缓慢；精亏髓少，骨骼失养，则囟门迟闭、骨骼痿软，成人未老先衰；肾之华在发，精不足，则发不长、易脱发；齿为骨之余，失精气之充养，故牙齿动摇；耳为肾窍，脑为髓海，精少髓亏，脑海空虚，故见耳鸣耳聋、健忘恍惚；精损则筋骨疲惫，故动作迟缓，足痿无力；肾精衰，脑失充，则灵机失运，可见精神呆钝。本证以生长发育迟缓、生殖功能减退，以及成人早衰等表现为辨证要点（表 10-16）。

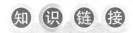
知 识 链 接

案例分析（请你坐诊）

韩某，男，45 岁。半年来时有头晕眼花、腰膝酸软。平素体质较差，成年后记忆力不好，时有头晕。因工作较忙，近期感到神疲乏力，耳鸣健忘，发脱齿摇，舌淡苔薄白，脉沉细无力。要求写出主诉、辨证分析及进行证候诊断。

主诉：头晕眼花、腰膝酸软半年。

证候诊断：肾精不足证。

辨证分析：禀赋不足，元气不充，故自幼体质较差。肾生髓主骨，其华在发，齿为骨之余，肾精不足，无以充髓实脑，生发养齿，故而头晕耳鸣、健忘、发脱齿摇；腰为肾之府，精亏骨失充养，故腰膝酸软；神疲乏力、舌淡苔薄白、脉沉细无力，均为肾精亏虚之表现。

（二）肾阴虚证

肾阴虚证，是指肾阴不足，失于滋养而虚火内扰所表现的证候。多由久病伤肾，或禀赋不足，房事过度，或过服温燥劫阴之品所致。

【临床表现】腰膝酸痛，眩晕耳鸣，失眠多梦，男子遗精早泄，女子经少经闭，或见崩漏，形体消瘦，潮热盗汗，五心烦热，咽干颧红，溲黄便干，舌红少津，脉细数。

【证候分析】肾阴不足，髓海亏虚，骨骼失养，故腰膝酸痛、眩晕耳鸣。肾水亏虚，水火失济则心火偏亢，致心神不宁，而见失眠多梦；阴虚相火妄动，扰动精室，故遗精早泄；女子以血为用，阴亏则经血来源不足，所以经量减少，甚至闭经；阴虚则阳亢，虚热迫血可致崩漏；肾阴亏虚，虚热内生，故见形体消瘦、潮热盗汗、五心烦热、咽干颧红、溲黄便干、舌红少津、脉细数等症。本证以肾病主要症状和阴虚内热证共见为辨证要点（表10-16）。

（三）肾阳虚证

肾阳虚证，是指肾阳虚衰所表现的证候。多由素体阳虚，或年高肾亏，或久病伤肾，以及房劳过度等因素引起。

【临床表现】腰膝酸软而痛，畏寒肢冷，尤以下肢为甚，精神萎靡，面色白或黧黑，舌淡胖，苔白，脉沉弱。或男子阳痿，女子宫寒不孕；或大便久泄不止，完谷不化，五更泄泻；或浮肿，腰以下为甚，按之没指，甚则腹部胀满，全身肿胀，心悸咳喘。

【证候分析】腰为肾之府，肾主骨，肾阳虚衰，不能温养腰府及骨骼，则腰膝酸软疼痛；不能温煦肌肤，故畏寒肢冷；阳气不足，阴寒盛于下，故下肢尤甚；阳虚不能温煦形体，振奋精神，故精神萎靡、面色白；肾阳极虚，浊阴弥漫肌肤，则见面色黧黑；舌淡胖苔白、脉沉弱，均为肾阳虚衰之象。肾主生殖，肾阳不足，命门火衰，生殖功能减退，男子则阳痿，女子则宫寒不孕；命门火衰，火不生土，脾失健运，故久泄不止、完谷不化或五更泄泻；肾阳不足，膀胱气化功能障碍，水液内停，溢于肌肤而为水肿；水湿下趋，肾处下焦，故腰以下肿甚、按之没指；水湿泛滥，阻滞气机，则腹部胀满；水气上逆，凌心射肺，故见心悸、咳喘。本证一般以全身功能低下伴见寒象为辨证要点（表10-16）。

（四）肾虚水泛证

肾虚水泛证是指由于肾阳亏虚，气化失权，水湿泛溢所表现的证候。本证多由久病失调，或素体虚弱，肾阳亏耗所致。

【临床表现】身体浮肿，腰以下尤甚，按之没指，畏寒肢冷，腰膝酸冷，腹部胀满，或见心悸气短，或咳喘痰鸣，小便短少，舌质淡胖，苔白滑，脉沉迟无力。

【证候分析】肾主水，肾阳不足，气化失权，水湿内停，泛溢肌肤，故身体浮肿；肾居下焦，且水湿趋下，故腰以下肿甚，按之没指；水势泛溢，阻滞气机，则腹部胀满；膀胱气化失职，故小便短少；若水气凌心，抑遏心阳，则见心悸气短；水泛为痰，上逆犯肺，肺失宣降，则见咳喘、喉中痰声辘辘；阳虚温煦失职，故畏寒肢冷、腰膝酸冷；舌质淡胖、苔白滑、脉沉迟而弱，为肾阳亏虚、水湿内停之征。本证以水肿、腰以下为甚，并伴见腰膝酸冷、畏寒肢冷等虚寒之象为辨证要点（表10-16）。

（五）肾气不固证

肾气不固证，是指肾气亏虚，固摄无权所表现的证候。多因年高肾气亏虚，或年幼肾气未充，或房事过度，或久病伤肾所致。

【临床表现】神疲耳鸣，腰膝酸软，小便频数而清，或尿后余沥不尽，或遗尿失禁，或夜尿频多。男子滑精早泄，女子白带清稀，胎动易滑，舌淡苔白，脉沉弱。

【证候分析】肾气亏虚则功能活动减退，气血不能充耳，故神疲耳鸣；骨骼失之温养，故腰膝酸软；肾气虚膀胱失约，故小便频数而清长，或夜尿频多，甚则遗尿失禁；排尿功能无力，尿液不能全部排出，可致尿后余沥不尽；肾气不足，则精关不固，精易外泄，故滑精早泄；肾虚而冲任亏损，下元不固，则见带下清稀；胎元不固，每易造成滑胎；舌淡苔白、脉沉弱，为肾气虚衰之象。本证一般以肾气不足、膀胱不能固摄表现的症状为辨证要点（表 10-16）。

（六）肾不纳气证

肾不纳气证，是指肾气虚衰，气不归元所表现的证候。多由久病咳喘，肺虚及肾，或劳伤肾气所致。

【临床表现】久病咳喘，呼多吸少，气不得续，动则喘息益甚，自汗神疲，声音低怯，腰膝酸软，舌淡苔白，脉沉弱；或喘息加剧，冷汗淋漓，肢冷面青，脉浮大无根；或气短息促，面赤心烦，咽干口燥，舌红，脉细数。

【证候分析】肾虚则摄纳无权，气不归元，故呼多吸少，气不得续，动则喘息益甚；骨骼失养，故腰膝酸软；肺气虚，卫外不固则自汗；功能活动减退，故神疲声音低怯；舌淡苔白、脉沉弱，为气虚之征。若阳气虚衰欲脱，则喘息加剧、冷汗淋漓、肢冷面青；虚阳外浮，脉见浮大无根。肾虚不能纳气，则气短息促。肾气不足，久延伤阴，阴虚生内热，虚火上炎，故面赤心烦、咽干口燥；舌红、脉细数为阴虚内热之象。本证一般以久病咳喘、呼多吸少、气不得续、动则益甚和肺肾气虚表现为辨证要点（表 10-16）。

表 10-16　肾病六证的鉴别

证候	性质	症状	舌象	脉象
肾阳虚证	虚证	腰膝酸痛，畏寒肢冷，阳痿，妇女宫寒不孕，或五更泄泻，或浮肿	舌淡胖苔白	沉弱
肾虚水泛证	虚证	腰膝酸痛，浮肿，小便短少，腹部胀满，畏寒肢冷	舌淡胖苔白滑	沉迟无力
肾阴虚证	虚证	腰膝酸痛，失眠多梦，阳强易举，遗精早泄，潮热盗汗，咽干颧红，溲黄便干	舌红少津	细数
肾精不足证	虚证	腰膝酸软，成人精少，经闭，发脱齿摇，健忘耳聋，动作迟缓，足痿无力，精神呆滞	舌淡红苔白	沉细
肾气不固证	虚证	腰膝酸软，听力减退，小便频数而清，余沥不尽，遗尿失禁，滑精早泄，胎动易滑	舌淡苔白	沉弱
肾不纳气证	虚证	咳喘，呼多吸少，气不得续，动则喘息益甚，自汗神疲，声音低怯，腰膝酸软	舌淡苔白	沉弱

（七）膀胱湿热证

膀胱湿热证，是湿热蕴结膀胱所表现的证候。多由感受湿热，或饮食不节，湿热内生，下注膀胱所致。

【临床表现】尿频尿急，排尿艰涩，尿道灼痛，尿黄赤浑浊，或尿血，或有砂石，小腹痛胀迫急，或伴见发热、腰酸胀痛，舌红苔黄腻，脉滑数。

【证候分析】湿热蕴结膀胱，热迫尿道，故尿频尿急、排尿艰涩、尿道灼痛；湿热内蕴，膀胱气化失司，故尿液黄赤浑浊、小腹痛胀迫急；湿热伤及阴络则尿血；湿热久郁不解，煎熬尿中杂质而成砂石，则尿中可见砂石；湿蕴郁蒸，热淫肌表，可见发热；累及于肾，则见腰痛；舌红苔黄腻、脉滑数为湿热内蕴之象。本证以尿频、尿急、尿痛、尿黄为辨证要点。

【考纲摘要】

1.肾阳虚、肾阴虚、肾精不足、肾气不固、肾虚水泛的临床表现、鉴别要点。
2.膀胱湿热证的临床表现。

六、脏腑兼病辨证

人体每一个脏腑虽然有其独自特殊的功能，但它们彼此之间却是密切联系的，因而在发病时往往不是孤立的，而是相互关联的。常见有脏病及脏、脏病及腑、腑病及脏、腑病及腑。凡两个或两个以上脏腑相继或同时发病者，即为脏腑兼病。

一般来说，脏腑兼病，在病理上有着一定的内在规律。具有表里、生克乘侮关系的脏腑，兼病较常见，反之则为较少见。因此，在辨证时应注意辨析发病脏腑之间的因果关系，这样在治疗时才能分清主次，灵活运用。

脏腑兼病在临床上非常多见，证候极为复杂，下面重点介绍常见的脏腑兼证。

知 识 链 接

案例分析（请你坐诊）

赵某，女，37岁，一周前出现尿急，排尿不畅，尿少而黄，两天前又出现发热，尿急症状加重，尿道涩痛，小腹胀痛，恶心纳差，口渴而不欲饮。舌苔黄厚腻，脉滑数。请给出诊断。

诊断：膀胱湿热证。

辨析：膀胱具有贮尿与排尿的功能。患者尿急、排尿不畅、尿道涩痛，

可判定病位在膀胱。发热、尿少而黄、舌苔黄、脉数，此为热象。口渴而不
欲饮，舌苔厚腻，为湿象。湿热邪气客于膀胱，膀胱气化失司，故小腹胀痛、
小便黄赤短少、尿急、尿痛；湿热郁蒸，热淫肌表而发热。综上所述，辨证
为膀胱湿热证。

（一）心肾不交证

心肾不交证，是指心肾水火既济失调所表现的证候。多由五志化火，思虑过度，久病
伤阴，房事不节等引起。

【临床表现】心烦不寐，心悸健忘，头晕耳鸣，腰酸遗精，五心烦热，咽干口燥，舌
红，脉细数。或伴见腰部下肢酸困发冷。

【证候分析】心火下降于肾，以温肾水；肾水上济于心，以制心火，心肾相交，则水
火既济。若肾水不足，心火失济，则心阳偏亢，或心火独炽，下及肾水，致肾阴亏于下，
火炽于上，水火不济，心阳偏亢，心神不宁，故心烦不寐、心悸；水亏阴虚，骨髓不充，
脑髓失养，则头晕耳鸣、健忘；腰为肾府，失阴液濡养，则腰酸；精室为虚火扰动，故遗
精；五心烦热、咽干口燥、舌红、脉细数，为水亏火亢之征。心火亢于上，火不归原，肾
水失于温煦而下凝，则腰足酸困发冷。本证以失眠伴见心火亢盛、肾阴不足的症状为辨证
要点。

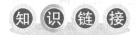

案例分析（请你坐诊）

黄某，男，50岁，近半年来失眠，严重时彻夜不眠，服用多种药物效果不佳，
现心烦不寐，眩晕心悸，手足心热，口燥咽干，精神倦怠，腰膝酸软，失眠多梦，
舌红无苔，脉细数。应诊断为何种证型？

诊断：心肾不交证。

辨析：生理状态下，心肾水火互济，使心肾阴阳得以协调。若心阳偏亢，
则心神不宁，致心烦、心悸、失眠。肾阴虚，则腰膝酸软、手足心热、口燥咽干、
舌红无苔、脉细数。综上所述，属水亏于下，火炽于上，水火不济的心肾不交。

（二）心肾阳虚证

心肾阳虚证，是指心肾两脏阳气虚衰，阴寒内盛所表现的证候。多由久病不愈，或劳
倦内伤所致。

【临床表现】畏寒肢冷，心悸怔忡，小便不利，肢体浮肿，或唇甲青紫，舌淡暗或青紫，苔白滑，脉沉微细。

【证候分析】肾阳为一身阳气之根本，心阳为气血运行、津液流注的动力，故心肾阳虚则常表现为阴寒内盛、全身功能活动低下、血行瘀滞、水气内停等病变。阳气衰微，心失濡养则心悸怔忡，不能温煦肌肤则畏寒肢冷；肾阳不振则三焦决渎不利，膀胱气化失司，则见小便不利；水液停聚，泛溢肌肤，故肢体浮肿；阳虚运血无力，血行瘀滞，可见口唇、爪甲青紫；舌淡暗或青紫、苔白滑、脉沉微细，皆为心肾阳气衰微，阴寒内盛，血行瘀滞，水气内盛之征。本证以心肾阳气虚衰、全身功能活动低下为辨证要点。

（三）心肺气虚证

心肺气虚证，是指心肺两脏气虚所表现的证候。多由久病咳喘，耗伤心肺之气，或禀赋不足，年高体弱等因素引起。

【临床表现】心悸咳喘，气短乏力，动则尤甚，胸闷，痰液清稀，面色白，头晕神疲，自汗声怯，舌淡苔白，脉沉弱或结代。

【证候分析】肺主呼吸，心主血脉，依赖宗气的推动作用以协调两脏的功能。肺气虚，宗气生成不足，可使心气亦虚；反之，心气先虚，宗气耗散，亦能致肺气不足。心气不足，不能养心，则见心悸；肺气虚弱，肃降无权，气机上逆，为咳喘；气虚则气短乏力，动则耗气，故喘息亦甚；肺气虚，呼吸功能减弱，则胸闷不舒；不能输布精微，水液停聚为痰，故痰液清稀；气虚全身功能活动减弱，肌肤、脑髓供养不足，则面色白、头晕神疲；卫外不固则自汗；宗气不足故声怯；气虚则血弱，不能上荣舌体，见舌淡苔白；血脉气血运行无力或心脉之气不续，则脉见沉弱或结代。本证以心悸咳喘与气虚证共见为辨证要点。

（四）心脾两虚证

心脾两虚证，是指心血不足，脾气虚弱所表现的证候。多由病久失调，或劳倦思虑，或慢性出血而致。

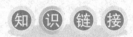

案例分析（请你坐诊）

患者，女，35岁，浑身乏力，懒言气短，伴有腹胀、月经不调，而且嗜睡多梦，舌淡苔白并有齿痕。应诊断为何证？

诊断：心脾两虚证。

辨析：乏力气短为气虚表现，脾失健运则腹胀，嗜睡多梦为血不养心，舌淡苔白有齿痕均为气血不足之虚象，故诊断为心脾气血两虚证。

【临床表现】心悸怔忡，失眠多梦，眩晕健忘，面色萎黄，食欲不振，腹胀便溏，神倦乏力，或皮下出血，妇女月经量少色淡、淋沥不尽等，舌质淡嫩，脉细弱。

【证候分析】脾为气血生化之源，又具统血功能。脾气虚弱，生血不足，或统摄无权，血溢脉外，均可导致心血亏虚。心主血，血充则气足，血虚则气弱。心血不足，无以化气，则脾气亦虚。故两者在病理上常可相互影响，成为心脾两虚证。心血不足，心失所养，则心悸怔忡；心神不宁，故失眠多梦；头目失养，则眩晕健忘；肌肤失荣，故面色萎黄无华。脾气不足，运化失健，故食欲不振、腹胀便溏；气虚功能活动减退，故神倦乏力；脾虚不能摄血，可见皮下出血，妇女经量减少、色淡质稀、淋沥不尽。舌质淡嫩、脉细弱，皆为气血不足之征。本证以心悸失眠、面色萎黄、神疲食少、腹胀便溏和慢性出血为辨证要点。

（五）心肝血虚证

心肝血虚证，是指心肝两脏血液亏虚所表现的证候。多由久病体虚，或思虑过度暗耗阴血所致。

【临床表现】心悸健忘，失眠多梦，眩晕耳鸣，面白无华，两目干涩，视物模糊，爪甲不荣，肢体麻木，震颤拘挛，妇女月经量少、色淡，甚则经闭，舌淡苔白，脉细弱。

【证候分析】心主血，肝藏血，若心血不足则肝无所藏，肝血不足则心血不能充盈，因而形成心肝血虚证。心血虚，心失所养，则心悸健忘；心神不安，故失眠多梦；血不上荣，则眩晕耳鸣、面白无华；肝血不足，目失滋养，可致两目干涩、视物模糊；筋脉爪甲失血之濡养，可见爪甲不荣、肢体麻木、震颤拘挛；妇女以血为本，肝血不足，月经来源匮乏，则经量减少、色淡质稀，甚至经闭；舌淡苔白、脉细弱为血虚之征。本证一般以心肝病变的常见症状和血虚证共见为辨证要点。

（六）肝火犯肺证

肝火犯肺证，是指肝经气火上逆犯肺所表现的证候。多由郁怒伤肝，或肝经热邪上逆犯肺所致。

【临床表现】胸胁灼痛，急躁易怒，头晕目赤，烦热口苦，咳嗽阵作，痰黏量少色黄，甚则咳血，舌红苔薄黄，脉弦数。

【证候分析】肝性升发，肺主肃降，升降相配，则气机调节平衡。若肝气升发太过，气火上逆，循经犯肺，即成肝火犯肺证。肝经气火内郁，热壅气滞，则胸胁灼痛；肝性失柔，故急躁易怒；肝火上炎，可见头晕目赤；气火内郁，则胸中烦热；热蒸胆气上溢，故觉口苦；气火循经犯肺，肺受火灼，清肃之令不行，气机上逆，则为咳嗽；津为火灼，炼液为痰，故痰黄黏并量少；火灼肺络，络伤血溢，则为咳血；舌红苔薄黄、脉弦数，为肝经实火内炽之征。本证以胸胁灼痛、急躁易怒、目赤口苦咳嗽为辨证要点。

（七）肝脾不调证

肝脾不调证，是指肝失疏泄，脾失健运所表现的证候。多由情志不遂，郁怒伤肝，或饮食不节，劳倦伤脾而引起。

【临床表现】胸胁胀满窜痛，善太息，情志抑郁或急躁易怒，纳呆腹胀，便溏不爽，肠鸣矢气，或腹痛欲泻，泻后痛减，舌苔白或腻，脉弦。

【证候分析】肝主疏泄，调畅气机，有助于脾的运化功能，脾主运化，为气血生化之源，化源充足，肝体得养，则疏泄正常。在发生病变时，可相互影响，形成肝脾不调证。肝失疏泄，经气郁滞，故胸胁胀满窜痛；太息则气郁得达，胀闷得舒，故善太息；气机郁结不畅，故精神抑郁；条达失职，则急躁易怒。脾运失健，气机郁滞，故纳呆腹胀；气滞湿阻，则便溏不爽、肠鸣矢气；腹中气滞则腹痛，排便后气滞得畅，故泻后疼痛得以缓解。本证寒热现象不显，故仍见白苔；若湿邪内盛，可见腻苔。弦脉为肝失柔和之征。本证以胸胁胀满窜痛、易怒、纳呆、腹胀便溏为辨证要点。

（八）肝胃不和证

肝胃不和证，是指肝失疏泄，胃失和降表现的证候。多由情志不遂，气郁化火，或寒邪内犯肝胃而发病。

【临床表现】脘胁胀闷疼痛，嗳气呃逆，嘈杂吞酸，烦躁易怒，舌红苔薄黄，脉弦或带数。或颠顶疼痛，遇寒则甚，得温痛减，呕吐涎沫，形寒肢冷，舌淡苔白滑，脉沉弦紧。

【证候分析】肝主升发，胃主下降，两者密切配合，以协调气机升降的平衡。当肝气或胃气失调，常可演变为肝胃不和证。肝郁化火，横逆犯胃，肝胃气滞，则脘胁胀闷疼痛；胃失和降，气机上逆，故嗳气呃逆；肝胃气火内郁，可见嘈杂吞酸；肝失条达，故急躁易怒；舌红苔黄、脉弦带数，均为气郁化火之象。若寒邪内犯肝胃，阴寒之气循肝经上达颠顶，经气被遏，故颠顶疼痛；寒则气血凝滞，热则气血通利，故头痛遇寒加剧，得温痛减；胃腑受病，中阳受伤，水津不化，气机上逆，则呕吐清稀涎沫；阳气受伤，不能外温肌肤，则形寒肢冷；舌淡苔白滑、脉沉弦紧为寒邪内盛之象。

本证临床常见两种表现：一为肝郁化火，横逆犯胃型，以脘胁胀痛、吞酸嘈杂、舌红苔黄为辨证要点；一为寒邪内犯肝胃型，以颠顶痛、吐涎沫、舌淡苔白滑为辨证要点。

知 识 链 接

案例分析（请你坐诊）

高某，男，63 岁，患乙型肝炎五年余，近来出现胸胁苦满、疼痛，按之不舒，时有微热，胃脘胀满，嗳气得舒，食欲不振，恶心。舌质淡红，舌苔薄黄，脉微弦。

诊断：肝胃不和证。

辨析：肝性喜条达，恶抑郁。肝气郁结，气机不畅，经气不利，则胸胁苦满、疼痛，按之不舒；肝气横逆犯胃，胃气失于和降，则胃脘胀满、食欲不振、恶心；嗳气后停滞之气得舒缓，故嗳气则舒；肝郁日久，气郁化火，故可见微热、舌苔薄黄；脉微弦亦为肝气郁结之征。

（九）肝肾阴虚证

肝肾阴虚证，是指肝肾阴液亏虚，虚热内扰所表现的证候。多由久病失调、房事不节、情志内伤等引起。

【临床表现】头晕目眩，耳鸣健忘，失眠多梦，咽干口燥，腰膝酸软，胁痛，五心烦热，颧红盗汗，男子遗精，女子经少，舌红少苔，脉细数。

【证候分析】肝肾阴液相互资生，肝阴充足，则下藏于肾，肾阴旺盛，则上滋肝木，故有"肝肾同源"之说。在病理上，两者往往相互影响，表现为盛则同盛，衰则同衰，形成肝肾阴虚证。肾阴亏虚，水不涵木，肝阳上亢，则头晕目眩、耳鸣健忘；虚热内扰，心神不安，故失眠多梦；津不上润，则口燥咽干；筋脉失养，故腰膝酸软无力；肝阴不足，肝脉失养，致胁部隐隐作痛；阴虚生内热，热蒸于里，故五心烦热；火炎于上，则两颧发红；内迫营阴，则夜间盗汗；扰动精室，故多见梦遗；冲任二脉与肝肾关系密切，肝肾阴伤，则冲任空虚，出现经量减少；舌红少苔、脉细数，为阴虚内热之征。本证一般以胁痛、腰膝酸软、耳鸣遗精与阴虚内热证共见为辨证要点。

（十）脾肾阳虚证

脾肾阳虚证，是指脾肾阳气亏虚，虚寒内生所表现的证候。多由久病、久泻或水邪久停，导致脾肾两脏阳虚而成。

【临床表现】面色白，畏寒肢冷，腰膝或下腹冷痛，久泻久痢，或五更泄泻，或下利清谷，或小便不利，面浮肢肿，甚则腹胀如鼓，舌淡胖，苔白滑，脉沉细。

【证候分析】肾为先天之本，脾为后天之本，在生理上脾肾阳气相互资生，相互促进。脾主运化、布精微、化水湿，有赖命门之火的温煦；肾阳温养脏腑，须靠脾精的供养。若肾阳不足，不能温养脾阳，则脾阳亦不足，或脾阳久虚，日渐损及肾阳，则肾阳亦不足。无论脾阳虚衰或肾阳不足，在一定条件下，均能发展为脾肾阳虚证。脾阳虚不能运化水谷，气血化生不足，故面色白；阳虚无以温煦形体，故畏寒肢冷；阳虚内寒，经脉凝滞，故少腹腰膝冷痛；脾肾阳虚，水谷不得腐熟运化，故泻下不止、下利清谷、五更泄泻；阳虚无以运化水湿，溢于肌肤，则面浮肢肿；停于腹内则腹胀如鼓；水湿内聚，气化不行，则小便不利；舌淡胖、苔白滑、脉沉细，属阳虚水寒内蓄之象。本证一般以腰膝、下腹冷痛，久泻不止，浮肿等与虚寒证并见为辨证要点。

（十一）脾肺气虚证

脾肺气虚证，是指脾肺两脏气虚所表现的虚弱证候。多由久病咳喘，肺虚及脾，或饮食劳倦伤脾，脾虚及肺所致。

【临床表现】久咳不止，气短而喘，痰多稀白，食欲不振，腹胀便溏，声低懒言，疲倦乏力，面色白，甚则面浮足肿，舌淡苔白，脉细弱。

【证候分析】脾为生气之源，肺为主气之枢。久咳肺虚，肺失宣降，气不布津，水聚生湿，脾气受困，故脾失于健运。或饮食不节，损伤脾气，湿浊内生，脾不散精，肺亦因之虚损。久咳不止，肺气受损，故咳嗽气短而喘；气虚水津不布，聚湿生痰，则痰多稀白；脾运失健，则食欲不振、腹胀不舒；湿浊下注，故便溏；声低懒言、疲倦乏力，为气虚之象；肌肤失养，则面色白；水湿泛滥，可致面浮肢肿；舌淡苔白、脉细弱，均为气虚之征。本证主要以咳喘、纳少、腹胀便溏与气虚证共见为辨证要点。

（十二）肺肾阴虚证

肺肾阴虚证，是指肺肾阴液不足，虚热内扰所表现的证候。多由久咳肺阴受损，肺虚及肾或肾阴亏虚，肾虚及肺所致。

【临床表现】咳嗽痰少，或痰中带血，甚至咳血，口燥咽干，声音嘶哑，形体消瘦，腰膝酸软，颧红盗汗，骨蒸潮热，男子遗精，女子月经不调，舌红少苔，脉细数。

【证候分析】肺肾阴液互相滋养，肺津敷布以滋肾，肾精上滋以养肺，称为"金水相生"。在病理情况下，阴虚肺燥，清肃失职，故咳嗽痰少；热灼肺络，络损血溢，故痰中带血，甚或咳血；津不上承，则口干咽燥；喉为肺系，肾脉循喉，肺肾阴亏，喉失滋养，兼虚火熏灼会厌，则声音嘶哑；肌肉失养，则形体日渐消瘦；虚火上浮则颧红；虚热迫津外泄则盗汗；阴虚生内热，故骨蒸潮热；腰为肾府，肾阴亏虚，失其濡养，则腰膝酸软；热扰精室，肾失封藏，则遗精；肾水不足，阴血亏虚则致经少；火灼阴络受伤则见崩中，或见月经不调；舌红少苔、脉细数，为阴虚发热之征。本证一般以久咳痰血、腰膝酸软、遗精等症与阴虚证共见为辨证要点。

（十三）肺肾气虚证

肺肾气虚证是指肺肾气虚，摄纳无权，以久病咳喘、呼多吸少、动则尤甚与气虚症状为主要表现的证候。又名肾不纳气证。

【临床表现】咳喘无力，呼多吸少，气短而喘，动则尤甚，吐痰清稀，声低，乏力，自汗，耳鸣，腰膝酸软，或尿随咳出，舌淡，脉弱。

【证候分析】本证多因久病咳喘，耗伤肺气，病久及肾；或劳伤太过，先天不足，老年体弱，肾气亏虚，纳气无权所致。

肺为气之主，肾为气之根，肺司呼吸，肾主纳气。肺气虚，呼吸功能减弱，则咳嗽无力，气短而喘，吐痰清稀；宗气不足，卫表不固，则语声低怯、自汗、乏力；肾气虚，不主纳摄，气不归原，则呼多吸少；耳窍失充，则耳鸣；腰膝失养，则腰膝酸软；肾气不固，可见尿随咳出；动则耗气，肺肾更虚，故喘息加剧；舌淡脉弱，为气虚之征。本证以久病咳喘，呼多吸少，动则尤甚与气虚症状共见为辨证的主要依据。

【考纲摘要】

1.心肾不交、心脾两虚证的临床表现、鉴别要点。
2.肝火犯肺、肝胃不和、肝脾不调证的临床表现、鉴别要点。
3.心肺气虚、脾肺气虚、肺肾气虚证的临床表现、鉴别要点。
4.心肾阳虚、脾肾阳虚证的临床表现、鉴别要点。
5.心肝血虚、肝肾阴虚、肺肾阴虚证的临床表现、鉴别要点。

项目四　其他辨证方法

一、六经辨证

六经辨证，始见于《伤寒论》，是东汉医学家张仲景在《素问·热论》等篇的基础上，结合伤寒病证的传变特点所创立的一种论治外感病的辨证方法。它以六经（太阳经、阳明经、少阳经、太阴经、少阴经、厥阴经）为纲，将外感病演变过程中所表现的各种证候，总结归纳为三阳病（太阳病、阳明病、少阳病）和三阴病（太阴病、少阴病、厥阴病）六类，分别从邪正盛衰、病变部位、病势进退及其相互传变等方面阐述外感病各阶段的病变特点。凡是抗病能力强、病势亢盛的，为三阳病证；抗病力衰减、病势虚弱的，为三阴病证。

（一）六经辨证的特点

六经病证，是经络、脏腑病理变化的反映。其中三阳病证以六腑的病变为基础，三阴病证以五脏的病变为基础。所以说，六经病证基本上概括了脏腑和十二经的病变。运用六经辨证，不仅仅局限于外感病的诊治，对内伤杂病的论治也同样具有指导作用。

（二）六经病的传变

传变是疾病本身发展过程中固有的某些阶段性的表现，也是人体脏腑经络相互关系发生紊乱而依次传递的表现。一般认为，"传"是指疾病循着一定的趋向发展；"变"是指病情在某些特殊条件下发生性质的转变。六经病证是脏腑、经络病理变化的反映，人体是一个有机的整体，脏腑经络密切相关，故一经的病变常常会涉及另一经，从而表现出合病、并病及传经的证候。

1.合病　两经或三经同时发病，出现相应的证候称为"合病"。如太阳经证和阳明经证同时出现，称"太阳阳明合病"；三阳病同时出现称为"三阳合病"。

2.并病　凡一经之病，治不彻底，或一经之证未罢，又见他经证候的，称为"并病"。如少阳病未愈，进一步发展又涉及阳明，称"少阳阳明并病"。

3.传经病　邪从外侵入，逐渐向里传变，由一经的证候转变为另一经的证候，称为"传经"。传经与否，取决于体质的强弱、感邪的轻重、治疗得当与否三个方面。如邪盛正衰，则发生传变；正盛邪退，则病转痊愈。身体强壮者，病变多传三阳；体质虚弱者，病变多传三阴。此外，误汗、误下也能传入阳明，还可以不经少阳、阳明而径传三阴。传经的一般规律有：

（1）循经传　就是按六经次序相传。如太阳病不愈，传入阳明，阳明不愈，传入少阳；三阳不愈，传入三阴，首传太阴，次传少阴，终传厥阴。

（2）越经传　是不按上述循经次序，隔一经或隔两经相传。如太阳病不愈，不传少阳、阳明而直传太阴。越经传的原因，多由病邪旺盛，正气不足所致。

（3）表里传　即按相为表里的经相传。例如太阳传入少阴、少阳传入厥阴、阳明传入太阴，是邪盛正虚，由实转虚，病情加剧的表现，与越经传含义不同。

4.直中凡病　邪初起不从阳经传入，而直中阴经，表现出三阴证候的为直中。

以上所述，六经传变大多由外传内，由阳传阴，由实而虚。此外，还有里邪出表，由阴转阳。如阴病转阳，就是本为三阴病而转变为三阳证，这是正气渐复，病有向愈的征象。

（三）六经病证

六经病证是外邪侵犯人体，作用于六经，致六经联系的脏腑经络及其气化功能失常，从而产生病理变化，出现一系列证候。经络脏腑是人体不可分割的有机整体，故某一经的病变，很可能影响到另一经，六经之间可以相互传变。

1.太阳病证　太阳主表，统摄营卫，太阳经脉循行于项背。外邪侵袭人体，大多从太阳而入，卫气奋起抗邪，正邪相争，太阳经气不利，营卫失调而发病，即为太阳经证。经证有中风、伤寒之分，是外感风寒而致病的初起阶段；若太阳经证不解，病邪可循经入腑，出现太阳腑证，腑证有蓄水、蓄血之分。

（1）太阳经证　是指太阳经受外感风寒之邪侵袭，邪在肌表，经气不利而出现的临床证候。可分为太阳中风证和太阳伤寒证（表10-17）。

①太阳中风证：是指风邪为主的风寒之邪侵袭太阳经脉，卫气不固，营阴不能内守而外泄出现的一种临床证候。临床上亦称之为表虚证。

【临床表现】发热，汗出，恶风，头痛，脉浮缓，有时可见鼻鸣干呕。

【证候分析】太阳主表，统摄营卫。现风寒外袭肌表，以风邪为主，风性开泄，使腠理疏松，故有恶风之感；卫为阳，功主卫外，卫受病则卫阳浮盛于外而发热；正由于卫阳浮盛于外，失其固外开阖的作用，因而营阴不能内守而汗自出；汗出肌腠疏松，营阴不足，故脉浮缓；鼻鸣干呕，则是风邪壅滞而影响于肺胃，使肺气失宣，胃气失降。本证以恶风、汗出、脉浮缓的为辨证要点。

②太阳伤寒证：是指寒邪为主的风寒之邪侵袭太阳经脉，太阳经气不利，卫阳被束，营阴郁滞所表现出的临床证候。临床上又称之为表实证。

【临床表现】发热，恶寒，头项强痛，体痛，无汗而喘，脉浮紧。

【证候分析】风寒外邪以寒邪为主侵犯太阳之表，卫阳被遏，肌肤失于温煦，则出现恶寒；寒邪袭表，卫阳奋起抗争，势必与邪交争，故出现发热；风寒外袭，腠理闭塞，所以无汗；寒邪外袭，其性收引，太阳经气不利，故出现头项强痛；正气欲向外，而寒邪束于表，故见脉浮紧；呼吸喘促乃由于邪束于外，肌腠失宣，影响及肺，肺气不利所致。本证以恶寒、头身疼痛、脉浮紧为辨证要点。

表 10-17　太阳中风证与太阳伤寒证鉴别

证型	病机	症状	舌象、脉象
太阳中风证	风邪伤卫，营卫不和	发热，恶风，头项强痛	苔薄白，脉浮缓
太阳伤寒证	寒邪郁表，卫阳被遏	恶寒，发热，无汗，头痛，身痛，咳喘	苔薄白，脉浮紧

（2）太阳腑证　是指太阳经证不解，内传入腑所表现出的临床证候。因病机不同，又分为太阳蓄水证和太阳蓄血证。

①太阳蓄水证：是指太阳经证不解，邪与水结，膀胱气化失司，水液停聚所表现出的临床证候。

【临床表现】发热恶寒，小便不利，小腹胀满，口渴，或水入即吐，脉浮或浮数。

【证候分析】太阳经证不解，故见发热恶寒、脉浮等表证；邪热内传膀胱之腑，气化不利，既不能布津上承，又不能化气行水，所以出现烦渴、小便不利；水气上逆，停聚于胃，拒而不纳，故水入即吐。本证以太阳经证与小便不利、小腹满并见为辨证要点。

②太阳蓄血证：是指太阳经证不解，外邪入里化热，深入下焦，邪热与瘀血相互搏结于膀胱少腹部位所表现出的临床证候。

【临床表现】少腹急结，硬满疼痛，如狂或发狂，小便自利，或大便色黑，舌紫或有瘀斑，脉沉涩或沉结。

【证候分析】太阳经证失治，外邪侵袭太阳，入里化热，营血被热邪煎灼，热与蓄血相搏于下焦少腹，故见少腹拘急，甚则硬满疼痛；心主血脉而藏神，邪热上扰心神则如狂或发狂；病在血分，未影响膀胱气化功能，故小便自利；瘀血下行至胃肠，随大便而出，则大便色黑；郁热阻滞，脉道不畅，故脉沉涩或沉结。本证以少腹急结、小便自利、大便色黑等为辨证要点。

2. 阳明病证

阳明病证，是指伤寒病发展过程中，阳热逐渐亢盛，内传阳明或本经自病而邪热炽盛所表现出的临床证候。为外感病的极期阶段，以身热汗出、不恶寒、反恶热为基本特征。按其性质来说属于里热实证，病位主要在肠胃。根据邪热入里是否与肠中积滞互结，分为阳明经证和阳明腑证（表 10-18）。

表 10-18　阳明经证与阳明腑证鉴别

证型	病机	症状	舌象、脉象
阳明经证	病邪入里化热，弥漫全身，充斥阳明之经	身大热，汗大出，口大渴，面赤心烦	舌苔黄燥，脉洪大
阳明腑证	邪热传里，燥屎结肠，致腑气不通	日晡潮热，汗出，烦躁，便秘，腹满硬痛拒按，甚至出现谵语、狂乱	舌苔黄燥或焦黄起芒刺，脉沉实有力

（1）阳明经证　是指邪热弥漫全身，充斥阳明之经，肠中并无燥屎内结所表现出的临床证候，又称阳明热证。

【临床表现】身大热，不恶寒，反恶热，大汗出，大渴引饮，心烦躁扰，面赤，气粗，苔黄燥，脉洪大。

【证候分析】邪入阳明，燥热亢盛，充斥阳明经脉，故见大热；邪热熏蒸，迫津外泄故见大汗；热盛煎熬津液，津液受损，故出现大渴引饮；热甚阳亢，阳明为气血俱多之经，热迫其经，气血沸腾，故脉现洪大；热扰心神，神志不宁，故出现心烦躁扰；面赤、气粗、苔黄燥皆阳明热邪偏盛所致。本证以大热、大汗、大渴、脉洪大为辨证要点。

（2）阳明腑证：是指阳明经邪热不解，由经入腑，与肠中糟粕互结，阻塞肠道所表现出的临床证候，又称阳明腑实证。临床是以"痞、满、燥、实"为其特点。

【临床表现】日晡潮热，手足汗出，脐腹胀满疼痛，大便秘结，甚者神昏谵语、狂躁不得眠，舌苔多厚黄干燥、边尖起芒刺，甚至焦黑燥裂，脉沉迟而实或滑数。

【证候分析】本证较经证为重，往往是阳明经证进一步的发展。阳明腑实证发热特点为日晡潮热，即午后 3~5 时热较盛，而四肢禀气于阳明，腑中实热，弥漫于经，故手足汗出；阳明经证大热汗出，或误用发汗使津液外泄，于是肠中干燥，热与糟粕充斥肠道，结而不通，则脐腹部胀满疼痛、大便秘结；邪热炽盛上蒸而熏灼于心，出现谵语、狂躁不得眠等表现；邪热内结而津液被劫，故苔黄干燥，起芒刺或焦黑燥裂；燥热内结于肠，脉道壅滞而邪热又迫急，故脉沉迟而实或滑数。本证以潮热汗出、腹满痛、便秘、脉沉实等为辨证要点。

3. 少阳病证

少阳病证，是指人体受外邪侵袭，邪正分争于半表半里之间，少阳枢机不利所表现出的临床证候。少阳病从其病位来看，是已离太阳之表，而又未入里，正是半表半里之间，因而半表半里的热证，可由太阳病不解内传，或病邪直犯少阳，或三阴病阳气来复，转入少阳而发病。

【临床表现】往来寒热，胸胁苦满，不思饮食，心烦喜呕，口苦，咽干，目眩，苔薄白，脉弦。

【证候分析】邪犯少阳，邪正交争于半表半里，故见往来寒热；少阳受病，胆火上炎，灼伤津液，故见口苦、咽干；胸胁是少阳经循行部位，邪热壅于少阳，经脉阻滞，气血不和，则胸胁苦满；肝胆疏泄不利，影响及胃，胃失和降，则见呕吐、不思饮食；胆热扰心，则心烦；肝胆受病，气机郁滞，故见脉弦。本证以往来寒热、胸胁苦满等为辨证要点。

4. 太阴病证

太阴病证，是指邪犯太阴，脾胃功能衰弱而寒湿内生所表现出的临床证候。太阴病中之"太阴"主要是指脾（胃）而言。可由三阳病治疗失当，损伤脾阳，也可因脾气素虚，寒邪直中而起病。

【临床表现】腹满而吐，食不下，大便泄泻，口不渴，时腹自痛，四肢欠温，舌苔白腻，脉沉缓而弱。

【证候分析】太阴病总的病机为脾胃虚寒，寒湿内聚。脾土虚寒，中阳不足，脾失健运，寒湿内生，湿滞气机则腹满；寒邪内阻，气血运行不畅，故腹痛阵发；中阳不振，寒湿下注，则腹泻便溏，甚则下利清谷；下焦气化未伤，津液尚能上承，所以太阴病口不渴；寒湿之邪，弥漫太阴，故四肢欠温、舌苔白腻、脉沉缓而弱。本证以腹满时痛、腹泻等虚寒表现为辨证要点。

5. 少阴病证

少阴病证，是指病入少阴，损及心肾，阳气虚衰，阴血不足所表现出全身性虚弱的一类临床证候。少阴病证为六经病变发展过程中最危险的阶段。病至少阴，心肾功能衰减，抗病能力减弱，或从阴化寒，或从阳化热，因而在临床上有寒化、热化两种不同证候（表10-19）。

表 10-19 少阴寒化证与少阴热化证鉴别

证型	病机	症状	舌象、脉象
少阴寒化证	心肾阳虚，阴寒内盛	无热恶寒，身体蜷卧，精神萎靡，手足厥冷，下利清谷，呕不能食或食入即吐，口不渴或喜热饮，小便清	舌淡苔白，脉沉微
少阴热化证	热耗真阴，阴虚阳亢	心烦不眠，口燥咽干，小便黄	舌尖红赤，苔少，脉细数

（1）少阴寒化证　是指心肾阳气虚衰，阴寒独盛，病性从阴化寒所表现出的临床证候。

【临床表现】无热恶寒，脉微细，但欲寐，四肢厥冷，下利清谷，呕不能食，或食入即吐；或脉微欲绝，反不恶寒，甚至面赤。

【证候分析】阳虚失于温煦，故恶寒蜷卧、四肢厥冷；阳气衰微，神气失养，故呈现"但欲寐"神情疲倦的状态；阳衰寒盛，无力鼓动血液运行，故见脉微细；肾阳虚无力温运脾阳以助运化，故下利清谷；若阴寒极盛，将残阳格拒于上，则表现为阳浮于上的面赤"戴阳"假象。本证以畏寒肢厥、下利清谷、脉微细等为辨证要点。

（2）少阴热化证　是指心肾阴虚阳亢，病性从阳化热而伤阴所表现出的临床证候。

【临床表现】心烦不寐，口燥咽干，小便短赤，舌红，脉细数。

【证候分析】邪入少阴，从阳化热，热灼真阴，肾阴亏，心火亢，心肾不交，故出现心烦不寐；邪热伤津，津伤而不能上承，故口燥咽干；心火下移小肠，故小便短赤；阴伤热灼，内耗营阴，故舌红而脉细数。本证以心烦不得眠及阴虚证候为辨证要点。

6.厥阴病证

厥阴病证，是指伤寒病传变的最后阶段，病至厥阴，机体阴阳调节功能发生紊乱，表现为阴阳对峙、寒热交错、厥热胜复的临床证候。

【临床表现】消渴，气上撞心，心中疼热，饥不欲食，食则吐蛔。

【证候分析】本证基本病理变化为上热下寒，胃热肠寒。上热，多指邪热犯于上焦，此处应包括胃。患者自觉热气上冲于脘部甚至胸部，时感灼痛，此属肝气夹邪热上逆所致；热灼津液，则口渴多饮。下寒，多指肠道虚寒，胃肠虚寒，纳化失职，则不欲食。蛔虫喜温而恶寒，肠寒则蛔动，逆行于胃或胆道，则可见吐蛔。此证反映了厥阴病寒热错杂的特点。本证以口渴、心中疼热、饥不欲食等上热下寒证为辨证要点。

二、卫气营血辨证

卫气营血辨证，是清代医学家叶天士首创的一种用于外感温热病的辨证方法。四时温热邪气侵袭人体，会造成卫气营血生理功能的失常，破坏了人体的动态平衡，从而导致温热病的发生。此种辨证方法是在伤寒六经辨证的基础上发展起来的，既弥补了六经辨证的不足，又丰富了外感病辨证的内容。

（一）卫气营血辨证的特点

卫、气、营、血，即卫分证、气分证、营分证、血分证四类不同证候。就其病位及层次、病变发展趋势而言，卫分证主表，邪在肺与皮毛，为外感温热病的开始阶段；气分证主里，病在胸、膈、胃、肠、胆等脏腑，为邪正斗争的亢盛期；营分证为邪热陷入心营，病在心与心包络，病情深重；血分证则为病变的后期，邪热已深入心、肝、肾等脏，重在耗血、动血，病情更为严重。一般而言，当温热病邪侵入人体，一般先起于卫分，邪在卫分郁而不解则传变而入气分，气分病邪不解，以致正气虚弱，津液亏耗，病邪乘虚而入营血，营分有热，动血耗阴势必累及血分。

知 识 链 接

叶天士的《外感温热篇》说："温邪上受，首先犯肺，逆传心包，肺主气属卫，心主血属营。"又说："大凡看法，卫之后方言气，营之后方言血。"

（二）卫气营血证候的传变规律

在外感温热病过程中，卫气营血的证候传变，有顺传和逆传两种形式。

1.顺传　外感温热病多起于卫分，渐次传入气分、营分、血分，即由浅入深、由表及里，按照卫→气→营→血的次序传变，标志着邪气步步深入，病情逐渐加重。

2.逆传　即不依上述次序传变，又可分为两种：一是指不循次序传，如在发病初期不一定出现卫分证候，而直接出现气分、营分或血分证候；二是指传变迅速而病情重笃。如热势弥漫，不但气分、营分有热，而且血分受燔灼出现气营同病或气血两燔。

（三）卫气营血病证

温热病按照卫气营血的方法来辨证，可分为卫分证、气分证、营分证和血分证四大类。四类证候标志着温热病邪侵袭人体后由表入里的四个层次。卫分主皮毛，是最浅表的一层，也是温热病的初起；气分主肌肉，较皮毛深入一层；营血主里，营主里之浅，血主里之深。

1.卫分证　是指温热病邪侵犯人体肌表，致使肺卫功能失常所表现的证候。其病变主要累及肺卫。

【临床表现】发热、微恶风寒，少汗，头痛，全身不适，口干微渴，舌边尖红，苔薄黄，脉浮数，或有咳嗽、咽喉肿痛。

【证候分析】卫分证是温热病的初期阶段。风温之邪犯表，卫气被郁，奋而抗邪，故发热、微恶风寒；卫阳与温热邪气郁蒸，故多为发热重而恶寒轻；温邪上犯，肺失宣降，气逆于上则咳嗽；上灼咽喉，气血壅滞，故咽喉肿痛；上扰清窍则头痛；邪在肺卫之表，津伤不重，故口干微渴；舌边尖红，脉浮数，为邪热在卫表的征象。本证以发热而微恶风寒、舌边尖红、脉浮数为辨证要点。

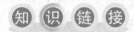

案例分析（请你坐诊）

郭某，女，32岁，前日外出不慎着凉，出现咳嗽，咯痰色黄，咽喉痒痛，口干欲饮，伴身热微恶寒、头痛，舌尖红，舌苔黄白而干，脉浮数。用卫气营血辨证做出诊断，并分析其证候。

诊断：卫分证。

辨析：因感受外邪，邪犯肌表，故发热微恶寒；邪气犯肺，肺失宣降，气逆于上则咳嗽；热灼津液，故咯痰色黄；热灼咽喉，气血壅滞则咽喉痒痛；热邪伤津，故口干喜饮；舌尖红、苔黄白而干、脉浮数，为温热之邪初犯肺卫之征。

2.气分证　是指温热病邪内入脏腑，正盛邪实，正邪剧争，阳热亢盛所表现的里热证候。为温热邪气由表入里、由浅入深的极盛时期，由于邪入气分及所在脏腑、部位的不同，所反映的证候有多种类型，常见的有热壅于肺、热扰胸膈、热在肺胃、热迫大肠等。

【临床表现】发热不恶寒反恶热，舌红苔黄，脉数，常伴有心烦、口渴、面赤等症。若兼咳喘、胸痛、咯吐黄稠痰者，为热壅于肺；若兼心烦懊恼、坐卧不安者，为热扰胸膈；若兼喘急、烦闷、渴甚、脉数而苔黄燥者，为热在肺胃；若兼胸痞、烦渴、下利、谵语者，为热迫大肠。

【证候分析】温热病邪，入于气分，正邪剧争，阳热亢盛，故发热而不恶寒、舌红、苔黄、脉数；邪不在表，故不恶寒而反恶热；热甚津伤故口渴；热扰心神故心烦。热壅于肺，气机不利，故咳喘、胸痛；肺热炼液成痰，故痰多黄稠。热扰胸膈，郁而不达故烦闷懊恼、坐卧不宁。热在肺胃，热在于肺，肺热郁蒸，则喘急；热在于胃，胃之津液被热所灼，则烦闷、渴甚而脉数、苔黄燥。肺胃之热下迫大肠，肠热炽甚，热结旁流，则胸痞烦渴而下利、谵语。本证以发热不恶寒、舌红苔黄、脉数有力为辨证要点。

3. 营分证　是指温热病邪内陷的深重阶段表现的证候。营行脉中，内通于心，故营分证以营阴受损、心神被扰的病变为其特点。

【临床表现】身热夜甚，口渴不甚，心烦不寐，甚或神昏谵语，斑疹隐现，舌质红绛，脉象细数。

【证候分析】邪热入营，灼伤营阴，真阴被劫，故身热灼手，入夜尤甚，口干反不甚渴，脉细数；营分有热，热势蒸腾，故舌质红绛；若热窜血络，则可见斑疹隐隐；心神被扰，故心烦不寐、神昏谵语。本证以身热夜甚、心烦不寐、舌绛、脉细数等为辨证要点。

4. 血分证　是指温热邪气深入血分，损伤精血津液的危重阶段所表现出的证候，也是卫气营血病变的最后阶段。典型的病理变化为热盛动血、心神错乱，病变主要累及心、肝、肾三脏。临床以热盛动血、热盛动风、热盛伤阴多见。

（1）热盛动血　是指热入血分，损伤血络而表现的出血证候。

【临床表现】在营分证的基础上，更见烦热躁扰，昏狂，谵妄，斑疹透露、色紫或黑，吐衄，便血，尿血，舌质深绛或紫，脉细数。

【证候分析】邪热入于血分，较诸热闭营分更为重。血热扰心，故躁扰发狂；血分热极，迫血妄行，故见出血诸症；由于热炽甚极，故昏谵而斑疹紫黑；血中热炽，故舌质深绛或紫；实热伤阴耗血，故脉见细数。本证以斑疹透露及出血、舌深绛为辨证要点。

热入营分和热盛动血二者在斑疹和舌象上的主要区别：前者热灼于营，斑疹隐隐，舌质红绛，为病尚浅；后者热灼于血，斑疹透露、色紫或紫黑，舌深绛或紫，为病情较重。

（2）热盛动风　是指热入血分，燔灼肝经，筋脉挛急，而见动风诸症。

【临床表现】在营分证基础上见四肢抽搐，颈项强直，角弓反张，目睛上视，牙关紧闭，脉弦数，或见手足蠕动、瘛疭等虚风内动之象。

【证候分析】若血分热炽，燔灼肝经，筋脉挛急，引起动风，则见抽搐、颈项强直、角弓反张、目睛上视、牙关紧闭等动风表现。若肝阴不足，筋失所养，可见手足蠕动、瘛疭等虚风内动之象。本证以高热后抽搐、强直、目睛上视等为辨证要点。

（3）血热伤阴　是指血分热盛，阴液耗伤而见的阴虚内热证候。

【临床表现】持续低热，暮热朝凉，五心烦热，口干咽燥，神倦耳聋，心烦不寐，舌上少津，脉虚细数。

【证候分析】邪热久羁血分，劫灼阴液，阴虚则阳热内扰，故低热，或暮热朝凉，五心烦热；阴精耗竭，不能上荣清窍，故口干、舌燥、舌上少津、耳聋失聪；阴精亏损，神失所养，故神倦；精血不足，故脉虚细；阴虚内热，则见脉数。

本证以身热夜甚、谵语神昏、抽搐或手足蠕动、斑疹、吐衄、舌质深绛、脉细数等为辨证要点。

卫气证、气分证、营分证和血分证病机、症状及舌象、脉象比较见表10-20。

表10-20 卫气营血证比较

证型	病机	症状	舌象、脉象
卫分证	温邪犯表，肺卫失宣，为温热病的初起阶段	发热，微恶风寒，头痛，咳嗽，咽喉肿痛，口微渴	舌尖边红，苔薄白，脉浮数
气分证	温热病邪，内入脏腑，为阳热亢盛所表现的里实热证候	发热不恶寒反恶热，常伴有心烦、口渴、面赤等症。若兼咳喘、胸痛、咯吐黄稠痰者，为热壅于肺；若兼心烦懊憹、坐卧不安者，为热扰胸膈；若兼喘急、烦闷、渴甚、脉数而苔黄燥者，为热在肺胃；若兼胸痞、烦渴、下利、谵语者，为热迫大肠	舌红苔黄，脉数
营分证	热炽营阴，心神被扰，为温热病发展中较为深重的阶段	身热夜甚，口不甚渴，心烦不寐，或神昏谵语，斑疹隐现	舌质红绛，脉细数
血分证	病邪深入阴血，致动血、动风、耗阴	身热夜甚，昏谵，斑疹，出血	舌质深绛，脉细数

三、三焦辨证

三焦辨证，是对外感温热病进行辨证归纳的一种方法。三焦辨证是清代医家吴鞠通所倡导，是根据《黄帝内经》关于三焦所属部位的概念，并在《伤寒论》六经辨证和叶天士卫气营血辨证的基础上，将外感温热病的证候归纳为上焦病证、中焦病证、下焦病证，用以阐明三焦所属脏腑在温热病发展过程中不同阶段的病理变化、证候表现及其传变规律。

（一）三焦辨证的特点

三焦所属脏腑的病理变化和临床表现，也标志着温热病发展过程中的不同病理阶段。上焦病证主要包括手太阴肺经和手厥阴心包经的病变，其中手太阴肺经的证候多为温病的初起阶段；中焦病证主要包括手阳明大肠经、足阳明胃经和足太阴脾经的病变，脾胃同居中焦，阳明主燥，太阴主湿，邪入阳明而从燥化，则多呈现里热燥实证；邪入太阴从湿化，多为湿温病证；下焦病证主要包括足少阴肾经和足厥阴肝经的病变，多为肝肾阴虚之候，属温病的末期阶段。

（二）三焦病的传变

三焦病的各种证候，标志着温病病变发展过程中的三个不同阶段。其中上焦病证候，多表现于温病的初期阶段；中焦病证候，多表现于温病的极期阶段；下焦病证候，多表现于温病的末期阶段。其传变一般多由上焦手太阴肺经开始，由此而传入中焦，进而传入下焦，为顺传；如感受病邪偏重，抵抗力较差的患者，病邪由肺卫传入手厥阴心包经，为逆传。

三焦病的传变过程虽然为自上而下，但这仅指一般而言，也并不是固定不变的。有的病犯上焦，经治而愈，并无传变；有的又可自上焦传下焦，或由中焦再传下焦的。此外，还有两焦症状互见和病邪弥漫三焦的。

（三）三焦病证

1. 上焦病证　是指温热病邪，侵袭手太阴肺经和手厥阴心包经，以发热汗出、咳嗽气喘或谵语神昏为主要表现的证候。温邪由口鼻而入，鼻通于肺，属手太阴肺经，故温病常始见肺卫受邪的症状。温邪犯肺以后，其传变有两种趋势：一种是"顺传"，指病邪由上焦传入中焦而出现中焦足阳明胃经的证候；另一种为"逆传"，即从肺经而传入手厥阴心包经，出现"逆传心包"的证候。

【临床表现】发热，微恶风寒，头痛汗出，口渴，咳嗽，舌边尖红，脉浮数或两寸独大；或见但热不寒，咳嗽，气喘，口渴，苔黄，脉数；甚则高热，大汗，谵语神昏或昏聩不语，舌蹇肢厥，舌质红绛。

【证候分析】肺主气，外合皮毛，与卫气相通。在上焦病证中，温热病邪初犯人体，既可肺卫同时受邪，出现卫表证候与肺的证候；也可局限于肺脏受邪，邪热壅肺而卫表症状不明显。

温热病邪犯表，卫气失和，肺气失宣，故见发热、微恶风寒、咳嗽、舌边尖红、脉浮数或两寸独大等症；温邪上扰清窍则头痛，伤津则口渴，迫津外泄则汗出；邪热入里，故身热不恶寒；邪热壅肺，肺失肃降而上逆，则见咳嗽、气喘；口渴、苔黄、脉数均为邪热内盛之征。

若肺经之邪不解，病情严重时，温热之邪可逆传心包。邪陷心包，热扰心神甚或热闭心神，则见谵语神昏或昏聩不语、舌蹇；里热炽盛，蒸腾于外，则见高热、大汗；阳热内郁，不能达于四末，故肢厥；灼伤营阴，则舌质红绛。

本证以发热汗出、咳嗽气喘或谵语神昏等为辨证要点。

2. 中焦病证　是指温热病邪侵袭中焦脾胃，邪从燥化或邪从湿化所表现出的证候。上焦病不解顺传至中焦，则表现出脾胃之证。脾与胃同居中焦而相表里，而其特性各不相同。胃性喜润恶燥，邪入阳明而燥化，则出现阳明燥热证候；脾性喜燥而恶湿，邪入太阴从湿化，则出现太阴的湿热证候。

（1）阳明燥热证　是指温热之邪传入中焦，邪从燥化，出现阳明燥热的证候。

【临床表现】身热面赤，腹满便秘，口干咽燥，唇裂舌焦，苔黄或焦燥，脉沉涩。

【证候分析】阳热上炎，则身热面赤；燥热内盛，热迫津伤，胃失所润，则见身热腹满便秘，口干咽燥，唇裂苔黄或焦燥；气机不畅，津液难于输布，故脉沉涩。本证病机与临床表现和六经辨证中的阳明病证基本相同。但本证为感受温邪，传变快，人体阴液消耗较多。本证以壮热、便秘、腹满、苔燥、脉实为辨证要点。

（2）太阴湿热证　是指湿热之邪阻滞中焦，脾虚不运，胃失和降而致的证候。

【临床表现】面色淡黄，头身重痛，汗出热不解，身热不扬，小便不利，大便不爽或溏泄，苔黄腻，脉细而濡数，或见胸腹等处出现白痦。

【证候分析】太阴湿热，热在湿中，郁蒸于上，则面色淡黄、头身重痛；湿热缠绵不易分解，故汗出热不解；湿热困郁，阻滞中焦，脾运不健，气失通畅，故小便不利、大便不爽或溏泄；湿性黏滞，湿热之邪留恋气分不解，郁蒸肌表，则见身热不扬、白痦透露；苔黄腻、脉细而濡数，均为湿热郁蒸之象。本证以身热不扬、脘痞、苔腻、脉濡为辨证要点。

3. 下焦病证　是指温邪久留不退，劫灼下焦肝肾之阴而表现的证候。温热之邪，犯及下焦，劫夺肝肾之阴，故出现下焦病证，多为肝肾阴伤之象。

【临床表现】身热颧红，手足心热，口燥咽干，神倦，耳聋，或见手足蠕动瘛疭，心中憺憺大动，舌绛苔少，脉细数或虚大。

【证候分析】温病后期，邪传下焦，损及肝肾之阴。肾阴亏耗，耳失充养，故耳聋；神失阴精充养，故神疲；阴亏不能制阳，虚热内生，则见身热颧红、口燥咽干、手足心热、舌绛苔少、脉虚大；热邪久羁，真阴被灼，水亏木旺，筋失所养，虚风内扰，以致出现手足蠕动甚或瘛疭、心中憺憺大动等症。本证以身热颧红、手足蠕动或瘛疭、舌绛苔少等为辨证要点。

上、中、下三焦病证、病机、症状及舌象、脉象比较见表10-21。

表 10-21　三焦病证比较

证型	病机	症状	舌象、脉象	
上焦病证	邪犯肺卫	肺卫受邪，卫郁	微恶风寒，发热轻微或午后发热，口失宣渴汗出或不渴而咳浮数	舌苔薄白，脉
	逆传心包	温邪逆传，内闭心包	发热，口渴，面红目赤，神昏谵语，或昏聩不语，舌蹇，肢厥	舌色绛赤，脉数
中焦病证	阳明燥热	邪从燥化，胃失所润	身热腹满，便秘，尿赤，口干咽燥，唇裂	舌苔黄或焦黄，脉沉实有力
	太阴湿热	邪从湿化，湿热蕴脾	身热不扬，有汗不解，头身重痛，胸闷不饥，小便不利，大便不爽或溏泄	舌苔黄腻，脉濡数

续　表

证型	病机	症状	舌象、脉象	
下焦病证	肾阴欲竭	热灼真阴，肾阴亏虚	身热，面赤，手足心热甚于手足背，口干，神倦，耳聋，尿短赤	舌绛无苔少津，脉细数或虚大
	肝虚风动	肝阴被灼，筋失所养	手足蠕动甚则瘛疭，心中憺憺大动，神倦或欲脱	舌绛苔少，脉细促或细弦数

复习思考

一、A 型题

1. 正式提出"八纲"名称的医家是（　　　）

    A. 张仲景　　　　　　B. 王叔和　　　　　　C. 陈无择

    D. 祝味菊　　　　　　E. 刘完素

2. 下列哪项不是表证的特点（　　　）

    A. 感受外邪所致　　　B. 起病一般较急　　　C. 起病轻，病程短

    D. 必发展成里证　　　E. 恶寒发热并见

3. 表证最常见于（　　　）

    A. 内伤杂病中　　　　B. 上焦的病证　　　　C. 阳明经病证

    D. 营分证　　　　　　E. 外感病初期

4. 下列哪项不是里证的临床表现（　　　）

    A. 恶寒发热　　　　　B. 口渴饮冷　　　　　C. 胃痛喜按

    D. 舌红苔黄　　　　　E. 脉洪大

5. 关于里证的认识，下列哪项不正确（　　　）

    A. 病情一般较重　　　B. 病程一般较长　　　C. 都是起病缓慢

    D. 无表证的证候　　　E. 脏腑证候为主

6. 下述哪项不是形成热证的原因（　　　）

    A. 阳邪致病　　　　　B. 阳气偏盛　　　　　C. 阴液亏虚

    D. 阳气亏虚　　　　　E. 寒邪化热

7. 下列与半表半里证相类似的证型是（　　　）

    A. 卫分证　　　　　　B. 少阳证　　　　　　C. 气分证

    D. 中焦病证　　　　　E. 太阴证

8. 寒证的成因不包括（　　　）

A. 阳气亏虚　　　　　　B. 阴邪致病　　　　　　C. 阴液不足

D. 寒邪内盛　　　　　　E. 阴气偏盛

9. 下列哪项不属于实热证的必有症状（　　　）

A. 面红目赤　　　　　　B. 渴喜冷饮　　　　　　C. 尿黄便干

D. 舌苔黄厚　　　　　　E. 脉细数

10. 下列属于实证的表现是（　　　）

A. 呼吸气粗　　　　　　B. 腹痛喜按　　　　　　C. 体倦乏力

D. 舌淡胖嫩　　　　　　E. 脉来无力

11. 虚证不见下列哪项表现（　　　）

A. 腹痛喜按　　　　　　B. 呼吸气粗　　　　　　C. 体倦乏力

D. 舌淡胖嫩　　　　　　E. 脉来无力

12. "实"证的含义主要是指（　　　）

A. 体质壮实　　　　　　B. 正气旺盛　　　　　　C. 阳邪伤人

D. 阴寒内盛　　　　　　E. 邪气亢盛

13. 邪实为主、正虚为次者是（　　　）

A. 实证　　　　　　　　B. 虚证　　　　　　　　C. 实证夹虚

D. 虚证夹实　　　　　　E. 虚实并重

14. 阳盛格阴可导致（　　　）

A. 表寒里热证　　　　　B. 热证转寒证　　　　　C. 真寒假热证

D. 真热假寒证　　　　　E. 表热里寒证

15. 诊断阳虚证的最主要症状是（　　　）

A. 面色淡白　　　　　　B. 口淡不渴　　　　　　C. 大便稀溏

D. 无汗或少汗　　　　　E. 畏寒喜暖

16. 真寒假热的病机是（　　　）

A. 阴盛阳虚　　　　　　B. 阴盛格阳　　　　　　C. 阳气暴脱

D. 阴阳俱衰　　　　　　E. 上热下寒

17. 疾病的哪个阶段易出现证候真假（　　　）

A. 初期阶段　　　　　　B. 中间阶段　　　　　　C. 末期阶段

D. 危重阶段　　　　　　E. 传变阶段

18. 在下列各症中属于阴虚证的表现是（　　　）

A. 面色萎黄　　　　　　B. 颧红盗汗　　　　　　C. 神疲乏力

D. 舌淡嫩　　　　　　　E. 恶风自汗

19. 下列哪项不是八纲辨证应辨析的内容（　　　）

　　A. 病性的寒热　　　　　　B. 病变的吉凶　　　　　　C. 邪正的盛衰

　　D. 病性的类别　　　　　　E. 病位的深浅

20. 根据八纲下列哪项属于阳证（　　　）

　　A. 里实热证　　　　　　　B. 表实热证　　　　　　　C. 里实寒证

　　D. 表实寒证　　　　　　　E. 里虚热证

21. 心病共有的症状是以下哪项（　　　）

　　A. 失眠　　　　　　　　　B. 心悸　　　　　　　　　C. 心痛

　　D. 心烦　　　　　　　　　E. 谵语

22. 心血虚证不见（　　　）

　　A. 烦热盗汗　　　　　　　B. 失眠多梦　　　　　　　C. 心悸怔忡

　　D. 头晕眼花　　　　　　　E. 舌淡脉细

23. 心热下移小肠最主要特征是（　　　）

　　A. 口舌生疮　　　　　　　B. 心烦失眠　　　　　　　C. 尿赤涩灼痛

　　D. 大便干结　　　　　　　E. 面赤口渴

24. 心血虚证与心阴虚证的共见症是（　　　）

　　A. 头晕目眩，面白无华　　B. 五心烦热，潮热盗汗　　C. 心悸怔忡，失眠多梦

　　D. 唇舌淡白，脉象细数　　E. 手足蠕动，肢体震颤

25. 心悸气短，神疲自汗，面色淡白，舌淡脉虚，这属于下列哪种证候（　　　）

　　A. 心血虚　　　　　　　　B. 心阳虚　　　　　　　　C. 心阴虚

　　D. 心气虚　　　　　　　　E. 心脾气血两虚

26. 肺病一般不见（　　　）

　　A. 吐血　　　　　　　　　B. 气喘　　　　　　　　　C. 胸痛

　　D. 咳嗽　　　　　　　　　E. 咯痰

27. 肺气虚证咳喘的特点是（　　　）

　　A. 咳喘痰多，色白清稀　　B. 咳喘胸闷，喉中痰鸣　　C. 咳喘痰少，不易咳出

　　D. 咳喘痰多，痰黏易咯　　E. 咳喘无力，声低气短

28. 下列哪项是肺阴虚证与燥邪犯肺证的主要区别（　　　）

　　A. 干咳无痰　　　　　　　B. 痰中带血　　　　　　　C. 口燥咽干

　　D. 潮热盗汗　　　　　　　E. 痰少而黏

29. 风寒犯肺证和风热犯肺证的共同症状是（　　　）

　　A. 咳嗽气喘　　　　　　　B. 鼻流清涕　　　　　　　C. 身痛无汗

D. 咯痰稀白   E. 喉痒

30. 以下哪项不是寒痰阻肺证的特征（   ）

     A. 痰多   B. 色白   C. 咳喘

     D. 质稀   E. 难咯

31. 下列哪项是由于肺气不足，腠理不密所形成（   ）

     A. 咳喘无力   B. 吐痰清稀   C. 语声低怯

     D. 自汗畏风   E. 体倦神疲

32. 脾的病证不见（   ）

     A. 腹胀腹痛   B. 恶心嗳气   C. 泄泻

     D. 浮肿   E. 出血

33. 脾不统血证的表现不包括以下哪项（   ）

     A. 便血尿血   B. 月经过多   C. 崩漏下血

     D. 皮下紫斑   E. 舌质紫暗

34. 脾气虚、脾阳虚、脾虚气陷证的共同症状是（   ）

     A. 便溏肢倦   B. 肢体困重   C. 脘腹坠胀

     D. 肢体浮肿   E. 舌胖苔滑

35. 湿热蕴脾证的表现不包括以下哪项（   ）

     A. 便溏不爽   B. 白带量多   C. 肢体困重

     D. 脘腹胀闷   E. 身热不扬

36. 肝气郁结证一般不出现（   ）

     A. 情志抑郁   B. 咽部异物感   C. 胸胁胀痛

     D. 视物模糊   E. 经期腹胀痛

37. 肝血虚证不见（   ）

     A. 关节拘急   B. 角弓反张   C. 肌肉眴动

     D. 手足颤动   E. 肢体麻木

38. 寒滞肝脉证最不可能出现（   ）

     A. 肢体麻木   B. 阴囊收缩引痛   C. 形寒肢冷

     D. 脉象弦紧   E. 少腹坠胀冷痛

39. 肾气不固证的临床表现不见（   ）

     A. 久泄久痢   B. 男子滑精   C. 女子带下量多

     D. 胎动易滑   E. 小便频数

40. 肾阴不足证可出现（   ）

A. 夜尿频多　　　　　　　B. 面色淡白　　　　　　　C. 健忘恍惚

D. 舌淡胖大　　　　　　　E. 阳强早泄

41. 肾阳虚的表现不包括（　　　）

A. 小便清长　　　　　　　B. 腰膝酸软　　　　　　　C. 遗精盗汗

D. 面色黧黑　　　　　　　E. 滑精早泄

42. 以下哪一项不是膀胱湿热证的临床表现（　　　）

A. 尿血　　　　　　　　　B. 尿中砂石　　　　　　　C. 尿后余沥

D. 尿频急　　　　　　　　E. 尿涩痛

43. 临床见到咳喘无力，喘息短气，呼多吸少，此属于（　　　）

A. 肾气不固证　　　　　　B. 肺肾气虚证　　　　　　C. 肺肾阴虚证

D. 肺气虚证　　　　　　　E. 肺脾气虚证

44. 患者，女，55岁。心悸、胸闷、气短，活动后加剧已3年。面色淡白，神疲乏力，语声低微，入夜不能安睡，舌淡苔白，脉弱。其证候是（　　　）

A. 心气虚证　　　　　　　B. 心阳虚证　　　　　　　C. 心血虚证

D. 肺气虚证　　　　　　　E. 肺阳虚证

45. 患者，男，16岁。发热、咳嗽3天，体温38.6℃，微恶风寒，咳嗽，痰黄黏稠，呼吸气粗，鼻塞流涕，舌尖红，苔薄黄，脉浮数。临床诊断是（　　　）

A. 风寒束肺证　　　　　　B. 风热犯肺证　　　　　　C. 热邪壅肺证

D. 痰热壅肺证　　　　　　E. 燥邪犯肺证

46. 女性患者，长期腹泻脱肛，劳动过多则子宫下垂，应诊断为（　　　）

A. 寒凝肝脉　　　　　　　B. 脾阳虚衰　　　　　　　C. 肾气不固

D. 肺失清肃　　　　　　　E. 脾虚气陷

47. 患者，男，58岁。患"高血压"已近10年，头晕胀痛，耳鸣，梦多寐差，头重脚轻，腰膝酸软，舌红苔少，脉弦细数。其证候是（　　　）

A. 肝火上炎证　　　　　　B. 肝肾阴虚证　　　　　　C. 肝阳上亢证

D. 肝阴虚证　　　　　　　E. 肾阴虚证

48. 患者，女，3岁。体质瘦弱，面色淡白，毛发枯黄，2岁方会走路，足软无力，牙齿生长缓慢，语言贫乏，反应迟钝，舌淡红，脉细缓。辨证为（　　　）

A. 肾阳虚　　　　　　　　B. 肾气不固　　　　　　　C. 肾精不足

D. 肾阴虚　　　　　　　　E. 血虚证

49. 患者，男，28岁。患肺结核已半年，声音嘶哑，干咳少痰，五心烦热，口咽干燥，两颧潮红，盗汗遗精，腰膝酸痛，舌红苔少，脉细数。临床诊断最可能是（　　　）

A. 肺肾阴虚　　　　　　B. 肾阴虚证　　　　　　C. 肺阴虚证

D. 肺燥津伤证　　　　　E. 心肾阴虚证

50. 患者，女，75岁。咳喘30余年，每至冬季加重，面色淡白，咳声无力，动则气喘，痰清稀色白，食欲不振，腹胀便溏，四肢轻度浮肿，神疲乏力，声低懒言，舌淡苔白，脉弱。临床诊断最可能是（　　　）

A. 肾不纳气证　　　　　B. 脾肺气虚证　　　　　C. 心脾两虚证

D. 心肺气虚证　　　　　E. 肺肾气虚证

51. 少气懒言，神疲乏力，头晕目眩，自汗，活动时诸症加剧，舌淡苔白，脉虚无力，此证属于（　　　）

A. 血虚　　　　　　　　B. 阴虚　　　　　　　　C. 阳虚

D. 津亏　　　　　　　　E. 气虚

52. 窜痛常见于下列哪种证候（　　　）

A. 气虚证　　　　　　　B. 气陷证　　　　　　　C. 气逆证

D. 气滞证　　　　　　　E. 气脱证

53. 临床上常见的气逆证，多与哪些脏腑有关（　　　）

A. 脾、肺、肾　　　　　B. 肺、胃、肾　　　　　C. 肝、肺、胃

D. 肝、心、肺　　　　　E. 心、肾、肺

54. 面色淡白，头晕眼花，心悸失眠，舌淡脉细，此证属于（　　　）

A. 气虚证　　　　　　　B. 津亏证　　　　　　　C. 阴虚证

D. 血虚证　　　　　　　E. 阳虚证

55. 血瘀疼痛的特点是（　　　）

A. 胀痛　　　　　　　　B. 冷痛　　　　　　　　C. 灼痛

D. 刺痛　　　　　　　　E. 掣痛

56. 患者有出血，身热烦躁，口渴，舌质绛，脉数，此属于（　　　）

A. 血热证　　　　　　　B. 血瘀证　　　　　　　C. 血寒证

D. 气不摄血证　　　　　E. 气血两虚证

57. 患者便血，还见到气短乏力、面白无华、自汗、舌淡白、脉弱，此属于（　　　）

A. 气不摄血证　　　　　B. 气血两虚证　　　　　C. 气虚血瘀证

D. 血热证　　　　　　　E. 气随血脱证

58. 患者头晕目眩，乏力少气，自汗，咽干口燥，两颧潮红，舌红瘦薄，脉细无力，此属于下列哪种证候（　　　）

A. 气阴两虚证　　　　　B. 气血两虚证　　　　　C. 气津两虚证

D. 气虚证　　　　　　　　　E. 血虚证

59. 患者在吵架后头胀痛、眩晕，并见呕血，且血色鲜红，此属于下列何种证型（　　　）

  A. 胃气上逆　　　　　　B. 肝气上逆　　　　　　C. 肺气上逆

  D. 气闭证　　　　　　　E. 气滞证

60. 阳虚与气虚证的主要区别是（　　　）

  A. 有无少气懒言　　　　B. 小便是否清长　　　　C. 寒象是否明显

  D. 舌质是否淡嫩　　　　E. 有无神疲乏力

61. 寒热往来，胸胁苦满，心烦喜呕，此属（　　　）

  A. 少阳病　　　　　　　B. 阳明病　　　　　　　C. 太阳病

  D. 厥阴病　　　　　　　E. 太阴病

62. 患者高热汗出，便结腹满硬痛拒按，舌苔焦燥，时有谵语，脉实有力，诊为（　　　）

  A. 大肠湿热证　　　　　B. 阳明经热证　　　　　C. 脾胃湿热证

  D. 阳明腑实证　　　　　E. 大肠津亏证

63. 下列哪一项不属于阳明经证的临床表现（　　　）

  A. 壮热　　　　　　　　B. 汗出　　　　　　　　C. 大便秘结

  D. 口渴引饮　　　　　　E. 脉洪大

64. 下列哪项不是太阳中风证的临床表现（　　　）

  A. 发热　　　　　　　　B. 无汗　　　　　　　　C. 恶风

  D. 干呕　　　　　　　　E. 脉浮缓

65. 一经之证候未罢，又见他经证候的称为（　　　）

  A. 合病　　　　　　　　B. 并病　　　　　　　　C. 循经传

  D. 表里传　　　　　　　E. 直中

66. 恶寒发热，头痛项强，无汗，脉浮紧，辨证为哪种证型（　　　）

  A. 太阳中风证　　　　　B. 太阳蓄水证　　　　　C. 太阳蓄血证

  D. 太阳伤寒证　　　　　E. 少阳证

67. 厥阴病证属于（　　　）

  A. 表寒里热　　　　　　B. 表热里寒　　　　　　C. 上热下寒

  D. 上寒下热　　　　　　E. 寒热往来

68. 卫分证的临床表现不包括下列哪项（　　　）

  A. 发热微恶寒　　　　　B. 头痛　　　　　　　　C. 咽喉肿痛

  D. 舌绛　　　　　　　　E. 脉浮数

69. 血分证与营分证的共有症状是（　　　）

A. 身热夜甚　　　　　B. 吐血衄血　　　　　C. 手足蠕动

D. 目睛上视　　　　　E. 颈项强直

70. 下列哪项不属于上焦病证（　　）

A. 汗出　　　　　　　B. 咳嗽　　　　　　　C. 口渴

D. 耳聋　　　　　　　E. 头痛

二、B 型题

A. 气滞证　　　　　　B. 气逆证　　　　　　C. 气闭证

D. 血瘀证　　　　　　E. 血热证

71. 常于夜间突发左胸刺痛，为时甚短，面色略暗，舌尖有紫色斑点，脉弦涩。此为何种证候（　　）

72. 咽部异物感，吞不下、吐不出，饮食无碍，检查无异，情绪抑郁，脉弦细。此为何种证候（　　）

A. 头痛，头晕，面红目赤，急躁易怒，口苦，脉弦数

B. 头晕眼花，两目干涩，胁痛颧红，舌红少苔，脉弦细数

C. 头痛而晕，面白神疲，心悸，舌淡脉细

D. 头痛而晕，少寐，遗精盗汗，舌红少苔

E. 头痛，眩晕，面红目赤，头重脚轻，舌红少苔

73. 肝阳上亢证的临床表现是（　　）

74. 肝阴虚证的临床表现是（　　）

75. 肾阴虚证的临床表现是（　　）

A. 身热不扬　　　　　B. 日晡潮热　　　　　C. 五心烦热

D. 身热汗出　　　　　E. 往来寒热

76. 少阳病证的发热特点是（　　）

77. 阳明腑实证的发热特点是（　　）

A. 面色苍白　　　　　B. 烦躁多语　　　　　C. 呼吸气短

D. 腹痛喜按　　　　　E. 脉细无力

78. 属于阳证的是（　　）

79. 属于寒证的是（　　）

A. 血虚证　　　　　　B. 血寒证　　　　　　C. 血热证

D. 血瘀证　　　　　　E. 气血两虚证

80. 身热夜甚，吐血见血色深红则属于（　　）

81. 手足冷痛，肤色紫暗者属于（　　）

82. 面色、舌色淡白无华，脉细，此属于（　　　）

    A. 肾虚水泛　　　　　　B. 肾阴虚　　　　　　　C. 肾精不足

    D. 肾气不固　　　　　　E. 肾不纳气

83. 男子滑精早泄见于（　　　）

84. 女子经闭不孕见于（　　　）

    A. 肾气不固　　　　　　B. 膀胱湿热　　　　　　C. 脾虚气陷

    D. 肾虚水泛　　　　　　E. 脾阳虚

85. 尿后余沥不尽见于（　　　）

86. 小便浑浊如米泔见于（　　　）

    A. 里虚热证　　　　　　B. 里实热证　　　　　　C. 里虚寒证

    D. 里实寒证　　　　　　E. 半表半里证

87. 太阴病证属于（　　　）

88. 阳明病证属于（　　　）

    A. 循经传　　　　　　　B. 越经传　　　　　　　C. 合病

    D. 表里传　　　　　　　E. 并病

89. 伤寒两经或三经同时出现病证，称为（　　　）

90. 按六经次序相传的传变规律，称为（　　　）

三、问答题

1. 如何区分表证和里证？

2. 气虚证和血虚证有哪些临床表现。

3. 心阴虚、心血虚的临床表现、鉴别要点有哪些？

4. 风寒犯肺、风热犯肺、燥邪犯肺三证的临床表现有哪些？

5. 脾气虚、脾阳虚、中气下陷三证的异同点是什么？

6. 肝气郁结、肝火上炎、肝肾阴虚、肝阳上亢四证如何鉴别？

7. 肾阴虚、肾阳虚的临床表现有哪些？

四、案例分析

1. 赵某，男，18 岁，学生。

腹痛、腹泻 2 天。前天随学校到郊外野餐，当晚出现腹胀隐痛，欲解大便，昨日晨起腹痛加重，腹泻势急，便稀如水、色黄臭，肛门灼热，今晨就诊时已泻 10 多次。现自觉口渴欲饮水，嘴唇皮肤干燥，发热，尿少，舌质红，苔黄而腻，脉滑数。试做出诊断，并进行病机分析。

2. 艾某，女，50 岁。1994 年 3 月 5 日初诊。

主诉：目干目涩，潮热盗汗 6 个月。

病史：患者 45 岁绝经，经常腰膝酸痛，头晕，耳鸣。近六个月来，上述诸症加重，并出现目干，目涩，视物昏花，午后面部烘热，夜间盗汗，口干欲饮，双手不自主抖动，经多方治疗，症状无明显缓解。

检查：形瘦，两手蠕动。舌红少津，脉细数。

（1）分析病症并判断证型。

（2）肝血虚与肝阴虚的病症主要有何差别？

（3）如何鉴别肝火证与肝阴虚证？

3. 许某，女，68 岁。1994 年 3 月 12 日初诊。

主诉：反复发作胸闷胸痛 12 年，突然神昏、面色苍白、汗出、肢冷 3 小时。

病史：患者反复发作胸闷、胸痛 12 年，诊为"冠心病"，一直服用"复方丹参片""冠心苏合香丸"等中西药物，时好时坏。发时胸闷，气憋，心前区闷痛，咳嗽，气急，痰白量多，动则诸症加重。今晨起床穿衣时，突然大汗淋漓、面色苍白、四肢冰冷、呻吟、心前憋闷疼痛，继而神识迷糊、呼吸微弱。

检查：舌质淡，有瘀斑，脉微欲绝。

（1）分析患者发作时的临床表现，判断本次发病的病机特点。

（2）心气虚、心阳虚、心阳暴脱在病机上有何联系？病证的表现有何异同？

扫一扫，看课件

模 块 十 一
养生防治与康复

【学习目标】

　　知识目标： 能叙述中医学的防治原则，能概述中医养生学的基本原则和常用的康复方法。

　　能力目标： 学会根据辨证给出正确的防治原则。

　　素质目标： 体会中医思维的魅力，培养学习兴趣。

　　生、老、病、死是生命发展的必然规律。医学的任务就是认识疾病的发展规律，据此确立正确的养生防治与康复原则，消灭疾病，保障人们身体健康和长寿。中医学在长期的发展过程中，形成了一整套比较完整的养生、防治及康复理论，至今仍有重要的指导意义。

　　中医养生学是在中医理论指导下，研究中国传统的颐养心身、增强体质、预防疾病、延年益寿的理论和方法的学问，它历史悠久，源远流长，为中华民族的繁衍昌盛做出了杰出的贡献。

　　中医学认为，预防和治疗疾病是人们同疾病做斗争的两种不同手段和方法，二者是辩证统一的关系。在未发病之前，防是矛盾的主要方面，故《素问·四气调神大论》提出"不治已病治未病"的思想；但既病之后，倡导及早治疗，防止疾病的发展与传变，在具体方法上又要分清疾病的主要矛盾和次要矛盾，注意先后缓急，做到防治结合。

　　中医康复学体系的建立，对老年病、疾病恢复期、伤残者及难治难愈性疾病所采用的医学的、心理的、社会的综合性治疗措施，较其他学科有着较大的优势，且中医康复学具有"简、便、廉、验"之特点，越来越受到国内外学者的普遍关注。随着我国残疾人数的不断增加，老龄化进程的日益加速，中医康复学的任务将越来越重大。

项目一 养 生

养生，即保养生命，是研究人类的生命规律和各种保养身体的原则和方法的学问，又名摄生、道生、保生等。养生的主要任务是根据生命发展规律，采取各种方法保养身体、增强体质、减少疾病、延年益寿。中医养生流派有静神、动形、固精、调气、食养及药饵之分。养生内容广泛，方法众多，而以调饮食、慎起居、适寒温、和喜怒为其基本养生观点。

一、养生的意义

（一）增强体质

体质是指人体在生命过程中，禀赋于先天，并受到后天多种因素的影响，所形成的形态上、心理及生理功能上相对稳定的特质。

体质健壮者，气血充足，正气强盛，抗病能力较强，不易患病；体质虚弱者，气血不足，正气亏虚，抗病能力较差，容易患病，所以，增强体质是养生防病的重要目的。体质的形成关系到先天和后天两方面，先天因素取决于父母，后天因素主要包括饮食营养、生活起居及劳动锻炼等。体质是相对稳定的，但也并不是一成不变的，它可以通过中医养生调摄的方法来进行改善。如先天禀赋薄弱的人，若后天摄养有度，可使体质由弱变强，弥补先天之不足而获得长寿。

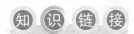

《景岳全书·杂证谟·脾胃》："人之自生至老，凡先天之有不足者，但得后天培养之力，则补天之功，亦可居其强半。"

（二）预防疾病

疾病的发生是因为人体正气相对虚弱，邪气乘虚侵袭，破坏了人体阴阳相对平衡的结果。而疾病一旦发生，便可以耗散体内的精气，削弱脏腑的机能，缩短人的寿命，这对健康的危害是显而易见的。通过养生调摄，一方面可以保养人体的正气，提高机体抵御病邪的能力，另一方面防止邪气的侵袭，从而预防疾病的发生。即人要采取相应的养生措施适应社会和自然因素的变化，使正气日渐强盛，提高抗病能力，正如《素问·上古天真论》所说："虚邪贼风，避之有时，恬淡虚无，真气从之，精神内守，病安从来。"

（三）延缓衰老

衰老，是指随着年龄增长，机体各脏腑组织器官的功能逐步衰退的动态过程。人类具有相对固定的寿命期限，自然衰老是生命过程中不可抗拒的规律。虽然人的天年可达百岁以上，但现实生活中多见寿命缩短、仅活六七十岁的人，这离天年的寿限相差甚远。这种早衰现象，除了先天禀赋有差异外，还与社会因素、环境变迁、精神刺激等对人的不良影响有关。《三元参赞延寿书·饮食》中说："我命在我不在天，全在人之调适。卿等亦当加意，毋自轻摄养也。"强调了延长寿命应重视自身的摄养。养生是让人类获得健康长寿的有效途径，欲要寿享遐龄，必懂养生之道，必究养生之术。纵观古今中外，百岁老人长寿的奥秘关键就在于掌握了养生之道。因此，只要在日常生活中能够坚持自我养生保健，就可以延缓衰老、保持健康、颐享天年。

二、养生的基本原则

（一）顺应自然

人以天地之气生，四时之法成。人生于天地之间，依赖于自然而生存，也必须受自然规律的支配和制约，即人与天地相参、与日月相应。这种天人相应或称天人合一学说，是中医学效法自然、顺时养生的理论依据。顺应自然养生包括顺应四时调摄和顺应昼夜晨昏调养。昼夜变化，比之于四时，所谓朝则为春、日中为夏、日入为秋、夜半为冬。白昼阳气主事，入夜阴气主事。四时与昼夜的阴阳变化，人亦应之。所以，生活起居，要顺应四时昼夜的变化，动静和宜，衣着适当，饮食调配合理，体现春夏养阳、秋冬养阴的原则。

（二）形神共养

形神合一，又称形与神俱、形神相因，是中医学的生命观。形者神之质，神者形之用；形为神之基，神为形之主；无形则神无以生，无神则形不可活；形与神俱，方能尽终天年。因此，养生只有做到形神共养，才能保持生命的健康长寿。所谓形神共养，是指不仅要注意形体的保养，而且还要注意精神的摄生，使形体强健，精力充沛，身体和精神得到协调发展。中医养生学的养生方法很多，但从本质上看，统而言之，不外"养神"与"养形"两端，即所谓"守神全形"和"保形全神"。形神共养，养神为首务，神明则形安。神为生命的主宰，宜于清静内守，而不宜躁动妄耗。形体是人体生命的基础，中医养生学主张动以养形，用劳动、舞蹈、散步、导引、按摩等，以运动形体，调和气血，疏通经络，通利九窍。静以养神，动以养形，动静结合，刚柔相济，以动静适宜为度。形神共养，动静互涵，才符合生命运动的客观规律，有益于强身防病。

（三）保精护肾

保精护肾是指利用各种手段和方法来调养肾精，使精气充足，体健神旺，从而达到延年益寿的目的。精是构成人体和促进人体生长发育的基本物质，精气神是人身"三宝"，精化气，气生神，神御形，精是气、形、神的基础，为健康长寿的根本。精禀于先天，养于水谷而藏于五脏，五脏安和，精自得养。五脏之中，肾为先天，主藏精，故保精重在保养肾精。中医养生学强调节欲以保精，使肾精充盛，有利于心身健康。若纵情泄欲，则精液枯竭，真气耗散而未老先衰。节欲并非绝欲，乃房事有节之谓。保养肾精之法甚多，除节欲保精外，尚有运动保健、导引补肾、按摩益肾、食疗补肾和药物调养等。

（四）调养脾胃

脾胃为后天之本、气血生化之源，故脾胃强弱是决定人之寿夭的重要因素。脾胃健旺，水谷精微化源充盛，则精气充足，脏腑功能强盛，神自健旺。脾胃为气机升降之枢纽，脾胃协调，可促进和调节机体新陈代谢，保证生命活动的正常进行。因此，中医养生学十分重视调养脾胃，通过饮食调节、药物调节、精神调节、针灸按摩、气功调节、起居劳逸调摄等，以达到健运脾胃、调养后天、延年益寿的目的。其中，饮食调节是调养脾胃的关键。

总之，先天之本在肾，后天之本在脾，先天生后天，后天养先天，二者相互促进，相得益彰。调补脾肾是培补正气之大旨，也是全神保形而防早衰的重要途径。

三、养生的方法

（一）顺时摄养

顺时摄养，系指顺应四时气候、阴阳变化的规律，从精神、起居、饮食、运动诸方面综合调养的养生方法。

春季是万物生发的季节，阳气升发，利于人体化生精气血津液，养生活动应注意养阳，以促进人体的新陈代谢。例如，精神调养上可结合踏青春游等室外活动，使人精神愉快，阳气畅达；起居上宜早睡早起；初春乍暖要注意衣着保暖，防止感冒；饮食上宜选用辛甘微温之品，辛甘发散以助阳气升发，温食以护其阳；锻炼宜选轻柔舒缓的户外锻炼项目，动形以养生，以利于人体的吐故纳新，气血调畅。

知 识 链 接

《素问·四气调神大论》云："夫四时阴阳者，万物之根本也。所以圣人春夏养阳，秋冬养阴，以从其根，故与万物沉浮于生长之门。逆其根，则伐其本，坏其真矣。故阴阳四时者，万物之终始也，死生之本也。逆之则灾害生，从之则苛疾不起，是谓得道。道者，圣人行之，愚者佩之。"

夏季是万物繁茂的季节，为阳旺之时，人体的阳气最易发泄，因而养生活动要注意养阳。例如，精神调养要求神清气和，快乐欢畅，使人体气机宣畅；起居上宜清淡爽口，宜于消化，切忌贪凉饮冷太过，注意保养阳气；运动要适度，宜安排在傍晚或清晨进行，以避其暑热，防止对人体的阳气津液消耗过大。

秋季是万物成熟的季节，阳气始敛，阴气渐长，养生活动应注意收敛精气，保津养阴。精神调养上要注意培养乐观情绪，保持安宁的心境，使神气收敛；起居上宜早卧早起；衣着要根据初秋或深秋的气候特点而增减；秋燥季节，要注意保持室内一定的湿度，饮食上要防燥护阴；运动宜静功锻炼。

冬季是万物收藏的季节，阴寒盛极，阳气闭藏，养生活动应注意敛阳护阴，以养藏为本。精神调养上应采用适宜的调养方法，勿使情志过极，无扰乎阳；起居上宜早卧晚起；衣着应注意保暖；饮食宜热食，以护阴潜阳，但不宜过食燥热辛辣之品，以免化热伤阴；锻炼可因人而宜，早锻炼时间以待日出为宜，但大雪浓雾时低层空气多有污染，故不宜锻炼。

（二）调神养生

养生尤重调神。故《灵枢·天年》说："失神者死，得神者生。"调神养生，主要有养静藏神、动形怡神和移情易性三个方面。

1.养静藏神 《素问·痹论》说："静则藏神，躁则消亡。"这里的"静"是要求人们保持心境的安宁、愉快和达到虚怀若谷、无私寡欲的精神境界。养静的关键在于节欲。所谓节欲，系指要求人们做到对一切声名物欲应有所节制，不可过分地贪求。如过分贪求，不予节制，或所欲不遂而恚嗔连连，均可损正折寿。

养静藏神与心的生理特性密切相关。心具有以宁静、收敛、和调为贵的生理特性。养静藏神，能使人真气无伤，抗病力强，以利于防病延衰。

2.动形怡神 动形，包括散步、传统健身术、体育锻炼等内容。中医学认为，动形不仅可促进气血流畅，舒筋活络，协调脏腑功能活动，使人精神焕发，心旷神怡；而且还有助于安眠静神。例如，人到老年后，脏腑气血衰弱，功能低下，常表现出神倦乏力而喜坐好卧、睡眠不宁、反应迟钝、性情不定等症，这时，通过适当的活动来怡神、静神，就显得更为重要。

3.移情易性 移情，指排遣情思，使思想焦点转移他处，或改变内心虑恋的指向性，使其转移到另外的事物上。易性，指改变心志，包括排除或改变其错误认识、不良情绪或生活习惯，使不良的情绪情感适度宣泄，以恢复愉悦平和的心境。

移情易性的方法很多，如欣赏音乐、戏剧、歌舞及读书交友等。这些活动情趣高雅、动静相宜，可以起到培养情趣、陶冶情操、怡心养神的作用，使人更加热爱生活。

（三）惜精养生

惜精养生，又称房事养生，或性保健。夫妻间的性生活，即古人所指的"房事"，房事得宜有利于夫妻和睦、社会安定、种族繁衍及个人身心健康，但是，应注意节欲惜精和房事卫生。

1.节欲惜精 所谓节欲，系指节制性欲。性欲旺盛之时，也要注意节制，不可纵欲太过，以免肾精过耗，导致亏虚。一般而论，青春时期，性欲旺盛，并持续相当长一段时间；中年时期，性欲日减；老年时期，性欲才渐渐减退。性欲强烈，说明肾气较旺，此时如节制其外泄，则能使肾中精气经常保持充盈状态，有利于体力和智力的发育，抗病能力增强，也有利于延缓人的衰老。相反，若性欲不旺，强行入房，使精气强行外泄，势必易致肾精亏损，日久其肾必虚，生殖功能减退，且多早衰。

2. 注意房事卫生 房事应在安静、舒适、健康、愉悦的氛围中进行，有利于提高生活质量，促进身心健康；相反，则会影响人的身心健康。故气候、环境恶劣，情绪紧张或不愉快时，则不宜行房事；女子月经期间或产后恶露未净时，也应禁止房事；男女双方患病时，皆不宜房事。另外，行房之前，阴器宜洗净，以防因不洁而致病。

（四）饮食养生

1. 注意饮食卫生 饮食卫生应注意两个方面：①防止不洁。六畜及鱼虾蟹类及某些水生植物可以是某些寄生虫的中间宿主，食品在加工、储藏、运输过程中，也易于受到各种寄生虫虫卵、包囊、致病微生物及工业生产中产生的"三废"或残留农药等的污染，因而，进食不洁食品，常引起多种胃肠疾患、寄生虫病、传染病或中毒。②禁食腐败变质食物或毒物。

2. 提倡饮食有节 主张饮食要有节制，养成良好的饮食习惯，提倡定时定量，防止饥饱失常。

3. 克服饮食偏嗜 是饮食养生的主要内容，它反映了平衡膳食，提倡全面合理营养的食养思想。克服饮食偏嗜有三个方面：①克服饮食的偏寒偏热。食生冷寒凉，易伤脾胃阳气；长期偏食辛温燥热，易致胃肠积热或加重痔疾等。②克服五味偏嗜。五味养脏，各有其亲和性。如果长期偏嗜某种饮食，易致脏气偏胜而功能失调。③克服种类偏嗜。五谷类、肉类、蔬菜类、水果类均衡地摄入，才能保证营养的均衡全面，保证生命活动的正常。否则，可导致脏腑功能紊乱而引发疾病。

4. 药膳保健 药膳，是在中医学理论指导下，将食物与药物相配合，通过药物的炮制加工与食品的烹调加工而制成，具有防治疾病、保健强身作用的美味食品。常用的药物有人参、黄芪、黄精、枸杞、冬虫夏草、何首乌、芝麻、蜂蜜等。

（五）传统健身术

我国的传统健身术，具有十分丰富的内容。如五禽戏、太极拳、易筋经、八段锦、气功及武术运动等种类，其功法各异，各具特色。有的以动为主，旨在运动健身，使人体各部位的关节筋骨肌肉得到充分的锻炼，使百脉通畅，气血调和，脏腑功能活跃，机体健壮结实，臻于长寿。有的以静为主，主动练"意、气、形"，强调自我的身心锻炼，从而更好地发挥保健抗衰防老的作用。

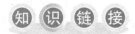

知识链接

　　五禽戏是中国传统导引养生的一个重要功法，由模仿虎、鹿、熊、猿、鸟等五种动物的动作组成，又称"五禽操""五禽气功""百步汗戏"等，是汉代医家华佗根据"流水不腐，户枢不蠹"的道理，创编的世界上最早的具有完整功法的仿生医疗健身体操。因其模仿禽兽的动作不同，意守、调息和动作有所差异，所起的作用也不一样。

（六）药物养生

　　当人步入老年期后，衰老的变化使老年人对疾病的反应迟钝，敏感性降低；衰老变化的自然进程，又易与疾病相混杂，使病情表现复杂，且以虚衰证候为多。中医学认为，肾中精气的虚衰和脾胃之气的不足是衰老的主要机制，因而，补益扶正是药物养生的基本法则，调补肾脾是药物养生的中心环节。

（七）推拿、针灸养生

　　推拿、针灸养生，是中医养生法的特色之一，就是根据有关经络腧穴的理论，运用不同的方法调整经络气血，借以通达营卫、协调脏腑，达到增强体质、防病治病的目的。

　　推拿，又称按摩，是我国传统的摄生保健方法之一，是通过运用手和手指的技巧，施以按、点、揉、搓、推、拿、抓、打、压等手法，作用于人体经络、腧穴、肢体、关节等处，以舒筋活血，和调表里，调节机体的生理、病理，达到治疗效果和保健强身的一种方法，也是某些疾患的主要治疗手段或辅助措施。其作用主要是调整机体功能、调整生物信息和纠正异常解剖位置，广泛应用于养生保健方面。

　　针刺，是用毫针刺激人体一定的穴位，运用迎、随、补、泻的手法以激发经气，能够疏通经络、调节虚实、调和阴阳，使人体新陈代谢机能旺盛起来，达到强壮身体、益寿延年的目的。

　　灸法，是指采用艾绒或其他药物，在身体某些特定穴位上施灸，借助于药物烧灼、熏熨等温热刺激，以达到和气血、调经络、养脏腑、益寿延年的目的。灸法不仅用于强身保健，亦可用于久病体虚之人的调养，是我国独特的养生方法之一。

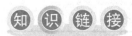

知识链接

　　《扁鹊心书》中即指出："人于无病时，常灸关元、气海、命门、中脘，

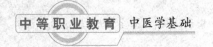

虽未得长生，亦可得百余岁矣。"

综上所述，中医养生学也是中医学理论体系的重要组成部分，其内容丰富，应用广泛，成效卓著，现已成为人们普遍瞩目又寄予厚望的宝库，发掘整理这一宝库，吸取其精华，对提高人们的生存质量，延缓衰老，实现人类寿命的再一次飞跃，具有极为重要的意义。

【考纲摘要】

1. 养生的基本原则。

2. 养生的方法。

项目二 预 防

预防，就是采取一定的措施，防止疾病的发生和发展。中医学历来注重预防，早在《黄帝内经》中就提出了"治未病"的预防思想，强调"防患于未然"。《素问·四气调神大论》中指出："圣人不治已病治未病，不治已乱治未乱，此之谓也。"这种"未雨绸缪"防重于治的精神，具有重要的现实意义。

中医学中的治未病，包括未病先防和既病防变两方面的内容。

一、未病先防

未病先防，就是在人体未发生疾病之前，做好各种预防工作，以防止疾病的发生。这是中医学预防疾病思想最突出的体现。疾病的发生，主要关系到邪正盛衰，正气不足是疾病发生的内在因素，邪气外侵是发病的重要条件。因此，未病先防旨在提高人体抗病能力、防止病邪侵袭。

知 识 链 接

《丹溪心法·不治已病治未病》："与其救疗于有疾之后，不若摄养于无疾之先。盖疾成而后药者，徒劳而已。是故已病而不治，所以为医家之法；未病而先治，所以明摄生之理。"

（一）提高正气，增强机体抗病能力

1. 重视精神调养　精神情志活动是脏腑功能活动的体现。突然强烈或反复的、持续的精神刺激，均可使人体气机紊乱、气血阴阳失调而发病。情志刺激还可导致机体正气不足，招致外邪致病。因此，调养精神就成为养生防病的第一要务。调养精神，一是要注意避免来自内外环境的不良刺激，二是要提高人体自身心理的调摄能力。

2. 注意饮食起居 饮食有节、起居有常、劳逸适度，才能保持精力旺盛、身体健康，防止疾病的发生。在饮食方面要注意饥饱适度、五味调和、卫生清洁、营养均衡，不可饥饱无常、暴饮暴食、偏饮偏食，以免损伤脾胃。在起居方面要顺应四时气候变化来安排适宜的作息时间，培养有规律的起居习惯，尽量做到定时作息、定时锻炼、劳逸适度，提高适应自然变化的能力，即提高机体抵抗病邪的能力。

3. 加强身体锻炼 经常锻炼，能够增强体质，提高人体的抗病能力。中国传统的健身运动方法五禽戏、太极拳、八段锦、易筋经、气功等，可使气机调畅，气血流通，关节疏利，以增强体质，预防疾病。人体通过锻炼不仅可以减少疾病的发生，促进健康长寿，而且对某些慢性病的调治也有一定的作用。

知 识 链 接

太极拳是我国传统健身拳术的一种，是在古代《易经》的哲学理论指导下，以太极图像浑圆一体、阴阳合抱之势为运动原则，手、眼、身、步、法动作协调、轻柔舒展，以意领气，以气动形，形气相随，动中有静，以静寓动，动静结合，神意内守，身动圆活，内外合一，以达到协调脏腑阴阳、疏通经络气血目的的一种健身防病的养生方法。

4. 人工预防免疫 我国在 16 世纪就发明了人痘接种法预防天花，是人工免疫之先驱，为后世预防接种免疫学的发展开辟了道路。

（二）防止病邪侵害

1. 避其邪气 病邪是导致疾病发生的重要条件，故未病先防除了增强体质，提高正气的抗邪能力外，还要注意防止病邪的侵袭。故《素问·上古天真论》说："虚邪贼风，避之有时。"在日常生活中应讲究卫生，防止环境、水源和饮食污染，对六淫、疫疠等应避其毒气。防范外伤及虫、兽伤等。

2. 药物预防 事先服用某些药物，可提高机体的免疫能力，能有效地防止病邪的侵袭，从而起到预防疾病的作用。在药物预防方面，古代医家积累了丰富的经验，早在《素问遗篇·刺法论》中就有"小金丹……服十粒，无疫干也"的记载，可见我国很早就已开始用药物预防疾病了。此外，还有苍术、雄黄等烟熏以消毒防病的方法。近年来，随着中医药学的发展，运用中药预防多种疾病收到了良好的效果。如用板蓝根、大青叶预防流感、腮腺炎，用茵陈、栀子、贯众预防肝炎等，都是简便易行、用之有效的预防方法。

二、既病防变

既病防变是指在疾病发生以后，应早期诊断、早期治疗，以防止疾病发展与传变。

（一）早期诊治

疾病初期，病情轻浅，正气未衰，较易治疗。倘若延误，病邪就会由表入里，病情由轻变重，以致病情危笃，难以治疗。因此，既病之后，就要争取及早诊治，防止疾病由浅入深，由轻变重，由局部到整体，这是防病的重要原则。如头目眩晕、拇指和次指麻木、口眼和肌肉不自主地跳动为中风预兆，必须重视防治，以免酿成大患。

（二）防止病传

病传，亦称传变、传化，是指脏腑组织病变的传移变化。

无论外感疾病或内伤疾病，其传变都有一定的规律可循，只要掌握了疾病传变规律及其传变途径，及时而适当地采取防治措施，就能有效地阻止疾病的传变，控制病情的发展，以利于疾病的痊愈。如《金匮要略》说："夫治未病者，见肝之病，知肝传脾，当先实脾。"临床根据这一传变与防治规律，常在治肝病的同时，配合健脾胃的方法，使脾气旺盛而不受邪，以防止肝病传脾。

【考纲摘要】

1. 未病先防。
2. 既病防变。

项目三　治　则

治则，即治疗疾病的基本法则，是在整体观念和辨证论治理论指导下，根据四诊（望、闻、问、切）所获得的客观资料，在对疾病进行全面分析、综合与判断的基础上，从而制定出来的对临床治疗、立法、处方、用药等具有普遍指导意义的治疗规律。

治疗法则和具体的治疗方法不同。治则是用以指导治疗方法的总则，而治法是在治则指导下制定的治疗疾病的具体方法，它从属于一定的治疗原则。例如，各种疾病从邪正关系来说，不外乎邪正斗争、消长、盛衰的变化。因此，在治疗上，扶正祛邪就成为治疗的基本原则。在这一总的原则指导下，根据具体情况所采取的益气、养血、滋阴、补阳等方法，就是扶正的具体方法；而发汗、涌吐、泻下等方法，则是祛邪的具体方法。

治疗疾病的主导思想是治病求本，就是在治疗疾病时，必须寻找出疾病的根本原因，抓住疾病的本质，并针对疾病的根本原因进行治疗。治病求本的核心是抓住病证本质进行针对性的治疗，它反映了最具普遍指导意义的治疗规律，是贯穿于整个治疗过程的基本方针，是任何疾病实施治疗时都必须首先遵循的原则。所以，治病求本是中医治则理论体系中最高层次的治疗原则，它对其他各种治则具有统领指导作用，而其他治则都是从属于这一根本原则的，是它的具体体现。在此思想指导下，治则的基本内容包括治标与治本、正治与反治、扶正祛邪、调整阴阳、调理气血、调治脏腑、三因制宜等。

一、治标与治本

"标"，指现象；"本"，指本质。"标"与"本"是一对相对的概念，在中医学中，常借以说明病变过程中各种矛盾双方的主次关系。如从邪正关系来说，正气为本，邪气为标；从病因与症状来说，病因为本，症状为标；从疾病先后来说，旧病为本、新病为标，先病为本、后病为标；从疾病的部位来说，脏腑为本，肌表为标。一般来说，"本"代表疾病过程中占重要地位和起主要作用的方面；"标"代表疾病过程中居次要地位和起次要作用的方面。但这种标本主次关系并不是固定不变的，在特殊的情况下"标"也可能转化为主要的方面。因此，在治疗上就应该分清先后缓急，有的当先治其标，有的当先治其本，有的又以标本兼治为宜。

（一）急则治标

急则治标，就是标病甚急，如不先治其标，病人会有很大的痛苦，甚至危及生命，或影响对本病的治疗时，采取首先治标的原则。例如大出血病变，出血为标，出血之因为本，但其势危急，故必以止血治标为首务，待血止病情稳定后再治出血之因以图本。

（二）缓则治本

缓则治本，是指标病不甚急的情况下，应采取治本的原则，即针对主要病因、病证进行治疗，以解除疾病的根本。例如阴虚发热，治疗只需滋阴养液以治其本，阴液得复，则发热之标便不治自退；而外感发热，治疗只要解表祛邪以治其本，表邪得解，则发热之标亦不治而退。

（三）标本兼治

标本兼治也就是标本同治。标本同治适用于标病和本病并重之时。如痢疾患者，饮食不进是正气虚（本），下痢不止是邪气盛（标）。此时标本俱急，须以扶正药与清化湿热药同时并用，这就是标本同治。又如全身浮肿、小便不利、腰疼，同时又见胸满咳嗽较为突出，病之本在肾、病之标在肺，这时就应采取宣肺定喘、温阳化水的标本同治法进行治疗。

二、正治与反治

正治与反治，是指治疗时所用药物性质的寒热、补泻效用与疾病的本质、现象之间的从逆关系而言。《素问·至真要大论》："逆者正治，从者反治。"疾病的变化是错综复杂的，一般情况下，疾病的现象与疾病的本质是一致的，但有时也会出现疾病的现象与疾病的本质相反的情况，如真热假寒、真寒假热、真实假虚、真虚假实等。因此，针对疾病的表象（包括假象）而言，就有正治与反治的不同。

（一）正治

正治，是指逆疾病的证候性质而治的一种常用治疗原则，即采用与疾病证候性质相反的方药进行治疗，又称"逆治"。适用于疾病的现象与本质相一致的病证。临床上大多数疾病的外在征象与其病变本质是相一致的，如热证见热象、寒证见寒象等，故正治是临床最为常用的治疗原则。正治主要包括：

1. **寒者热之** 是指寒性病证出现寒象，用温热的方药来治疗，即以热药治寒证。如表寒证用辛温解表方药治疗，里寒证用辛热温里方药治疗等。

2. **热者寒之** 是指热性病证出现热象，用寒凉的方药来治疗，即以寒药治热证。如表热证用辛凉解表方药治疗，里热证用苦寒清里方药治疗等。

3. **虚则补之** 是指虚损性病证出现虚象，用补益的方药来治疗，即以补益药治虚证。如阳虚用温阳方药治疗，阴虚用滋阴方药治疗，气虚用益气方药治疗，血虚用补血方药治疗等。

4. **实则泻之** 是指实性病证出现实象，用攻邪泻实的方药来治疗，即以攻邪泻实药治实证。如食积病证用消食导滞方药治疗，瘀血病证用活血化瘀方药治疗等。

（二）反治

反治，是顺从疾病的假象性质而治的一种治疗原则，即所采用的方药的性质与疾病表现出的假象性质相同，又称"从治"。适用于疾病的征象与本质不完全一致的病证。究其实质，是在治病求本法则指导下，针对疾病的本质而进行的治疗，故仍然是"治病求本"。反治主要包括：

1. **热因热用** 即以热治热，是指用热性药物来治疗具有假热征象的病证。适用于阴盛格阳的真寒假热证。如格阳证中，由于阴寒充塞于内，逼迫阳气浮越于外，出现身反不恶寒、面赤如妆等假热之象时，顺从这种假热征象而用热性药物治疗。从表面看是以热治热，但从病因病机来讲，仍属于以热治寒。

2. **寒因寒用** 即以寒治寒，是指用寒性药物来治疗具有假寒征象的病证。适用于阳盛格阴的真热假寒证。如热厥证中，由于里热盛极，阳气郁阻于内，不能外达于肢体，格阴于外而出现手足厥冷的假寒之象时，顺从这种假寒征象而用寒性药物治疗。从表面看是以寒治寒，但从病因病机来讲，仍属于以寒治热。

3. **塞因塞用** 即以补开塞，是指用补益的药物来治疗具有闭塞不通症状的虚证。适用于因体质虚弱，脏腑精气功能减退而出现闭塞不通症状的真虚假实证。如血虚而致经闭者，由于血源不足，故当补益气血而充其源，则无需用通药而经自来。以补开塞，主要是针对病证虚损不足的本质而治。

4. 通因通用　即以通治通，是指用通利的药物来治疗具有通泻症状的实证。适用于因实邪内阻出现通泄症状的真实假虚证。如瘀血内阻所致的崩漏，治以活血化瘀破除瘀血；湿热下注而致的淋证，治以利尿通淋而清其湿热。这些都是针对邪实的本质而治的。

三、扶正祛邪

任何疾病的过程，都是正邪相争的过程，其中正气起主导作用。如果正能胜邪，则病轻而逐渐痊愈；若正不胜邪，则病重而渐趋恶化。所以扶正祛邪也是指导临床治疗的重要原则。

扶正，即扶助正气，增强体质，提高机体的抗邪及康复能力。益气、养血、滋阴、温阳等，均是扶正治则指导下确立的具体治疗方法。在具体治疗手段方面，除内服汤药外，还有针灸、推拿、气功、食疗、形体锻炼等。

祛邪，即祛除邪气，消解病邪的侵袭和损害、抑制亢奋有余的病理反应。发汗、涌吐、攻下、消导、化痰、活血、散寒、清热、祛湿等，均是祛邪治则指导下确立的具体治疗方法。其具体使用的手段也是多种多样的。

扶正和祛邪是相互联系的两个方面。扶正是为了祛邪，通过增强正气的方法，驱邪外出，从而恢复健康，即所谓"正盛邪自去"。祛邪是为了扶正，消除致病因素的损害而达到保护正气、恢复健康的目的，即所谓"邪去正自安"。运用扶正祛邪的治则时，要认真仔细分析正邪力量的对比情况，分清主次，决定扶正或祛邪，或决定扶正祛邪的先后、主次。总以"扶正不留邪，祛邪不伤正"为原则。

（一）扶正与祛邪单独使用

1. 扶正　适用于正虚为主而邪不盛的虚证或真虚假实证。如阴虚、阳虚的病人，应采取滋阴、助阳的方法治疗。

2. 祛邪　适用于邪实为主而正虚不显的实证或真实假虚证。如表邪盛者，用发汗解表的方法治疗。

（二）扶正与祛邪同时使用

扶正与祛邪同时使用，即攻补兼施，适用于虚实夹杂的病证。由于虚实有主次之分，因而攻补同时使用时亦有主次之别。

1. 扶正兼祛邪　即扶正为主，辅以祛邪。适用于以正虚为主的虚实夹杂证。

2. 祛邪兼扶正　即祛邪为主，辅以扶正。适用于以邪实为主的虚实夹杂证。

（三）扶正与祛邪先后运用

扶正与祛邪的先后运用，也适用于虚实夹杂证。主要是根据虚实的轻重缓急而变通使用。

1.先扶正后祛邪　即先补后攻。适应于正虚为主，机体不能耐受攻伐者。此时兼顾祛邪反能更伤正气，故当先扶正以助正气，正气能耐受攻伐时再予以祛邪，可免"贼去城空"之虞。

2.先祛邪后扶正　即先攻后补。适应于以下两种情况：一是邪盛为主，兼扶正反会助邪；二是正虚不甚，邪势方张，正气尚能耐攻者。此时先行祛邪，邪气速去则正亦易复，再补虚以收全功。

总之，扶正祛邪的应用，应知常达变，灵活运用，据具体情况而选择不同的用法。

四、调整阴阳

疾病的发生，从根本上说是阴阳的相对平衡遭到破坏，出现了阴阳的偏盛、偏衰现象。因此，调整阴阳，损其有余，补其不足，使其恢复相对平衡，是临床治疗的重要法则之一。

（一）损其有余

损其有余，又称损其偏盛，适用于指阴或阳的一方偏盛有余引起的实热证、实寒证。"阳胜则热"的实热证，宜用寒凉药物以泻其偏盛之阳热，即"热者寒之"。由于"阳胜则阴病"，若阳偏盛已经导致了阴气的亏减，则应在清热的同时，配以滋阴之品，即祛邪为主兼以扶正。"阴胜则寒"的寒实证，宜用温热药物以消解其偏盛之阴寒，即"寒者热之"。由于"阴胜则阳病"，若阴偏盛已经导致了阳气的不足，则应在散寒的同时，配以扶阳之品，同样是祛邪为主兼以扶正。

（二）补其不足

补其不足，又称补其偏衰，适用于阴或阳的一方不足的病证。对阴虚不能制阳的虚热证，应滋阴以制阳，即所谓"壮水之主，以制阳光""阳病治阴"。对阳虚不能制阴的虚寒证，应补阳以制阴，即所谓"益火之源，以消阴翳""阴病治阳"。

由于阴阳偏衰可以互损，故在发生阴阳互损的病理变化时，还应注意阴阳双补并分清主次。另外，因为阴阳互根互用，治疗阴阳偏衰时，还可以配合阳中求阴或阴中求阳方法，在补阴时应适当配用补阳药，补阳时应适当配用补阴药，使阳得阴助而生化无穷，阴得阳升而源泉不竭，即所谓"此又阴阳相济之妙用也"。

五、调理气血

气血是人体生命活动的基本物质，也是脏腑身形生理活动的物质基础。调理气血是针对气血失调病机而确立的治疗原则。

（一）调气

1.补气 气虚证宜补气。由于气的生成来源主要是先天之精气、水谷之精气和自然界中的清气，除了先天禀赋、饮食因素、环境因素外，还与肾、脾胃、肺等生理功能状态有关。因此，在补气时，应注意调补上述脏腑的生理功能，其中调补脾胃尤为治理气虚证的重点。

2.调理气机 气具有以流通为贵的生理特性，调理气机的原则与方法可概括为以下两个方面：

（1）顺应脏腑气机的升降规律 脏腑气机有着特定的升降出入规律，如脾气主升、胃气主降、肝宜升发、肺气肃降等，调理气机时应针对证候特点而顺应这种规律。如胃气上逆者，宜降逆和胃；脾气下陷者，宜益气升提等。

（2）调理气机紊乱的病理状态 气机紊乱有多种表现形式，治疗时应针对其不同的证候性质予以调理。如气滞者宜行气，气闭者宜开窍通闭，气逆者宜降气，气陷者宜补气升气，气脱者则宜益气固脱。

（二）理血

1.补血 血虚证宜补血。由于血的生成与五脏皆有关，尤其是与脾胃的运化功能关系最为密切。因而，在补血时应注意调补相关脏腑的功能，其中调补脾胃尤为治疗血虚证的重点。

2.调理血液的运行 血液对机体周身的营养和濡润作用，必须通过血液的正常运行才得以实现。在多种因素作用下，血的运行失常可呈现以下三种病理状态，即血瘀、血流薄疾和血溢脉外，且三者间可互为影响。因而，调理血液运行的原则可以概括为血瘀者，治之以活血化瘀；血流薄疾者，常宜清热凉血或滋阴降火；出血者，则宜根据导致出血的不同病因病机而施以不同的治疗方法，如清热止血、温经止血、补气摄血、化瘀止血、收涩止血等。

（三）调理气血关系

气血之间有着互根互用的关系，气血失调常有气病及血或血病及气的病理变化，而且有着因果、先后及主次的不同，因而调理气血关系的具体方法也较丰富。

1.气病及血的调理方法 在气病及血的病理格局中，气病为基础，因而，应以调气为主，或先调气，后理血，在临床上以气血双调为常见。例如，气虚致血瘀者，补气为主，佐以活血化瘀；气虚不能摄血者，补气为主，佐以收涩止血之剂等。

2.血病及气的调理方法 在血病及气的病理格局中，血病为基础，血病在先，因而，有的病证应以理血为主，佐以调气。如血虚致气少者，宜以养血为主，佐以益气。但气随血脱者，中医学传统上主张先益气固脱止血，病势缓和后再进养血之剂。因为"有形之血

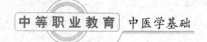

不能速生，无形之气所当急固"。

六、调治脏腑

无论是外感疾病，还是内伤疾病，在其发生发展过程中，经常会引起脏腑阴阳气血失调和功能紊乱，因此，调治脏腑，就成为中医学治疗疾病的基本原则。调治脏腑包括调理某一脏或腑功能的失常，以及协调脏腑之间关系两个方面。

（一）调理脏腑的阴阳气血

脏腑的生理功能不同，其阴阳气血失调的病理变化不尽一致。因此，应根据脏腑病理变化的特点，采取相应的治疗方法，虚则补之，实则泻之，以恢复脏腑阴阳气血的平衡。如肝体阴而用阳，其阴阳气血失调，多见肝气、肝阳有余，肝血、肝阴不足。在治疗时，肝气郁结者，宜疏理肝气；肝火上炎者，宜清降肝火；肝血不足者，宜补养肝血；肝阴不足者，宜滋养肝阴；肝阳上亢、肝风内动者，宜滋阴潜阳、平肝息风等。

（二）顺应脏腑的生理特性

脏腑的阴阳五行属性、气机升降出入规律、苦欲喜恶等生理特性各不相同，在调理脏腑时，须顺应脏腑的生理特性而治。如脾胃属五行之土，而脾为阴土，阳气易损；胃为阳土，阴气易伤。脾喜燥恶湿；胃喜润恶燥。脾气主升，以升为顺；胃气主降，以降为和。故治脾常以甘温之剂，以助其升运，而慎用阴寒滋腻之品，以免助湿伤阳；治胃常用甘寒之剂，以助其通降，而慎用温燥之品，以免化燥伤阴。

（三）协调脏腑之间的关系

脏腑之间，在生理上相互为用，在病理上相互影响。当某一脏腑发生病变时，会影响到其他脏腑，故在治疗脏腑病变时，不能单纯考虑一个脏腑，而应从整体出发，注意协调各脏腑之间的关系。如咳嗽一症，病位虽在于肺，但与五脏六腑皆有关系。因心阳不足，心脉瘀阻而致肺气失降的喘咳，应温补心阳为主；因肝火亢盛，气火上逆所致的咳血，应清泻肝火为主；因脾虚湿聚生痰，痰湿蕴肺，所致的咳嗽痰多，应健脾燥湿为主；因肾虚不能纳气，肺气上逆以致动辄气喘，当以补肾纳气为主；因大肠热结，腑气壅滞，而致肺气不降的气喘，则宜通腑泻大肠实热为主。同样，其他脏腑的病变，也应根据各脏腑生理、病理上的联系和影响，来调整其间的关系。

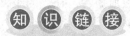

《素问·咳论》说："五脏六腑皆令人咳，非独肺也。"

七、三因制宜

三因制宜，是因时制宜、因地制宜、因人制宜的统称，是指治疗疾病时要根据季节气候、地理环境及病人的体质、性别、年龄等不同情况，制定适宜的治疗方法。疾病的发生发展变化受时令气候、地理环境及人的年龄、性别、体质等多方面因素的影响，因此，在治疗疾病时，必须把这些因素考虑进去，具体情况，具体分析，区别对待，以采取适宜的治疗方法。

（一）因人制宜

即根据患者年龄、性别、体质、生活习惯等不同特点，来考虑治疗用药的原则。

1. 年龄　年龄不同，生理功能及病变特点亦不同。如小儿生机旺盛，但脏腑娇嫩、气血未充，发病则易寒易热、易虚易实，病情变化较快。因而，治疗小儿疾病，药量宜轻，疗程多宜短，慎用峻剂和补剂。青壮年则气血旺盛，脏腑充实，病发则由于邪正相争剧烈而多为实证，可侧重于攻邪泻实，药量亦可稍重。老年人气血衰少，生机减退，患病多虚证或正虚邪实，治疗时，虚证宜补，而邪实须攻者亦应注意配伍用药，以免损伤正气。

2. 性别　男女性别不同，各有其生理特点，特别是对妇女有经期、怀孕、产后情况，治疗用药尤须加以考虑。如妊娠期，禁用或慎用峻下、破血、滑利、走窜伤胎或有毒药物，产后又应考虑气血亏虚及恶露情况等。男子生理上则以精气为主、以肾为先天，病理上精气易亏而有精室疾患及性功能障碍等特有病证，如阳痿、阳强、早泄、遗精、滑精及精液异常等，宜在调肾基础上结合具体病机而治。

3. 体质　在体质方面，由于每个人的先天禀赋和后天调养不同，个体素质不仅有强弱之分，而且还有偏寒偏热及素有某种慢性疾病等不同情况，所以虽患同一疾病，治疗用药亦当有所区别。如阳旺之躯慎用温热，阴盛之体慎用寒凉。其他如患者的职业、工作条件等也与某些疾病的发生有关，在诊治时也应该注意。

（二）因时制宜

四时气候的变化，对人体的生理功能、病理变化均产生一定的影响。根据不同季节气候的特点，来考虑治疗用药的原则，就是因时制宜。如春夏季节，气候温热，人体腠理疏松开泄，即使外感风寒，也不宜过用辛温发散之品，以免开泄太过，耗伤气阴；而秋冬季节，气候凉寒，人体腠理致密，阳气潜藏于内，此时若病热证，也当慎用寒凉之品，以防苦寒伤阳。正如《素问·六元正纪大论》："用温远温，用热远热，用凉远凉，用寒远寒。"

（三）因地制宜

因地制宜是根据不同地理环境特点，来考虑治疗用药的原则。不同的地理环境，由于气候条件、地势高低及生活习惯等的不同，人的病变特点也有所区别，所以治疗用药也应有所差异。例如我国西北地区地势高、气候寒冷少雨，其病多燥寒，治宜辛温润燥，慎用寒凉；东南地区地势低、气候温热多雨，其病多湿热，治宜苦寒清化，慎用温热。

因人、因时、因地制宜的治疗原则，充分体现了中医学治疗疾病的整体观念和辨证论治在实际应用上的原则性和灵活性。

【考纲摘要】

1. 治则、治法的概念。
2. 治病求本。
3. 正治与反治。
4. 治标与治本。
5. 扶正与祛邪。
6. 调整阴阳。
7. 调理气血。
8. 三因制宜。

项目四　康　复

康复，即恢复平安或健康之意。中医康复学，是以中医理论为指导，研究各种有利于疾病康复的方法和手段，使伤残者、慢性病者、老年病者及急性病缓解期病人的身体功能和精神状态最大限度地恢复健康的综合性学科。中医康复学历史悠久，有着完整而独特的理论和丰富多彩、行之有效的康复方法，对于帮助伤残者消除或减轻功能缺陷，帮助慢性病、老年病等患者祛除病魔、恢复身心健康、重返社会，均发挥着极其重要的作用。

一、康复的基本原则

康复的目的，旨在促进和恢复病伤残者的身心健康。其基本原则包括形体保养与精神调摄结合、内治方法与外治方法结合、药物治疗与饮食调养结合、自然康复与治疗康复结合等。

（一）形体保养与精神调摄相结合

形体保养与精神调摄相结合，即形神结合。中医康复理论认为，人体千变万化、错综复杂的疾患，都是形神失调的结果。因此，康复医疗必须从形和神两个方面进行调理。养形，一是重在补益精血，所谓"欲治形者，必以精血为先"（《景岳全书·传忠录·治形论》）。二是注意适当运动，以促进周身气血运行，增强抗御病邪的能力。调神主要是通过语言疏导、以情制情、娱乐等方法，使病人摒除一切有害的情绪，创造良好的心境，保持乐观开朗、心气平和的精神状态，以避免病情恶化。有害情绪包括沮丧、焦急、烦恼、郁闷、不满、躁扰等，对于病体的康复极其不利。这样以形体健康减轻精神负担，以精神和谐促进形体恢复，使形体安康、精神健旺，两者相互协调，便能达到形与神俱、身心整体康复的目的。

（二）内治方法与外治方法相结合

内治法与外治法相结合，即内外结合。内治法，主要指药物、饮食等内服的方法；外治法，则包括针灸、推拿、气功、传统体育、药物外用等多种方法。人体是一个有机的整体，通过经络系统的联系，气血的运行贯通，上下内外各部分之间都保持着相互协调的关系。因此在康复医疗的过程中，应掌握并利用这种关系，将内治与外治诸法灵活地结合运用。内治法可调整脏腑阴阳气血，恢复和改善脏腑组织的功能活动。外治法能通过经络的调节作用，疏通体内阴阳气血的运行，故内外结合并用，综合调治，能促进病人的整体康复。一般来说，病在脏腑者，以内治为主，配合外治；病在经络者，以外治为主，配合内治；若脏腑经络同病者，则内治与外治并重。如高血压病常以药物内治为主，配合针灸、推拿、磁疗等外治之法；颈椎病则多以牵引、针灸、推拿等外治法为主，再配合药物进行内治。

（三）药物治疗与饮食调养相结合

药物治疗与饮食调养相结合，即药食结合。由于药物治疗具有康复作用强、见效快的特点，因此是康复医疗的主要措施。根据病人的不同病证，可分别采用补气养血、温阳滋阴、调整脏腑、疏通经络等各种治法促进康复。但恢复期的病人大多病情复杂、病程较长，服药时间过久，既难以坚持，又可能会损伤脾胃功能，还可能出现一些副作用。饮食虽不能直接祛邪，但能通过调节脏腑机能以补偏救弊，达到调整阴阳、促进疾病康复的目的。而且饮食与日常生活相融合，优点颇多，如制作简单、味道鲜美、易被病人接受、便于长期服用等。因此以辨证论治为基础，有选择地服用某些食物，做到药物治疗与饮食调养相结合，不仅能增强疗效，相辅相成，发挥协同作用，也可减少药量，预防药物的副作用，缩短康复所需的时间。所以，调饮食以养形体，是康复医疗的重要原则。

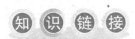

《素问·脏气法时论》指出："毒药攻邪，五谷为养，五果为助，五畜为益，五菜为充，气味合而服之，以补益精气。"

（四）自然康复与治疗康复相结合

自然康复是借助自然因素对人体的影响，来促进人体身心健康的逐步恢复。大自然中存在着许多有利于机体康复的因素，包括自然之物与自然环境，如日光、空气、泉水、花草、高山、岩洞、森林等。人是依赖自然界而生存的，不同的自然因素必然会对人体产生不同的影响，例如空气疗法可使人头脑清新、心胸开阔，增强神经系统的调节功能；日光疗法可温养体内的阳气，改善血液循环，加速新陈代谢；热砂疗法有温经祛湿之功，适宜于风寒湿痹证；花卉疗法则可美化环境，使人心情舒畅愉悦等。因此在运用药物、针灸、气功等治疗康复方法的同时，可以有选择性和针对性地结合自然康复法，利用这些自然因素对人体不同的作用，以提高康复的效果。

总之，康复医治的对象，绝大多数为慢性疾病，其中不乏疑难杂症，不仅病情复杂，迁延日久，往往多个脏腑受累，几种病证并存，故绝非一朝一夕、一方一药或单一疗法就能奏效。必须针对不同的病因、病位的深浅、疾病的不同阶段等情况，选用诸多疗法，有条不紊地进行综合治疗，制定合理有效的康复方案，发挥良好的综合效应，方能"各得其所宜"，使机体逐渐康复。

二、常用的康复方法

在康复医疗的过程中，需要患者自我调摄、自我保健的相互配合，才能取得最佳的疗效，因此中医养生学的主要方法，如精神、饮食、起居、房事、运动等方面的内容，均适用于康复患者。以下仅介绍与康复医疗直接相关的一些方法。

（一）饮食康复法

饮食康复法，是指有针对性地选择适宜的饮食品种，或药食相配，以调节饮食的质量，促使人体疾病康复的方法，也称食疗。

运用饮食康复法，一是要注意辨证进食。根据病人的体质、平日饮食的喜恶及病情证候的变化，进行科学合理的配膳，利用食物的不同属性来调节人体内部的阴阳气血。如气虚者可服人参黄芪膏、茯苓饼，血虚者可服当归炖母鸡、红枣桂圆汤，阴虚者可服枸杞子饮、芝麻首乌粥，阳虚者可服鹿茸酒、壮阳狗肉汤等。二是要重视饮食禁忌。如疾病初愈，身体虚弱，或久病缠身，元气亏乏，饮食应以清淡调养为要。若恣意多食，或进食肥甘厚腻之品，导致食积内停，反而容易助邪恋邪，使旧病复发，或使疾病更加迁延不已。还有热体热病需忌辛辣煎炸，寒体寒病需忌生冷瓜果，疮疡肿毒忌羊肉、蟹、虾及辛辣刺激性食物等。

（二）药物康复法

药物康复法，是指在中医理论指导下，运用药物进行调理，以减轻或消除病残患者的形神功能障碍的方法。

药物康复不外乎扶正与祛邪两方面。由于康复病人大多属虚证或虚中夹实证，故以扶正为主，兼顾祛邪，是药物康复法的基本原则。扶正包括滋阴、温阳、补气、养血等，治疗时又要详辨虚在何脏何腑而分别治之。脾为后天之本，气血生化之源，肾为先天之本，脏腑阴阳之根，且久病及肾，故扶正应重在调养脾肾。祛邪当根据邪气的性质和引起的病理变化的不同，而分别予以调畅气机、化痰蠲饮、活血化瘀等方法。

药物康复，不仅可用内服法，也可按病情需要采取外治法。如对于风湿痹痛、筋肉劳损、痿证、瘫证等，可用熏蒸法；对于多种皮肤病、筋骨痹痛及痔疮、妇女阴痒、子宫脱垂等，可用浸洗法；对于慢性咳喘、失眠、眩晕、头痛、腹泻等，可用敷贴法等。

（三）针灸推拿康复法

针灸推拿康复法是指运用针刺、艾灸、推拿等方法来刺激病人某些穴位或特定部位，以激发、疏通经络气血的运行，恢复脏腑经络生理功能的方法。

针刺法是利用不同的针具，刺激人体的经络腧穴或相应部位，以通经活血、行气导滞、镇静止痛的方法。主要用于实证、郁证。常用的针法除了体针以外，还包括近代发展起来的耳针、头针、电针、水针等疗法。艾灸法是对人体一定部位或穴位，利用艾绒或其他药物点燃后的热力和药力来进行刺激，具有温阳扶元、温通经络、行气活血、散寒除湿及消肿散结的作用。常用的灸法分为艾炷灸和艾条灸两类。无论是针法还是灸法，都要根据病证的寒热虚实，辨证选穴组方，并采取不同的操作手法，补虚泻实。

推拿具有疏通经络、理筋整复、活血祛瘀、调整阴阳的作用，多用于伤残、病残等损伤性疾患，尤宜于陈旧性损伤。其中的自我按摩法，可增强体质、消除疲劳、延缓衰老，对慢性病及老年病人更为适宜。推拿的手法特点包括揉、摩、推、按、搓、拍等多种，并有强刺激和弱刺激之分。如为老弱虚损、小儿疾病等，应用力轻缓，时间稍短；若是痛证、旧伤、实证等，应用力重强，时间较长。

此外，还有拔罐法。即利用罐内形成的负压及热力，有效地吸附于皮肤上，使之产生局部充血、瘀血，进而达到康复目的的一种方法。常用的工具有竹罐、陶罐、玻璃罐等。拔罐法可与针法、灸法配合使用，以增强治疗效果。

（四）气功康复法

气功康复法是指用意识不断地调整呼吸和姿势，以意引气，循经运行，从而增强体质，协调脏腑功能，使体内气血阴阳复归平衡的方法。

气功是着眼于"精、气、神"进行锻炼的一种健身术，包括动功和静功。动功，指练功时形体要做各种动作进行锻炼，如大雁功、鹤翔桩等；静功，指练功时或坐，或站，或卧而形体不动，如放松功、站桩功、内养功等。练气功的基本要领可概括为调心、调息、调身。调心即意守或练意，是在形神放松的基础上，排除杂念，意守丹田，以达到"入静"的状态。调息即调整呼吸，在口鼻自然呼吸的前提下，逐渐把呼吸练得柔和、细缓、均匀、深长。调身即调整形体，使自己的形体符合练功的要求，同时强调身体自然放松，以使气血运行通畅。静功运动量较小，多适宜于阴虚者；动功运动量较大，多适宜于阳虚者。

（五）怡情康复法

怡情康复法，是指通过优雅、恬淡的兴趣爱好和各种形式的娱乐活动，调节患者的精神，锻炼患者的形体，从而使其身心康复的一类方法。包括音乐、歌舞、琴棋、书画、风筝、钓鱼等多种丰富多彩的内容，均具有养心怡情、畅通气血、锻炼形体之功效，已成为现今喜闻乐见的康复方法。

（六）运动康复法

运动康复法，是指病人通过体育运动的锻炼，调养身心，祛除疾病，促使其身心日渐康复的方法。

体育运动可促进气血运行调畅，增强体质，扶助正气，提高病人抗御病邪及修复病体的能力。不同的运动方法，锻炼强度有别，适应范围各有侧重，再加上康复对象的病情、体质、年龄、兴趣爱好等各不相同，所以运动康复法要因人因病而异，有针对性地选择合理的运动项目，以求获取最佳的效果。如慢性消化系统疾病及高血压病、低血压病、糖尿病等，可选择八段锦、散步等；偏瘫、痹症、痿症、骨质疏松症等，可选择五禽戏、易筋经等；而太极拳由于动作舒缓，刚柔相济，则适宜于神经衰弱、高血压病、冠心病、消化性溃疡、胃下垂、肺结核、慢性支气管炎、糖尿病等多种慢性疾病。进行运动康复时，还要遵循以下一些原则：一是要量力而行，合理地安排和调节运动量，使其适度，避免运动量过大而损伤身体；二是要循序渐进，先简后繁，从易到难，有步骤地分阶段练习；三是要行之有素，持之以恒。只要遵循这些原则，就能收到良好的运动康复效果。

（七）自然康复法

自然康复法，亦可称环境康复法，是指充分利用自然环境所提供的各种有利条件，以促进人体身心康复的一类方法。常见的自然康复法有泉水疗法、日光疗法、热砂疗法、泥土疗法及空气疗法、森林疗法、岩洞疗法、花卉疗法等。

泉水疗法是饮用泉水或外浴泉水以康复疾病的方法。其中泉水冷饮法有滋阴、解毒、通淋、通便等作用，常用于肥胖症、眩晕、习惯性便秘、淋证等；泉水热饮法有温阳、解郁等作用，可用于中焦虚寒、寒性头痛、风湿痹痛等。温泉浴不仅可温经通络、调畅气血、祛寒舒筋，还可解毒消肿、杀虫止痒，适用于各种皮肤病、风寒湿痹证、偏瘫、痿证、腰痛、失眠、眩晕等。

日光疗法是根据日光的生物效应原理，科学地利用日光的照射，以促进机体康复的方法，也称日光浴。日光照射可温壮体内阳气，增强机体抗御疾病的能力，同时还可振奋精神，使人心情舒畅，消除抑郁。由于人体背部属阳，督脉行于脊背正中，总督一身之阳经，主持一身之阳气，故古人认为日照当以"朝阳""晒背"为好。

热砂疗法是用砂粒盖埋身体，利用砂的温热和按摩作用来促进病体康复的方法，简称"砂疗"。此法的作用是温通经脉、行气活血，适宜于风寒湿痹证、偏瘫、痿证、四肢麻木不仁等病人。

泥土疗法是使用天然泥土外敷身体，以达到恢复健康的目的，简称"泥疗"。泥疗多采用矿泉泥、海泥、湖泥等，具有温阳散寒、祛风除湿等功效，适用于各种风湿痹证、外伤后遗症、头痛、失眠及慢性泄泻等。

复习思考

一、A 型题

1. "春夏养阳，秋冬养阴"是遵循养生基本原则中的（　　　）

　　A. 延缓衰老　　　　　　　B. 顺应自然　　　　　　C. 预防疾病

　　D. 形神兼养　　　　　　　E. 动静结合

2. "治未病"是指（　　　）

　　A. 防止疾病的发生和发展　B. 外避病邪和既病防变　C. 未病先防和早期诊治

　　D. 未病先防和既病防变　　E. 调养正气和控制病传

3. 下列不属于治则的是（　　　）

　　A. 扶正祛邪　　　　　　　B. 调治脏腑　　　　　　C. 调理气血

　　D. 活血化瘀　　　　　　　E. 治病求本

4. "见肝之病，当先实脾"的治疗原则当属（　　　）

　　A. 既病防变　　　　　　　B. 治病求本　　　　　　C. 调理脏腑

　　D. 调理气血　　　　　　　E. 三因制宜

5. 下列何项属正治法则（　　　）

　　A. 塞因塞用　　　　　　　B. 寒者热之　　　　　　C. 标本兼治

　　D. 因时制宜　　　　　　　E. 寒因寒用

6. 下列何项不属逆治法则（　　　）

　　A. 热因热用　　　　　　　B. 寒者热之　　　　　　C. 热者寒之

　　D. 虚则补之　　　　　　　E. 实则泻之

7. 下列何项属反治法则（　　　）

　　A. 热者寒之　　　　　　　B. 金水相生　　　　　　C. 寒者热之

　　D. 通因通用　　　　　　　E. 益火补土

8. 下列何项不属从治法则（　　　）

  A. 热因热用　　　　　　B. 寒因寒用　　　　　　C. 通因通用

  D. 实则泻之　　　　　　E. 塞因塞用

9. 下列何项不属扶正治则下确立的具体治疗方法（　　　）

  A. 益气　　　　　　　　B. 养血　　　　　　　　C. 消导

  D. 滋阴　　　　　　　　E. 温阳

10. "壮水之主，以制阳光"指（　　　）

  A. 阴中求阳　　　　　　B. 阳中求阴　　　　　　C. 阳病治阴

  D. 阴病治阳　　　　　　E. 治寒以热

11. 攻补兼施治则适用于何证（　　　）

  A. 虚证　　　　　　　　B. 真实假虚证　　　　　C. 实证

  D. 真虚假实证　　　　　E. 虚实夹杂证

12. "通因通用"适用于下列哪种病证（　　　）

  A. 脾虚泄泻　　　　　　B. 肾虚泄泻　　　　　　C. 食积泄泻

  D. 气虚泄泻　　　　　　E. 以上均不对

13. "塞因塞用"不适用于下列哪种病证（　　　）

  A. 脾虚腹胀　　　　　　B. 血枯经闭　　　　　　C. 肾虚尿闭

  D. 气郁腹胀　　　　　　E. 阴虚便秘

14. 阴中求阳的治疗方法是指（　　　）

  A. 在扶阳剂中适当佐以滋阴药

  B. 在滋阴剂中适当佐以扶阳药

  C. 温阳散寒同时佐以扶阳

  D. 充分滋阴的基础上配以补阳剂

  E. 以上皆不是

15. 下列非调理脏腑治则的是（　　　）

  A. 用寒远寒，用热远热　　B. 实则泻腑，虚则补脏　　C. 脏病治腑

  D. 协调脏腑之间的关系　　E. 腑病治脏

16. 素体阳虚又感受寒邪的患者，治以助阳解表法，应属于（　　　）

  A. 先治其标　　　　　　B. 先治其本　　　　　　C. 标本兼治

  D. 虚则补之　　　　　　E. 以上皆不是

17. 气虚证治以补气，一般认为当以何脏腑为其重点（　　　）

  A. 肺与大肠　　　　　　B. 心与小肠　　　　　　C. 脾与胃

D. 肝与胆　　　　　　　　E. 肾与膀胱

18. "老年慎泻，少年慎补"是根据什么而确定的用药原则（　　　）

A. 因时制宜　　　　　　　B. 因地制宜　　　　　　C. 因人制宜

D. 标本同治　　　　　　　E. 治病求本

19. 气逆宜（　　　）

A. 行气　　　　　　　　　B. 降气　　　　　　　　C. 益气

D. 活血　　　　　　　　　E. 补气

20. 利用环境因素来促进疾病康复的方法称为（　　　）

A. 运动康复法　　　　　　B. 饮食康复法　　　　　C. 怡情康复法

D. 自然康复法　　　　　　E. 治疗康复法

二、B 型题

A. 扶正　　　　　　　　　B. 祛邪　　　　　　　　C. 扶正与祛邪兼用

D. 先祛邪后扶正　　　　　E. 先扶正后祛邪

21. 瘀血所致的崩漏，若正气尚能耐攻，治疗时可（　　　）

22. 虫积日久，正虚较甚者，治疗时应（　　　）

A. 表热证　　　　　　　　B. 虚热证　　　　　　　C. 假热证

D. 里热证　　　　　　　　E. 实热证

23. 阳中求阴的治法用于治疗（　　　）

24. 热因热用的治法用于治疗（　　　）

A. 虚寒证慎用寒凉药　　　B. 冬季慎用寒凉药　　　C. 假寒证慎用寒凉药

D. 北方慎用寒凉药　　　　E. 阳虚体质者慎用寒凉药

25. 属于因人制宜的是（　　　）

26. 属于因时制宜的是（　　　）

三、问答题

1. 简述未病先防的具体措施。

2. 何谓反治？常用的反治法有哪些？

3. 何谓自然康复法？常见的自然康复法有哪几种？

四、案例分析

某女，51 岁，干部，已婚。患者自绝经两年来，情绪不稳，容易发火，心烦焦虑，面部烘红，口干口苦，夜寐不安，早醒梦多，时觉胃脘灼痛，痛势急迫，伴嗳气泛酸，喜喝冷饮，胃纳尚可，大便偏干，三五日一行。有"高血压"病史 5 年，常服降压药物。舌质红，苔黄腻，脉弦数。试述应采用何种治疗方法。

附 录

实验实训指导

实训一　十二经脉的循行路线

【实训目标】

1. 能说出十二经脉循行路线及交接规律，并能准确指出足太阴脾经和足厥阴肝经在下肢内侧（内踝高点上 8 寸以下）分布的特殊性。

2. 掌握十二经脉在四肢、头面、躯干的分布、走向、交接规律。

【实训准备】60cm 人体针灸模型 10 个，电动经络模型 4 个，经络循行光盘 1 张。

【实训内容】

1. 十二经脉循行路线及注意事项。

2. 十二经脉在四肢、头面、躯干的分布、走向、交接规律。

【实训方法和步骤】

1. 通过多媒体播放经络光盘，形象地展现经络的循行、分布情况，让学生比较直观地认识和观察十二经脉在四肢、头面、躯干的分布、走向、交接规律。

2. 教师进一步强调十二经脉常用腧穴的定位。

3. 学生根据模型人分组讨论演示：①说出十二经脉的名称；②同学之间互相在体表描述、演示十二经脉的分布、走向、交接规律。

4. 学生分组讨论，并得出讨论结论。

5. 实训结束后要求学生写出实训报告。

【注意事项】

1. 要准确把握四肢内外侧的前后缘。

2. 注意强调足太阴脾经和足厥阴肝经在下肢内侧内踝高点上 8 寸以下分布的特殊性。

【实训小结】

1. 十二经脉在四肢、头面、躯干的分布、走向、交接规律分别是什么？

2. 概述十二经脉的循行路线。

实训二　望诊实训

【实训目标】

1. 掌握望诊的方法及注意事项。

2. 掌握全身望诊及局部望诊的内容、常见病理改变及临床意义。

【实训准备】桌、椅、教学录像或光盘。

【实训内容】

1. 望诊方法及注意事项。

2. 全身望诊的具体内容、常见病理临床表现及临床意义。

3. 局部望诊的具体内容、常见病理临床表现及临床意义。

【实训方法和步骤】

1. 教师找学生配合，演示中医学望诊操作规范，过程中提示其注意事项。

2. 组织学生观看望诊教学录像或光盘，教师结合录像内容做重点讲解。

3. 在教师指导下，学生两两分组，一人充当医生角色，一人充当患者角色，角色可轮流互换，进行模拟相互望诊训练，对于望诊内容进行讨论得出结果。

4. 指导教师根据学生望诊讨论的结果进行总结，并通过对全身望诊（神、色、形、态）和局部望诊相关病理情况的讲解，验证病理表现与病情之间的相互关系。

5. 实训结束后，要求学生写出实训报告。

【注意事项】

1. 望诊要在充足的自然光线下进行。

2. 诊察时要充分暴露受检部位。

3. 要熟悉各部位组织与内在脏腑经络的联系。

4. 要注意将望诊与其他诊法密切结合，四诊合参，进行综合判断。

【实训小结】

1. 如何区分少神和失神？

2. 假神有何临床表现？

3. 面黄的分类及主病如何？

4. 小儿囟门常有哪些异常表现？有何临床意义？

5. 如何区分斑和疹，病机有何异同？

实训三 舌诊实训

【实训目标】

1. 掌握望舌的操作要点。

2. 掌握正常舌象特征。

3. 掌握病理舌象特征及临床意义。

【实训准备】桌、椅、教学录像或光盘、舌象模型或彩色舌诊挂图。

【实训内容】

1. 望舌的操作要点。

2. 正常舌象的特征。

3. 常见病理性舌象的特征。

4. 结合录像、舌象模型或彩图，辨别常见异常舌质、舌苔及舌下脉络，明确其临床意义。

【实训方法和步骤】

1. 带教老师与学生配合，演示望舌的方法。

2. 组织学生观看舌诊录像，老师结合录像内容做重点讲解。

3. 选择一名健康学生志愿者，由其他学生仔细观察志愿者，写出正常舌象的特征。

4. 在老师指导下，学生分组观看舌诊模型、图片或彩色舌诊挂图，并相互进行望舌得出结果。

5. 根据望舌结果进行总结，分析常见病理性舌象的特征及临床意义。

6. 实训结束后，要求学生写出实训报告。

【注意事项】

1. 望舌要在充足的自然光线下进行。

2. 受检者要充分暴露舌体。

3. 注意染苔和舌象生理变异情况。

【实训小结】

1. 正常舌象特征如何描述？

2. 如何从舌象鉴别实热证和虚热证？

3. 胖大舌、齿痕舌、裂纹舌有何临床意义？

4. 如何区分腻苔和腐苔？

5. 舌诊的临床意义有哪些？

实训四　闻诊实训

【实训目标】

1. 掌握正常声音和气味的特点。

2. 掌握病体发出的各种异常声音和气味的特征及临床意义。

【实训准备】桌、椅、指导教师准备有代表性的临床常见病例 3 个。

【实训内容】

1. 正常声音和气味的特征。

2. 异常声音和气味的特征。

3. 结合病例分析，辨别临床异常声音和气味的临床意义。

【实训方法和步骤】

1. 教师通过提问、提示等方法复习闻诊的相关知识。

2. 选择几名健康学生志愿者，由其他学生与其交流，写出正常声音和气味的特点。

3. 指导教师提供有代表性的临床常见病例 3 个，学生根据闻诊相关知识进行分组讨论病例，并得出讨论结果。

4. 指导教师根据学生讨论结果进行总结，并通过典型病例的讲解指导学生如何进行闻诊。

5. 实训结束后，要求学生写出实训报告。

【注意事项】

1. 对健康学生的观察一定要细微。

2. 对病例的分析一定要全面、准确。

3. 几种易混淆异常声音的区分。

【实训小结】

1. 谵语和郑声的临床表现及临床意义如何？

2. 哮与喘的鉴别？

3. 举例说明临床常见病室异常气味及临床意义。

实训五　问诊实训

【实训目标】

1. 掌握问诊所涉及的内容。

2.通过问诊，掌握提炼主诉，归纳现病史、既往史、个人生活史、家族史的总结能力。

3.掌握问诊的方法，抓住主症，围绕主症全面询问，问辨结合。

【实训准备】桌、椅、指导教师准备有代表性的临床常见简单病例4个。

【实训内容】

1.问诊的内容。

2.问诊的方法和注意事项。

【实训方法和步骤】

1.复习问诊内容和方法相关知识。

2.带教教师根据学生意愿分组，每组2人或多人。提供典型临床常见简单病例，其内容涉及主诉、现病史、既往史、个人生活史、家族史。

3.实训时学生根据提供病例内容模仿医患，将其演绎为问诊情景片段。

4.由带教教师组织，让不参加问诊角色扮演的同学提炼出主诉、现病史、既往史、个人生活史、家族史。

5.带教教师对学生的问诊角色模拟训练，从问诊语言、方法、内容等方面进行分析和归纳。

6.实训结束后，要求学生写出实训报告。

【注意事项】

1.对主诉及现病史的提炼要准确。

2.问诊时既能抓住主症，又能全面询问。

3.问诊时注意问辨结合。

【实训小结】

1.中医学问诊内容包括哪些方面？

2.何谓主诉？

3.现病史包括哪些内容？

实训六 脉诊实训

【实训目标】

1.学会正确的切脉方法、初步掌握切脉技能、体会常见病脉的指感特征。

2.掌握常脉的特点和常见病脉的临床意义。

【实训准备】桌、椅、脉枕、模拟脉象模型或脉诊仪。

【实训内容】

1. 脉诊的方法和注意事项。

2. 脉象要素。

3. 正常脉象的特征。

4. 常见脉象的脉象特征及其临床意义。

5. 脉象鉴别。

【实训方法和步骤】

1. 教师演示脉诊操作规范，包括体位、选指、定位、布指、运指（举、按、寻、循、单按、总按等）、气息、脉诊时间等。

2. 学生在脉象模拟装置上单独训练体会常脉和28种病脉（包括平脉，浮脉、散脉、芤脉、革脉，沉脉、伏脉、牢脉，迟脉、缓脉，数脉、疾脉，虚脉，实脉，洪脉、长脉，细脉、濡脉、弱脉、微脉、短脉，滑脉、动脉、涩脉、弦脉、紧脉，促脉，结脉，代脉）的指感特征。

3. 由学生两两分组，一人充当医生角色，一人充当患者角色，角色可轮流互换，进行模拟脉诊训练，相互练习正确的切脉指法，体会平脉特征，如果发现有异常脉象的学生，在征得同学同意之后汇报给老师，由教师进行体察、点评、总结。

4. 实训结束后，在脉象模拟装置上随机选取不同的脉象，分别对学生进行脉象辨别的考核。

5. 实训结束后，要求学生写出实训报告。

【注意事项】

1. 注意切脉时的体位、正确的指法、平息、切脉时间的长短等问题。

2. 注意训练从脉象的构成要素和特征方面体察辨识脉象、认真体会切脉时的指感。

【实训小结】

1. 何谓脉诊举、按、寻？

2. 正常脉象特征如何描述？

3. 试述洪脉、细脉、滑脉、涩脉、弦脉的脉象特征和主病。

4. 试比较结、代、促三种脉象的脉象特征。

实训七　按诊实训

【实训目标】

通过教师示范及观看教学光盘，熟悉按诊的常用方法及按诊内容。

【实训准备】桌、椅、教学录像或光盘。

【实训内容】按诊的方法及内容。

【实训方法和步骤】

1. 学生观看按诊的示范录像或光盘，观看时对照录像（或光盘）中的按诊手法在自身进行模仿练习。

2. 由教师（诊察者）选出学生志愿者（被诊者），进行按诊训练示范，具体内容包括诊体温、诊肌肤寒热及润燥、诊虚里、诊疼痛、诊心胸、诊腹部、诊腰背部。

3. 教师针对不同部位按诊的表现，总结出按诊所得征象的临床意义。

4. 按照自愿原则，将学生分组，进行上述按诊练习。

5. 实训结束后，要求学生根据本次实训内容完善实训报告。

【注意事项】

1. 光线要适当，根据疾病不同部位选择适当的体位和方法。

2. 医师要举止稳重大方，态度严肃认真，方法技巧柔和，避免突然暴力或冷手按诊。

3. 争取被诊者主动配合，边检查边注意观察受诊者的表情变化，以了解病痛所在的准确部位及程度。

【实训小结】

1. 虚里按诊的临床意义如何？

2. 如何根据按诊表现来诊察癥瘕？

实训八　八纲辨证病案分析

【实训目标】

1. 通过病案分析，完全明确八纲辨证作为辨证纲领的意义。

2. 掌握阴证、阳证、寒证、热证、表证、里证、虚证、实证的典型临床表现。

【实训准备】

1. 复习八纲辨证的相关知识。

2. 八纲辨证病案资料多份。

【实训内容】

1. 八纲各纲证候的概念、一般证候表现及临床类型，表证与里证、寒证与热证的鉴别要求，虚证与实证各自包括的内容。

2. 八纲之间的相兼、错杂、真假、转化关系。

3. 运用八纲辨证的方法分析临床病例。

【实训方法和步骤】

1.学生进行八纲辨证证候分析及辨证要点的讨论。

2.由指导教师选择有代表性病案8份，学生分组进行讨论。

3.要求各小组同学提出自己的论点、论据，各小组同学应用中医学诊断理论分析讨论所得病案资料。

4.学生按要求完成主诉、八纲辨证结论、症状分析。

5.在学生各自分析的过程中，教师巡回检查，选择有代表性错误的学生将结论写在黑板上，教师点评。

【注意事项】

1.用于讨论的病案必须严格遵循中医诊断学教学大纲及教学质量控制点要求的重点内容，精心选择相对典型、难度适中、资料齐全的病案。

2.病案资料的表述用语必须坚持规范、标准、简明、结构严谨、文字生动的原则，以保证病案讨论的质量。

3.讨论中注意师生互动，教学相长，充分发挥以学生为主体、以教师为指导的双向教学作用。

【实训小结】

1.阴证、阳证、寒证、热证、表证、里证、虚证、实证的典型临床表现有哪些？

2.寒证与热证、表证与里证、虚证与实证如何鉴别？

实训九　气血津液辨证病案分析

【实训目标】

1.掌握气血津液辨证的基本知识，从四诊资料中提炼出病机并进行病案分析，能够判断出病因、病性、病位等。

2.能准确运用气血津液辨证来分析病案。

【实训准备】

1.复习气血津液辨证的相关知识。

2.气血津液辨证病案资料多份。

【实训内容】

1.气血津液辨证的含义及各自包括的证候。

2.气血津液辨证的实质是辨别证的原因与性质，熟悉其辨证意义。

【实训方法和步骤】

1. 学生进行气血津液辨证证候分析及辨证要点的讨论。

2. 由指导教师选择有代表性病案 8 份，学生分组进行讨论。

3. 要求各小组同学提出自己的论点、论据，各小组同学应用中医学诊断理论分析讨论所得病案资料。

4. 学生按要求完成主诉、气血津液辨证结论、症状分析。

5. 在学生各自分析的过程中，教师巡回检查，选择有代表性错误的学生将结论写在黑板上，教师点评。

【注意事项】

1. 用于讨论的病案必须严格遵循中医诊断学教学大纲及教学质量控制点要求的重点内容，精心选择相对典型、难度适中、资料齐全的病案。

2. 病案资料的表述用语必须坚持规范、标准、简明、结构严谨、文字生动的原则，以保证病案讨论的质量。

3. 讨论中注意师生互动，教学相长，充分发挥以学生为主体、以教师为指导的双向教学作用。

【实训小结】

1. 气血津液病辨证在临床运用中离不开脏腑辨证，怎样将两者很好地结合运用？如以下病案：

病案 李某，24 岁，技术员。1998 年 5 月 16 日初诊。

主诉：胸胁胀闷 1 个月，右胁疼痛 15 天。

病史：上月中旬开始两胁胀闷不舒，本月初又添右胁胀痛，叹气后觉舒，伴头晕、失眠、不欲食、口微苦、大便欠爽、精神不振。自以为患肝炎，经检查肝功能正常，服"维生素""消炎痛"等药品无效。此前有因失恋而致情志抑郁病史。检查：舌苔薄白，脉弦。

思考讨论题：

（1）本病例以气血津液辨证属何证型？

（2）导致疾病的病因是什么？病变主要在哪一脏？

（3）请用脏腑学说及气血津液辨证理论分析其病因病机。

2. 如何准确运用气血津液辨证来分析病案？如以下病案：

病案一 王某，女，41 岁，农民。1985 年 6 月 20 日初诊。

主诉：胃脘胀闷、呃逆 15 天。

病史：近 15 天来觉胃脘胀闷不适，食少纳呆，复因情志抑郁、遂感胸闷不舒，腹胀，时发呃逆。自昨晚起呃逆不止，不能入睡。检查：表情痛苦，呃声连连，舌尖红，苔黄腻，脉弦数。

思考讨论题：

（1）此病例属何证型？

（2）本例患者的主要病位何在？为什么？

（3）请用气血津液辨证理论为主解释各症。

（4）气机不调与哪一脏腑关系最为密切？为什么？

病案二　柳某，女，41岁，职员。1995年11月20日初诊。

主诉：右少腹冷痛，月经推后2年。

病史：近两年来觉右侧少腹部冷痛，常于受寒或行经前后发病，局部热敷可缓解疼痛。痛剧时感胁痛、头痛、恶心欲呕。月经推后或前后无定期，暗紫红色经血，时夹血块，白带较多，口和不渴，小便清长，大便可，手足发凉。检查：右少腹轻按痛。舌苔白润，脉沉弦。妇科检查诊断为"附件炎"。

思考讨论题：

（1）本病例病位在气还是在血？属什么证？

（2）本例患者的辨证要点是什么？

（3）请解释各个症状及体征的发生机制。

实训十　脏腑辨证病案分析

【实训目标】

1.熟悉各脏腑常见证的概念、病机分析。

2.掌握脏腑证候表现和辨证要点。

【实训准备】

1.复习脏腑辨证的相关知识。

2.脏腑辨证病案资料多份。

【实训内容】

1.脏腑辨证的概念、基本方法、意义及运用范围。

2.各脏腑常见证的概念、证候表现和病机分析、辨证要点。

【实训方法和步骤】

1.学生进行脏腑辨证证候分析及辨证要点的讨论。

2.由指导教师选择有代表性病案8份，学生分组进行讨论。

3. 要求各小组同学提出自己的论点、论据，各小组同学应用中医诊断理论分析讨论所得病案资料。

4. 学生按要求完成主诉、脏腑辨证结论、症状分析。

5. 在学生各自分析的过程中，教师巡回检查，选择有代表性错误的学生将结论写在黑板上，教师点评。

【注意事项】

1. 用于讨论的病案必须严格遵循中医诊断学教学大纲及教学质量控制点要求的重点内容，精心选择相对典型、难度适中、资料齐全的病案。

2. 病案资料的表述用语必须坚持规范、标准、简明、结构严谨、文字生动的原则，以保证病案讨论的质量。

3. 讨论中注意师生互动，教学相长，充分发挥以学生为主体、以教师为指导的双向教学作用。

【实训小结】

1. 脏腑辨证内容较复杂，辨证准确的前提是掌握脏腑的生理功能及生理联系，才能明确在病理情况下各脏腑的临床表现。如心的生理功能有哪些？心病的主要临床表现是什么？心血虚和心阴虚的临床表现有哪些？如何鉴别？

2. 根据所提供病案怎样准确提炼出证候及进行正确分析？如以下病案：

病案一　张某，女，45岁。1964年4月17日初诊。

主诉：畏寒，肢麻，尿遗5年。

病史：患者于1959年小产之后，自觉两手指发麻、苍白，遇冷则加甚。每年逢春、冬两季，面部与两手手指紫黑胀痛，劳累后亦然，甚则感觉丧失，每日发作2~3次，非得温暖不能恢复正常。经服中西药（药名不详）、虎骨木瓜酒等，病症有增无减，终至影响劳动。行走时小便不能自控，疲乏无力，食少脘闷，月经稀淡如水。

检查：脉象细弦，舌质淡，苔薄。

（1）本病的主症是什么？其基本病因是什么？是什么证？

（2）分析病症，指出其病机特点。

病案二　何某，男，62岁。1997年9月25日初诊。

主诉：咳痰、便溏、面浮足肿15天。

病史：患者素有咳嗽、咯痰宿疾。近15天来，咳嗽加重，痰多，色白，清稀，气短而促，伴有纳减腹胀，大便溏薄，精神不振.少气懒言，面目虚浮，踝下水肿，几经治疗未见效果。

检查：面白虚浮，少气倦怠，咳嗽频作，痰白量多，语言低怯，两目少神，踝下浮肿，按之没指，久久难复，舌淡，苔白滑，脉细弱。

（1）分析病症，指出本病的病机特点。

（2）本案的基本病因是什么？脾肺之间的关系怎样？

（3）试应用五行学说理论制定本病案的治疗方法。

主要参考书目

［1］印会河.中医基础理论［M］.上海：上海科学技术出版社，1984.

［2］吴敦序.中医基础理论［M］.上海：上海科学技术出版社，1998.

［3］李德新.中医基础理论［M］.北京：人民卫生出版社，2001.

［4］朱文锋.中医诊断学［M］.2版.北京：中国中医药出版社，2002.

［5］何晓辉.中医学基础［M］.北京：学苑出版社，2002.

［6］邓铁涛.中医诊断学［M］.上海：上海科学技术出版社，2006.

［7］郭霞珍.中医基础理论［M］.上海：上海科学技术出版社，2006.

［8］金玉忠，李云端.中医学基础［M］.北京：科学出版社，2008.

［9］廖福义.中医诊断学［M］.2版.北京：人民卫生出版社，2010.

［10］宋传荣，何正显.中医学基础概要［M］.2版.北京：人民卫生出版社，2010.

［11］邓铁涛，吴弥漫.中医基础理论［M］.2版.北京：科学出版社，2012.

［12］何晓晖.中医基础理论［M］.2版.北京：人民卫生出版社，2012.

［13］宋立富.中医学基础［M］.西安：第四军医大学出版社，2012.

［14］伍利民，顾绍年.中医学基础［M］.2版.西安：第四军医大学出版社，2012.

［15］吕文亮，徐宜兵.中医基础理论［M］.3版.北京：人民卫生出版社，2014.

［16］孙广仁，郑洪新.中医基础理论［M］.9版.北京：中国中医药出版社，2015.

［17］张元澧，鞠志江.中医学基础［M］.北京：中国中医药出版社，2015.

［18］郑洪新.中医基础理论［M］.4版.北京：中国中医药出版社，2016.

［19］医师资格考试习题集专家组.医师资格考试习题集中医（具有规定学历）执业医师［M］.北京：中国中医药出版社，2014.